名医方论辑义

侯树平 编

中国中医药出版社
·北 京·

图书在版编目（CIP）数据

名医方论辑义/侯树平编．—北京：中国中医药出版社，
2016.5（2025.2 重印）
ISBN 978 - 7 - 5132 - 3270 - 8

Ⅰ.①名…　Ⅱ.①侯…　Ⅲ.①方书 - 中国 - 古代
Ⅳ.①R289.2

中国版本图书馆 CIP 数据核字（2016）第 072037 号

中 国 中 医 药 出 版 社 出 版
北京经济技术开发区科创十三街 31 号院二区 8 号楼
邮政编码　100176
传真　010 64405721
北京盛通印刷股份有限公司印刷
各地新华书店经销
＊
开本 880 × 1230　1/32　印张 18.5　字数 480 千字
2016 年 5 月第 1 版　2025 年 2 月第 2 次印刷
书　号　ISBN 978 - 7 - 5132 - 3270 - 8
＊
定价　40.00 元
网址　www.cptcm.com

如有印装质量问题请与本社出版部调换
版权专有　侵权必究
服务热线　010 64405510
购书热线　010 89535836
微信服务号　zgzyycbs
书店网址　csln.net/qksd/
官方微博　http://e.weibo.com/cptcm
淘宝天猫网址　http://zgzyycbs.tmall.com

前　　言

　　中医药古籍是传承中华优秀文化的重要载体，也是中医药学传承千年的知识宝库，它凝集着历代医学的学术思想、思维方法和医疗经验，不仅对于传承中医药学术具有重要的历史价值，更是现代中医药科技创新和学术发展的源头和根基。

　　方论肇始于北宋，如庞安时、朱肱、寇宗奭、许叔微等医家的著作中已有散在记载，特别是在宋代《太医局诸科程文》中方论较多，其结合治法，着重引据本草，从药物配伍到炮制方法，一一加以解释，讨论方剂的组成和药物之间的配合，分析各药在方剂中的具体作用。此后金代成无己以《伤寒论》中20首常用方剂为研究对象，运用《黄帝内经》君臣佐使理论，并参考病因病机、药物药性特点，把《黄帝内经》中抽象的、不易掌握的制方理论具体化，从而为方剂配伍的纵深研究奠定了基础，这是经验用方向理论用方发展的转折点。再后张元素、李杲、朱丹溪在方论方面亦有发挥，推动了方论的研究。方剂发展到明清，古方释义盛行，方论专著迭出，《医方考》《金镜内台方议》《古今名医方论》《医方集解》《绛雪园古方选注》《伤寒来苏集》《删补名医方论》《成方切用》《医方论》《成方便读》等一大批综合性方论类著作的问世，是明清时期方剂发展的一大成就与特色。谢观在《中国医学源流论》中云："明清间人方书，不及前人之浩博，而立意求精则过之。"方论是方剂学的重要的内容，方论在方剂学发展史上占有重要的地位，对深化病证的病因病机、治法、方剂配伍的方法均具有重要的价值。因此，笔者在古代医学文献临床实用价值研究的基础上，对历代名家方论进行整理研究，编写了《名医方论辑义》一书。

方论是综合性较强的中医文体，融理、法、方、药于一体，是以研究和阐明方剂立法制方的原则及配伍理论和方法为主要目的，涉及方名释义、方剂源流考订、方义分析、相关方剂的比较、临床运用方法、临证加减等方面内容。方论阐述方剂的内在性质，旨在把辨证立法与方剂组成及剂型联系起来，对方剂学甚至中医学具有重要的理论价值与实践意义。虽然方论的意义巨大，但历代方剂后附有方论的方剂却为数不多，据《中医方剂大辞典》统计，历代研制方剂约有十万首之多，其中有方论的只有几千首，其数量比例较为悬殊，但这些有方论的医方往往可以给后人以举一反三的启示，是历代医家给后人留下的宝贵财富，值得今人继承、发扬。

本书编写的体例为，每一个方剂先列出方源著作中有关论述该方的原文，之后列举方论。按年代先后，选择历代有创意、见解的方论，把方义、运用情况、临证加减等内容串起来，给读者一个清晰的脉络。

本书选择常用重点方剂二百余首，精辑方论，既是对高等中医药院校《方剂学》教材的补充，又具临床指导意义，既剖析了历代方剂的义理，又阐释了方名寓意及立方大旨，故此，本书裨益于临床，便于应用。也期望通过对方论的学习，提高临床医师的用方水平。

侯树平

2016 年 4 月 20 日于黄山

目　　录

卷一　解表剂

麻　黄　汤

【原文】

麻黄三两，去节　桂枝二两，去皮　甘草一两，炙　杏仁七十个，去皮尖

上四味，以水九升，先煮麻黄，减二升，去上沫，内诸药，煮取二升半，去滓，温服八合。覆取微似汗，不须啜粥，余如桂枝法将息。

（汉·张仲景《伤寒论·辨太阳病脉证并治》）

【方论】

《本草》有曰轻可去实，即麻黄、葛根之属是也。实为寒邪在表，皮腠坚实，荣卫胜，津液内固之表实，非腹满便难之内实也。《圣济经》曰汗不出而腠密，邪气胜而中蕴，轻剂所以扬之，即麻黄、葛根之轻剂耳。麻黄味甘苦，用以为君者，以麻黄为轻剂，而专主发散，是以为君也。桂枝为臣者，以风邪在表又缓，而肤理疏者，则必以桂枝解其肌，是用桂枝为臣。寒邪在经，表实而腠密者，则非桂枝所能独散，必专麻黄以发汗，是当麻黄为主，故麻黄为君，而桂枝所以为臣也。《内经》曰寒淫于内，治以甘热，佐以辛苦者，兹是类欤。甘草味甘平，杏仁味甘苦温，用以为佐使者，《内经》曰：肝苦急，急食甘以缓之。肝者，荣之主也。伤寒荣胜卫固，血脉不利，是专味甘之物以缓之，故以甘草、杏仁为之佐使。且桂枝汤主中风，风则伤卫，风邪并于卫，则卫实而荣弱。仲景所谓

汗出恶风者，此为荣弱卫强者是矣。故桂枝汤佐以芍药，用和荣也。麻黄汤主伤寒，寒则伤荣，寒邪并于荣，则荣实而卫虚。《内经》所谓气之所并为血虚，血之所并为气虚者是矣，故麻黄佐以杏仁，用利气也。若是之论，实处方之妙理，制剂之渊微，该通君子，熟明察之，乃见功焉。

（金·成无己《伤寒明理论·诸药方论》）

议曰：阴盛阳虚，汗之则愈，下之则死。今此头痛发热，身疼腰痛，骨节疼痛，恶寒无汗而喘者，此阴盛也。若脉浮紧者，为寒邪外盛，故与麻黄汤，汗之则愈也，此正伤寒发汗之症也。头疼体痛，骨节腰痛者，乃寒气不得散，循太阳之经，自足行于背脊而升于头者也。发热者，寒重生热也。恶寒无汗者，则阴寒伤营，营实而卫虚，故无汗而喘也。麻黄味苦辛，专主发汗，故用之为君。桂枝味辛热，以辛热之气佐之散寒邪，用之为臣。杏仁能散气解表，用之为佐。甘草能安中，用之为使。经曰寒淫于内，治以甘热，佐以辛苦，是也。先圣配此四味之剂，以治伤寒者，乃专主伤寒脉浮紧恶寒无汗者之所至也。若脉微弱自汗者，不可服此也。

（明·许宏《金镜内台方议·麻黄汤》）

若渴加天花粉；恶心加姜汁、半夏；泄泻加炒苍术、升麻；元气虚加人参，去杏仁；骨节烦痛倍加羌活、防风、苍术；有痰加半夏；胸胁痛加枳壳、桔梗；恶寒，身热，面赤，身痒者，不得小汗出故也，去杏仁，加柴胡、芍药。身热作泻者内虚故也；恶寒身热而喘者，缘表邪未解；若汗后复大热，脉躁乱者死，此脉不与汗相应也。汗后身凉，脉静者生，以火邪已去也。水、姜、葱白加豆豉一撮，煎之，热服取汗，中病即止，不得多服。复用厚褥盖覆其身及手足，不可揭去，待汗干，方可揭去。节庵云伤寒汗下，温药多服反加别病，极不宜煎煮，故服半钟而留半钟者，正合曰少与二字之义，此乃医所不知之妙。若病浅而服药过者，玄府何能关锁？若未中病则大邪之气未除，故留再服，可见其有妙用也如此。

（明·陶华《伤寒全生集·辨伤寒发热例第一》）

麻黄之形，中空而虚，麻黄之味，辛温而薄，空则能通腠理，辛则能散寒邪，故令为君。佐以桂枝，取其解肌；佐以杏仁，取其利气；入甘草者，亦辛甘发散之谓。抑太阳无汗，麻黄之用固矣，若不斟酌人品之虚实，时令之寒暄，则又有汗多亡阳之戒。

（明·吴崑《医方考·伤寒门第二》）

寒伤荣，风伤卫。卫，阳也，风亦阳也，阳从阳之类，故风能伤卫。荣，阴也，寒亦阴也，阴从阴之类，故寒能伤荣。辛甘发散为阳，风宜辛散，寒宜甘发。桂枝辛而热者，故能发散卫中之风邪；麻黄甘而热者，故能发散血中之寒邪。又桂枝、麻黄，气味俱轻，阳中之阳，故能入太阳经，散皮肤间之风寒也。此二方者，乃治冬月正伤寒之的方。霜降后至春分前，此时太阳寒水用事，房劳辛苦之人，其太阳寒水之气乘虚而客入于太阳经，同气相求，故易以伤也。仲景特以杀气最重，故详言之。其余时月则无伤寒，二方不可用也。今人医牌上多书治四时伤寒，名不正则言不顺矣，《活人书》言头痛如破者，连须葱白汤，不可便与升麻葛根汤，恐太阳流入阳明。是太阳邪气流入阳明，不能解也。未至少阳者，不可便与柴胡汤。

（明·赵献可《医贯·伤寒论》）

麻黄味苦而性温，力能发汗以散寒，然桂枝汤中忌麻黄，而麻黄汤中用桂枝，何也？曰：麻黄者，突阵擒敌之大将也；桂枝者，运筹帷幄之参军也。故委之以麻黄，必胜之算也，监之以桂枝，节制之妙也，甘草和中而除热，杏仁下气而定喘，惟麻黄有专功之能，故不须啜粥之助。

（明·方有执《伤寒论条辨·辨太阳病脉证并治中篇第二》）

夫麻黄汤者，主治太阳伤寒之初病，有阳明，何以独从太阳之主治也？曰：麻黄固善于散寒，其功尤能泻肺家之实满；杏仁惟其利于下气，故其效则更长于定喘；桂枝虽佐，其实有纲维之妙；甘草虽使，其才有和缓之高。是故太阳表之治行，则阳明胸之功自奏矣。

（明·方有执《伤寒论条辨·辨太阳病脉证并治中篇第二》）

《本草》云轻可去实，麻黄是也。实者，谓寒邪在表，腠密无汗而表实也。麻黄为轻剂，专主发散，是以为君。表实者，非桂枝所能独散，所以为臣。《内经》曰寒淫于内，治以甘热，佐以辛苦。甘草甘平，杏仁甘苦，用以为佐。经所谓肝苦急，急食甘以缓之也。且桂枝汤，治风伤卫，则卫实营弱，故佐以芍药，和其营血也。麻黄汤，治寒伤营，则营实卫虚，故佐以杏仁，利其卫气也。

（明·李士材《伤寒括要·太阳篇七十三方》）

麻黄发汗散邪，其力最猛，故以桂枝监之，甘草和之，而用杏仁润下，以止喘逆。然亦但取微似汗，不须歠热稀粥，正如取六马，执辔惟谨，恒虞其泛轶耳。

（清·喻嘉言《尚论篇·太阳经中篇》）

仲景治伤寒无汗用麻黄，有汗用桂枝。历代名医未有究其精微，尝绎思之，似有一得。云津液为汗，汗即血也，在营则为血，在卫则为汗。夫寒伤营，营血内涩，不能外通于卫，卫气闭固，津液不行，故无汗、发热而憎寒。夫风伤卫，卫气外泄，不能内护于营，营气虚弱，津液不固，故有汗、发热而恶风。然风寒之邪由于皮毛而入，皮毛者，肺之合也。肺主卫气，包罗一身，天之象也。是证虽属乎太阳，而肺实受邪气，其证时兼面赤、怫郁、咳嗽，以及痰喘而胸满者，非肺病乎？盖皮毛外闭，则邪热内攻，而肺气膹郁，故用麻黄、甘草同桂枝引出营气之邪，达之肌表。佐以杏仁，泄肺而利气，是则麻黄汤虽太阳发汗重剂，实为发散肺经火郁之药也。

（清·喻嘉言《尚论后篇·太阳经寒伤营方》）

此足太阳药也。麻黄中空，辛温气薄，肺家专药，而走太阳，能开腠理散寒；桂枝辛温，能引营分之邪，达之肌表；杏仁苦甘，散寒而降气，甘草甘平，发散而和中，经曰：寒淫于内，治以甘寒，佐以苦辛是已。

（清·汪昂《医方集解·发表之剂第二》）

麻黄色青入肝，中空外直，宛如毛窍骨节状，故能旁通骨节，除身疼，直达皮毛，为卫气祛风散寒第一品药。然必藉桂枝入心通血脉，出营中汗，而卫分之邪乃得尽去而不留。故桂枝汤不必用麻黄，而麻黄汤不可无桂枝也。杏为心果，温能散寒，苦能下气，故为祛邪定喘之第一品药。桂枝汤发营中汗，须啜稀热粥者，以营行脉中，食入于胃，浊气归心，淫精于脉故耳。麻黄汤发卫中汗，不须啜稀热粥者，此汗是太阳寒水之气，在皮肤间，腠理开而汗自出，不须假谷气以生汗也。

（清·柯琴《伤寒来苏集·伤寒论注》）

此为开表逐邪发汗之峻剂也。古人用药用法象之义，麻黄中空外直，宛如毛窍骨节，故能祛骨节之风寒从毛窍而出，为卫分发散风寒之品；桂枝之条纵横，宛如经脉系络，能入心化液，通经络而出汗，为营分散解风寒之品；杏仁为心果，温能助心散寒，苦能清肺下气，为上焦逐邪定喘之品；甘草甘平，外拒风寒，内和气血，为中宫安内攘外之品。此汤入胃行气于玄府，输精于皮毛，斯毛脉合精而溱溱汗出，在表之邪，其尽去而不留，痛止喘平，寒热顿解，不烦啜粥而藉汗于谷也。其不用姜、枣者，以生姜之性，横散解肌，碍麻黄之上升；大枣之性，滞泥于膈，碍杏仁之速降。此欲急于直达，稍缓则不迅，横散则不峻矣。若脉浮弱汗自出者，或尺脉微迟者，是桂枝所主，非此方所宜。盖此乃纯阳之剂，过于发散，如单刀直入之将，投之恰当，一战成功，不当则不戢而召祸。故用之发表，可一而不可再。如汗后不解，便当以桂枝汤代之；若汗出不透，邪气流连于皮毛骨肉之间，又有麻桂各半与桂枝二麻黄一之妙用；若阳盛于内而无汗者，又有麻黄杏仁石膏、连翘赤小豆等剂。此皆仲景心法也。

（清·柯琴《伤寒来苏集·伤寒附翼》）

麻黄汤，破营方也。试观立方大义，麻黄轻清入肺，杏仁重浊入心，仲景治太阳初病，必从心营肺卫入意也。分言其功能，麻黄开窍发汗，桂枝和阳解肌，杏仁下气定喘，甘草安内攘外，四者各擅其长，有非诸药之所能及。兼论其相制七法，桂枝外监麻黄之发表，不使其大汗亡阳，甘草内守麻黄之出汗，不使其劫阴脱营。去姜枣者，姜性上升，又恐碍麻黄发表，枣味缓中，又恐阻杏仁下气，辗转回顾，无非欲其神速，一剂奏绩。若喜功屡用，必不戢而召亡阳之祸矣，故服已又叮咛不须啜粥，亦恐有留恋麻黄之性也。

（清·王子接《绛雪园古方选注·伤寒科》）

寒邪伤人阳气，郁而成热，皮肤闭而成实，麻黄轻以去实，辛以发阳气，温以散寒气。杏仁佐麻黄通肺气，使腠理开泄，王好古谓其为治卫实之药者是也。然泄而不收，升而不降，桂枝、甘草虽以佐之，实监制之耳！东垣云：麻黄汤是阳经卫药也，开腠理使阳气伸泄，此药为卫实也。

（清·尤怡《医学读书记·麻黄汤》）

人之伤于寒也，阳气郁而成热，皮肤闭而成实。麻黄轻以去实，辛以散寒，温以行阳；杏仁佐麻黄，达肺气，泄皮毛，止喘急，王好古谓其治卫实之药是也；然泄而不收，升而不降，桂枝、甘草，虽曰佐之，实以监之耳。

（清·尤怡《伤寒贯珠集·太阳篇上·太阳正治法第一》）

名曰麻黄汤者，君以麻黄也。麻黄性温，味辛而苦，其用在迅升；桂枝性温，味辛而甘，其能在固表。证属有余，故主以麻黄必胜之算也；监以桂枝，制节之师也。杏仁之苦温，佐麻黄逐邪而降逆；甘草之甘平，佐桂枝和内而拒外。饮入于胃，行气于元府，输精于皮毛，斯毛脉合精，溱溱汗出，在表之邪，必尽去而不留；痛止喘平，寒热顿解，不须啜粥而借汗于谷也。必须煮掠去上沫者，恐令人烦，以其轻浮之气，过于引气上逆也。其不用姜、枣者，以生姜之性横散于肌，碍麻黄之迅升，大枣之性泥滞于膈，碍杏仁之速降，此欲急于直达，少缓则不迅，横散则不升矣。然此为纯阳之剂，过于发汗，如单刀直入之将，用之若当，一战成功，不当，则不戢而招祸，故可一而不可再。如汗后不解，便当以桂枝代之。此方为仲景开表逐邪发汗第一峻药也。庸工不知其制在温覆取汗，若不温复取汗，则不峻也，遂谓麻黄专能发表不治他病。熟知此汤合桂枝汤，名麻桂各半汤，用以和太阳流连未尽之寒热；去杏仁，加石膏，合桂枝汤，名桂枝二越婢一汤，用以解太阳热多寒少之寒热；若阳盛于内，无汗而喘者，又有麻黄杏仁甘草石膏汤，以解散太阴肺家之邪；若阴盛于内而无汗者，又有麻黄附子细辛甘草汤，以温散少阴肾家之寒。《金匮要略》以此方去桂枝，《千金方》以此方桂枝易桂，皆名还魂汤，用以治邪在太阴，卒中暴厥，口噤气绝，下咽奏效，而皆不温覆取汗。因是而知麻黄汤之峻与不峻，在温覆与不温覆也。此仲景用方之心法，岂常人之所得而窥耶！

（清·吴谦等《医宗金鉴·订正仲景全书·伤寒论注·辨太阳病脉证并治中篇》）

麻黄汤，治太阳之无汗也。然阳明无汗而喘，亦用之，太阳阳明合病，喘而胸满，亦用之，此麻黄之通变也。桂枝汤，治有汗中风也。而阳明如疟状，日晡发热，宜发汗者，亦用之，太阴脉浮，可发汗者，厥阴下利，腹胀身痛，宜攻表者，俱用之，此桂枝之通变也。

（清·邵成平《伤寒正医录·似同实异辨》）

麻黄之形，中空而虚，其味辛温而薄，空则能通腠理，辛则能散寒邪，故为君；监以桂枝，取其解肌；佐以杏仁，取其疏气；加甘草者辛甘发散，而且甘以缓之也。

（清·邵成平《伤寒正医录·寒伤营》）

甘草保其中气，桂枝发其营郁，麻黄泻其卫闭，杏仁利其肺气，降逆而止喘也。

（清·黄元御《长沙药解·麻黄》）

此须多煮取其力专，不仅为去上沫，只煮一二沸矣。此痛处，比桂枝证尤多而重，因荣卫俱伤故也。麻黄治无汗，杏仁治喘，桂枝、甘草，治太阳诸证，无一味不紧切，所以谓之经方。

（清·徐大椿《伤寒论类方·麻黄汤类二》）

寒邪伤表，阳气不伸，故寒热身疼，无汗，呕逆而喘，非此开表逐邪之峻剂不足以当之也。麻黄入肺，能去骨节之风寒从毛窍出，为卫分发散寒风之品；桂枝入心，能化心液通经络而出汗，为营分解散寒邪之品；杏仁为心果，温能散寒，苦能降气，为肺家逐邪定喘之品；甘草甘平，外拒表邪，内和血气，为中宫安内攘外之品。此汤入胃，行气于元府，输精皮毛，毛脉合精而漐漐汗出，表邪尽去不留则痛止喘平，寒热顿解，不必借汗于谷也。不用姜枣者，以生姜之横散碍麻黄之上升，大枣之甘滞碍杏仁之速降。

（清·徐大椿《伤寒约编·麻黄汤证》）

　　表受邪，必从表驱出之为便。寒伤营，而营血不利，则骨节皆痛，头身腰皆太阳经之所过也。邪在表，故脉浮；寒性劲急，故兼紧。汗即血也，在营则为血，在卫则为汗。寒伤营，营血内涩，不能外通于卫，卫气闭固，津液自郁，故无汗，发热而恶寒。然邪必由皮毛而入，皮毛者，肺之合也，肺主卫气，包罗一身，是证虽属太阳，而肺实受邪气，故轻则时兼面赤怫郁、咳嗽有痰、胸满，重而暴则为喘，皆肺气膹郁也。麻黄中空，味辛性热，为肺家专药。肺主气，血随气行，故用麻黄甘草，同桂枝引出营分之邪，达之肌表，佐以杏仁，泄肺而利气，是则麻黄汤虽太阳发汗重剂，实兼发散肺经火郁之药也。观朱肱于夏至后用此汤，每加石膏知母，意可知矣。汪石山云：辛甘发散为阳，仲景发表药中，必用甘草以载住邪气，不使陷入阴分也。若邪既入里，则内膜胀，必无复用甘草之理。试观五苓、抵当、大小承气、陷胸、大柴胡等，并不用甘草，惟调胃承气、桃仁承气二汤，以其尚兼太阳部分之表邪，故不得不用也。当知发表药中之甘草，必不可少。此汤须脉证全在于表，方可用之。今人有执一二日在表，并宜发汗。设尺中弦数虚大，为阴虚多火，汗之则亡阳热厥而死；尺中迟弱足冷，为阳虚夹阴，汗之则亡阳厥逆而死。可不慎与！

（清·吴仪洛《伤寒分经·诸方全篇·太阳中篇论列方》）

　　太阳发热与憎寒，仲景云：太阳之为病，脉浮，头项强痛而恶寒。头痛腰疼脊强参，或兼呕恶。无汗伤营脉浮紧，仲景云：脉阴阳俱紧，骨节烦疼，无汗而喘者，名曰伤寒。考《难经》伤寒有五：有中风，有伤寒，有湿温，有热病，有温病，此即《素问》在天为寒，在地为水，寒者水之气也。汤宜麻桂杏仁甘。麻黄、桂枝、杏仁、甘草，即仲景麻黄汤，以姜、枣引。

（清·毛世洪《医学三信编·感证类要》）

　　仲景立方之祖，医中之圣也。所著《伤寒》《金匮》诸书，言言典要，为后人度尽金针。即如伤寒太阳一症，头绪最繁，有风伤卫者，有寒伤营者，有风寒两伤营卫者。不得其解，无所措手。今观其用桂枝汤治风伤卫，用麻黄汤治寒伤营，大青龙汤治风寒两伤营卫。劈分三项，开三大法门，后人察脉辨症，谨守成规，庶不至于偾事。但仲景本为随受随发，冬月之正伤寒而设，非可以此法混施于春温、温疫等症。后人不明此理，一概混投，误人实多。于是辩论者纷纷而起，遂将温症寒症纠缠不已。

（清·费伯雄《医方论·发表之剂》）

　　麻黄汤一方，乃发汗之峻剂也。因寒伤太阳营分，邪在肤表，表气不通，较桂枝症更重，故以麻黄之轻清，大开皮毛为君，皮毛大开，邪有路出；恐不即出，故以杏仁利之，气机得利，邪自不敢久停；复得甘草和中，以助其正；更佐桂枝从肌腠以达肤表，寒邪得桂枝辛温，势不能不散，遂从肤表达肌腠而出也。仲景不用服粥，恐助麻黄而发汗太过也。

　　发汗二字，大有深义。汗本血液，固是养营之物，何可使之外出也？不知寒邪遏郁，气机血液不畅则为病，此际之血液不能养营，必使之外出，即是除旧布新之义也。病家切不可畏发汗，汗出即是邪出也；医家切不可不发汗，当知有是病即当用是药。总之认症贵宜清耳。

（清·郑钦安《医理真传·阳虚症门问答》）

　　北方水者，西方金之子。用麻黄以治太阳，而其间杏仁之佐，升降之妙用在此，而互治肺喘者亦在此。皮毛者，肺之合。寒气先袭皮毛，而后中于太阳，麻黄引太阳之邪外出，仍自皮毛而解。故汗出之后，头项之痛息，腰脊之强顺，而喘亦止焉。不独太阳正证必资麻黄也，浅者谓是方之用与肺无关，岂知寒邪直侵肺脏，喘咳而脉紧者，非麻黄汤固不为功哉？明乎此而互治之意得矣。至若一方不止一用，而法可通用者，则假借以用之。此用方之恒例，又非可得而悉举也。

（清·与樵山客《平法寓言·正名上篇·论麻黄汤》）

治寒伤太阳之表，过卫入营，血脉凝敛，无汗恶寒，发热身疼，头项强痛，脉浮而紧等证。麻黄辛温，中空外达，善行肌表卫分，为发汗之主药；桂枝辛温发散，色赤入营，协同麻黄入营分，解散寒邪，随麻黄而出卫，汗之即已。然寒主凝敛，表既壅遏，则里气不舒，故太阳伤寒表不解者，每见喘促上气等证。肺主一身之气，下行为顺，上行为逆，杏仁入肺，苦温能降，辛温能散，用之为佐，以助麻黄之不逮；又恐麻、桂之性猛，以致汗多亡阳，故必监以甘草之甘缓，济其直往无前之势，庶可邪解而正不伤，乃为立方之善耳。

（清·张秉成《成方便读·发表之剂》）

治风湿在表，身体疼痛，当发其汗者。夫风湿之客表也，即见身烦疼痛之表证，固当汗以胜之，然治风湿之表，不可大汗，大汗则风去湿存，治法只可微微汗出，然后风湿乃能皆去。故方中用麻黄汤祛风以发表，即以白术除湿而固里。且麻黄汤内有白术，则虽发汗而不至多汗，而术得麻黄，并可以行表里之湿，即两味足以治病。况又有桂枝和营达卫，助麻黄以发表；杏仁疏肺降气，导白术以宣中；更加甘草协和表里，使之行者行，守者守，并行不悖。立方者真不可思议耳。

（清·张秉成《成方便读·利湿之剂》）

仲景桂枝汤是补正之剂，啜粥取微似汗，兼能散邪；麻黄汤是散邪之剂，方中不杂姜、枣，不啜粥，令麻黄直达于表，不逗留于中，亦隐寓补正之法。二方之神妙，不可方物。

（清·陈修园《景岳新方砭·散阵》）

按《灵枢·本脏篇》云：肾合三焦膀胱。三焦膀胱者，腠理毫毛其应。麻黄虽入肾而中空轻扬，故为太阳伤寒泄表发汗之要药。肺之合皮毛，入太阳即入肺，入肺入心即入营卫。

与麻黄相助为理之物，其最要者有六：曰杏仁，曰桂枝，曰芍药，曰石膏，曰葛根，曰细辛。杏仁者，所以为麻黄之臂助也。麻黄开肌腠，杏仁通肺络；麻黄性刚，杏仁性柔；麻黄外扩，杏仁内抑；二者合而邪乃尽除。如麻黄汤治风寒，麻黄杏仁薏苡甘草汤治风湿之类皆是。

桂枝者，所以补麻黄之不足也。麻黄泄营卫之邪，桂枝调营卫之气。桂枝得麻黄，不至羁汗；麻黄得桂枝，即能节汗。二者合而正不受伤。此麻、桂并用之方皆然。

（清·周岩《本草思辨录·麻黄》）

麻黄发汗力甚猛烈，先煮之去其浮沫，因其沫中含有发表之猛力，去之所以缓麻黄发表之性也。麻黄不但善于发汗，且善利小便，外感之在太阳者，间有由经入腑而留连不去者，以麻黄发其汗，则外感之在经者可解，以麻黄利其小便，则外感之由经入腑者，亦可分消也。且麻黄又兼入手太阴能泻肺定喘，俾外感之由皮毛窜入肺者，亦清肃无遗。是以发太阳之汗者不但麻黄，而仲景定此方时独取麻黄也。桂枝味辛性温，亦具有发表之力，而其所发表者，惟在肌肉之间，故善托肌肉中之寒外出，且《神农本草经》谓其主上气咳逆吐吸，是桂枝不但能佐麻黄发表，兼能佐麻黄入肺定喘也。杏仁味苦性温，《神农本草经》亦谓其主咳逆上气，是亦能佐麻黄定喘可知，而其苦降之性又善通小便，能佐麻黄以除太阳病之留连于腑者，故又加之以为佐使也。至于甘草之甘缓，能缓麻黄发汗之猛烈，兼能解杏仁之小毒，即以填补出汗后之汗腺空虚也。药止四味，面面俱到，且又互相协助，此诚非圣手莫办也。

　　麻黄汤原用其解其外寒，服后遍体汗出，恶寒既愈，有其病从此遂愈者，间有从此仍不愈，后浸发热而转为阳明证者，其故何也？愚初为人诊病时，亦未解其故。后乃知服麻黄汤汗出后，其营卫内陷之热若还表随汗消散，则其病即愈。若其热不复还表而内陷益深，其热必将日增，此即太阳转阳明之病也。悟得此理后，再用麻黄汤时，必加知母数钱以解其内陷之热，主治伤寒无汗，服后未有不愈者矣。大青龙汤治伤寒无汗烦躁，是胸中先有内热，无所发泄，遂郁而作烦躁，故于解表药中加石膏以清内热。然麻黄与石膏并用，间有不汗之时。若用麻黄加知母汤，将知母重加数钱，其寒润之性入肺中化合而为汗，随麻黄以达于外，而烦躁自除矣。

　　　　（张锡纯《医学衷中参西录·医论·太阳病麻黄汤证》）

大青龙汤

【原文】

　　麻黄六两，去节　桂枝二两，去皮　甘草二两，炙　杏仁四十个，去皮尖　生姜三两，切　大枣十二枚　石膏如鸡子大，碎

　　上七味，以水九升，先煮取麻黄，减二升，去上沫，内诸药，煮取三升，去滓，温服一升，取微似汗。汗多者，温粉粉之。

　　　　　　　（汉·张仲景《金匮要略·痰饮咳嗽病脉证并治》）

　　麻黄六两　桂枝二两　甘草二两，炙　石膏鸡子大，碎，绵裹　杏仁四十枚　生姜三两　大枣十二枚

　　上七味，以水九升，先煮麻黄减二升，去上沫，内诸药，煮取三升，去滓，温服一升，覆令汗出，多者温扑之。一服汗者，停后服。若复服，汗多亡阳，遂虚，恶风烦躁，不得眠。

　　　　　　　（汉·张仲景《金匮玉函经·方药炮制》）

【方论】

今风寒两伤，则荣卫俱实，故不汗出而烦躁也。与大青龙汤发汗，以除荣卫风寒。

辛甘均为发散。然风宜辛散，寒宜甘发，辛甘相合，乃能发散荣卫之风寒。麻黄、甘草、石膏、杏仁，以发散荣中之寒，桂枝、姜、枣，以解除卫中之风。

（金·成无己《注解伤寒论》）

青龙，东方甲乙木神也，应春而主肝，专发主之令，为敷荣之主。万物出甲开甲，则有两歧，肝有两叶，以应木叶。所以谓之青龙者，以发散荣卫两伤之邪，是应肝木之体耳。桂枝汤主中风，麻黄汤主伤寒，二者发散之纯者也。及乎大青龙汤则不然，虽为发汗之剂，而所主又不一。必也中风脉浮紧，为中风见寒脉，是风寒两伤也。伤寒脉浮缓，为伤寒见风脉，是风寒两伤也。风兼寒，寒兼风，乃大青龙汤专主之也。见兹脉证，虽欲与桂枝汤解肌以祛风，而不能已其寒，则病不去。或欲以麻黄汤发汗以散寒，而不能去其风，则病仍在。兹仲景所以特处大青龙汤，以两解之。麻黄味甘温，桂枝味辛热。寒则伤荣，必以甘缓之；风则伤卫，必以辛散之。此风寒两伤，荣卫俱病，故以甘辛相合，而为发散之剂。表虚肤缓者，则以桂枝为主，此以表实腠理密，则以麻黄为主，是先麻黄后桂枝。兹麻黄为君，桂枝为臣也。甘草味甘平，杏仁味甘苦，苦甘为助，佐麻黄以发表。大枣味甘温，生姜味辛温，辛甘相合，佐桂枝以解肌。石膏味甘辛微寒。风阳邪也，寒阴邪也。风则伤阳，寒则伤阴。荣卫阴阳，为风寒两伤，则非轻剂所能独散也，必须轻重之剂以同散之，乃得阴阳之邪俱已，荣卫之气俱和，是以石膏为使。石膏为重剂，而又专达肌表者也。大青龙汤，发汗之重剂也，非桂枝汤之所同，用之稍过，则又有亡阳之失。经曰：若脉微弱，汗出恶风者，不可服，服之则厥逆，筋惕肉瞤，此为逆也。又曰：一服汗者停后服，若复服，汗多亡阳，遂虚恶风，烦躁不得眠也。即此观之，剂之轻重可见矣。其用汤者，宜详审之。

（金·成无己《伤寒明理论·诸药方论》）

议曰：余昔读大青龙汤方，以症参之，尝涉疑焉。既是太阳中风见伤寒脉浮紧是也，又何发热恶寒、身疼痛不汗出？若此证参之，皆是伤寒而加烦躁，又何得有中风之证在焉？故诸家皆无明载，只言伤寒见风脉，伤风见寒脉，以此正经论之，终是涉疑。一日，请于先师伯荣，黄公曰：乃此一症，全在"不汗出"三字上藏机，且此"不"字，是微有汗而不能得出，因生烦躁也；无汗者，乃全无汗也。以此"不"字，方是中风，此乃古人智深识妙之处。今此中风症，复见脉浮紧，乃中风症见寒脉也，若与桂枝汤，则能治风而不能去寒；若与麻黄汤，则能治寒而不能去风；以此用桂枝麻黄各半汤中加石膏而治烦躁。名之曰大青龙者，以其能发越风寒而散邪气者也。故用麻黄为君，而散浮紧之脉；桂枝为臣，而治不汗之风；杏仁、甘草、生姜、大枣合而为使；石膏为佐，而解风寒之并于经而加烦躁者也。

议曰：桂枝汤治中风，麻黄汤治伤寒，大青龙治中风、伤寒二症合病者也。既治二症，汤中当用芍药，乃即桂枝麻黄各半汤中加石膏而用姜、枣为引也，只可治伤寒，又安能治中风症也？且芍药一味，其体虽小，其用至大，既有中风之症，若无芍药以和其营，则用桂枝、麻黄专治其卫，汗出则成厥逆亡阳、筋惕肉瞤者，可立待也。

（明·许宏《金镜内台方议·大青龙汤》）

渴加干葛、枣、水，煎服。药后用衣被厚覆手足，取汗则愈。经言烦热汗出则解，此之谓也。故以伤寒为汗病。其身热、烦躁无奈何者，一汗而凉，斯言是也。盖天之邪气，自外而入，亦当自外而出，非汗不能解之。

（明·陶华《伤寒全生集·辨伤寒发热例第一》）

伤寒太阳证，见风脉者，此方主之。

仲景法：太阳伤寒，治以麻黄汤；太阳中风，治以桂枝汤；今伤寒太阳证见风脉，是有头痛、身热、无汗、恶寒，但脉来不紧而缓，为伤寒且中风矣，故二方并而用之。风寒外盛，则人身之阳郁为内热，此石膏之所以加也。名曰大青龙，其发表之尤者乎！而亡阳之戒，筋惕肉𥆧之弊，则用青龙之过者也。有此者，急以大温大补之剂主之，又仲景救弊之方也。

（明·吴崑《医方考·伤寒门第二》）

春分以后，至秋分节前，天有暴寒，抑遏阳气，不得泄越，有上件诸证者，皆为时行寒疫。表有风寒，故见太阳证头疼身热，无汗恶风；里有温热，故见烦躁。麻黄、桂枝、甘草、杏仁、生姜、大枣，辛甘物也，辛以解风寒，甘以调营卫；石膏、黄芩，寒苦物也，寒以清温热，苦以治烦躁。

（明·吴崑《医方考·瘟疫门第六》）

夫风寒二治，大法不外乎桂枝麻黄之二汤。然桂枝汤中忌麻黄，而麻黄汤中反用桂枝，此中有极深奥义，非言语文字可以形容暴白者，要在人之心领神会耳。大青龙者，桂枝麻黄二汤合剂之变制也，故为并中风寒之主治，校之桂枝麻黄各半汤，与桂枝二麻黄一汤，则少芍药而多石膏。去芍药者，不欲其收也。以其无芍药而观之，即麻黄汤方加石膏、姜、枣也，姜、枣本桂枝汤中所有，其制则重在石膏。按本草，石膏辛甘大寒，辛以散风，甘以散寒，寒以除热，故为并中风寒发热之用。然青龙以桂枝、麻黄得石膏之辛甘而有青龙之名，其白虎亦以知母、粳米得石膏之辛寒而有白虎之名。一物二用，得君而成其功名于异世，神变于时者也。夫所谓青龙白虎者，青乃木色，龙乃木神，木主春，春热而烦躁，雷雨解而致和焉。人之汗，以天地之雨名之，龙兴云雨至，发烦躁之汗而荣卫以和。龙之所以为汤，神汤之谓也。白乃金色，虎乃金神，金主秋，秋热而燥渴，金风解而荐凉焉。人之气以天地之疾风名之，虎啸谷风生，解燥渴之热而表里以凉，虎之所以为汤，神汤之谓也。然均是龙也。而一则曰主之，一则曰发之，何也？主之者，以烦躁之急疾属动而言；发之者，以但重之沉默属静而言之也。

（明·方有执《伤寒论条辨·辨太阳病脉证并治下篇第三》）

青龙者，东方木神也，应春而主肝，专发生之令，为敷荣之主。万物出甲，则有两歧，肝有两叶以应之。谓之青龙者，发散营卫两伤之邪也。桂枝主风，麻黄主寒，此则伤寒见风，所以处青龙汤，两解风寒也。寒伤营，必以甘缓之；风伤卫，必以辛散之。此风寒两伤，必用辛甘相合而疗之，是以麻黄为君，桂枝为臣，甘草甘平、杏仁甘苦，佐麻黄以发表，大枣甘温、生姜辛温，佐桂枝以解肌。夫风寒两伤，非轻剂可以独散，必须以轻重之剂同散之，是以用石膏之苦辛，质重而又达肌为使也。此汤为发汗重剂，用之稍过，即有亡阳之害，故仲景戒多服也。

（明·李士材《伤寒括要·太阳篇七十三方》）

解肌兼发汗，而取义于青龙者，龙升而云兴，云兴而雨降，郁热顿除，烦躁乃解，匪龙之为灵，何以得此乎？观仲景制方之意，本是桂枝、麻黄二汤合用，但因芍药酸收，为兴龙致雨所不宜，故易以石膏之辛甘大寒。辛以散风，甘以散寒，寒以胜热，一药而三善具备，且能助青龙升腾之势，所以为至当至神之法也。然而去芍药之酸收，增石膏之辛散，外攻之力猛而难制，在寒多风少及风寒两停之证，则用当而通神；其有风无寒之证，及微弱之脉，若不知辨而概用之，有厥逆、惕胸而亡阳耳，此疏庸之辈所为望而畏之乎！讵知仲景于风多寒少之证，而见微弱之脉，有用桂枝二越婢一之法。桂枝全方不去芍药，取用其二，全是不欲发汗之意。复改麻黄一汤为越婢一者，略用麻黄、石膏二物，示微发于不发之中耳。夫婢，女子之卑者也。女子固以顺为正，况于婢，则惟所指使，更无专擅矣。以大青龙之升腾变化，不可驾驭之物，约略用之，乃至性同女婢之卑柔，此仲景通天手眼也。只一方中，忽焉去芍药为大青龙，而升天兴云雨；忽焉存芍药为小青龙，而蟠泥润江海；忽焉用桂枝二越婢一，而细雨湿泥沙，精义入神之道，比仙经较著矣。后人不窥作者之藩，安望其能用之也哉！

（清·喻嘉言《尚论篇·太阳经下篇》）

麻黄味甘温，桂枝味辛热，寒则伤营，必以甘缓之，风则伤卫，必以辛散之。此风寒两伤，营卫俱病，故以甘辛相合而为发散之剂。甘草味甘平，杏仁味甘苦，苦甘为助，佐麻黄以发表；大枣味甘温，生姜味辛温，辛甘相合，佐桂枝以解肌；石膏味甘微寒，而使石膏为重剂，而又专达肌表者也。

仲景治伤寒，一则桂枝，二则麻黄，三则青龙。桂枝治中风，麻黄治伤寒，青龙治中风见寒脉、伤寒见风脉，三者如鼎立，人皆能言之，而不晓前人处方用药之意，故医遂多不用。

风伤卫，则风邪干阳，阳气不固，发越而为汗，是以自汗，是表虚，故仲景用桂枝以发其邪，芍药以和其血。盖中风，则病在脉之外，其病稍轻，虽同曰发汗，实解肌之药耳。

仲景以麻黄发其汗，又以桂枝助其发散，欲涤除内外之邪、营卫之病耳。大抵二药皆发汗，以桂枝发其卫之邪，麻黄开营卫之病，治自有浅深也。

至于青龙，虽治伤风见寒脉、伤寒见风脉之病，然仲景又云：阳微恶风者，不可服。服之厥逆，便有筋惕肉瞤之症。故青龙一症，尤难用药，须是形症谛当，然后可行。

（清·喻嘉言《尚论后篇·太阳经风伤卫、寒伤营方》）

此风寒两伤，荣卫俱病。故以麻黄之甘、桂枝之辛合之为两解之剂。其表实无汗则以麻黄为主，桂枝为臣，甘草、杏仁之甘、苦佐麻黄以发表，大枣、生姜之甘、辛佐桂枝以解肌，石膏味辛微寒，除其郁热又专达肌表为使也。合麻黄桂枝二汤而独去芍药者，恐助寒邪沉滞之性耳。

（清·史以甲《伤寒正宗·太阳经风寒两伤之证》）

此足太阳药也。风寒外盛，人身之阳必郁而为热。石膏体重泻热，气轻解肌，故云重轻之剂。足太阳膀胱经表病也，而表有营卫之不同，病有风寒之各异，仲景治分三证，桂枝解肌驱风，麻黄发汗散寒，青龙风寒两解，各分疆界，鼎足三大纲也。按：大青龙为发汗之重剂。

（清·汪昂《医方集解·发表之剂第二》）

夫邪在皮毛，犹未伤形，故仲景制麻黄汤，急汗以发表。邪入肌肉，是已伤其形，故制桂枝汤、啜稀热粥以解肌，是渍形以为汗。若邪正交争，内外皆实，寒热互呈，故制大青龙于麻桂中加石膏以泻火，是散以泻之也。

（清·柯琴《伤寒来苏集·伤寒论翼》）

太阳中风，脉浮紧，头痛发热，恶寒身疼，不汗出而烦躁，此麻黄证之剧者，故加味以治之也。诸症全是麻黄，有喘与烦躁之别。喘者是寒郁其气，升降不得自如，故多用杏仁之苦以降气。烦躁是热伤其气，无津不能作汗，故特加石膏之甘以生津。然其性沉而大寒，恐内热顿除而表寒不解，变为寒中而挟热下利，是引贼破家矣。故必倍麻黄以发表，又倍甘草以和中，更用姜、枣以调营卫。一汗而表里双解，风热两除，此大青龙清内攘外之功，所以佐麻、桂二方之不及也。夫青龙以发汗命名，其方分大小，在麻黄之多少，而不关石膏，观小青龙之不用可知。石膏不能驱在表之风寒，但能清中宫之燔灼，观白虎之多用可知。世不知石膏为烦躁用，妄为发汗用，十剂之轻可去实，岂至坚至重之质而能发汗哉？汗多亡阳者，过在麻黄耳。少阴亦有发热、恶寒、烦躁之症，与大青龙同，但脉不浮、头不痛为异。若脉浮弱、汗自出者，是桂枝证。二症妄与石膏，则胃气不至于四肢而手足厥冷；妄用麻黄，则卫阳不周于身而筋惕肉瞤。此仲景所深戒也。要知少阴见阳证而用麻黄，必固以附子。太、少异位，阴阳殊途，故寒温有别。桂枝证之烦，因于木旺，故用微苦微寒之剂以升降之；大青龙之兼躁，因于风动，故用至阴至重之品以镇坠之。有汗无汗，虚实不同，轻重有差也。必细审其所不用，然后不失其所当用耳。

许叔微云：桂枝治中风，麻黄治伤寒，大青龙治中风见寒脉、伤寒见风脉，三者如鼎立。此方氏三大纲所由来。而大青龙之证治，自此不明于世矣。不知仲景治表，只在麻、桂二法，麻黄治表实，桂枝治表虚，方治在虚实上分，不在风寒上分也。盖风、寒二证，俱有虚实，俱有浅深，俱有营卫，大法又在虚实上分浅深，并不在风寒上分营卫也。夫有汗为表虚，立桂枝汤治有汗之风寒，而更有加桂去桂、加芍去芍，及加附子、人参、厚朴、杏仁、茯苓、白术、大黄、龙骨、牡蛎等剂，皆是桂枝汤之变局。因表虚中更有内虚内实浅深之不同，故加减法亦种种不一耳。以无汗为表实，而立麻黄汤治无汗之风寒，然表实中亦有夹寒夹暑、内寒内热之不同，故以麻黄为主而加减者，若葛根汤、大小青龙、麻黄附子细辛甘草、麻黄杏仁甘草石膏、麻黄连翘赤豆等剂，皆麻黄汤之变局，因表实中亦各有内外、寒热、浅深之殊也。

葛根汤因肌肉津液不足，而加芍药、葛根；大青龙因内热烦躁而加石膏；小青龙以干呕而咳，而加半夏、细辛、干姜；麻黄附子细辛甘草二方，以脉沉而加附子；若连翘赤豆梓皮，湿热发黄而加。诸剂皆因表实，从麻黄汤加减，何得独推大青龙为鼎立耶？何但知有风寒，而不知有风热，但知有中风见寒、伤寒见风之证，而不知小青龙之治风寒、大青龙之治风热、麻杏甘膏之治温热、麻翘豆汤之治湿热，表实中更有如是之别耶？

（清·柯琴《伤寒来苏集·伤寒附翼》）

　　麻黄、桂枝、越婢互复成方，取名于龙者，辛热之剂，复以石膏变为辛凉，正如龙为阳体，而变其用则为阴雨也。太阳寒郁于表而生喘，用杏仁降之；太阳热灼于里而无汗，用石膏泄之；麻黄发汗，甘草护营，复有姜、枣以调之，方义专在泄卫，故不用芍药。欲其直达下焦，故倍加铢两，从卫分根本上泄邪，庶几表里郁热之气顷刻致和，不使有传变之虞。《内经》治远用奇方大制，故称大青龙。

（清·王子接《绛雪园古方选注·伤寒科·汗剂》）

　　大青龙治风寒外壅，而闭热于经者；小青龙治风寒外壅，而伏饮于内者。夫热郁于经，而不用石膏，汗为热隔，宁有能发之者乎？饮伏于内，而不用姜、夏，邪与饮抟，宁有能散之者乎？其芍药、五味，不特靖逆气而安肺气，抑且制麻、桂、姜、辛之势，使不相骛而相就，以成内外协济之功也。

（清·尤怡《医学读书记·大小青龙汤》）

　　按：伤寒分立三纲，桂枝主风伤卫，麻黄主寒伤营，大青龙主风寒两伤营卫。其说始于成氏、许氏，而成于方氏、喻氏。以愚观之，桂枝主风伤卫则是，麻黄主寒伤营则非，盖有卫病而营不病者矣，未有营病而卫不病者也。至于大青龙证，其辨不在营卫两病，而在烦躁一证，其立方之旨，亦不在并用麻、桂，而在独加石膏。王文禄谓风寒并重，闭热于经，故加石膏于发散药中是也。若不过风寒并发，则麻黄、桂枝已足胜其任矣，何必更须石膏哉？须知中风而或表实，亦用麻黄；伤寒而或表虚，亦用桂枝。其表不得泄，而闭热于中者，则用石膏；其无热者，但用麻、桂。此仲景心法也。炫新说而变旧章，其于斯道，不愈趋而愈远哉。

（清·尤怡《伤寒贯珠集·太阳篇上·太阳权变法第二》）

名大青龙者，取龙兴云雨之义也。治风不外乎桂枝，治寒不外乎麻黄，合桂枝、麻黄二汤以成剂，故为兼风寒中伤者之主剂也。二证俱无汗，故减芍药，不欲其收也；二证俱烦躁，故加石膏以解其热也。设无烦躁，则又当从事于麻黄桂枝各半汤矣。仲景于表剂中加大寒辛甘之品，则知麻黄证之发热，热全在表；大青龙证之烦躁，热兼肌里矣。初病太阳即用石膏者，以其辛能解肌热，寒能清胃火，甘能生津液，是预保阳明存津液之先着也。粗工疑而畏之，当用不用，必致热结阳明，斑黄狂冒，纷然变出矣。观此，则可知石膏乃中风、伤寒之要药，故得麻、桂而有青龙之名，得知、草而有白虎之号也。服后取微汗，汗出多者，温粉扑之。一服得汗，停其后服，盖戒人即当汗之证，亦不可过汗也。所以仲景桂枝汤中不用麻黄者，是欲其不大发汗也；麻黄汤中用桂枝者，恐其过汗无制也。若不慎守其法，汗多亡阳，变生诸逆，表遂空虚，而不任风，阴盛格阳，而更烦躁不得眠也。

（清·吴谦等《医宗金鉴·订正仲景全书伤寒论注·辨太阳病脉证并治下篇》）

中风，脉本浮缓，今浮而紧，此中风见寒之一验也。中风本有汗，今不汗出，此又中风见寒之一验也。脉紧而无汗，似乎麻黄症矣，所异者烦躁耳。按：烦躁，有阳虚者，汗下后之烦躁也；有阴虚者，少阴病，吐利厥逆之烦躁也。此之营卫两伤，则烦为风，躁为寒，皆由汗不出，阳气不发越之故。故合用麻黄、桂枝。去芍药者，无汗不用固营；加石膏者，体重气轻，藉以宣达郁热也。此条自成注以下，俱冗而不切，致有此汤峻险之疑。细加研晰，庶几漆室一灯矣。此证在认清烦躁，尤在认清不汗出。若汗出恶风而不烦躁，桂枝证也。脉微弱，少阴证也。误服此汤，有不亡阳而筋惕肉瞤者乎？真武以救，救其阳也。

（清·邵成平《伤寒正医录·营卫两伤》）

甘、枣补其脾精，桂枝发其营郁，麻黄泻其卫闭，杏、姜利肺壅而降逆气，石膏清肺热而退烦躁也。

（清·黄元御《长沙药解·麻黄》）

此合麻黄、桂枝、越婢三方为一方而无芍药。

恶风乃桂枝证，误服此，则汗不止，而有亡阳之象矣。立此方即垂此戒，圣人之意深矣。按：此方合麻、桂而用石膏，何以发汗如是之烈？盖麻黄用二两，而此用六两；越婢汤石膏用半斤，而此用鸡子大一块。一剂之药，除大枣，约共十六两，以今称计之，亦重三两有余，则发汗之重剂矣。虽少加石膏，终不足以相制也。

（清·徐大椿《伤寒论类方·麻黄汤类二》）

寒风之厉，热郁于中，故烦躁而复兼恶寒。盖风有阴阳，汗出脉缓，是中于鼓动之阳风；不汗出而脉紧，乃中于凛冽之阴风也。风令脉浮，浮紧而沉不紧，与伤寒脉阴阳俱紧有别。发热恶寒同桂枝证，身疼痛不汗出同麻黄证，惟烦躁是本证所独。风盛于表，非发汗不解；热郁于里，非大寒不除。故于麻黄汤倍麻黄，以大发其汗，加石膏以并除其烦躁。中风本恶风，此恶寒甚，故不见其更恶风耳。

烦躁是热伤其气，无津不能作汗，故发热恶寒、身疼不解。特加石膏之泄热生津，以除烦躁。然其性沉而大寒，恐内热顿除，表寒不解，变为寒中而协热下利故也，必倍麻黄以发表，又倍甘草以和中，更用姜、枣调和营卫。一汗而表里双解、风热两除，何患诸证不平乎？此大青龙清内攘外之功，所以佐麻、桂二方之不及也。青龙以发汗命名，少阴亦有发热恶寒、无汗烦躁之证，但脉不浮、头不痛为异。

（清·徐大椿《伤寒约编·大青龙汤证》）

大抵病之寒因者，易致内热。盖寒邪比风邪不同，风为阳、为外、为上、为动，寒为阴、为内、为下、为静，故郁闭则内热随生，如仲景一百十三方，白虎汤、大黄黄连汤、白虎加人参汤、竹叶石膏汤诸凉剂，皆于寒因后用之，自可知矣。大青龙汤，仲景为风寒两伤、无汗而更烦躁者设也。谓烦躁，风征也，证既因寒无汗矣，又乃挟风而烦躁，风欲自汗，外闭以寒，故不能自由，徒躁扰于外。寒为风闭，即未入里，能无郁热乎？所以桂枝、麻黄二汤合用，独加石膏，并去和阴之芍药，盖风寒纠缠，非疾驱不可，恐留芍药助寒邪沉滞之性也。发表不远热，此兼石膏，并去其郁热，以石膏味辛，气虽凉而不滞麻桂之行也。但全无调剂之意，能免雷轰电扫之恐乎？故曰大青龙，言其声势之张，而行云致雨之骤也。王实止以桂枝麻黄各半汤代之，盖慎之至。而岂知其有不得不用之证也？抑寒因者，热易郁，此为医中至理。杂证皆可类推，不独伤寒为然。所以后人于痰涌偏枯、外显肢体之证，概以中风统之，谓寒郁内热、风郁外攻，理有必然也。若人本虚寒，而寒邪直中者，则单显虚寒证，与此大不侔矣。

或曰：此方治脉浮紧、发热恶寒、身疼痛、不汗出而烦躁，并不见中风之脉证，而《疏钞金铎》但据条首"中风"二字，乃云本之风气似隐、标之寒化反显，释风寒两感者谬矣。殊不知其实为寒多风少之证，设果本隐标显，则治病必求其本，何反倍用麻黄耶？按：《内台方》云，此一证全在"不汗出"三字藏机。若风伤卫则自汗恶风，寒伤营则无汗而喘，此云不汗出而烦躁，则知其证蒸蒸发热，似欲汗而不能透出，故生烦躁，于此可见其兼有风证。而脉见浮紧，是风见寒脉；加以身疼，知寒重于风。故于麻、桂二汤中，除去芍药，倍麻黄而加石膏。设不并力图之，速令外泄，则风挟寒威内攻，鼓动君相二火，则周身皆为火化矣，所以不得不倍用麻黄也。其去芍药而加石膏者，以其汗既不能透出，原无藉于护营，热既郁于心包，则解烦诚不可缓。明乎此，则不但大青龙之法可解，大青龙之法可施，其麻黄杏仁甘草石膏汤、越婢汤、桂枝二越婢一汤、麻黄升麻汤等，可随证取用而无窒碍也。

（清·吴仪洛《伤寒分经·诸方全篇·太阳下篇论列方》）

　　两伤营卫大青龙，此是风寒挟暍中，仲景云：太阳中风，脉浮紧，发热恶寒，身疼痛，不汗出而烦躁者，大青龙汤主之。若脉微弱，汗出恶风者，不可服。服之厥逆，筋惕肉瞤，此为逆也。论中发于阳者，通名中风；发于阴者，通名伤寒。鼎立三纲疑解误，沈尧封云：按三纲鼎立之说，桂枝汤治风伤卫，麻黄汤治寒伤营，大青龙治风寒两伤营卫，其说乃创自许叔微，相延至今。不知其说似是实非也。本论云：寸口脉浮而紧，浮则为风，紧则为寒。风则伤卫，寒则伤营，营卫俱病，骨节烦疼，当发其汗，此指麻黄证而言。彼见麻黄证条内，但云：脉阴阳俱紧而不见浮字，故认作有寒无风，不知寒属阴邪，若不兼风，不入太阳。况太阳病一句，已有脉浮在内，不必再说。至若大青龙条内云脉浮紧则风寒固所必有矣，然使止有风寒，何至烦而且躁，况方内石膏其性大寒，治暍热之主药也。若云止有风寒而无热邪，则中风证有风无寒。风为阳邪，尚不用寒药，只有桂枝以解肌。而大青龙证，风外加一寒邪，岂反加石膏以助寒乎？窃谓麻黄证已属风寒，两伤营卫，则大青龙证。则外伤风寒而内伏暍热也，故脉浮紧、发热恶寒、身痛无汗，麻黄证全具，自用麻黄汤方。惟病增烦躁，因加石膏以治内伏之暍热，如是则病、脉、方、药俱合。若不审病证方药，徒泥于一脉，妄作三纲鼎立，则一误，无所不误矣。惟参原论义精通。麻黄、桂枝、甘草、杏仁、石膏，即仲景大青龙汤，姜、枣引。

　　（清·毛世洪《医学三信编·感证类要·伤寒六经正治法》）

　　然则大青龙汤用石膏倍麻黄，义莫比于此否？曰：大青龙汤与越婢汤对待，固可以知表气疏密；与小青龙汤对待，尤可以知里气虚实。夫麻黄由表实而用，用麻黄弥重者表弥实，用麻黄至六两已矣，乃大青龙之不汗出，与越婢之续自汗出，固可同日而语欤？！夫皮毛者，肺之合，肺主卫，卫者一身极外之捍卫也，故表气实者不聚于营卫、皮毛，即聚于肺。心者，覆于肺下，表邪既聚于肺，心气无从发舒，故不汗出而烦躁者，大青龙主之。如盛寒之邪聚于皮毛、营卫，虽至一身悉肿，在内之心气犹可发舒，故无大热，续自汗出者，越婢汤主之。聚于上则欲其通于营卫，为汗外泄耳；若在营卫、皮毛为肿，则不必桂枝之通，毋庸杏仁之降，此大青龙、越婢之殊也。若小青龙寒水之化聚于中，与大青龙之聚于上，又适相对照，盖聚于上能束缚胸中之阳为内热，聚于中则侵损胸中之阳为内寒。内热则烦躁，内寒则喘、咳、呕、哕，烦躁故佐以石膏，内寒故佐以细辛、干姜。然热比于实，寒比于虚，实者治宜急，急者倍麻黄，不急恐石膏增寒于内；虚者治宜缓，缓者半麻黄，不缓恐麻黄、细辛亡阳于外，此又小青龙、大青龙所攸分也。

（清·邹澍《本经疏证·麻黄》）

　　此为风寒两伤营卫而设，即麻黄汤加石膏、姜、枣也。麻黄汤中本用桂枝，可见仲景治寒未尝不兼治风，则风寒两伤营卫者，用麻黄汤亦足矣，而必加石膏等三味者，盖因风寒两伤营卫，非但伤风伤寒之可比，郁热必倍加。故用石膏体重味轻，以泻郁热；姜、枣甘温，以反佐之。仲景之意，全在"烦躁"二字，若无此候，万不可轻投。

（清·费伯雄《医方论·发表之剂》）

　　冬伤于寒，春必病温，为其伏郁之久也。而寒气客于太阳，发见稍缓者，即骎骎乎有化热之机。太阳、少阴表里相属，故少阴以烦躁应之。虽犹是麻黄本证，而壬水既有立涸之势，癸水断无润物之能，非辛凉以佐之，甘温以使之，安能得汗而解耶？故治太阳而不顾少阴者，非惟不能解外邪，或有转而为两感，抱火厝薪，宜其然矣。其命曰青龙，何也？太阳者北方壬水也，东方青龙所汲饮以上升，作霖而下降者也。甘温所以助之上升，辛凉所以助之下降，乘其热之将化未化，而汗以散之。故太阳之客邪解，而少阴之烦躁亦息矣。是何异雨霁烟消，而波平浪静者乎，其犹龙乎。

（清·与樵山客《平法寓言·正名上篇·论青龙汤》）

治太阳病，风寒外盛，阳气内郁，表不解而无汗烦躁，发热恶寒，头疼身痛等症。夫邪之来也，正气不与之两立，必发热以拒之。而人禀阴阳之气，各有偏盛不同，阳盛之人，外为风寒骤加，则阳气内郁而不伸，故见躁烦不宁之象。然阳气抑郁，何由得汗？虽用麻黄、桂枝，表亦终不能解，一若亢龙有悔，欲雨何来？必以石膏之甘寒，清其内烦，解其郁热，使其阳气暴伸，表里通畅，然后云行雨施，一汗而解也。先哲每谓石膏可以解肌，殊不知甘寒质重之物，只有清里之能，不过热除表解之意，皆由前人凿分桂枝汤治风伤卫、麻黄汤治寒伤营、大青龙汤治风寒两伤营卫，均为解表之方，遂致后人误会者多耳！此方即麻黄汤之变剂，因其内有郁热，故加石膏；欲其和营卫致津液，故用姜、枣。学者神而明之，自可得其理矣。

（清·张秉成《成方便读·发表之剂》）

仲圣方石膏、麻黄并用，与大黄协附子变其性为温药相似。更设多方以增损而轩轾之，觉变幻纷纭，令人目眩。然只认定麻黄散寒发汗，石膏泄热止汗，相为制还相为用。推此以求，何方不可解，何方不可通？大青龙汤，咸以为发汗之猛剂矣。窃谓发汗之猛，当推麻黄汤，不当推大青龙。麻黄汤中桂枝、杏仁，皆堪为麻黄发汗效力，而无石膏以制麻黄。大青龙麻黄受石膏之制，六两犹之三两，杏仁又少三十枚。诸家震于青龙之名，念有汗多亡阳之戒，遂以麻黄得石膏，譬龙之兴云致雨。其于白虎非驱风之方，小青龙无石膏亦名青龙，越婢麻、膏之多如大青龙而不言取汗，皆有所难通，则罔顾也。然则名大、小青龙何哉？盖龙者屈伸飞潜不可方物，能召阳而化阴者也。麻黄能由至阴以达至阳，而性味轻扬，得石膏、芍药则屈而入里，得桂枝、杏仁则伸而出表，石膏寒重之质，复辛甘津润而解肌，并堪为麻黄策应，故名之曰大青龙；小青龙心下有水气，以石膏寒重而去之，麻黄可任其发矣，而麻黄三两，芍药亦三两，麻黄虽发亦绌，其辛、夏诸味，又皆消水下行，盖龙之潜者，故名之曰小青龙；越婢汤之麻黄，亦制于石膏者，而故制之而故多之，则越婢之证使然也。风水恶风，一身悉肿，脉浮不渴，种种皆麻黄证。唯里热之续自汗出，则不能无石膏。有石膏故用麻黄至六两，石膏因有麻黄，故虽无大热而用至半斤。其不以石膏倍麻黄者，化阴尤要于退阳也。

（清·周岩《本草思辨录·石膏》）

　　伤寒发汗，以麻黄为主，杏仁为辅；治喘以杏仁为主，麻黄为辅。故二物并用，其效始捷。夫喘在伤寒，为表实肺郁。在杂证，则有热喘、有虚喘、有饮气喘，不止一端。小青龙喘去麻黄加杏仁，即非治伤寒之喘，故其方亦多用于杂证。然而仲圣用药之道，但于配合异同分数多寡之中，一为转移，便大不相侔。大青龙，伤寒最要之方也。麻、杏并用岂为治喘？其故则在麻黄加麻黄汤一倍，杏仁减七十个为四十，又得生姜之升、石膏之寒，杏仁自随麻黄而横扩，不致驰思于直降。推次以求，麻、杏并用而非为治喘者，又得四方焉：一曰麻黄加术汤，湿家身烦疼，为寒湿之气郁于肌表，麻黄汤正与相宜。病由于湿，故加白术以收湿。而中气既固，则杏仁亦只为利肺气之用而已。一曰麻黄杏仁薏苡甘草汤，伤于风湿而至发热日晡所剧，非麻、杏所能独治矣。薏苡清热去湿，治久风湿痹，故加之。但其分数，则麻黄只用麻黄汤六中之一，杏仁七中之一，薏苡亦与麻黄相埒，此小制治上之法，杏仁所以无直降之权也。一曰文蛤汤，此即大青龙去桂枝加文蛤，贪饮由于热甚，故用文蛤、石膏特多，麻黄减大青龙一半者，以表邪微而不欲其过汗也。若无蛤、膏之咸寒，则麻黄恐尚不用至三两。然则用麻黄而复佐以生姜、杏仁，自无不汗之理。杏仁虽兼有直降之长，制之以蛤、膏，其与麻、姜比而与蛤、膏远者，势固然也。一曰厚朴麻黄汤，此即小青龙加减而治亦大异，曰咳而脉浮而不详其证，则试以本方药味测之：干姜、五味、细辛，治寒咳之药也，而咳因于寒可知；麻、杏与厚朴并用，厚朴亦温散之药也，而表有寒邪宜发可知；有细辛又加半夏，则必以之蠲饮；有五味又加小麦，则既治咳自当安肺；此必因肺痿已见一斑，故加石膏以存津而化燥，与小青龙加石膏之意颇同。然彼为肺胀已成，故驱寒饮使下行，此为肺痿始萌，故乘脉浮之际，亟解其表邪。桂枝、芍药所以用于彼而不用于此。厚朴用至五两，又无芍药，则杏仁又何能效其直降之职，是为去杏仁之直降而取其横扩。

（清·周岩《本草思辨录·杏仁》）

　　此大青龙汤所主之证，原系胸中先有蕴热，又为风寒锢其外表，致其胸中之蕴热有蓄极外越之势。而其锢闭之风寒，而犹恐芍药苦降酸敛之性，似于发汗不宜，而代以石膏，且多用之以厚其力，其辛散凉润之性既能助麻、桂达表，又善化胸中蕴蓄之热为汗，随麻、桂透表而出也，为有云腾致雨之象，是以名为大青龙也。

　　凡发汗所用之药，其或凉或热，贵与病适宜。其初得病寒者宜用热药发其汗，初得病热者宜用凉药发其汗。如大青龙汤证，若投以麻黄汤则以热济热，恒不能出汗，即或出汗其病不惟不解，转益增烦躁，惟于麻、桂汤中去芍药，重加石膏多于

麻、桂数倍，其凉润轻散之性与胸中之烦躁化合自能作汗，矧
有麻黄之善透表者以助之，故服后覆杯之顷，即可周身得汗
也。

（张锡纯《医学衷中参西录·医论·太阳病大青龙汤证》）

麻黄连翘赤小豆汤

【原文】

麻黄　连轺　生姜各二两　赤小豆一升　杏仁三十枚，去皮
尖　甘草炙，一两　大枣十二枚　生梓白皮一升

上八味，以潦水一斗，先煮麻黄一二沸，去上沫，内诸
药，煮取三升，去渣，温服一升。

（汉·张仲景《金匮玉函经·方药炮制》）

【方论】

麻黄能散表邪，用之为君。杏仁、生姜能散气解表，用之
为臣。连轺味苦性寒，生梓白皮性寒，能除湿热；赤小豆味甘
平，能去脾胃之湿，用之为佐。甘草、大枣性甘，能入脾益胃
气，用之为使。以此八味之剂，专治表邪未尽，瘀热在里，遍
身发黄者之用也。《内经》云湿热上甚，治以甘温，佐以甘
平，以汗为故，此之谓也。

问曰：天下之水皆一，何以为潦水耶？答曰：取其水性
力弱，不能助肾气而益其湿热也，故曰潦水，又曰甘澜水。
其法：取水二斗置盆内，以勺扬之千百遍，水上有珠千百颗
相逐，乃取用之，以其性乏也。问曰：发黄之证有数方，各
有所主乎？答曰：麻黄连轺赤小豆方，乃治余汗不尽，瘀热
在里，身必发黄，其脉浮者所设，取微汗之。茵陈蒿汤乃治
瘀热在里，身必发黄，其脉沉实，为表邪已散者所设，取微
利之。栀子柏皮汤乃表里皆热者之所设，不可汗之，只此解
之。茵陈五苓散治发汗后发渴，小便不通，身目皆黄者所

设，以取其利小便也。

（明·许宏《金镜内台方议·麻黄连轺赤小豆汤》）

　　麻黄、甘草、杏仁，利气以散寒，麻黄汤中之选要也；连轺、小豆、梓皮，行湿以退热，去瘀散黄之领袖也；姜、枣益土为克制，潦水无力不助湿。

　　轺，本草作翘，翘本鸟尾，以草子析开，其间片片相比如翘得名；轺本使者小车乘马者，无义，疑误。

（明·方有执《伤寒论条辨·辨阳明病脉证并治第四》）

　　此汤以赤小豆、梓白皮为君，而反冠以麻黄者，以兹汤为麻黄汤之变剂也。瘀热在中，则心肺受邪，营卫不利。小豆赤色，心家之谷，入血分而通经络，致津液而利膀胱；梓皮色白，专走肺经，入气分而理皮肤，清胸中而散瘀热，故以为君。更佐连翘、杏仁、大枣之苦甘，泻心火而和营；麻黄、生姜、甘草之辛甘，泻肺火而调卫。潦水味薄，能降火而除湿，故以为使。半日服尽者，急方通剂，不可缓也。此发汗利水，又与五苓双解法径庭矣。

（清·柯琴《伤寒来苏集·伤寒论注》）

　　此以赤小豆、梓皮为君，而冠以麻黄者，见此为麻黄汤之坏证，此汤为麻黄汤之变剂也。伤寒不用麻黄发汗，而反下之，热不得越，因瘀于里，热邪上炎，故头有汗。无汗之处，湿热熏蒸，身必发黄，水气上溢皮肤，故小便不利。此心肺为瘀热所伤，营卫不和故耳。夫皮肤之湿热不散，仍当发汗，而在里之瘀热不清，非桂枝所宜。必择味之酸苦、气之寒凉而能调和营卫者，以凉中发表，此方所由制也。小豆赤色，心家谷也，酸以收心气，甘以泻心火，专走血分，通经络，行津液，而利膀胱；梓白皮色白，肺家药也，寒能清肺热，苦以泻肺气，专走气分，清皮肤，理胸中，而散烦热，故以为君；佐连

翘、杏仁以泻心，麻黄、生姜以开表，甘草、大枣以和胃；潦
水味薄，流而不止，故能降火而除湿，取而煮之。半日服尽
者，急方通剂，不必缓也。

（清·柯琴《伤寒来苏集·伤寒附翼》）

此麻黄汤去桂加姜、枣以主表间之寒邪；加连翘、梓皮之
苦寒，入心胃而解热；赤小豆之甘平，下水而渗湿。

（清·史以甲《伤寒正宗·太阳经寒伤营之证》）

此亦热瘀而未实之证。瘀热在里者，汗不得出而热瘀于里
也。故与麻黄、杏仁、生姜之辛温，以发越其表；赤小豆、连
翘、梓白皮之苦寒甘，以清热于里；大枣、甘草，甘温悦脾，
以为散湿驱邪之用；用潦水者，取其味薄，不助水气也。合而
言之，茵陈蒿汤是下热之剂，栀子蘗皮汤是清热之剂，麻黄连
翘赤小豆汤是散热之剂也。

（清·尤怡《伤寒贯珠集·阳明篇下·阳明杂治法第三》）

麻黄连翘赤小豆汤，表里分解法，或太阳之热，或阳明之
热，内合太阴之湿，乃成瘀热发黄，病虽从外之内，而粘着之
邪当从阴以出阳也。杏仁、赤小豆泄肉理湿热，生姜、梓白皮
泄肌表湿热，仍以甘草、大枣奠安太阴之气，麻黄使湿热从汗
而出太阳，连翘根导湿热从小便而出太阳，潦水助药力从阴出
阳。经云：湿上甚为热。若湿下行则热解，热解则黄退也。

（清·王子接《绛雪园古方选注·伤寒科·汗剂》）

湿热发黄无表里证，热盛者清之，小便不利者利之，里实
者下之，表实者汗之，皆无非为病求去路也。用麻黄汤以开其
表，使黄从外而散。去桂枝者避其湿热也，佐姜、枣者和其营
卫也，加连翘、梓皮以泻其热，赤小豆以利其湿，同成表实发
黄之效也。连翘即连翘根，无梓皮以茵陈代之。成无己曰：煎

以潦水者，取其味薄不助湿热也。

（清·吴谦等《医宗金鉴·删补名医方论》）

　　其人必素有湿热，又感寒邪，淤逼蕴结而发黄。麻黄、杏仁解表利气，以散寒湿。翘、豆、梓皮通利小便，以涤湿热；炙草、姜、枣益土以和中，极表里分消之法。

（清·邵成平《伤寒正医录·寒伤营》）

　　热反在里，不得外越，谓之瘀热。非发汗以逐之，则湿气终不散。然仍用温散，是抱薪救火也。故于麻黄汤去桂枝之辛温，加连翘、梓皮、赤小豆之苦寒，降泄可解表，清火而利水，一剂而三善备矣。且以见太阳瘀热之治与阳明迥别也。
　　皮肤之湿热不散，仍当发汗。而在里之瘀热不清，非桂枝所宜。故于麻黄汤去桂枝，而加赤小豆之酸，以收心气，甘以泻心火，专走血分而通经络，行津液而利膀胱。梓白皮寒，能清肺热，苦以泻肺气，专走气分而清皮肤，理胸中而解烦热。连翘、杏仁泻火降气，麻黄、姜皮开表逐邪，甘草、大枣和胃缓中。潦水煎之，降火除湿也。其表有不解，黄有不退者乎？

（清·徐大椿《伤寒约编·麻黄连翘赤小豆证》）

　　凡伤寒瘀热在里，身必发黄，非谓表邪入里而瘀热也。凡言瘀字，有挟湿之义焉。此不曰表解，而曰伤寒，表未解也；不曰热结，而曰瘀热，非热邪骤结，乃有相因而瘀之也；不竟曰瘀热，而曰瘀热在里，对表而为言也。故遂揣测其表里搏邪之变，而曰必发黄，读断伤寒三字便醒，明是表里之间、寒热不等，有湿为之酝酿，表邪不去，而逡巡生变。观仲景于发汗已、身目为黄之例，详之曰寒湿在里不解故也，此独曰瘀热在里，则知此之发黄，盖有寒湿在表，而另有瘀热在里矣。故以麻黄汤去桂枝，加姜、枣以主表间之寒邪；加连轺、梓白皮之苦寒，入心胃而解热，连轺主心经客热，生梓白皮主胃经客热。赤小豆之甘平，下水而渗湿；煎用潦水者，取其味薄而不助湿气，且利热也。降注雨水为潦，韩退之诗云：潢潦无根源，朝灌夕已除。然则仲景前所谓于寒湿中求之，不即言里有瘀热，乃见寒湿之变不同里有瘀热，其一也。然寒湿之在伤寒，又为偶异之证，特揭言之，欲人详其因湿成变之故，当以治寒湿法，参入治伤寒中，相为斟酌耳。按：海藏谓栀子柏皮汤、连轺赤小豆汤，治身黄小便利而身不疼者，此为干黄；《活人》谓桂枝附子汤、去桂枝加术汤，治身黄小便利而身尽痛者，此为湿黄。皆就发黄本证揣摩之词，未悉仲景于伤寒表里间回翔审顾，而施其治法之妙矣。伤寒瘀热在里，身必发黄者，因其人素有湿热，汗出不尽，则肌腠之里为瘀热所凝，而遍身发黄，故宜此汤以取微汗也。麻黄发散表邪，杏仁、生姜辛散走表，连轺泻经络之积火，梓白皮除肌肉之湿热，赤小豆降火利水，甘草、大枣益脾和胃，盖上厚可以御水湿之蒸。观《金匮》治寒湿用麻黄加术汤，其义可见。此汤为汗后表邪未解而湿热发黄脉浮者，取汗而设；茵陈蒿汤为表邪已散、小便不利、身黄脉沉者，分利而设；栀子柏皮汤为表里俱热、脉来软大、不可汗下者而设。若夫汗后，渴而小便不利，热结津液，身目皆黄，又当取用五苓加茵陈，以利水为务也。

（清·吴仪洛《伤寒分经·诸方全篇·太阳中篇论列方》）

连轺非连翘，乃连翘根也。其性凉能泻热，兼善利湿，后世改用连翘则性不同矣。赤小豆，即作饭之小豆，形如绿豆而色赤者，非南来之红豆。梓白皮，药房无鬻者，有梓树处自加之可也。陈修园云：若无梓白皮，可以茵陈代之。

（张锡纯《医学衷中参西录·医论·阳明病麻黄连轺赤小豆汤证》）

桂 枝 汤

【原文】

桂枝三两，去皮　芍药三两　甘草二两，炙　生姜三两，切

大枣十二枚，擘

　　上五味，哎咀三味，以水七升，微火煮取三升，去滓，适寒温，服一升。服已须臾，啜热稀粥一升余，以助药力。温覆令一时许，遍身漐漐似有汗者益佳，不可令如水流漓，病必不除。若一服汗出病差，停后服，不必尽剂。若不汗，更服依前法。又不汗，后服小促其间，半日许，令三服尽。若病重者，一日一夜服，周时观之。服一剂尽，病证犹在者，更作服。若汗不出，乃服至二三剂。禁生冷、黏滑、肉面、五辛、酒酪、臭恶等物。

（汉·张仲景《伤寒论·辨太阳病脉证并治》）

【方论】

　　如仲景治表虚，制桂枝汤方，桂枝味辛热，发散、助阳、体轻，本乎天者亲上，故桂枝为君，芍药、甘草佐之。如阳脉涩，阴脉弦，法当腹中急痛，制小建中汤方，芍药为君，桂枝、甘草佐之。一则治其表虚，一则治其里虚，是各言其主用也。后人之用古方者，触类而长之，则知其本，而不致差误矣。

（金·张元素《医学启源·用药备旨》）

　　桂枝，气热，味辛甘，仲景治伤寒证，发汗用桂枝者，乃桂条，非身干也，取其轻薄而能发散。今又有一种柳桂，乃桂枝嫩小枝条也，尤宜入治上焦药用也。《主治秘要》云：性温，味辛甘，气味俱薄，体轻而上行，浮而升，阳也。其用有四：治伤风头痛一也，开腠理二也，解表三也，去皮肤风湿四也。

（金·张元素《医学启源·用药备旨》）

　　《内经》曰：辛甘发散为阳。桂枝汤，辛甘之剂也，所以发散风邪。《内经》曰：风淫所胜，平以辛，佐以苦甘，以甘缓之，以酸收之。是以桂枝为主，芍药、甘草为佐也。《内经》曰：风淫于内，以甘缓之，以辛散之。是以生姜、大枣为使也。

（金·成无己《注解伤寒论》）

经曰：桂枝本为解肌，若其人脉浮紧，发热汗不出者，不可与也。常须识此，勿令误也。盖桂枝汤，本专主太阳中风，其于腠理致密，荣卫邪实，津液禁固，寒邪所胜者，则桂枝汤不能发散，必也皮肤疏凑，又自汗，风邪干于卫气者，乃可投之也。仲景以解肌为轻，以发汗为重。是以发汗吐下后，身疼不休者，必与桂枝汤，而不与麻黄汤者，以麻黄汤专于发汗。其发汗吐下后，津液内耗，虽有表邪，而止可解肌，故须桂枝汤小和之也。桂，味辛热，用以为君，必谓桂犹圭也，宣道诸药，为之先聘，是犹辛甘发散为阳之意。盖发散风邪，必以辛为主，故桂枝所以为君也。芍药味苦酸微寒，甘草味甘平，二物用以为臣佐者，《内经》所谓风淫所胜，平以辛，佐以苦，以甘缓之，以酸收之，是以芍药为臣，而甘草为佐也。生姜味辛温，大枣味甘温，二物为使，《内经》所谓风淫于内，以甘缓之，以辛散之，是以姜、枣为使者也。姜、枣味辛甘，固能发散，而此又不特专于发散之用。以脾主为胃行其津液，姜、枣之用，专行脾之津液而和荣卫者也。麻黄汤所以不用姜、枣者，谓专于发汗，则不待行化，而津液得通矣。用诸方者，请熟究之。

（金·成无己《伤寒明理论·诸药方论》）

发汗，或云当得汗解，或云当发汗、更发汗、并发汗，宜桂枝汤者数方，是用桂枝发汗也。复云无汗不得服桂枝，又曰汗家不得重发汗，又曰发汗过多者却用桂枝甘草汤，是闭汗也。一药二用，如何说得？仲景发汗，与本草之义相通为一。答曰：本草云：桂味辛甘热无毒，能为百药长，通血脉，止烦，出汗者，是调血而汗自出也。仲景云：脏无他病，发热自汗者，此卫气不和也。又云：自汗者为荣气和，荣气和则外不谐，卫气不与荣气相和谐也，荣气和则愈，故皆用桂枝汤调和荣卫。荣卫既和，则汗自出矣！风邪由此而解，非桂枝能开腠理发出汗也。以其固闭荣血，卫气自和，邪无容地而出矣，其实则闭汗孔也。昧者不解闭汗之意，凡见病者，使用桂枝汤发汗。若与中风自汗者合，其效桴鼓。因见其取效而病愈，则曰此桂枝发出汗也，遂不问伤寒无汗者，亦与桂枝汤，误之甚矣。故仲景言无汗不得服桂枝，是闭汗孔也。又云发汗多，叉手冒心，心悸欲得按者，用桂枝甘草汤，是亦闭汗孔也。又曰汗家不得重发汗，若桂枝汤发汗，是重发汗也。凡桂枝条下言"发"字，当认作"出"字，是汗自然出也，非若麻黄能开腠理而发出汗也。本草"出汗"二字，上文有"通血脉"一句，是非三焦、卫气、皮毛中药，是为荣血中药也。如是则"出汗"二字，当认作荣卫和，自然汗出，非桂开腠理而发出汗也。故后人用桂治虚汗，读者当逆察其意则可矣。噫！神农之作于其前，仲景之述于其后，前圣、后圣，其揆一也。

(元·王好古《此事难知·太阳六传》)

风伤卫，卫伤则不能固卫津液，固令自汗，此说深得用桂枝汤之旨。表实则里虚，此一语，人往往潦草看过，而不求其所以然。盖营卫受气于胸中，而脏腑亦受输于营卫。今营卫受邪而实，则失其转输之职而里为之虚，亦医道之浅而易忽者。

(明·盛寅《医经秘旨·必伏其所主而先其所因》)

议曰：中风者，乃风邪之气伤人卫气，而成此症也。卫气受风则强，强则自汗出而常恶风，卫强则荣弱，营弱则发热，头体痛，脉浮而缓。是以自汗恶风，发热头体痛，脉浮而缓者，乃中风症也。经曰：风淫于内，以辛散之，以甘缓之。乃用桂枝为君，以散邪气而固卫气。桂枝味辛甘性热，而能散风寒、温卫气，是辛甘发散为阳之义也。芍药味酸性寒，能行荣气，退热，理身痛，用之为臣。甘草、大枣味甘而性和，能谐荣卫之气而通脾胃之津，用之为佐。姜味辛性温，而能散邪佐气，用之为使。先圣配此五味之药，以治伤寒者，乃专主中风之症，而行解肌之法也。若非自汗恶风之症，不可服也。经曰桂枝下咽，阳盛则毙者是也。

议曰：桂枝汤乃伤寒中解肌正法也。若自汗出，恶风寒，脉浮缓，不问有热无热，头体痛与不痛，便是中风证也，桂枝用之无疑。若是自汗恶风，脉却不浮缓，或沉紧、浮数等类，乃是风寒共伤，入于经络，未全在表，桂枝汤未可尽用，只宜桂枝麻黄各半汤微解之，以候其定。若是自汗恶风，更加内实烦热、脉洪大者，此乃风邪与热邪共相攻也，桂枝犹未可用，只宜《外台》升麻解肌汤加桂枝主之。若是伤寒四五日，失于解肌，脉息左右不同，或浮或洪，内热烦渴，又兼恶风有汗者，此乃表里均见也，虽宜解肌，桂枝不可用也，只宜《外台》芸薹汤加桂枝，取汗出为度。张仲景法中用桂枝最多，虽然识破古人用法之要也，若非自汗、恶风寒、脉浮者，不可尽用也。

服桂枝汤，大汗出后，大烦渴不解，脉洪大者，白虎加人参汤主之。服桂枝汤，大汗出，脉洪大，表症仍在者，与桂枝汤如前法。若形如疟，日再发者，汗出必解，宜桂枝二麻黄一汤。

太阳病，初服桂枝汤，反烦不解者，先刺风池、风府，却与桂枝汤则愈。

桂枝汤发汗，复用姜、枣；麻黄汤发汗，不用姜、枣，何也？答曰：桂枝汤治表虚，麻黄汤治表实，表虚者津液外泄，故用姜、枣以通脾气而行津液；表实者津液内固，只专于发汗，故方中不用姜、枣也。

（明·许宏《金镜内台方议·桂枝汤》）

太阳经药，治冬月正伤寒自汗，治正伤寒发热、恶风寒、自汗、头痛、骨体痛、脉浮缓，汗出为表虚，以此汤和之。若几几项背强，伸缩汗出者，本方加干葛、桂枝上、芍药中、甘草下。汗多加柴胡、白术，甚不止加黄芪；渴加知母、天花粉；呕加姜炒半夏；胸腹满闷加枳壳、桔梗；恶心呕吐加陈皮；泻加炒白术；热甚加柴胡、黄芩；元气弱脉虚者加人参；痰嗽加杏仁、五味。水、姜、枣煎服。

（明·陶华《伤寒全生集·辨伤寒恶寒例附背恶寒例第二》）

风之伤人也，头先受之，故令头痛；风在表则表实，故令发热；风为阳，气亦为阳，同类相从，则伤卫外之气，卫伤则无以固卫津液，故令汗出；其恶风者，卫气不能卫也；其脉缓者，卫气不能鼓也。上件皆太阳证，故曰太阳中风。桂枝味辛甘，辛则能解肌，甘则能实表，经曰辛甘发散为阳，故用之以治风；然恐其走泄阴气，故用芍药之酸以收之；佐以甘草、生姜、大枣，此发表而兼和里之意。是方也，惟表邪可以用之，若阳邪去表入里，里作燥渴，二便秘结，此宜承气之时也，而误用之则反矣。

（明·吴崑《医方考·伤寒门第二》）

或问生生子曰：伤寒书桂枝汤后有云，脉浮紧，发热汗不出者，不可与也，与之则表益实，而汗益难出耳，则是以桂枝为固表药也，何麻黄汤中又用桂枝为臣耶？生生子曰：考方疗疾，全在体认气味。《衍义》谓桂大热，桂味辛甘，主温中，利肝肺气，为诸药先聘通使，温和荣卫，宣导百药，无所畏。然桂枝汤用桂者，以其卫为邪袭，则气不固，故汗出恶风，桂枝味辛甘，阳剂也，阳剂其行快，入咽则先布散，充达百骸四肢，无处不至，此散之之意也。至于止汗，自是芍药，芍药味酸，阴剂也，阴剂入咽，其行迟，故先散之而后收之，一开一合，邪气散而真气不过泄，以至于适中，非谓桂枝能止汗也。麻黄汤用桂枝为臣，亦以其辛甘发散为阳，若谓其实表止汗，将安用之？盖以其寒伤荣，桂枝温和荣卫，则邪自不能容留，汗出而解也。桂枝汤后叮咛不可与者，为内有芍药，寒既伤荣，发热无汗，复用酸寒收敛之剂，则邪无从而出，表乃益实也，非谓辛散能实表也。风，阳气也，阳主散，风伤卫，则气散而汗出。寒，阴气也，寒主敛，寒伤荣，则气敛而无汗。故治法，无汗要有汗，取辛散能发汗也；有汗要无汗，取酸收能止汗也。俱用桂枝者，以其既能发散，而又能温和荣卫也。予故曰：考方疗疾，全在体认气味。

（明·孙一奎《医旨绪余·问伤寒桂枝汤用桂枝说》）

桂枝，其性味虽辛甘而属乎阳，其能事则在固卫而善走阴也；芍药擅酸寒而下气，快收阴而敛液。夫卫气实而腠理开疏矣，非桂枝其孰能固之；荣血虚而汗液自出矣，非芍药其谁能收之！以芍药臣事桂枝而治中风，则荣卫无有不和谐者，佐之以甘草而和其中，则发热无有不退除者，使之以大枣而益脾，使之以生姜而止呕，皆用命之士也。微火者，取和缓不猛而无沸溢之患也。滓，淀垽也。古人药大剂，金铛中煮，绵绞漉汤，澄滤取清，故曰去滓。歠，大饮也。热稀粥者，桂枝汤劫敌之奇兵，应赤帜于必胜之阵也。助药力，微旨也，譬如释氏之禅机、老氏之玄关、儒家之心法也。漐漐，和润而欲汗之貌。"微似"二字，最为紧要，有影无形之谓也。不可，禁止之词也。如水流漓，言过当也。病必不除，决言不遵节制，则不效验也。小促役，催速值事也。禁者，若物皆病之反也。凡此事宜，皆责之医家耳，病家安能料理？今人之医，惟务拱默以自崖岸，至不获效，则反疑猜而多口于桂枝。诸家集方，何尝见"啜热稀粥"四字，徒以发汗相授受。微似，视为羡文，殊不知桂枝神算，捷在出奇，苟简之弊，牢不可破。

解者，救护而释散之之谓也。肌，肌肉也。盖风中卫而卫不固，发热汗出而恶风，卫行脉外，肤肉之分也。桂枝救护之，热粥稀散之，病之所以解也，故曰本为解肌。

（明·方有执《伤寒论条辨·辨太阳病脉证并治上篇第一》）

桂枝本为解肌，若脉浮紧，发热无汗者，不可服也。盖桂枝汤，本主太阳中风，腠束自汗，风邪干卫者，乃为相宜。仲景以解肌为轻，发汗为重，故汗吐下后身痛者津液耗也，虽有表邪，止可用桂枝解肌也。《内经》曰：风淫于内，以辛散之，以酸收之，以甘缓之。故以桂枝为君，芍药为臣，甘草为佐，姜、枣为使，姜、枣行脾之津液，而和营卫者也。麻黄汤，不用姜、枣者，为其专于发汗，不待行化，津液自通耳。

（明·李士材《伤寒括要·太阳篇七十三方》）

桂枝气味俱薄，服过片顷，其力即尽，所以能解肌者，妙用全在歠稀热粥以助药力。谷气内充，则邪不能入，而热歠以继药之后，则邪不能留，法中之法若此。世传方书无此四字，骎失初意。更有肌肤已透微似之汗，盖覆强逼，至令大汗流漓者，总由不识解肌为何义耳。

按：卫行脉外，风伤卫之证，皆伤其外。外者，肌肤也。故但取解肌以散外，不取发汗以内动血脉，更不取攻下以内动脏腑，所以服桂枝时，要使周身漐漐然，似乎有汗者，无非欲其皮间毛窍暂开而邪散也。然恐药力易过，又藉热稀粥以助其暖，如此一时之久，肌窍不致速闭，则外受之邪尽从外解，允为合法矣。不识此意者，汗时非失之太过，即失之不及。太过，则邪未入而先扰其营，甚则汗不止而亡阳；不及，则邪欲出而早闭其门，必致病不除而生变。

（清·喻嘉言《尚论篇·太阳经上篇》）

此方为仲景公群方之冠，乃滋阴和阳、解肌发汗、调和荣卫之第一方也。凡中风、伤寒、杂证，脉浮弱，汗自出，而表不解者，咸得而主之。其他证，但见一二证即是，不必悉具矣。

（清·贾邦秀《思济堂方书·伤寒》）

取桂枝、生姜之辛热，以赞助表阳而御邪；取甘草、大枣、芍药之甘缓酸收，从卫敛营，而防里阴之失守。乃补卫之剂，为太阳表虚而设，其云解肌者，犹云救肌也，救其肌而风围自解。若脉浮紧，发热汗不出者，寒且中肌之血脉而伤营矣。方将从肌之里一层驱而逐出之，岂容在肌之表一层固而护卫之？故虽与中风同属太阳病，同有浮脉，同有头项强痛恶寒证，桂枝不可与也。识即嘿而识之之识，有念兹在兹意，盖可与不可，与在毫厘疑似之间。误多失之于仓卒，须常时将营卫之来去路，两两相形，两两互勘，阴阳不倍，虚实了明，方不临时令误耳。不以桂枝误脉浮紧、汗不出之伤寒，自不至以麻黄误脉浮缓、汗自出之中风矣。缘营卫为太阳虚实攸分，同经异病，关系最重，故仲景特借桂枝方中，彼此遥映，以作戒严。

桂枝为解肌，而有时云发汗者何也？助卫气升腾虚回而正气得宣之汗，与麻黄汤逐邪气使外泄之汗不同。

（清·程应旄《伤寒论后条辨·辨太阳病脉证第二》）

如邪在皮毛者，宜麻黄汤；在肌腠者，宜桂枝汤。故曰桂枝本为解肌，然中风之用桂枝者，始受之风邪，不闭于皮毛，而入于肌腠，故桂枝汤为中风之首方。如寒邪发汗不解，而入于肌腠者，亦属桂枝汤证。

此风中太阳之热邪，而兼病其本寒，故用麻黄、桂枝之复方，去芍药之苦平，易石膏之甘辛，直从内而透发于外也。如汗出恶风者，风邪在外，故不可服。盖汗之生，原有二：一出于表者，血液之汗也；一出于里者，阳明水谷之汗也。麻黄汤，发表汗之剂也；桂枝汤，解肌腠之邪也。

　　　　　　（清·张志聪《侣山堂类辩·伤寒论编次辩》）

　　此足太阳药也。仲景以发汗为重，解肌为轻，中风不可大汗，汗过则反动营血，虽有表邪，只可解肌，故以桂枝汤少和之也。经曰：风淫所胜，平以辛凉，佐以苦甘，以甘缓之，以酸收之。桂枝辛甘发散为阳，臣以芍药之酸收，佐以甘草之甘平，不令走泄阴气也；姜辛温能散，枣甘温能和，此不专于发散，又以行脾之津液而和营卫者也。麻黄汤专于发散，故不用姜、枣，而津液得通矣。

　　本方加白术、川芎、羌活、防风、饴糖，名疏邪实表汤（节庵），治同。本方去芍药、生姜，名桂枝甘草汤，治发汗过多，叉手冒心，心下悸欲得按者。本方加附子，名桂枝加附子汤，治太阳病发汗，遂漏不止，恶风，小便难，四肢微急。本方去芍药，加附子，名桂枝附子汤，治伤寒八九日，风湿相搏身体痛烦，不能转侧，不呕不渴，脉浮虚而涩。本方加芍药、生姜各一两、人参三两，名桂枝新加汤，治伤寒汗后身痛，脉来沉迟。本方减甘草一半、加芍药一倍，名桂枝加芍药汤，治太阳误下腹痛，属太阴证。本方加大黄，名桂枝加大黄汤，治表证误下，大实痛者。本方去桂加茯苓、白术，名桂枝去桂加茯苓白术汤，治服桂枝汤，或下之，仍头项强痛，发热无汗，心满微痛，小便不利。本方加厚朴、杏仁，名桂枝加厚朴杏仁汤，治太阳病下之微喘，表未解也。本方去芍药、生姜，加茯苓，名茯苓桂枝甘草大枣汤，甘澜水煎，治汗后脐下悸，欲作奔豚。本方合麻黄汤，名桂麻各半汤，治太阳证如疟状，热多寒少。本方二分、合麻黄汤一分，名桂枝二麻黄一汤，治太阳病已大汗，形如疟，日再发。本方二分、合越婢一分，名桂枝二越婢一汤，治太阳病发热恶寒，热多寒少，脉微弱者，此无阳也，不可发汗。本方倍芍药，加饴糖，名小建中汤，再加黄芪，名黄芪建中汤。除饴糖，名桂枝加黄芪汤，治黄汗发热，两胫自冷，身痛身重，腰上有汗，腰下无汗，小便不利。小建中加当归，名当归建中汤，治妇人产后虚羸不足，腹中痛，引腰背小腹拘急；若崩伤不止，加地黄、阿胶。本方除甘草，加黄芪三两，名桂枝五物汤，治血痹。本方加栝楼根，名栝楼桂枝汤，治太阳证备，身强几几，脉反沉迟，此为痉。本方加龙骨、牡蛎，名桂枝加龙骨牡蛎汤，治男子失精，女子梦交。本方加葛根、麻黄，名葛根汤。

（清·汪昂《医方集解·发表之剂第二》）

伤寒无汗，发热恶寒，仲景已立麻黄汤。今有汗发热恶风证，立桂枝汤。以证轻于前证，方亦轻于前，故不用麻黄、杏仁开毛窍，而用白芍药敛津血，姜、枣调中气，惟以桂枝一味，以治汗出邪不解之证。然治南方热令，亦犯辛温，故立加减于后：春加石膏、黄芩；热令用防风易桂枝；里有热者，不用此方；恶寒身痛，加羌活；足冷，加独活；时寒时热，加柴胡；阳明有邪，加干葛。

（清·秦之桢《伤寒大白·恶寒》）

发汗、利水，是治太阳两大法门。发汗分形层之次第，利水定三焦之高下，皆所以化太阳之气也。发汗有五法：麻黄汤汗在皮肤，是发散外感之寒气；桂枝汤汗在经络，是疏通血脉之精气；葛根汤汗在肌肉，是升提津液之清气；大青龙汗在胸中，是解散内扰之阳气；小青龙汗在心下，是驱逐内蓄之水气。其治水有三法：干呕而咳，水入即吐，是水气在上焦，在上者汗而发之，小青龙、五苓散是也；心下痞硬，硬满而痛，是水气在中焦，中满者泻之于内，十枣汤、大陷胸汤是也；热入膀胱，小便不利，是水气在下焦，在下者引而竭之，桂枝去桂加苓术是也。

仲景立方，只有表里、寒热、虚实之不同，并无伤寒、中风、杂证之分别，且风寒有两汤迭用之妙，表里有二方更换之奇。或以全方取胜，或以加减奏功。后人论方不论证，故反以仲景方为难用耳。桂枝汗剂中第一品也，麻黄之性直透皮毛，生姜之性横散肌肉。故桂枝佐麻黄，则开玄府而逐卫分之邪，令无汗者有汗而解，故曰发汗；桂枝率生姜，则开腠理而驱营分之邪，令有汗者复汗而解，故曰解肌。解肌者解肌肉之邪也，正在营分，何立三纲者反立麻黄主营、桂枝主卫耶？麻黄不言解肌，而肌未尝不解；桂枝之解肌，正所以发汗。要知麻黄、桂枝二汤，是发汗分深浅之法，不得以发汗独归麻黄，不得以解肌与发汗对讲。

（清·柯琴《伤寒来苏集·伤寒论翼》）

此为仲景群方之魁，乃滋阴和阳、调和营卫、解肌发汗之总方也。

桂枝赤色，通心温经，能扶阳散寒，甘能益气生血，辛能解散外邪，内辅君主，发心液而为汗。故麻黄、葛根、青龙辈，凡发汗御寒者咸用之，惟桂枝汤不可用麻黄，麻黄汤不可无桂枝也。本方皆辛甘发散，惟芍药微苦微寒，能益阴敛血，内和营气。先辈之无汗不得用桂枝汤者，以芍药能止汗也。芍药之功，本在止烦，烦止汗亦止，故反烦、更烦，与心悸而烦者咸赖之。若倍加芍药，即建中之剂，非复发汗之剂矣。是方也，用桂枝发汗，即用芍药止汗。生姜之辛，佐桂以解肌；大枣之甘，佐芍以和里。桂、芍之相须，姜、枣之相得，阴阳表里，并行而不悖，是刚柔相济以为和也。甘草甘平，有安内攘外之功，用以调和气血者，即以调和表里，且以调和诸药矣。而精义尤在啜稀热粥以助药力。盖谷气内充，外邪勿复入，热粥以继药之后，则余邪勿复留，复方之妙用又如此。故用之发汗，自不至于亡阳；用之止汗，自不至于贻患。今人凡遇发热，不论虚实，悉忌谷味，刊桂枝方者，俱削此法，是岂知仲景之心法乎？要知此方专治表虚，但能解肌，以发营中之汗，不能开皮毛之窍，以出卫气之邪。故汗不出者，是麻黄证，脉浮紧者，是麻黄脉，即不得与桂枝汤矣。然初起无汗，当用麻黄发汗。如汗后复烦，即脉浮数者，不得再与麻黄而更用桂枝。如汗后不解，与下后脉仍浮，气上冲，或下利止而身痛不休者，皆当用此解外。盖此时表虽不解，腠理已疏，邪不在皮毛而在肌肉，故脉证虽同麻黄，而主治当属桂枝也。粗工妄谓桂枝汤专治中风一证，印定后人耳目，而所称中风者，又与此方不合，故置之不用。愚常以此汤治自汗、盗汗、虚疟、虚痢，随手而愈。

（清·柯琴《伤寒来苏集·伤寒附翼》）

按：风之为气，能动阳气而泄津液，所以发热自汗出，与伤寒之发热无汗不同。此方用桂枝发散邪气，即以芍药摄养津气，炙甘草合桂枝之辛，足以攘外，合芍药之酸，足以安内，生姜、大枣，甘辛相合，补益营卫，亦助正气、去邪气之用也。盖以其汗出而邪不出，故不用麻黄之发表，而以桂枝助阳以为表；以其表病而里无热，故不用石膏之清里，而用芍药敛阴以为里。此桂枝汤之所以异于麻黄、大青龙也。服已须臾，啜稀粥一升余，所以助胃气，即所以助药力，盖药力必藉胃气以行也。温覆令微汗，不使流漓如水者，所谓汗出少者为自和，汗出多者为太过也。一服汗出病差停后服者，中病即止，不使过之以伤其正也。若不汗，后服小促，及服至二三剂者，期在必克，以汗出为和而止也。仲景示人以法中之法如此。

（清·尤怡《伤寒贯珠集·太阳篇上·太阳正治法第一》）

桂枝汤，和方之祖，故列于首。太阳篇云桂枝本为解肌，明非发汗也。桂枝、甘草辛甘化阳，助太阳融会肌气；芍药、甘草酸甘化阴，启少阴奠安营血。姜通神明，佐桂枝行阳；枣泄营气，佐芍药行阴。一表一里，一阴一阳，故谓之和。加热粥，内壮胃阳助药力，行卫解腠理郁热，故曰解肌。邪未入营而用白芍者，和阳解肌，恐动营发汗，病反不除。观此足以贯通全部方法，变化生心，非作圣其孰能之？

（清·王子接《绛雪园古方选注·伤寒科·和剂》）

　　名曰桂枝汤者，君以桂枝也。桂枝辛温，辛能发散，温通卫阳；芍药酸寒，酸能收敛，寒走阴营。桂枝君芍药，是于发汗中寓敛汗之旨；芍药臣桂枝，是于和营中有调卫之功。生姜之辛，佐桂枝以解表；大枣之甘，佐芍药以和中。甘草甘平，有安内攘外之能，用以调和中气，即以调和表里，且以调和诸药。以桂、芍之相须，姜、枣之相得，借甘草之调和，阳表阴里，气卫血营，并行而不悖，是刚柔相济以相和也。而精义在服后须臾啜稀粥以助药力。盖谷气内充，不但易为酿汗，更使已入之邪不能少留，将来之邪不得复入也。又妙在温覆令一时许，漐漐微似有汗，是授人以微汗之法也。不可令如水流漓，病必不除，是禁人以不可过汗之意也。此方为仲景群方之冠，乃解肌发汗、调和营卫之第一方也。凡中风、伤寒，脉浮弱，汗自出而表不解者，皆得而主之。其他但见一二证即是，不必悉具。故麻、葛、青龙发汗诸剂，咸用之也。若汗不出，麻黄证也，脉浮紧，麻黄脉也，固不可与桂枝汤。然初起无汗，已用麻黄发汗，汗解后复烦，脉浮数者；与下后脉仍浮，气上冲者；及下后下利止，而身痛不休者，经中皆用此以解外。诚以此时表虽未解，腠理已疏，邪不在皮毛，而在肌肉。且经汗下，津液已伤，故脉证虽同麻黄，而主治当属桂枝也。粗工妄谓桂枝汤专治中风，不治伤寒，使人疑而不用。又谓专走肌表，不治他病。不知此汤，倍芍药、生姜，加人参，名桂枝新加汤，用以治荣表虚寒，肢体疼痛；倍芍药加饴糖，名小建中汤，用以治里虚心悸，腹中急痛；再加黄芪，名黄芪建中汤，用以治虚损虚热，自汗盗汗。因知仲景之方，可通治百病也。适寒温服，啜热稀粥以助药力，欲使谷气内充，易为酿汗也。温覆令一时许，微似有汗，不令如水流漓，谓不可过汗也。盖取汗，在不缓不急，不多不少。缓则邪必留连，急则邪反不尽。汗多则亡其阳，汗少则病必不除。若一服汗出病差，谓病轻者，初服一升病即解也。停后服，不必尽剂，谓不可再服第二升，恐其过也。若不汗，更服，依前法，谓初服不汗出未解，再服一升，依前法也。又不汗后服，谓病仍不解，后服第三升也。小促其间，半日许令三服尽，谓服此第三升，当小促其服，亦不可太缓，以半日三时许为度，令三服尽，始适中其服之宜也。若病重者，初服一剂，三升尽，病不解，再服一剂，病犹不解，乃更服三剂，以一日一夜周十二时为度，务期汗出病解而后已。后凡有曰依服桂枝汤法者，即此之谓也。

（清·吴谦等《医宗金鉴·订正仲景全书伤寒论注·辨太阳病脉证并治上篇》）

桂枝辛甘，用以解表；犹恐表虚汗不止，更用芍药酸收，不令走泄阴气；甘草、姜、枣和营卫而行津液。古圣人惜汗如惜金，肆行发表者，何无忌惮？

（清·邵成平《伤寒正医录·风伤卫》）

太阳中风，卫气外敛，营郁而生内热，桂枝汤开经络而泻营郁，不以大枣补其营阴，则汗出血亡，外感去而内伤来矣，故仲景于中风桂枝诸方皆用之，补泻并行之法也。十枣汤、葶苈大枣数方，悉是此意。

惟伤寒营闭卫郁，义在泻卫，不在泻营，故麻黄汤不用也。其甘多而香少，则动少而静多，与姜、桂同用，调其凝重之气，使之游溢于脏腑，洒陈于经络。以精专之体，改而为流利之性，此先圣之化裁也。

（清·黄元御《长沙药解·大枣》）

治太阳中风，头痛发热，汗出恶风。以营性发扬，卫性敛闭，风伤卫气，泄其皮毛，是以汗出；风愈泄为卫愈敛，郁遏营血，不得外达，是以发热。

甘草、大枣补脾精以滋肝血，生姜调脏腑而宣经络，芍药清营中之热，桂枝达营气之郁也。

桂枝辛温发散，入肝脾而行营血。风伤卫气，卫闭而遏营血，桂枝通达经络，泻营郁而发皮毛，故善表风邪。

（清·黄元御《长沙药解·桂枝》）

甘草、大枣补脾精以滋肝血；芍药清营中之热；桂枝达营气之郁也。

桂枝本不能发汗，故须助以热粥。《内经》云：谷入于胃，以传于肺。肺主皮毛，汗所从出。啜粥充胃气以达于肺也，观此可知伤寒不禁食矣。

桂枝汤全料谓之一剂，三分之一谓之一服。古一两，今二钱零。则一剂之药，除姜、枣仅一两六钱零，一服不过五钱零矣。治伤寒大症，分量不过如此。一服即汗不再服，无汗服至二三剂，总以中病为主。后世见服药得效者，反令多服。无效者，即疑药误，又复易方，无往不误矣。

（清·徐大椿《伤寒论类方·桂枝汤类一》）

风伤卫，太阳经最在外，故先受之。卫为阳分，风为阳邪，桂为阳药，故风胜者以之为君；取枝者，本乎天者亲上也。然阳盛者热自发，阴弱者汗自出，幸阴之仅弱，未曾受邪，故以芍药一味坚之。东垣谓：桂枝汤为阴经营药，正以其和卫气，使阴气不泄之功也。若发汗过多，叉手冒心，心下悸，此营气已动，几于无阳而阴独矣，又何堪以芍药之酸寒，坚其凛冽之势？故竟以桂枝、甘草二味固表缓中。若误下而脉促胸满，此表邪未清而内陷，亦于桂枝汤去芍药，以芍药酸收、阴降，恐其复领阳邪由胸而下入腹中也。至于伤寒脉浮、脚挛，误攻其表而厥者，以温药令其厥愈足温之后，随用芍药甘草汤以伸其脚。芍药得甘草，能和其阴也。观其出入，则桂枝汤之所以用芍药可知矣。若阳脉涩，阴脉弦，法当腹中急痛，而用小建中汤，即以芍药为君，重加饴糖，桂枝、甘草等佐之。因表虚里虚不同，而迭为主用，则桂枝汤但取解肌散表，而不欲动营之意，不更跃然哉！若姜、枣之用，不独发散，专行脾中之津液，而和其营卫也。麻黄汤专于发汗，不用姜、枣，不待行其津液也。歠热稀粥，乘内未受邪，扶其中气，以助药力耳！有疑芍药为赤芍者，非也。此方专主卫受风邪之证，以其卫伤，不能外固而自汗，所以用桂枝之辛发其邪，即用芍药之酸助其阴。然一散一收，又须甘草以和其胃，况发汗必须辛甘以行阳，故复以生姜佐桂枝、大枣佐甘草也。

（清·吴仪洛《伤寒分经·诸方全篇·太阳上篇论列方》）

于桂枝汤内更加芍药三两，连前共六两，余依桂枝汤法。

太阴腹满时痛，有直中者，有传经者，有误下内陷者，惟误下为轻浅。盖太阳误下之变，每在胸胁，胸胁不虚而脾独受伤，是越经而为变也。脾之受邪原浅，但邪虽入阴位，而太阳之邪毫未料理，故但倍芍药，大和脾气，以收太阴之逆，而仍以桂枝治其本经之邪，提之使出太阳，不比直中者，竟治太阴耳。若传经者，虚实寒热，所因不同，药亦有异矣。

腹非胸胁之比，腹满时痛，病浅宜和。而大实大满，势在必下。但邪既入阴，又非寒下所宜。盖表邪以误下而乘虚陷入，即实满亦因表邪而增势，非阳分热结之比也。故于桂枝原方加入大黄，实满一去，而桂枝、生姜为功于表，芍药、甘草效和脾之力，所谓一举而两得耳。

（清·吴仪洛《伤寒分经·诸方全篇·太阴全篇论列方》）

以汗者血之液也，汗多则卫气疏，不能内以护荣，故用桂枝和荣散邪，用白芍护荣固里。姜能散寒止呕，枣以甘温能和，此不专于发散，而兼和荣卫者也。邪出而卫自密，汗亦止矣，岂桂枝能塞汗乎！

皆治寒邪初感，温散之妙法也。至于桂枝汤，则凡四时阴胜之邪皆所宜用，但脉浮而紧，发热无汗者忌之。以脉紧为伤寒，服之则表益实，而汗愈难出故也。

（清·罗国纲《罗氏会约医镜·论伤寒》）

恶风有汗为伤卫，仲景云：太阳病发热汗出，恶风，脉缓者，名曰中风。手足当温仔细看，风为阳邪，故手足不冷。脉但浮来还带缓，仲景云：阳浮而阴弱，啬啬恶寒，淅淅恶风，翕翕发热，鼻鸣干呕者，桂枝汤主之。按：《难经》言脉，关前为阳，关后为阴。《素问》：在天为风，在地为木。风者木之气，故风乃五气之一。而风伤卫，亦《难经》伤寒有五之一。其燥、湿、暑三证，散列各类之中，熟读全论自明。桂枝白芍草能安。桂枝、白芍、甘草，即仲景桂枝汤，用姜、枣引。温服，随啜稀粥以助药力。

（清·毛世洪《医学三信编·感证类要·伤寒六经正治法》）

太阴风温、温热、温疫、冬温，初起恶风寒者，桂枝汤主之。

按：仲景《伤寒论》原文，太阳病，但恶热不恶寒而渴者，名曰温病，桂枝汤主之。盖温病忌汗，最喜解肌，桂枝本为解肌，且桂枝芳香化浊，芍药收阴敛液，甘草败毒和中，姜、枣调和营卫，温病初起，原可用之。此处却变易前法，恶风寒者主以桂枝，不恶风寒主以辛凉者，非敢擅违古训也。仲景所云不恶风寒者，非全不恶风寒也，其先亦恶风寒，迨既热之后，乃不恶风寒耳。古文简质，且对太阳中风热时，亦恶风寒言之，故不暇详耳。盖寒水之病，冬气也，非辛温春夏之气，不足以解之。虽曰温病，既恶风寒，明是温自内发，风寒从外搏成内热外寒之证，故仍旧用桂枝辛温解肌法，俾得微汗，而寒热之邪皆解矣。温热之邪，春夏气也，不恶风寒，则不兼寒风可知，此非辛凉秋金之气，不足以解之。桂枝辛温，以之治温，是以火济火也。故改从《内经》风淫于内，治以辛凉，佐以苦甘法。

（清·吴瑭《温病条辨·上焦篇》）

此卫分有邪，不能卫外，又不能护营，营气不共卫气和谐之象。卫行脉外，主温肌肉，肥腠理，腠，谓津液渗泄之所。理，谓文理会逢之所。所以主桂枝汤，取桂枝、甘草、生姜温卫，芍药、甘草、大枣护营，营卫两和，病自可已。服后须臾，歠热稀粥，以助药力，温覆取絷絷微似有汗者佳，不可令如水淋漓，病必不除，以汗多动营，汗从营出，卫邪仍在故也。凡解肌法，皆当如此，与伤寒发汗不同，与温病由里达表亦不同。若发汗太过，遂漏不止。其人恶风，小便难，四肢微急，难以屈伸，津液少之故，此卫分表邪未尽，而又有津脱阳虚之象，主桂枝加附子汤，疏卫护营，回阳止汗。若烧针令其汗，针处被寒，核起而赤者，必发奔豚。宜灸其核上各一壮，与桂枝加桂汤，取桂枝多则味重下达，不独御寒，且能为膀胱化气也。若下后脉促，胸满，中虚而表邪仍在者，主桂枝去芍药汤。下后阳虚微恶寒者，主桂枝加芍药加附子汤。下后微喘，及未经下而自喘者，皆表未解故也，宜解表兼消痰降逆，主桂枝加厚朴杏仁汤。

（清·石寿棠《医原·论张仲景《伤寒论》》）

此治风伤卫，解表之轻剂也，加减之法最多。细看注中之方，凡仲景所加减者，无不丝丝入扣，至后人之法，亦尽有可用，但须细心参酌，因症而施，始为得之。

（清·费伯雄《医方论·发表之剂》）

桂枝汤一方，乃协和营卫之剂也。桂枝辛温，能化太阳之气；生姜辛散，能宣一切滞机。桂枝与生姜同气相应，合甘草之甘，能调周身之阳气，故曰辛甘化阳。阳气既化，恐阴不与之俱化，而邪亦未必遽出也，又得芍药之苦平、大枣之甘平，苦与甘合，足以调周身之阴液，故曰苦甘化阴。阴阳合化，协于中和，二气流通，自然无滞机矣。故曰：营卫协和则病愈。仲景更加服粥以助之，一取水谷之精以为汗，一是壮正气而胜邪气也。

（清·郑钦安《医理真传·阳虚症门问答》）

夫时汗出而不愈，是邪不以汗解，其邪必非可汗解矣。乃曰先其时发汗则愈，何也？按原文云：此卫气不和也。桂枝汤是从荣通卫，卫为风邪所扰，不能内和于荣，发其汗者，是助荣之力以出而和于卫，荣卫之气相合，邪无地自客矣。其自汗不愈者，卫与荣乖，正气不能固护于外，津液泄于其隙，而不与邪相值也。发其汗则絷絷蒸遍，真气充周矣。风邪鼓卫气于外，今更从邪气之后，壮荣气以逐风邪也。

荣行脉中，卫行脉外，俱日夜五十度周于身，若或迟速互有参差，即病矣。卫伤于风，则卫行速，而荣不能应之，荣不能应则卫力亦有不继，而腠理豁疏矣，故时汗出也。桂枝汤是鼓荣之液以润卫之燥，俾开合利而机关密也。荣伤寒脉紧无汗之麻黄证，是荣卫俱伤于寒也，前人谓寒伤荣不伤卫者，误矣。其专荣伤于寒者，是寒湿下受，不从皮毛，而直窜经脉，内入筋骨，血液凝聚，其行渐迟，不与卫应，而寒热病作矣。近时寒疟，多是寒湿下受，治宜仿九味羌活汤法，重温下焦，开通少阴、太阳之表里经气，非桂枝、柴胡所能胜任也。桂枝汤止汗之力胜于发汗，故欲发汗者，必啜热粥温覆以助之。

（清·周学海《读医随笔·证治类·论脏无他病时发热自汗出而不愈以桂枝汤先其时发汗则愈》）

凡欲发汗，须养汗源，非但虑其伤阴，亦以津液不充，则邪无所载，仍不得出也。故桂枝汤中用芍药，或更加黄芩；麻黄汤中用杏仁，或更加石膏：匪但意清内热，以为胃汁充盈，邪乃有所附而聚，聚乃可驱之使尽耳！故《伤寒论》有发热自汗而病不愈，以桂枝汤先其时发汗则愈者，充其荣，则卫不能藏奸也。张石顽曰：凡患温热，烦渴不解，往往得水，或服黄芩、石膏等寒药，渫然汗出而解者，肠胃燥热，力不胜邪，寒清助胃生津故也。凡辛散之剂，佐用甘酸，皆此义也。小青龙之五味子，大青龙之石膏，桂枝汤之白芍，最可玩味。

（清·周学海《读医随笔·方药类·敛散并用》）

昔人谓仲景伤寒方分三大纲：曰桂枝，曰麻黄，曰青龙是也。然此三方，皆隶太阳，何得以该全书之旨耶？窃尝反复《伤寒》一部，其方当分四派：桂枝、麻黄、葛根、青龙、细辛为一派，是发表之法也；理中、四逆、白通、真武为一派，是温里之法也；柴胡、泻心、白虎、栀豉为一派，是清气分无形虚热之法也；承气、陷胸、抵当、化瘀为一派，是攻血分有形实邪之法也。其中参伍错综，发表之剂，有兼温中，有兼清气，有兼攻血；清里之剂，有兼攻血，有兼发表，更有夹有温里者。变化无方，万法具备。故学者但熟读《伤寒》《金匮》方而深思之，有得于心，如自己出，自能动中规矩，肆应无穷矣。

（清·周学海《读医随笔·方药类·仲景方当分四派》）

治风伤太阳之表，发热自汗恶风，头项强痛，脉来浮缓、浮弱等证。夫风为阳邪，性喜疏泄，故一伤太阳之表，即入于营，营血为其扰攘而不宁，则自汗出而邪仍不解，此风中仍有寒气，所谓三冬凛冽之风，否则焉能即伤太阳之表，而有头项强痛、发热恶风等证？若春夏之风，其气和缓，即伤之亦不过头痛鼻塞、咳嗽发热，为肺之表耳。即如麻黄汤之治寒伤营，寒中亦有风邪，若无风邪，寒气何能过卫入营？故风者善行数变，寒不能独伤人，必风以冲其先，引而入之，乃能为病。由是观之，亦不必拘定桂枝汤治风伤卫，麻黄汤治寒伤营，为成法也。总之，麻黄汤治寒多风少，寒气之重者也；桂枝汤治风多寒小，寒气之轻者也。故此方以桂枝入营散寒，随生姜外出于卫，微微汗出，使寒去即风亦去。营中本为风邪扰攘，恐桂枝、生姜之过于辛散，故以白芍护阴而敛营，甘草和中而缓急，大枣以养脾阴，以脾者营之源，且与生姜合用，又可以和营卫致津液也。

（清·张秉成《成方便读·发表之剂》）

桂枝汤因卫气外泄不与营合，故于桂、甘温经祛风之中，用芍药摄卫气就营气，营气本未尝结，何待于破，此敛之义也；当归芍药散治腹中疠痛，此破之义也；桂枝加芍药汤治腹满时痛，此敛与破兼者也。

（清·周岩《本草思辨录·芍药》）

桂枝汤一方，论者纷纷，就愚所见，唯成无己、尤在泾、刘潜江三家，最为允当。三家之中又以刘为胜。特方用芍药为臣，其所以然之故，皆未尽发出。芍药分数不减于桂枝，自来佐芍药以解表者，古方有之乎？无有也。然则芍药诚是方之关键矣。刘说载《本经疏证》麻黄下。邹氏疏麻黄第二条，自昔人泥于《伤寒·脉法篇》至不为虚设矣，真洞见两方精奥。唯潜江云：桂枝发于阳入于阴，且助以芍药之通营，乃能遂其由阳和阴之用。不知桂枝兼入营卫，气唯外扬而不内向，仲圣用桂枝解表之方颇多，非概佐以芍药。此所以加芍药者，太阳中风，风伤其卫，卫曳营气以外泄，故阳脉浮而发热，阴脉弱而出汗；卫由是而强，营由是而弱，是卫不与营和，非营不与卫和。桂枝能和两弱之营卫，而不能和卫不就营之营卫；能由阴达阳，而不能由阳返阴。芍药正与相反。敛之以芍药，则卫不外泄而入里以就营，又歠粥以充其胃，温覆以遏其表。桂、芍并用，为一散一敛；粥、覆并行，为一充一遏。法如是之密者何也？非此而营卫不和，则邪汗不去正汗不生也。

（清·周岩《本草思辨录·桂枝》）

桂枝加桂汤

【原文】

桂枝五两　芍药三两　甘草二两，炙　生姜三两　大枣十二枚

上五味，以水七升，微火煮取三升，去滓，温服一升。

（汉·张仲景《金匮要略·奔豚气病脉证治》）

【方论】

议曰：俗间多有烧针焠火之法，以治黄病等证，反成殃咎。今此烧针发汗，则损阴血而惊动心气，心气因惊而虚，则触动肾气，发为奔豚。先灸核上，以散其寒，次与桂枝加桂汤，以泄奔豚之气也。

（明·许宏《金镜内台方议·桂枝加桂汤》）

与桂枝汤者，解其欲自解之肌也。加桂者，桂走阴而能伐肾邪，故用之以泄奔豚之气也，然则所加者桂也，非枝也。方出增补，故有成五两云耳。

（明·方有执《伤寒论条辨·辨太阳病脉证并治上篇第一》）

《难经》曰：肾之积，名曰奔豚，发于少腹，上至心下，若江豚之或上或下，久不已，令人咳逆，骨痿少气，以丙丁日得之，今发汗后，脐下悸，欲作奔豚，虽非丙丁日得，然汗者心之液，汗多则心气虚，肾气因动也。丙丁亦属心也，故以茯苓为君，伐肾邪以利水。桂枝为臣，泄肾气以行阴。甘草为佐，大枣为使，二物用以入脾，令土能胜水。甘烂水者，扬之则甘而轻，取其不助肾邪也。

（清·程林《金匮要略直解·奔豚气病脉证治第八》）

桂枝汤,太阳经药也。奔豚,肾邪上逆也。用太阳经药治少阴病者,水邪上逆,由于外召寒入,故仍从表治,惟加桂二两,便可温少阴而泄阴气矣。原文云更加桂二两者,加其两数,非在外再加肉桂也。古者铢两斤法,以四为数,申明桂枝加一加二,犹为不足,当加四分之三,故曰更加。

(清·王子接《绛雪园古方选注·伤寒科·和剂》)

寒气外束,火邪不散,发为赤核,是将作奔豚之兆也;从少腹上冲心,是奔豚已发之象也。此因当汗不发汗,阳气不舒,阴气上逆,必灸其核以散寒,仍用桂枝以解外。更加桂者,补心气以益火之阳,而阴自平也。前条发汗后,脐下悸,是水邪乘阳虚而犯心,故君茯苓以清水之源。此表寒未解,而少腹上冲,是水邪挟阴气以凌心,故加肉桂以温水之主。前证已在里而奔豚未发,此证尚在表而奔豚已发,故治有不同。桂枝不足以胜风,先刺风池、风府,复与桂枝以祛风;烧针不足以散寒,先灸其核,与桂枝加桂以散寒。皆内外夹攻法,又先治其外后治其内之理也。桂枝加芍药,治阳邪下陷;桂枝更加桂,治阴邪上攻。只在一味中加分两,不于本方外求他味,不即不离之妙如此。

(清·柯琴《伤寒来苏集·伤寒附翼》)

桂枝原方加桂二两,即另立汤名,治证迥别。古圣立方之严如此。

重加桂枝,不特御寒,且制肾气。又药味重,则能达下。凡奔豚证,此方可增减用之。

(清·徐大椿《伤寒论类方·桂枝汤类一》)

于桂枝汤内更加桂二两,共五两,余依桂枝汤法。

此乃太阳风邪,因烧针令汗,复感寒邪,从太阳之腑膀胱,袭入相合之肾脏,而作奔豚,故仍从太阳治例,用桂枝汤加桂，以内泄阴气，兼驱外邪也。仲景止言针处被寒、核起而赤者，必发奔豚，原未尝及惊，成氏因《金匮要略》病有奔豚从惊发得之、肾气欲上乘心之语，遂注心气因惊而虚，肾气乘寒而动，是又注肾水敢于乘心之故也。然亦有心经素虚，不尽由于惊者矣。

（清·吴仪洛《伤寒分经·诸方全篇·太阳上篇论列方》）

桂枝用五两之方，曰桂枝加桂汤。此与茯苓桂枝甘草大枣汤皆所以制奔豚。而桂枝有四两、五两之分者，彼为脐下悸而尚未上冲，且已多用茯苓伐肾邪，故四两不为少。此则重伤于寒，肾气从少腹上冲至心，桂枝散寒而更下其冲，故于桂枝汤再加桂枝二两。仲圣用桂只是桂枝，盖即一物而加之减之，便各有功效不同，以诸方参考之自见，不必疑此之加桂为肉桂也。

（清·周岩《本草思辨录·桂枝》）

桂枝加人参汤

【原文】

桂枝　甘草炙，各四两　人参　白术　干姜各三两

上五味，以水九升，煮四味，取五升，去滓，内桂更煮，取三升，去滓，温服一升，日再，夜一服。

（汉·张仲景《金匮玉函经·方药炮制》）

【方论】

外证未除而数下之，为重虚其里，邪热乘虚而入，里虚协热，遂利不止而心下痞。若表解而下利，心下痞者，可与泻心汤；若不下利，表不解而心下痞者，可先解表而后攻痞。以表里不解，故与桂枝人参汤和里解表。

表未解者，辛以散之；里不足者，甘以缓之。此以里气大

虚，表里不解，故加桂枝、甘草于理中汤也。

（宋·成无己《注解伤寒论》）

议曰：表证未除，而数下之，重虚其里，邪热乘虚而入，则协热，遂下利不止，而心下痞鞕。若表解而下利，心下痞鞕者，属泻心汤。今此表里不解，而下利心下痞者，必须先解表而后攻痞。故与桂枝以解表，人参、白术以安中止泻，加干姜以攻痞而温经，甘草以和缓其中，此未应下而下之以虚其中者主之也。

问曰：下利不止，而心下痞鞕者，此属生姜泻心汤，今此下利而心下痞鞕，又与桂枝人参汤，何也？答曰：泻心汤治表气已解，胃中不和，而心下痞鞕，腹中雷鸣下利者主之，其脉必不浮也。今此表未解，而便数下之，故协热而利，心下痞鞕，以其脉浮，故知表里不解，与桂枝人参汤和解表里者也。

（明·许宏《金镜内台方议·桂枝人参汤》）

以表未除也，故用桂枝以解之；以里下虚也，故用理中以和之；干姜兼能散痞硬之功，甘草亦有和协热之用。是故方则从理中，加桂枝而易名，义则取表里，期两解之必效。

（明·方有执《伤寒论条辨·辨太阳病脉证并治上篇第一》）

仲景论太阳病桂枝症，医反下之，利遂不止，与葛根黄连黄芩汤，此又与桂枝人参汤，二症俱系表不解，而下之成利者，何故用药有温凉之异乎？二症虽同是内虚热入，协热遂利，但脉症不同，故用药有别耳。前言脉促者，表未解，喘而汗出者，主葛根黄连黄芩汤。夫脉促为阳盛，喘汗为里热，用葛根芩连，理所宜也。且前症但曰下之，此曰数下之，前症但曰利下，此曰利不止，两论细味之，即有虚实之分矣。

（明·李士材《伤寒括要·太阳篇七十三方》）

里因数下而虚，遂协表热而利，利下不止，里虚不固也。心下痞硬，里虚而邪结也。外证既未除，是表不解也，故用桂枝以解表。利下痞硬，里因下虚而从寒化也，其脉必如上文之微弱，故用参、术、姜、草以温里，此温补中两解表里法也。

（清·吴谦等《医宗金鉴·订正仲景全书伤寒论注·辨太阳病脉证并治上篇》）

太阳病，外证未解而反下之，遂协热而利，心下痞硬，脉微弱者，用桂枝人参汤。

弱脉见于数下后，则痞硬为虚，非辛热何能化痞而软硬，非甘温无以止利而解表。故用桂枝、甘草为君，佐以干姜、参、术，先煎四味，后内桂枝，使和中之力饶而解肌之气锐，是又于两解中行权宜法也。桂枝证，脉本缓，误下后而反促，阳气重可知。

（清·柯琴《伤寒来苏集·伤寒附翼》）

胃气虚寒，表邪陷伏，故心下痞硬而下利也。故用桂枝、甘草为君，干姜、参、术为佐，先煎四味，后内桂枝，使和中之力饶而解肌之气锐，是又于两解中行权宜法也。此乃辛热化痞软硬、甘温止利解表之剂，洵为表里虚寒不解之专方。

（清·徐大椿《伤寒约编·桂枝人参汤证》）

此证之心下痞硬、下利不止，与生姜泻心汤证心下痞硬、下利同，与大柴胡汤证心下痞硬、下利亦同。此独主桂枝人参汤者，盖生姜泻心在汗出解之后，有里而无表，故但涤饮清热。大柴胡证与此证，则俱表不解矣，但大柴胡证曾汗出，则似太阳已解，又呕吐，亦类兼少阳，故竟主大柴胡汤，以表邪欲去未去，因自汗而非因误下，则痞硬为实邪，故加大黄、枳实以攻里，而兼芍药以和之也。若此证则数下之，又利不止，且表里不解，是里虚不守而利、正虚邪凑而痞也，故用理中汤以救里虚，但表未解，故用桂枝以散表邪，是理中而仍不碍表，则因所误而法偶变耳。所以桂枝新加汤中倍芍药者，以误汗而阳虚邪凑，恐阳孤无偶，用芍药以和之，俾不至散乱也；此桂枝人参汤中独去芍药者，以误下而邪入于阴，芍药阴寒，无温散之力也。况下药皆寒，内已阴寒，何堪再益也。

（清·吴仪洛《伤寒分经·诸方全篇·太阳上篇论列方》）

桂枝加葛根汤

【原文】

葛根四两　桂枝二两，去皮　芍药二两　生姜三两，切　甘草二两，炙　大枣十二枚，擘　麻黄三两，去节

上七味，以水一斗，先煮麻黄、葛根，减二升，去上沫，内诸药，煮取三升，去滓。温服一升，覆取微似汗，不须啜粥，余如桂枝法将息及禁忌。

臣亿等谨按：仲景本论，太阳中风自汗用桂枝，伤寒无汗用麻黄。今证云汗出恶风，而方中有麻黄，恐非本意也。第三卷有葛根汤证云无汗恶风，正与此方同，是合用麻黄也。此云桂枝加葛根汤，恐是桂枝中但加葛根耳。

（汉·张仲景《伤寒论·辨太阳病脉证并治》）

【方论】

议曰：汗出恶风者，乃中风症也，属桂枝汤主之。今此汗出恶风而反几几，又复项背强者，乃风盛于表也，此属桂枝汤中加葛根主之。几几者，如鸟飞伸颈之貌。既项背强，又复几几者，当无汗，今反汗出恶风者，故知风盛于表也。葛根性平，能祛风邪解肌表，以此用之为使，而佐桂枝汤之用，以救邪风之盛行于肌表也。

葛根汤方与桂枝加葛根汤方，虽曰大同而实异。葛根汤中有麻黄，乃治项背强几几无汗恶风者，此乃发散之方；桂枝加

葛根汤中无麻黄，乃治项背强几几、反汗出恶风者，此乃解肌之方也。只此无汗与反汗出二者，差之毫厘，谬以千里，此张氏千载之下，不言而会者。

（明·许宏《金镜内台方议·桂枝加葛根汤》）

以太阳尚在，故用桂枝为主方。以初有阳明，故加葛根为引用。盖葛根者，走阳明之经者也。然则桂枝加葛根之所以为汤，其太阳、阳明差多差少之兼解欤。

（明·方有执《伤寒论条辨·辨太阳病脉证并治上篇第一》）

表邪方盛，不当有汗，今反汗出，风伤卫也。故以桂枝解肌，葛根发表，芍药和营，甘草甘平，姜、枣和胃。

（明·李士材《伤寒括要·太阳篇七十三方》）

桂枝加葛根汤，如太阳桂枝汤例；葛根汤，如太阳麻黄汤例。而并加葛根者，以项背几几，筋骨肌肉并痹而不用，故加葛根以疏肌肉之邪，且并须桂、芍、姜、枣，以通营卫之气。

（清·尤怡《伤寒贯珠集·太阳篇下·太阳类病法第五》）

桂枝加葛根汤治邪从太阳来，才及阳明，即于方中加葛根，先于其所住，以伐阳明之邪。因太阳未罢，故仍用桂枝汤以截其后。但于桂枝、芍药各减一两，既不使葛根留滞太阳，又可使桂枝、芍药并入阳明，以监其发汗太过。其宣阳益阴之功，可谓周到者矣。

（清·王子接《绛雪园古方选注·伤寒科·和剂》）

项背属太阳，几几则阳明之颈亦不舒矣。阳明脉上颈而合于太阳，太阳未解而项背拘急，必将传入阳明。重用葛根者，所以绝其去路也。然汗出而恶风，仍是风伤卫症，所以仍用桂枝汤。若太阳初病，便服干葛，是引邪入阳明，戒之。

（清·邵成平《伤寒正医录·营卫两伤》）

于桂枝汤内加葛根三两，余依桂枝汤法。

太阳中风，自汗，几几项背强。几几，颈不舒也。而项背强状，亦可意会矣。颈项属阳明，故为太阳阳明合病，但太阳证多，阳明证少，所以仲景止以葛根一味加入桂枝汤中。然不须歠粥，盖葛根之轻扬，已足引阳明袭邪，共桂枝成解肌之功耳。

（清·吴仪洛《伤寒分经·诸方全篇·合病论列方》）

太阳主皮毛，阳明主肌肉，人身之筋络于肌肉之中，为其热在肌肉，筋被热铄有拘挛之意，有似短羽之鸟，伸颈难于飞举之状，故以几几者状之也。至葛根性善醒酒，其凉而能散可知。且其能鼓胃中津液上潮以止消渴，若用以治阳明之病，是借阳明腑中之气化，以逐阳明在经之邪也，是以其奏效自易易也。

（张锡纯《医学衷中参西录·医论·太阳阳明合病桂枝加葛根汤证》）

桂枝加附子汤

【原文】

桂枝三两，去皮　芍药三两　甘草三两，炙　生姜三两，切　大枣十二枚，擘　附子一枚，炮，去皮，破八片

上六味，以水七升，煮取三升，去滓，温服一升。本云桂枝汤，今加附子，将息如前法。

（汉·张仲景《伤寒论·辨太阳病脉证并治》）

【方论】

议曰：病人阳气不足，而得太阳病，因发汗，汗就出多不能止，名曰漏也。或至二三日不止，其人反恶风，此乃阳气内虚而皮腠不固也。又：小便难者，汗出多则亡津液，阳气内虚，不能施化也。四肢者，诸阳之本，今亡而脱液，则四肢微急，难以屈伸。故与桂枝汤中加附子，以温其经而复其阳也。

（明·许宏《金镜内台方议·桂枝加附子汤》）

桂枝、甘草，辛甘以发散风邪；附子、生姜，辛热以温经逐湿；大枣引辛温之药而通十二经脉。此风湿相搏之重者，故用辛热之药以除风逐湿也。小便利者，大便必硬，桂枝近乎解肌故去之，白术能生津液故加之也。凡方中有如虫行状、如醉状、如冒状者，皆药势将行使然也。

（清·程林《金匮要略直解·痉湿暍病脉证第二》）

桂枝加附子，治外亡阳而内脱液。熟附虽能补阳，终属燥液。四肢难以屈伸，其为液燥，骨属不利矣。仲景以桂枝汤轻扬力薄，必藉附子刚烈之性直走内外，急急温经复阳，使汗不外泄，正以救液也。

（清·王子接《绛雪园古方选注·伤寒科·和剂》）

太阳中风，本当解肌，若大发其汗，如水流漓，因而遂漏不止。其人必腠理大开，表阳不固，故恶风也。液伤于内，膀胱津少，故小便难也。液伤于外，复加风袭，故四肢微急，难以屈伸也。宜桂枝加附子汤主之。服桂枝汤法者，是于固阳敛液中，和营卫解风邪也。

（清·吴谦等《医宗金鉴·订正仲景全书伤寒论注·辨太阳病脉证并治上篇》）

太阳病发汗，遂漏不止，其人恶风，小便难，四肢微急，难以屈伸者，此发汗不如法也。病在太阳，固当发汗，然得微似有汗者佳。发汗太过，阳气无所止息，而汗出不止矣。汗多亡阳，玄府不蔽，风乘虚入，故复恶风；津液外泄，不能润下，故小便难；四肢者，诸阳之本，阳气者，柔则养筋，开阖不得，寒气从之，故筋急而屈伸不利。此离中阳虚，不能敛液，当用桂枝汤补心之阳，阳密则漏汗自止，恶风自罢矣；坎中阳虚，不能制水，必加附子以固肾之阳，阳回则小便自利、四肢自柔矣。漏不止与大汗出不同。服桂枝汤后，大汗出而大烦渴，是阳陷于里，急当滋阴，故用白虎加参以和之；用麻黄汤遂漏不止，是阳亡于外，急当扶阳，故用桂枝加附以固之。要知发汗之剂，用桂枝太过，则阳陷于里，用麻黄太过，则阳亡于外。因桂枝汤有芍药而无麻黄，故虽大汗出，而玄府仍能自闭，但能使阳盛，断不致亡阳。又与汗出不解者异。此发汗汗遂不止，是阳中之阳虚，不能摄汗，所以本证之恶风不除，而变证有四肢拘急之患、小便难之理，故仍用桂枝加附，以固太阳卫外之气也；彼发汗汗出不解，是阴中之阳虚，汗虽出而不彻，所以本证之发热不除，而变证见头眩身振之表、心下悸之里，故假真武汤以固坎中真阴之本也。

（清·柯琴《伤寒来苏集·伤寒附翼》）

　　桂枝仍用解肌，佐以人参，则扶正气以固表；加芍与姜，一取敛阴，一取散邪，专为误汗肝虚者设。

（清·邵成平《伤寒正医录·风伤卫》）

　　即服桂枝汤，《论》中所云风湿发汗，汗大出者，但风气去湿气在，是故不愈也。治风湿者，发其汗，但微微似欲出汗者，风湿俱去也。

　　按：此即桂枝去芍药加附子汤。但彼桂枝用三两，附子用一枚，以治下后脉促胸满之症。此桂枝加一两，附子加二枚，以治风湿身疼、脉浮涩之症。一方而治病迥殊，方名亦异。彼编入桂枝汤类，此编入理中汤类，细思之，各当其理。分两之可忽如此，义亦精矣，后人何得以古方轻于加减也。

（清·徐大椿《伤寒论类方·理中汤类十一》）

此治太阳中风误汗之变证，未至亡阳而但成漏风也。亡阳者，是真气大泄，有虚无实，故或阳虚而阴盛，如入寒冰地狱，为厥逆下利等证，则以内寒为重，宜四逆汤以温经。或内怯外虚，则为心悸，头眩，身𥆧动，振振欲擗地者，如身全无外廓，则以汗泄为重，宜真武汤以温经摄水。若漏，是已得汗而复为风邪所袭，风宜有汗，因循不止，虽非如亡阳之大脱，然概比太阳之中风证，则加虚燥矣。于是有表则恶风，津液外泄而下燥，则小便难，兼以卫气外脱，而膀胱之气化不行也。筋脉无津液以养，则为四肢微急，难以屈伸，兼以风入而增其劲也。此阳气与阴津两虚，更兼风气缠绵，若用四逆，则不宜干姜之刚燥，用真武，则不宜苓术之渗湿，故用桂枝汤加附子，以固表驱风，而复阳敛液也。然观此方，更用于风湿相搏，身体尽痛，不能自转侧者，则知此处，尤着眼在四肢难以屈伸，故加附子以温经，而通其邪郁也。

（清·吴仪洛《伤寒分经·诸方全篇·太阳上篇论列方》）

桂枝去芍药汤

【原文】

桂枝三两，去皮　甘草二两，炙　生姜三两，切　大枣十二枚，擘

上四味，以水七升，煮取三升，去滓，温服一升。本云桂枝汤，今去芍药，将息如前法。

（汉·张仲景《伤寒论·辨太阳病脉证并治》）

【方论】

议曰：太阳病，不应下而下之，则脉促而满，此为表邪未

尽而动脏腑，则邪结于胸中而不得散；阳气内虚，荣卫奔乱，其脉促也。不可便言结胸，只属桂枝去芍药汤主之。芍药能益阴气，今邪客胸中，阳气内虚，不宜益其阴也，故去之。

（明·许宏《金镜内台方议·桂枝去芍药汤》）

芍药专益阴气。桂枝汤去芍药者，误下阳虚，浊阴必僭于中焦，故去芍药之酸寒，存一片阳和甘缓之性，得以载还中焦阳气，成清化之功。

（清·王子接《绛雪园古方选注·伤寒科·和剂》）

太阳病，表未解而下之，胸实邪陷，则为胸满，气上冲咽喉不得息，瓜蒂散证也。胸虚邪陷，则为气上冲，桂枝汤证也。今下之后，邪陷胸中，胸满脉促，似乎胸实而无冲喉不得息之证，似乎胸虚又见胸满之证，故不用瓜蒂散以治实，亦不用桂枝汤以治虚，惟用桂枝之甘辛以和太阳之表，去芍药之酸收以避胸中之满。

（清·吴谦等《医宗金鉴·订正仲景全书伤寒论注·辨太阳病脉证并治上篇》）

与桂枝汤内去芍药，余依桂枝汤法。

此条之误下，脉促，与用葛根芩连汤者同，而无下利不止、汗出等证。更见胸满，则阳邪仍盛于阳位，几与结胸同变，但满而不痛，且诸下证未具，胸未结也，故取用桂枝甘草之芳甘，姜、枣佐之，以亟散太阳表邪。去芍药者，以误下，故不敢用，恐其助内入之势，复领阳邪，下入腹中，势必胸满不已，而为腹满也。且误下，则肠胃为苦寒所伤者，不堪复寒，芍药属阴，非寒滞者所宜，徒令下焦积虚，而阳邪凑之耳。

（清·吴仪洛《伤寒分经·诸方全篇·太阳上篇论列方》）

桂枝麻黄各半汤

【原文】

桂枝一两十六铢，去皮　芍药　生姜切　甘草炙　麻黄各一两，去节　大枣四枚，擘　杏仁二十四枚，汤浸，去皮及两仁者

上七味，以水五升，先煮麻黄一二沸，去上沫，内诸药，煮取一升八合，去滓，温服六合。本云桂枝汤三合，麻黄汤三合，并为六合，顿服。将息如上法。

臣亿等谨按：桂枝汤方，桂枝、芍药、生姜各三两，甘草二两，大枣十二枚。麻黄汤方，麻黄三两，桂枝二两，甘草一两，杏仁七十个。今以算法约之，二汤各取三分之一，即得桂枝一两十六铢，芍药、生姜、甘草各一两，大枣四枚，杏仁二十三个零三分枚之一，收之得二十四个，合方。详此方乃三分之一，非各半也，宜云合半汤。

（汉·张仲景《伤寒论·辨太阳病脉证并治》）

【方论】

伤寒八九日，则邪传再经又遍，三阳欲传三阴之时也。传经次第，则三日传遍三阳，至四日阳去入阴，不入阴者为欲解，其传阴经，第六日传遍三阴，为传经尽而当解。其不解传为再经者，至九日又遍三阳，阳不传阴则解。如疟，发作有时也。寒多者为病进，热多者为病退。经曰：厥少热多，其病为愈；寒多热少，阳气退故为进也。今虽发热恶寒，而热多寒少，为阳气进，而邪气少也。里不和者，呕而利，今不呕，清便自调者里和也。寒热间日发者，邪气深也；日一发者，邪气复常也；日再发者，邪气浅也；日二三发者，邪气微也。《内经》曰：大则邪至，小则平。言邪甚则脉大，邪少则脉微，今日数多而脉微缓者，是邪气微缓也，故云欲愈。脉微而恶寒者，表里俱虚也。阳表也，阴里也。脉微为里虚，恶寒为表虚，以表里俱虚，故不可更发汗、更下、更吐也。阴阳俱虚，则面色青白，反有热色者，表未解也。热色，为赤色也，得小

汗则和。不得汗，则得邪气外散皮肤而为痒也，与桂枝麻黄各半汤，小发其汗，以除表邪。

（金·成无己《注解伤寒论》）

　　议曰：桂枝汤治表虚，麻黄汤治表实，二者均曰解表，霄壤之异也。今此二方合而用之者，乃解其表不虚不实者也。如三阳之邪传经，八九日当已，今此不已，反如疟状者，乃先发表不尽，微滞于经而不得出，故一日二三度发也。不呕，清便自可者，乃里证已退也。因脉微缓，知其欲愈。若面色反有热色者，知再与小汗出必解也，故与桂枝汤中加麻黄、杏仁，以取小汗也。

　　问曰：此一汤只治前一证耶，更可治他证否？

　　答曰：圣人用法，如泉井之不穷，源深而流长，根盛而叶茂，且此一方变化无尽，在人善取者，用而神之。如中风证见寒脉，若用桂枝汤，又干脉浮紧；若用麻黄汤，又碍自汗出，故以此方主之。如伤寒症见风浮，若用麻黄汤，又干脉浮缓，恐汗出反成漏；若用桂枝汤，又碍无汗出，服之恐烦躁闷乱，故以此方主之最良。今略以此二者辨之，则变化无穷矣。

（明·许宏《金镜内台方议·桂枝麻黄各半汤》）

　　此方论，当分作三段看，太阳病至寒少一段，为自初至今之症，下文皆疑防病变之乱；至欲愈一段，言不必治也，至不可汗吐下，言宜温之也；至末一段，是小汗之，麻黄与桂枝，一发一止，则汗不至大出矣。

（明·李士材《伤寒括要·太阳篇七十三方》）

　　太阳病，得之八九日，如疟状，发热恶寒，热多寒少，面有赤色者，是阳气拂郁在表不得越。因前此当汗不汗，其身必痒，法当小发汗，故以麻、桂二汤各取三分之一，合为半服而急汗之。盖八九日来，正气已虚，表邪未解，不可不汗，又不可多汗，多汗则转属阳明，不汗则转属少阳。此欲只从太阳而愈，不再作经，故立此法耳。此与前证大不同，前方因汗不如法，虽不彻，而已得汗，故取桂枝二分，入麻黄一分，合为二升，分再服而缓汗之。此因未经发汗，而病日已久，故于二汤各取三合，并为六合，顿服而急汗之。两汤相合，泾渭分明，见仲景用偶方轻剂，其中更有缓急、大小、反佐之不同矣。原法两汤各煎而合服，犹水陆之师，各有节制，两军相为表里，异道夹攻之义也。

（清·柯琴《伤寒来苏集·伤寒附翼》）

夫既不得汗出，则非桂枝所能解；而邪气又微，亦非麻黄所可发。故合两方为一方，变大制为小制，桂枝所以为汗液之地，麻黄所以为发散之用，且不使药过病，以伤其正也。

按：桂枝麻黄各半汤、桂枝二麻黄一汤、桂枝二越婢一汤三方并两方合用，乃古之所谓复方也。细审其制，桂枝麻黄各半汤，助正之力，侔于散邪；桂枝二麻黄一汤，则助正之力多，而散邪之力少，于法为较和矣；其桂枝二越婢一汤，本无热证而加石膏者，以其人无阳，津液不足，不胜桂枝之任，故加甘寒于内，少变辛温之性，且滋津液之用。而其方制之小，示微发于不发之中，则三方如一方也。故桂枝汤不特发散邪气，亦能补助正气，以其方甘酸辛合用，具生阳化阴之妙；与麻黄合剂，则能尽麻黄之力，而并去其悍；与石膏同用，则能资石膏之益，而不挠乎权。是虽麻、石并行，而实以桂枝为主。盖非滋养营卫，则无以为发汗散邪之地耳。凡正气不足，邪气亦微。而仍须得汗而解者，宜于此三方取则焉。后人不能尽桂枝之用，而求之人参、归、地之属，立意则同，而用药悬殊矣。

（清·尤怡《伤寒贯珠集·太阳篇上·太阳权变法第二》）

桂枝、麻黄互复，注解者皆为两解法，是以浅陋之见测仲圣之深心，良可慨也。曷不观其法，先煮麻黄，后纳诸药，显然麻黄为主，而以桂枝、芍药为监制也。盖太阳邪未解，又因阴阳俱虚，汗、吐、下皆禁，不能胜麻黄之锐，故监以桂枝，约以白芍，而又铢两各减其半，以为小制，服后得小汗即已，庶无大汗亡阳之过尔。

（清·王子接《绛雪园古方选注·伤寒科·汗剂》）

太阳病，得之八九日，有如疟状之寒热。热多寒少者，其人不呕，小便清白，此里和不受邪。虽为欲自愈，然必审其如疟状寒热，一日二三度，轻轻而发，诊其脉微而且缓，则知邪衰正复，表里将和，始为欲愈也。若脉微不缓，正未复也，更恶寒者，邪未衰也，虽不能自愈，但已为前之汗、吐、下虚其表里，故不可更发汗、更吐、更下也。脉微恶寒，表里俱虚，面色当白，今色反赤，是犹有表邪怫郁，不能得小汗出宣发阳气，故面赤身痒，未欲解也，宜桂枝麻黄各半汤，小小汗之以和营卫，自可愈也。

（清·吴谦等《医宗金鉴·删补名医方论》）

阳，表也；阴，里也。脉微为里虚，恶寒为表虚，故禁汗、吐、下。阴阳俱虚，面色宜青白，反有热色者，表未解也。得小汗则和，不得汗则邪郁于皮肤而为痒。桂枝麻黄各半，分两极轻，以见发散兼和解之意。

（清·邵成平《伤寒正医录·营卫两伤》）

伤寒以驱邪为主，但驱邪中有风、寒之异，有和阴、不和阴之别。若桂枝去芍药及去芍药加附子汤，乃不欲和阴、以滞其讯扫之势也。此桂枝麻黄各半汤，在热多寒少、日久脉微缓之时，正阳气进而邪气少，本为欲愈之征，乃脉微而更恶寒，则脉微为里虚，恶寒为表虚，汗、吐、下俱不可行矣。奈面反有热色，是风虽外薄，为寒所持，而不能散，所以面显怫郁之热色，必宜总风寒而两解之，故桂枝麻黄二汤合用。但此为寒持日久，比误下脉促不同，故彼去芍药，此仍用些少之芍药，以和阴而驭麻黄之暴，此犹用人之勇而去其暴也。

（清·吴仪洛《伤寒分经·诸方全篇·太阳下篇论列方》）

盖由病气虽除而正气亦衰，当静以养之，使胃气渐充，则荣卫自和。若更用汗、吐、下之法，益虚其气，则病从药增。医者不审，误人多矣。微邪已在皮肤中，欲自出不得，故身痒，以此汤取小汗足矣。阳明篇云：身痒如虫行皮中状者，此以久虚故也。按：此方分两甚轻，计共约六两，合今之秤，仅一两三四钱，分三服，只服四钱零。乃治邪退后至轻之剂，犹勿药也。

（清·徐大椿《伤寒论类方·桂枝汤类一》）

桂枝二麻黄一汤

【原文】

桂枝一两十七铢，去皮　芍药一两六铢　麻黄十六铢，去节　生姜一两六铢，切　杏仁十六个，去皮尖　甘草一两二铢，炙　大枣五枚，擘

上七味，以水五升，先煮麻黄一二沸，去上沫，内诸药，煮取二升，去滓，温服一升，日再服。本云桂枝汤二分，麻黄汤一分，合为二升，分再服。今合为一方，将息如上法。

（汉·张仲景《伤寒论·辨太阳病脉证并治》）

【方论】

服桂枝，大汗脉洪，与桂枝汤，若形似疟，日再发，汗出必解。汗后脉洪，病犹在也。如疟日再发者，邪气客于营卫之间，与桂枝二麻黄一汤，以散营卫之邪。桂枝汤料倍于麻黄汤料者，为其伤卫多而伤营少也。前桂枝麻黄各半汤，以不得汗

故也，今既已大汗出，故桂枝倍麻黄耳。

（明·李士材《伤寒括要·太阳篇七十三方》）

太阳病，风伤卫，则用桂枝汤解肌；寒伤营，则用麻黄汤发汗；风寒两伤营卫，而加烦躁，则用大青龙汤峻发其汗，此定法也。于中复有最难用法一症，如太阳病，发热恶寒，热多寒少，谓风多寒少也。风多则麻黄汤为不可用，寒少则桂枝汤必不能去寒，加以脉见微弱，其人胃中复无津液，是汗之固万万不可。欲不汗，其微寒终不外散，虽有桂枝二麻黄一之法，施于此症尚不中窍，何者？桂枝二麻黄一，但可治热多寒少，而不可治脉微弱故耳。于是更改麻黄一为越婢一，示微发于不发之中。越婢者，不过麻黄、石膏二物，形容其发散之柔缓，较女婢尤为过之，正可胜微寒之任耳。所以然者，以石膏能解阳明之热，热解则津液复生，而不名无阳，适得天然妙合之法也。此仲景之精义乎！

（清·喻嘉言《尚论后篇·问答附篇》）

服桂枝汤后，而恶寒发热如疟者，是本当用麻黄发汗而用桂枝，则汗出不彻故也。凡太阳发汗太过，则转属阳明，不及则转属少阳。此虽寒热往来，而头项强痛未罢，是太阳之表尚在，故仍在太阳。夫疟因暑邪久留，而内着于募原，故发作有时，日不再作。此因风邪泊于营卫，动静无常，故一日再发，或三度发耳。邪气稽留于皮毛肌肉之间，固非桂枝汤之可解，已经汗过，又不宜麻黄汤之峻攻。故取桂枝汤三分之二、麻黄汤三分之一，合而服之，再解其肌，微开其表。审发汗于不发之中，此又用桂枝后更用麻黄法也。后人合为一方者，是大背仲景比较二方之轻重，偶中出奇之妙理矣。

（清·柯琴《伤寒来苏集·伤寒附翼》）

桂枝铢两多，麻黄铢数少，即啜粥助汗之变法。桂枝汤减用四分之二，麻黄汤减用四分之一，则固表护阴为主，而以发汗为复，假麻黄开发血脉精气，助桂枝汤于卫分作微汗耳。第十六铢麻黄，不能胜一两十七铢桂枝、一两六铢白芍，则发汗之力太微，故又先煮麻黄为之向导，而以桂、芍袭其后也。

（清·王子接《绛雪园古方选注·伤寒科·汗剂》）

服桂枝汤，大汗出，病不解，脉洪大，若烦渴者，则为表邪已入阳明，是白虎汤证也。今脉虽洪大而不烦渴，则为表邪仍在太阳，当更与桂枝汤如前法也。服汤不解，若形如疟，日再发者，虽属轻邪，然终是为风寒所持，非汗出必不得解，故宜桂枝二麻黄一汤，小发荣卫之汗。其不用麻黄桂枝各半汤者，盖因大汗已出也。

（清·吴谦等《医宗金鉴·订正仲景全书伤寒论注·辨太阳病脉证并治下篇》）

惟风多寒少，则桂枝但治风而遗寒，汗必大出，脉反洪大，疑为复感风邪，而复与桂枝，宜其愈矣。若又往来寒热，究为寒邪未尽，必麻、杏表汗而始解也。重用芍药宜玩。

（清·邵成平《伤寒正医录·营卫两伤》）

此与桂枝麻黄各半汤意略同。但此因大汗出之后，故桂枝略重，而麻黄略轻。

（清·徐大椿《伤寒论类方·桂枝汤类一》）

两与桂枝，若病药相合，无不愈矣。今形如疟，日再发，再发为极轻之邪，是邪本浅而易散，亦为微寒所持，但比恶寒而面有热色、怫郁难解者，其欲出之情，又复不同，故麻黄只一，乃略兼治寒，恐有过当之患也。

（清·吴仪洛《伤寒分经·诸方全篇·太阳下篇论列方》）

近传《伤寒论》有分两，理宜两汤各煎听用。如各半汤，则各取其半而合服之；如二一汤，则取桂枝汤二份、麻黄汤一份，合而服之。犹水陆之师，各有节制，两军相为表里，异道夹攻之义。后人等其分两，合为一方，与葛根、青龙辈何异？

（清·陈修园《时方妙用·太阳方》）

桂枝二越婢一汤

【原文】

桂枝去皮　芍药　麻黄　甘草各十八铢，炙　大枣四枚，擘生姜一两二铢，切　石膏二十四铢，碎，绵裹

上七味，以水五升，煮麻黄一二沸，去上沫，内诸药，煮取二升，去滓，温服一升。本云当裁为越婢汤、桂枝汤合之，饮一升。今合为一方，桂枝汤二分，越婢汤一分。

（汉·张仲景《伤寒论·辨太阳病脉证并治》）

【方论】

饮食五味寒热，凡入于脾胃者亦然。一有相干，则脾气不和，胃气不清，而水谷不化其精微以荣荣卫而实阴阳也。然甘者，土之本位，脾气不清，清以甘寒。要而行之，必走经脉；要而合之，必通经隧。经隧者，脏腑相通之别脉也，是故麻黄之甘热，自阴血走手足太阴经，达于皮肤，行气于三阴，以去阴寒之邪；石膏之甘寒，自气分出走手足阳明经，达于肌肉，行气于三阳，以去风热之邪。用其味之甘以入土，用其气之寒热以和阴阳，用其性之善走以发越脾气；更以甘草和中，调其寒热缓急。二药相合，协以成功，必以大枣之甘补脾中之血，生姜之辛益胃中之气。恶风者阳虚，故加附子以益阳；风水者，则加白术以散皮肤间风水之气，发谷精以宣荣卫，与麻黄、石膏为使，引其入土也。越婢之名，不亦宜乎？

（元·赵以德《金匮方论衍义·水气病脉证第十四》）

桂枝二越婢一汤，本方自有加减法。若发恶寒，热多寒少，尺脉微者，因无阳也。若自汗去麻黄加白术、芍药；小便不利加茯苓；脉弱加人参。

（明·陶华《伤寒全生集·辨伤寒恶寒例附背恶寒例第二》）

越，逾也、过也。婢，女子之卑者也。女子，阴也，卑，少也，言其人本来虚弱，有宿疾在少阴，少阴之脉本微弱而有不可发汗之义。所以但责其难发汗之过在于少阴，法则谓之无阳，方则谓之越婢。且是汤也，名虽越婢之辅桂枝，实则桂枝、麻黄之合济，乃大青龙以芍药易杏仁之变制耳。去杏仁者，恶其从阳而主气也；用芍药者，以其走阴而酸收也。以此易彼而曰桂枝二，则主之以不发汗可知。而越婢一者，乃麻黄石膏之二物，则是寓微发于不发之中亦可识也。寓微发者，寒少也，主之以不发者，风多而宿疾在少阴也。

（明·方有执《伤寒论条辨·辨太阳病脉证并治下篇第三》）

胃为十二经之主，脾治水谷，属土居下，为卑脏，有若婢然。经曰脾主为胃行其津液，所以谓之越婢者，以其发越脾气，通行津液也。凡仲景称太阳病者，皆表症发热恶寒、头项强痛也，若脉浮大，则与症相应，宜发其汗，今表症见而脉反微，是脉不应症，故不可发汗，但用此方和之而已。

（明·李士材《伤寒括要·太阳篇七十三方》）

辛能散风，甘能胜水，越婢汤者，辛甘之剂以发脾气，则在表之邪得一汗而泄，开鬼门之法也。虚者恶风，故加附子。

越婢，《外台》作越脾。道经曰脾之神多妒嫉，妇人多妒，乃脾经受气也。脾土寄旺无定形，而妒亦无定准。脾为脏之卑，婢为女之卑，脾之言婢，殆有义欤。

（清·程林《金匮要略直解·水气病脉证并治第十四》）

此汤有青龙之意而无其猛。越婢者，石膏辛凉，胃得之则热化津生，辛则兼解表寒，柔缓如女婢，故名越婢。生姜多加，取辛温益胃且胜石膏也。

（清·史以甲《伤寒正宗·太阳经风寒两伤之证》）

无阳与亡阳不同。亡阳者，阳外亡而不守也，其根在肾；无阳者，阳内竭而不用也，其源在胃。发热恶寒，热多寒少，病须得汗而解。而脉微弱，则阳无气矣。阳者，津液之根，犹水之气也。无气则水不至，无阳则津不化，而汗之源绝矣。虽发之，其可得乎？故用桂枝二分，生化阴阳；越婢一分，发散邪气。设得小汗，其邪必解，乃伤寒发汗之变法也。

（清·尤怡《伤寒贯珠集·太阳篇上·太阳权变法第二》）

太阳病发热恶寒，热多寒少，此为荣卫兼病，风邪多而寒邪少也。若脉浮紧，或脉浮数，是表有阳邪郁蒸，则为无汗热多之实邪，以大青龙汤汗之可也。今脉阳微阴弱，乃为虚邪之诊，即有无汗热多之实邪，亦不可用大青龙汤更汗也。盖以脉微弱，是无太阳表脉也，故不可更大汗也。然既有无汗、热多、寒少之表证，麻黄、桂枝、石膏之药，终不可无，故只宜桂枝二越婢一汤之轻剂，令微微似汗，以解肌表而和荣卫也。

（清·吴谦等《医宗金鉴·订正仲景全书伤寒论注·辨太阳病脉证并治下篇》）

桂枝二越婢一汤，即大青龙以杏仁易芍药也，名虽越婢辅桂枝，实则大青龙之变制也。去杏仁恶其从阳而辛散，用芍药以其走阴而酸收，以此易彼，载而用之，则主治不同也。以桂枝二主之，则不发汗，可知越婢一者，乃麻黄、石膏二物，不过取其辛凉之性，佐桂枝二中和表而清热，则是寓微汗于不发之中，亦可识也，非若大青龙以石膏佐麻黄而为发汗驱热之重剂也。桂枝二麻黄一汤，治若形如疟，日再发者，汗出必解，而无热多寒少，故不用石膏之凉也。桂枝麻黄各半汤，治如疟状，热多寒少，而不用石膏更倍麻黄者，以其面有佛郁热色，身有皮肤作痒，是知热不向里而向表，令得小汗以顺其势，故亦不用石膏之凉里也。桂枝二越婢一汤，治发热恶寒，热多寒少，而用石膏者，以其表邪寒少，肌里热多，故用石膏之凉，佐麻、桂以和营卫，非发营卫也。今人一见麻、桂，不问轻重，亦不问温覆不温覆，取汗不取汗，总不敢用，皆因未究仲景之旨。麻、桂只是营卫之药，若重剂温覆取汗，则为发营卫之药；轻剂不温覆取汗，则为和营卫之药也。

　　　　　　　　　（清·吴谦等《医宗金鉴·删补名医方论》）

　　故以此汤清疏营卫，令得似汗而解。况热多寒少，热在气分，尤与石膏为宜。古圣用药之审如此。按：以上三方，所谓一、二、各半之说，照方计算，并不对准，未知何说。或云将本方各煎，或一分或二分相和服，此亦一法。但方中又各药注明分两，则何也？存考。

　　　　　　　　　（清·徐大椿《伤寒论类方·桂枝汤类一》）

　　列证云：太阳病，发热恶寒，热多寒少，脉微弱者，此无阳也，不可更汗，宜此汤。盖无阳者，亡津液之通称也。机关在"热多"二字，惟热多，故燥烁其液而亡阳，似乎里未伤而未成里证也。故既以脉微弱戒不可更汗，复以石膏入合解风寒极小剂中，有青龙之意，而去青龙之猛。谓石膏辛凉甚少，胃兼得之，则热化津生，而不碍表寒，柔缓过于女婢，故云越婢耳。生姜多者，取其辛温益胃，且胜石膏也。此汤与各半证治相类，方亦相类。但彼以不得小汗而面热身痒，故减小桂枝汤之制，而加麻黄、杏仁；此以胃热无津，而不能作汗，故减小大、小青龙之制，去杏仁而加石膏。以杏仁下气走表，非无津者所宜；石膏辛凉化热，正胃热者所喜耳。

　　　　　　　　　（清·吴仪洛《伤寒分经·诸方全篇·太阳下篇论列方》）

九味羌活汤

【原文】

经云：有汗不得服麻黄，无汗不得服桂枝。若瘥，服则其变不可胜数，故立此法，使不犯三阳禁忌。解利神方。

羌活治太阳肢节痛君主之药也，然非无以为主也，乃拨乱反正之主。故大无不通，小无不入，关节痛非此不治也。防风治一身尽痛，乃军卒中卑下之职，一听军令，而行所使，引之而至。苍术别有雄壮上行之气，能除湿，下安太阴，使邪气不纳，传之于足太阴脾。细辛治足少阴肾苦头痛。川芎治厥阴头痛在脑，香白芷治阳明头痛在额。生地黄治少阴心热在内。黄芩治太阴肺热在胸。甘草能缓里急，调和诸药。

以上九味，虽为一方，然亦不可执。执中无权，犹执一也。当视其经络前、后、左、右之不同，从其多、少、大、小、轻、重之不一，增损用之，如神其效。即此是口传心授。㕮咀，水煎服。若急汗，热服，以羹粥投之；若缓汗，温服之，而不用汤投之也。

中风行经者，加附子；中风秘涩者，加大黄；中风并三气合而成痹等证，各随十二经上下、内外、寒热、温凉、四时、六气加减补泻用之。炼蜜作丸尤妙。

（元·王好古《此事难知·太阳六传》）

【方论】

触冒四时不正之气，而成时气病，憎寒壮热，头疼身痛，口渴，人人相似者，此方主之。

谓春时应暖而反大寒，夏时应热而反大凉，秋时应凉而反大热，冬时应寒而反大温，此非其时而有其气。是以一岁之中，长幼之病多相似也。药之为性，辛者得天地之金气，于人则为义，故能匡正而黜邪。羌、防、苍、细、芎、芷，皆辛物也，分经而主治：邪在太阳者，治以羌活；邪在阳明者，治以白芷；邪在少阳者，治以黄芩；邪在太阴者，治以苍术；邪在少阴者，治以细辛；邪在厥阴者，治以川芎；而防风者，又诸药之卒徒也。用生地，所以去血中之热；而甘草者，又所以和诸药而除气中之热也。易老自序云：此方冬可以治寒，夏可以治热，春可以治温，秋可以治湿，是诸路之应兵也。用之以治四时瘟疠，诚为稳当，但于阴虚、气弱之人，在所禁尔！

（明·吴崑《医方考·瘟疫门第六》）

　　水病，腰以上肿者，此方微汗之，即愈。

　　腰以上皆肿，谓头面俱病也。《内经》曰：上盛为风，下盛为湿，故腰以上皆肿，必兼风治。盖无风则湿不能自上于高巅清阳之分也。是方也，羌活、防风、苍术、细辛、川芎、白芷，皆辛甘之品，可以疏风，亦可以除热，所谓辛药能疏风、风药能胜湿也；风湿相搏，必有内热，故用生芐、黄芩之凉；而甘草者，所以调和营卫，使其相协而无相争也。

（明·吴崑《医方考·水肿门第三十六》）

　　如风证自汗者，去苍术，加白术、黄芪；胸满去地黄，加枳壳、桔梗；喘加杏仁；夏加石膏、知母；汗下兼行加大黄。

　　此足太阳例药，以代桂枝、麻黄、青龙各半等汤也。药之辛者属金，于人为义，故能匡正而黜邪，羌、防、苍、细、芎、芷，皆辛药也；羌活入足太阳，为拨乱反正之主药除关节痛，痛甚无汗者倍之；苍术入足太阴，辟恶而去湿能除湿下气，及安太阳，使邪气不致传足太阴脾；白芷入足阳明，治头痛在额；芎劳入足厥阴，治头痛在脑；细辛入足少阴，治本经头痛；皆能驱风散寒，行气活血。而又加黄芩入手太阴，以泄气中之热；生地入手太阴，以泄血中之热黄芩苦寒，生地寒滞，二味苟用于发热之后则当，若未发热，犹当议减也；防风为风药卒徒，随所引而无不至，治一身尽痛为使无汗宜倍用；甘草甘平，用以协和诸药也。药备六经，治通四时，用者当随证加减，不可执一。

（清·汪昂《医方集解·发表之剂第二》）

羌活散太阳之寒，为拨乱反正之药，能除头痛项强及一身尽痛无汗者，以此为主。防风驱太阳之风，能除头痛项强、恶风自汗者，以此为主。又恐风寒不解，传入他经，以白芷断阳明之路，黄芩断少阳之路，苍术断太阴之路多汗者易白术，川芎断厥阴之路，细辛断少阴之路，又以甘草协和诸药，使和衷共济也。佐以生地者，汗化于液，补阴即托邪之法也。

（清·陈修园《时方歌括·轻可去实》）

九味羌活即冲和，四时不正气为疴。洁古制此代麻桂，羌活防苍细芷芎。生地草芩喘加杏，无汗加麻有桂多。胸满去地加枳桔，烦渴知膏热自瘥。

此汤即冲和汤，张洁古制此以代麻黄、桂枝二汤，即羌活、防风、苍术、细辛、白芷、川芎、生地、甘草、黄芩也。喘加杏仁；无汗加麻黄；有汗加桂枝；胸膈满闷，去生地，加枳壳、桔梗，快膈气也；烦渴引饮，加知母、石膏，热自瘥也。

（清·陈修园《医学从众录·伤寒附法》）

此方用以代麻、桂等汤，实为稳妥。但地黄滋腻太过，不如仍用桂枝汤中之芍药，敛阴而不滋腻也。至其辛散燥烈，阴虚气弱者忌用，则固自言之矣！

（清·费伯雄《医方论·发表之剂》）

如遇伤寒，似可以用麻黄汤，而姑用羌、防。江南无正伤寒，麻黄汤甚不合用。昔陶节庵制九味羌活汤以代麻黄汤，煞有苦心。知人伤于寒则病热，于方中特少加生地、黄芩以预防之，真良法也。然予思初受寒邪，芩、地究虑其早，往往去芩、地，加当归、赤芍，兼加二陈以和畅阳明，使痰不生而邪无所踞，寒颇易解，而热亦不甚，似亦刍荛之一得。遇阴虚不能化汗者，当归用至八钱，一汗而解。曾医李青原著有成效。此等运用，学者宜知。至于伤风，亦不必骤用桂枝。南方之风气柔弱，非比北方之风气刚劲，只须苏杏二陈加防风钱许可解。如果头痛、项强，伤及太阳，不见有汗，则羌、防亦可稍加。如果畏风兼畏寒，则桂枝亦可加用，但不宜多耳。

（清·李冠仙《知医必辨·论初诊用药》）

大羌活汤

【原文】

防风　羌活　独活　防己　黄芩　黄连　苍术　白术　甘草炙　细辛已上各三钱　知母　川芎　地黄各一两

上㕮咀，每服半两，水二盏，煎至一盏半，去粗，得清药一大盏，热饮之。不解再服，三四盏解之亦可，病愈则止。若有余证，并依仲景随经法治之。

（元·王好古《此事难知·问两感邪从何道而入》）

【方论】

答曰：经云：两感者，死不治。一日，太阳与少阴俱病，头痛，发热，恶寒，口干，烦满而渴。太阳者，腑也，自背俞而入，人之所共知；少阴者，脏也，自鼻息而入，人所不知也。鼻气通于天，故寒邪无形之气从鼻而入。肾为水也，水流湿，故肾受之。经曰伤于湿者，下先受之，同气相求耳！又云：天之邪气，感则害人五脏。以是知内外两感，脏腑俱病，欲表之，则有里；欲下之，则有表。表里既不能一治，故死矣！故云：两感者不治。然所禀有虚实，所感有浅深，虚而感之深者必死，实而感之浅者，犹或可治。治之而不救者有矣，夫未有不治而获生者也。予尝用此，间有生者，十得二三，故立此方，以待好生君子用之。解利两感神方。

（元·王好古《此事难知·问两感邪从何道而入》）

伤寒两感者，此方主之。

　　两感者，一日太阳与少阴俱病，谓有太阳证之头疼、身热、脊强，而又有少阴证之口干、烦满而渴也；二日则阳明与太阴俱病，谓有阳明证之身热、谵语，而又有太阴证之腹满、不欲食也；三日则少阳与厥阴俱病，谓有少阳证之耳聋、胁痛，而又有厥阴证之囊缩、厥逆也。凡此两感之证，欲汗之则有里，欲下之则有表，表里不能一治，故《内经》、仲景皆称必死而无治法。易老意曰：证虽有表里之殊，而无阴阳之异，传经者皆为阳邪，一于升阳散热、滋养阴脏，则感之浅者尚或可平矣。经曰气薄则发泄，故用羌活、独活、防风、苍术、细辛、川芎之气薄者，以升发其传经之邪；又曰寒胜热，故用黄连、黄芩、防己、生地、知母之寒苦者，以培养其受伤之阴。以升散诸药而臣以寒凉，则升者不峻；以寒凉诸药而君以升散，则寒者不滞。白术、甘草，脾家药也，用之者，所以益其脾胃而建中营之帜尔。呜呼！于不可治之中而求为可治之策，大羌活者，其万死一生之兵乎！

　　　　　　　　　　　（明·吴崑《医方考·伤寒门第二》）

　　两感伤寒病二经，大羌活汤草川芎，二防二术二活细，生地芩连知母同。

　　两感，伤寒病名也。二经，谓一日太阳、少阴，二日阳明、太阴，三日少阳、厥阴同病也。张洁古制大羌活汤治之，即甘草、川芎、防风、防己、苍术、白术、羌活、独活、细辛、生地、黄芩、黄连、知母也。

　　　　　　　（清·吴谦等《医宗金鉴·伤寒心法·伤寒附法》）

　　两感伤寒，一日太阳、少阴，二日阳明、太阴，三日少阳、厥阴。古方俱有加减治法，但予意更有进者。若至二日，而前症未解，则是四经合病；三日而前症未解，则是六经俱病矣。四经合病者，既未有成方；而六经俱病者，更难于措手。仲景以后，岂复有补天浴日手段！大羌活汤，漫无分别，亦不过尽人事而已!

(清·费伯雄《医方论·发表之剂》)

香 苏 散

【原文】

治四时瘟疫、伤寒。

香附子炒香,去毛 紫苏叶各四两 甘草炙,一两 陈皮二两,不去白

上为粗末,每服三钱,水一盏,煎七分,去滓,热服,不拘时候,日三服。若作细末,只服二钱,入盐点服。

(宋·太平惠民和剂局《太平惠民和剂局方·治伤寒》)

【方论】

四时感冒风邪,头痛发热者,此方主之。

南方风气柔弱,伤于风寒,俗称感冒。感冒者,受邪肤浅之名也。《内经》曰卑下之地,春气常存,故东南卑下之区,感风之证居多。所以令人头痛、发热,而无六经之证可求者,所感人也由鼻而入,实于上部,不在六经,故令头痛、发热而已。是方也,紫苏、香附、陈皮之辛芬,所以疏邪而正气;甘草之甘平,所以和中而辅正尔。

(明·吴崑《医方考·感冒门第三》)

伤食加消导药,咳嗽加杏仁、桑皮,有痰加半夏,头痛加川芎、白芷,伤风自汗加桂枝,伤寒无汗加麻黄、干姜,伤风鼻塞头昏加羌活、荆芥,心中卒痛加延胡索、酒一杯。

此手太阴药也。紫苏疏表气而散外寒,香附行里气而消内壅,橘红能兼行表里以佐之橘红利气,兼能发表散寒,盖气行则寒散,而食亦消矣,甘草和中,亦能解表为使也。

(清·汪昂《医方集解·表里之剂第五》)

香苏饮内草陈皮，紫苏叶二钱，香附、炒陈皮各一钱五分，炙草一钱，加姜、葱，水煎服，微覆取汗。汗顾阴阳用颇奇，紫苏，血中气药；香附，气中血药；甘草兼调气血；陈皮宣邪气之郁，从皮毛而散。视时方颇高一格。芜芥芎防蔓子人，再加秦艽、荆芥、川芎、蔓荆子各一钱，《医学心悟》名加味香苏饮。解肌活套亦须知。

仲景麻、桂诸汤，从无他方可代。后人易以九味羌活汤、人参败毒散及此汤，看似平稳，其实辛烈失法。服之得汗，有二虑：一虑辛散过汗，重为亡阳，轻则为汗漏也；一虑辛散逼汗，动脏气而为鼻衄，伤津液而为热不退、渴不止也。服之不得汗，亦有二虑：一虑辛散煽动内火，助邪气入里而为狂热不得寐；一虑辛散拔动肾根，致邪气入阴而为脉细但欲寐也。若用仲景之法则无是虑。

（清·陈修园《时方歌括·轻可去实》）

葛 根 汤

【原文】

葛根四两　麻黄三两，去节　桂枝二两，去皮　芍药二两　甘草二两，炙　生姜三两　大枣十二枚

上七味，㕮咀，以水七升，先煮麻黄、葛根，减二升，去沫，内诸药，煮取三升，去滓，温服一升，覆取微似汗，不须啜粥，余如桂枝汤将息及禁忌。

（汉·张仲景《金匮要略·痉湿暍病脉证治》）

【方论】

按：《伤寒论》中有太阳病，项背强几几，无汗，恶风，葛根汤主之。注云：轻可去实，以中风表实，故加麻黄、葛根以祛风，桂枝汤以和表也。今以小便反少，气上冲胸，口噤不能语，欲作刚痉者亦用之，何也？盖太阳欲入传阳明，然阳明不受邪，故气逆上冲胸；而阳明筋脉内结胃口，外行胸中，过

人迎，环唇口，以其经多气多血。胸中，肺部也，上焦主分布津液，行水道。今太阳与阳明热并胸中，故水道不行，则小便少；津液不布，则无汗；人迎在结喉两旁，近会厌，发声机关之处，由阳明所过筋脉，遇所并之热，遂挛急牵引，以口噤不能语，欲作刚痉。胸中近表，论其在上，则属太阳；论其居前，则属阳明。宜乎是方治其两经之病也，何以言之？盖葛根本阳明经药，能生津液出汗，行小便，解肌。易老云：太阳初病，未入阳明，不可便服葛根，是引贼破家也。又云：用此以断太阳之路，即是开发阳明经气，以却太阳传入之邪也。故仲景治太阳、阳明合病，桂枝加麻黄、葛根也。

（元·赵以德《金匮方论衍义·痉湿暍病脉证治第二》）

议曰：太阳病，项背强几几，无汗恶风者，此中风表实也，属葛根汤。若太阳病，项背强几几，反汗出恶风者，为中风表虚也，属桂枝加葛根汤主之，已载于前，详矣。又：太阳病不解，并于阳明者，必下利，亦必此方内外均解之。葛根性平，能祛风，行于阳明之经，用之为君；麻黄为臣，辅之发汗解表；桂枝、芍药为佐，通行于荣卫之间；甘草、大枣之甘，生姜之辛，以通脾胃之津为使。此方乃治其表实，而兼治其合病并病者也。

问曰：表实无汗者，麻黄汤均主之矣，今又有此葛根汤发汗，何也？答曰：麻黄汤治寒邪表实、恶寒无汗者，今此项背强几几然恶风者，乃有风在表而不得散，只因无汗，为兼有寒邪，故于桂枝汤中加葛根、麻黄主之。

（明·许宏《金镜内台方议·葛根汤》）

治伤寒阳明经发热、头额痛、微恶寒、目痛鼻干、不得眠、无汗、脉微洪，宜用此方。葛根上，桂枝中，芍药中，甘草下，麻黄中，加白芷、升麻，俱少用。

表热加柴胡；里热加黄芩；本经无汗、恶寒甚者，去黄

芩；渴加天花粉；恶心加陈皮；胸胁满闷加枳壳、枳实；太阳
与阳明合病，无汗恶风、脉浮长者，加羌活、川芎；阳明与少
阳合病，无汗恶风、脉弦长者，用此汤加合小柴胡去麻黄、桂
枝，祛病如拾芥耳；若刚痉加羌活、独活；若天时瘟疫，发热
而渴，内外热者，加黄芩，名为葛根解肌汤，冬月宜加、春宜
少、夏秋去之加苏叶；若头疼并额痛甚者，加葱白、川芎、白
芷，名为葛根葱白汤；若下痢呕逆者加半夏、生姜，名为葛根
半夏汤。

（明·陶华《伤寒全生集·辨伤寒恶风例第五》）

本草云：轻可去实。葛根、麻黄，形气之轻者也，此以风
寒表实，故加二物于桂枝汤中。又：太阳与阳明合病，必自下
利。下利，里证也，今之庸医皆曰漏底伤寒，不治，仲景则以
此方主之。盖以邪气并于阳，则阳实而阴虚，阴虚故下利也，
与此汤以散经中表邪，则阳不实而阴气平，利不治而自止也。
斯妙也，惟明者知之。

（明·吴崑《医方考·伤寒门第二》）

夫以太阳中风，项背强几几，汗出，恶风，用桂枝加葛
根而论之。则此太阳伤寒，项背强几几，无汗，恶风，当用
麻黄加葛根，而用葛根汤者，何哉？盖几几乃加阳明之时，
喘已不作，故去杏仁，不用麻黄汤之全方，不可以麻黄加为
名。而用麻黄、桂枝、甘草、葛根以为汤者，实则是麻黄加
之规制也。用姜、枣、芍药者，以阳明属胃，胃为中宫，
姜、枣皆和中之物，芍药有缓中之义也。不须啜粥，麻黄类
例也。

故但用葛根汤散经中之寒邪，而以不治治利。以不治治利
者，麻黄散太阳之表，葛根解阳明之肌，桂枝主荣卫之和，
姜、枣健脾胃之弱，甘草者，和中之国老，芍药者，缓中而佐
使。夫如是而经中之邪散，则胃中之正回，不分清者自分清，

不显治者而治在其中矣。

（明·方有执《伤寒论条辨·辨太阳病脉证并治中篇第二》）

麻黄、葛根以发其阳，则汗自出而口噤自开。桂枝通血脉，芍药和阴血，则小便自通而冲气自止。生姜之辛以散逆，甘草、大枣之甘以和胃，则经络疏通，内外柔和，而强急可愈。

（清·程林《金匮要略直解·痉湿暍病脉证第二》）

刚痉之背项强直而无汗发热，又反恶寒，原属寒湿居中、阴阳两伤之象，有如发热为太阳病矣，无汗乃寒伤荣本证也。此时邪尚在表不在里，而小便反少，气上冲胸，明是太阳随经之邪，自腑侵脏，动其冲气。且口噤不语，是太阳主开而反阖，声不得发，则阴阳两伤，势必强直恶寒所不待言。故曰欲作刚痉，药用桂枝全汤加葛根、麻黄，风寒兼治也。然足阳明之脉起于鼻，交频中，旁纳太阳之脉，故自太阳而侵及阳明，势将颈项强不已而渐胸满，特以葛根主之，以杜兼并之势，为无汗刚痉主方，且桂枝原能治冲气也。

（清·徐彬注《金匮要略论注·痉湿暍》）

桂枝、大青龙证，恶风兼恶寒者，是中冬月之阴风；此恶风不恶寒者，是感三时鼓动之阳风。风胜而无寒，故君葛根之甘凉，减桂枝之辛热，大变麻、桂二汤温散之法。

葛根禀气轻清，而赋体厚重。此不惟取其轻以去实，复取其重以镇动也。此又培土宁风之法。

葛根为阳明经药，惟表实里虚者宜之，而胃家实非所宜也，故仲景于阳明经中反不用葛根。若谓其能亡津液而不用，则与本草生津之义背矣；若谓其能大开肌肉，何反加于汗出恶风之合病乎？有汗无汗，下利不下利，俱得以葛根主之。是葛根与桂枝同为解肌和中之剂，与麻黄之专于发表不同。

　　轻可以去实，麻黄、葛根是也。去沫者，止取其清阳发腠理之义也。葛根能佐麻黄而发表，佐桂枝以解肌。不须啜粥者，开其腠理而汗自出，凉其肌肉而汗自止。是凉散以驱风，不必温中以逐邪矣。

（清·柯琴《伤寒来苏集·伤寒论注》）

　　比麻黄、青龙之剂较轻，然几几更甚于项强，而无汗不失为表实，脉浮不紧数，是中于鼓动之阳风，故以桂枝汤为主，而加麻、葛以攻其表实也。葛根味甘气凉，能起阴气而生津液，滋筋脉而舒其牵引，故以为君；麻黄、生姜，能开玄府腠理之闭塞，祛风而出汗，故以为臣；寒热俱轻，故少佐桂、芍，同甘、枣以和里。此于麻、桂二方之间，衡其轻重，而为调和表里之剂也。故用之以治表实，而外邪自解，不必治里虚，而下利自瘳，与大青龙治表里俱实者异矣。要知葛根秉性轻清，赋体厚重，轻可去实，重可镇动，厚可固里，一物而三美备。然惟表实里虚者宜之，胃家实者，非所宜也。故仲景于阳明经中不用葛根。

（清·柯琴《伤寒来苏集·伤寒附翼》）

　　葛根汤即桂枝汤加麻黄、倍葛根，以去营实，小变麻桂之法也。独是葛根、麻黄治营卫实，芍药、桂枝治营卫虚，方中虚实互复者，其微妙在法。先煮麻黄、葛根减二升，后纳诸药，则是发营卫之汗为先，而固表收阴袭于后，不使热邪传入阳明也。故仲景治太阳病未入阳明者，用以驱邪，断入阳明之路。若阳明正病中，未尝有葛根之方，东垣、易老谓葛根是阳明经主药，误矣。

（清·王子接《绛雪园古方选注·伤寒科·汗剂》）

　　一经未罢，又传一经，二经、三经同病，而不归并一经者，谓之合病。太阳与阳明合病者，谓太阳之发热，恶寒无汗与阳明之烦热不得眠等证，同时均病，表里之气，升降失常，故不下利，则上呕也。治法只须先解太阳之表，表解而阳明之里自和矣。若利，则宜葛根汤表而升之，利自可止；呕则加半夏，表而降之，呕自可除也。

（清·吴谦等《医宗金鉴·订正仲景全书伤寒论注·辨合病并病脉证并治篇》）

四时合病在三阳，柴葛解肌柴葛羌，白芷桔芩膏芍草，利减石膏呕半姜。

此方陶华所制，以代葛根汤。凡四时太阳、阳明、少阳合病轻证，均宜以此汤增减治之。增减者，谓如无太阳证者，减羌活，无少阳证者，减柴胡也。即柴胡、葛根、羌活、白芷、桔梗、赤芍、石膏、黄芩、甘草也。下利减石膏，以避里虚也。呕加半夏、生姜，以降里逆也。

（清·吴谦等《医宗金鉴·伤寒心法·伤寒附法》）

是方也，即桂枝汤加麻黄、葛根。麻黄佐桂枝发太阳营卫之汗，葛根君桂枝解阳明肌表之邪。不曰桂枝汤加麻黄、葛根，而以葛根命名者，其意重在阳明，以呕利属阳明多也。二阳表急，非温服覆而取汗，其表未易解也。或呕或利，里已失和，虽啜粥而胃亦不能输精于皮毛，故不须啜粥也。柯琴曰：此证身不疼、腰不疼、骨节不疼、不恶寒，是骨不受寒矣。头项强痛，下连于背，牵动不宁，是筋伤于风矣。不喘不烦躁，不干呕，是里不病。无汗恶风，病只在表。若表病而兼下利，则是表实里虚矣，比麻黄、青龙二证较轻。然项强连背拘强，更甚于项强无汗，不失为表。但脉浮不紧，故不从乎麻黄，而于桂枝方加麻黄倍葛根以去实，小变麻桂之法也。盖葛根为阳明主药，凡太阳有阳明者，则佐入太阳药中；凡少阳有阳明者，则佐入少阳药中，无不可也。李杲定为阳明经药。张洁古云：未入阳明者，不可便服。岂二人未读仲景书乎？要知葛根、桂枝俱是解肌和里之药，故有汗无汗、下利不下利俱可用，与麻黄之专于发表者不同也。

（清·吴谦等《医宗金鉴·删补名医方论》）

陶华制此以代葛根汤，不知葛根汤只是太阳、阳明药，而此方君柴胡，则是又治少阳也，用之太阳、阳明合病，不合也。若用之以治三阳合病，表面邪轻者，无不效也。仲景于三阳合病，用白虎汤主之，因热甚也。曰汗之则谵语遗尿，下之则额汗厥逆，正示人惟宜以和解立法，不可轻于汗下也。此方得之葛根、白芷，解阳明正病之邪，羌活解太阳不尽之邪，柴胡解少阳初入之邪，佐膏、芩治诸经热，而专意在清阳明，佐芍药敛诸散药而不令过汗，桔梗载诸药上行三阳，甘草和诸药通调表里。施于病在三阳，以意增减，未有不愈者也。若渴引饮者，倍石膏加栝蒌根，以清热而生津也。若恶寒甚无汗，减石膏、黄芩加麻黄，春夏重加之，以发太阳之寒。若有汗者，加桂枝以解太阳之风，无不可也。

（清·吴谦等《医宗金鉴·删补名医方论·柴葛解肌汤》）

无汗则仍是寒伤营证矣，故麻黄、葛根同用。麻黄汤无芍药，而此用之者，恐其太过，藉以护营也。

（清·邵成平《伤寒正医录·营卫两伤》）

风性上行，呕即太阳风伤卫证也；寒性下行，利即太阳寒伤营证是也。太阳之热邪甚，胃气不分水谷则清浊杂下。麻黄、葛根散两经之表，桂枝和营卫，姜、枣、甘、芍健脾胃而和中，内外分解，不治利而利自止矣。

（清·邵成平《伤寒正医录·合病》）

此即桂枝汤加麻黄三两、葛根四两。前桂枝加葛根汤一条，其现症亦同，但彼云反汗出，故无麻黄。此云无汗，故加麻黄也。按：葛根，本草治身大热。大热乃阳明之症也，以太阳将入阳明之经，故加此药。

因其本属桂枝证而脉促，故只加葛根一味，以解阳明初入之邪。此条乃太阳阳明合病，故用葛根汤全方，因其但呕，加半夏一味以止呕。随病立方，各有法度。

（清·徐大椿《伤寒论类方·葛根汤类三》）

两经合病，下利而曰必，必阳并于表，表实而里虚也。用葛根汤解肌以和中，则里和而表自解矣。

此开表逐邪之轻剂，治风寒在表而自下利者，是为表实里虚。用桂枝汤解肌和里，加麻、葛以攻其表实也。葛根味甘气凉，能起阴气而生津液；麻黄、生姜开元府腠理之闭塞，祛风邪而出汗；更佐桂、芍、甘、枣以和里，用之治表实而外邪自解，不必治里虚而下利自瘳矣。

（清·徐大椿《伤寒约编·葛根汤证》）

葛根，阳明药也，项强几几为阳明的证，故太阳病兼见此一证，即以有汗为风、无汗为寒，而于桂枝、麻黄汤中各加葛根以尽其用。然彼不名葛根汤，但言桂枝加葛根，以桂枝全汤仅加此一味也。此独更名葛根汤者，见寒邪即兼入于阳明，则胸间之喘自止，自可不用杏仁，故不于麻黄全方加葛根，反用桂枝全方加麻黄、葛根，恐其寒少也。虽意主加入麻黄汤，而不得谓麻黄汤加葛根耳。若太阳阳明合病，自下利者，葛根汤，成说谓邪并于阳，则阳实而阴虚，阴虚下利，故以葛根汤散其余邪。如是则葛根一味为阳明矣，独用入麻黄，义何取乎？盖寒邪属阴，阴性下行，故合阳明胃中之水谷下奔，治寒以麻黄为主，故必合麻黄、葛根并加之，亦不用杏仁，因其势已下趋，不欲复利之也。

仲景于太阳阳明合病，自下利者，以为兼寒，而用麻黄、葛根，加入桂枝全方矣。若不利而加呕，则是兼风，风属阳，故合阳明胃中之水饮而上逆，故于葛根汤全方复加半夏以去其逆，犹之小柴胡治半表半里而未全入里者，不脱半夏为治也。若概如成无己邪并于阳，则阳实而阴虚，阴虚必下利之说，则此之合病，独非邪并于阳乎？何以不下利而独呕？故知下利不下利，有挟寒、挟风之不同也。

（清·吴仪洛《伤寒分经·诸方全篇·合病论列方》）

阳明传腑与传经，仲景云：阳明之为病，胃家实也，此在内之证据。又云：溅溅汗出，日晡潮热，此在外之证据。如内外相合，即仲景所谓正阳阳明也。其余或兼少阳，故仲景书中有少阳阳明之论，是以正阳阳明主以大承气汤治之，如少阳阳明以大柴胡治之。腑脉须知沉实论，潮热妄言或便闭，渴尤恶热汗尤蒸。

黄斑狂乱同相见，白芍柴黄枳半芩。白芍、柴胡、大黄、枳实、半夏、黄芩，即仲景大柴胡汤，以姜、枣引。

经脉微洪亦要明，鼻干目痛热难寝，柴胡葛根芩甘桔，芍芷羌膏姜枣平。柴胡、葛根、黄芩、甘草、桔梗、白芍、白芷、羌活、石膏，姜、枣引。即陶节庵柴葛解肌汤。柯韵伯云：阳明之病在胃实，当以下为正法矣。然阳明居中，诸病咸臻，故治法悉具。如多汗、无汗，分麻黄、桂枝。在腑、在腹，分瓜蒂、栀豉。初硬、溏燥，分大、小承气。即用汗、吐、下三法，亦有轻重浅深之不同也。若大烦大渴而用白虎、瘀血发黄而用茵陈、小便不利而用猪苓、停饮不散而用五苓、食谷欲吐而用吴茱等法，莫不各有差等。以棋喻之，发汗是先着，涌吐是要着，清火是稳着，利水是闲着，温补是急着，攻下是末着。病至于攻下，无别着矣。故汗之得法，他着都不必用。其用吐法，虽是奇着，已是第二手矣。他着都非正着，惟攻下为煞着，亦因从前之失着也。然诸法皆因清火而设，则清火是阳明之上着欤。

（清·毛世洪《医学三信编·感证类要·伤寒六经正治法》）

太阳症无汗，宜用麻黄汤矣，乃变其法，于桂枝汤中加葛根、麻黄二味，此中奥义全在"恶风"二字。但恶风而不恶寒，则不在寒伤营之例，乃太阳表症未解，将入阳明之象，故用麻黄以发汗，桂枝以去风，参用葛根以阻其入阳明之路。若抛荒本经之病，而预用引经之药，便为开门揖盗，仲景断不为也。

（清·费伯雄《医方论·发表之剂》）

葛根汤一方，乃肌表两解之方，亦太阳、阳明合解之方也。夫风寒之邪，一从肌腠而入，则为桂枝汤症，一从肤表而入，则为麻黄汤症。今以桂枝汤加麻黄、葛根，是从肌腠以达肤表，俾邪直出。太阳与阳明接壤，太阳之邪已在经输，逼近阳明，此刻阳明不病亦病也，去太阳之邪即所以救阳明也。师取葛根，乃三路进剿之法，葛根为阳明之主药，用之以截阳明之路，而邪不敢入；又能鼓胃气上腾，足以助桂、麻发散祛邪之力，是以攻无不胜，战无不克也。

（清·郑钦安《医理真传·杂问》）

葛根为阳明经证之药，而汗多、脉洪者，犹当易之。以阳明主肉，血气独盛，寒虽在经，化热最捷，竭其津液，往往转为两感，此白虎汤之所由设也。麻、桂辛热，为所大忌，乃反列葛根汤中，轻重相衡，而麻、桂且过之，其故何哉？盖葛根之制，原无麻、桂，其有麻、桂而又过之者，因太阳兼证，差重于阳明，而后加入也，否则必不以葛根名其汤矣。太阳与阳明彼此之分也，而在经与在腑，浅深之判也。

（清·与樵山客《平法寓言·正名上篇·论葛根汤小柴胡汤二方》）

治三阳合病，风邪外客，表不解而里有热者。故以柴胡解少阳之表，葛根、白芷解阳明之表，羌活解太阳之表，如是则表邪无容足之地矣。然表邪盛者，内必郁而为热，热则必伤阴，故以石膏、黄芩清其热，芍药、甘草护其阴，桔梗能升能降，可导可宣，使内外不留余蕴耳。用姜、枣者，亦不过藉其和营卫，致津液，通表里，而邪去正安也。

（清·张秉成《成方便读·发表之剂》）

小 青 龙 汤

【原文】

麻黄去节　芍药　细辛　干姜　甘草炙　桂枝各三两，去皮
五味子半升　半夏半升，洗

上八味，以水一斗，先煮麻黄，减二升，去上沫，内诸药，煮取三升，去滓，温服一升。渴者，去半夏，加栝楼根三两；若微利，去麻黄，加荛花如一鸡子，熬令赤色；若噎者，去麻黄，加附子一枚，炮；若小便不利、少腹满者，去麻黄，加茯苓四两；若喘，去麻黄，加杏仁半升，去皮尖。且荛花不治利，麻黄主喘，今此语反之，疑非仲景意。

（汉·张仲景《伤寒论·辨太阳病脉证并治》）

【方论】

青龙象肝木之两歧，而主两伤之疾。中风见寒脉，伤寒见风脉，则为荣卫之两伤，故以青龙汤主之。伤寒表不解，则麻黄汤可以发；中风表不解，则桂枝汤可以散。惟其表且不解，而又加之心下有水气，则非麻黄汤所能发、桂枝汤所能散，乃须小青龙汤，始可祛除表里之邪气尔。麻黄味甘辛温，为发散之主。表不解，应发散之，则以麻黄为君。桂味辛热，甘草味甘平，甘辛为阳，佐麻黄表散之，用二者所以为臣。芍药味酸微寒，五味子味酸温，二者所以为佐者，寒饮伤肺，咳逆而喘，则肺气逆。《内经》曰：肺欲收，急食酸以收之。故用芍药、五味子为佐，以收逆气。干姜味辛热，细辛味辛热，半夏味辛微温，三者所以为使者，心下有水，津液不行，则肾气

燥。《内经》曰：肾苦燥，急食辛以润之。是以干姜、细辛、半夏为使，以散寒水。逆气收，寒水散，津液通行，汗出而解矣。心下有水气散行，则所传不一，故又有增损之证。若渴者，去半夏，加瓜蒌根。水蓄则津液不行，气燥而渴。半夏味辛温，燥津液者也，去之则津液易复。瓜蒌根味苦微寒，润枯燥者也，加之则津液通行，是为渴所宜也。若微利，去麻黄，加芫花。水气不行，渍入肠间，则为利。下利者不可攻其表，汗出必胀满。麻黄专为表散，非下利所宜，故去之。芫花味苦寒，酸苦为涌泄之剂，水去利则止，芫花下水，故加之。若噎者去麻黄，加附子。经曰：水得寒气，冷必相搏，其人即溏。又曰：病人有寒，复发汗，胃中冷，必吐蛔。噎为胃气虚竭，麻黄发汗，非胃虚冷所宜，故去之。附子辛热，热则温其气，辛则散其寒，而噎者为当。两相佐之，是以祛散冷寒之气。若小便不利，少腹满，去麻黄，加茯苓。水蓄在下焦不行，为小便不利，少腹满。凡邪客于体者，在外者可汗之，在内者下之，在上者可涌之，在下者可泄之。水蓄下焦，渗泄可也，发汗则非所当，故去麻黄。而茯苓味甘淡，专行津液。《内经》曰：热淫于内，以淡渗之。渗溺行水，甘淡为所宜，故加茯苓。若喘者去麻黄，加杏仁。喘为气逆，麻黄发阳，去之则气易顺。杏仁味甘苦温，加之以泄逆气。《金匮要略》曰：其形肿者，故不内麻黄，乃内杏子。以麻黄发其阳，故喘逆形肿，标本之疾，加减所同，盖其类矣。

（金·成无己《伤寒明理论·诸药方论》）

若微利者，去麻黄加芫花如鸡子大，熬令赤色。下利者，不可攻表，汗出必胀满，故去麻黄加芫花能去十二经水，水去则利自止，故加之。

若渴者，去半夏加栝蒌根三两。以其半夏性燥，故去之；栝蒌根味苦能生津，故加之。

若噎者，去麻黄加附子一枚。水得寒气，冷必相搏，其人必噎，故加炮附子以温之。

　　若小便不利，小腹满，去麻黄加茯苓四两，以其能利水道也。

　　若喘者，加杏仁半升，以其能润肺而散水气。其脉浮者，不去麻黄；但脉沉者，宜去麻黄也。

　　议曰：伤寒表不解，则发热；心下有水气，则干呕而咳，此乃水气与温邪相搏而成。此症也，或渴，或利，或噎，或小便不利、小腹满，或喘者，皆有水气内攻也，故与此方主之。以麻黄为君；桂枝为臣；芍药行荣而散表邪；以干姜、细辛、半夏之辛为使，而行水气止呕咳；以五味子之酸而敛肺气之逆气，以甘草之甘而和诸药为佐。经曰以辛散之，以甘缓之，以酸收之者，此也。谓之曰小青龙者，以其能发越风寒，分利水气，越超乎天地之间也。

　　　　　　　　（明·许宏《金镜内台方议·小青龙汤》）

　　青龙者，东方木神，主发育万物，二方以发散为义，故名之。麻黄、桂枝、甘草，发表邪也；半夏、细辛、干姜，散水气也；芍药所以和阴血，五味所以收肺气。

　　　　　　　　（明·吴崑《医方考·伤寒门第二》）

　　水气，谓饮也。咳与喘，皆肺逆也。盖肺属金，金性寒，水者金之子，故水寒相挗则伤肺也。或为多证者，水流行不一，无所不之也。夫风寒之表不解，桂枝、麻黄、甘草所以解之；水寒之相挗，干姜、半夏、细辛所以散之。然水寒欲散而肺欲收，芍药、五味子者，酸以收肺气之逆也。然则是汤也，乃直易于散水寒也，其犹龙之不难于翻江倒海之谓欤。夫龙，一也，于其翻江倒海也，而小言之；以其兴云致雨也，乃大言之。能大能小，化物而不泥于物，龙固如是夫。

　　　　　　　　（明·方有执《伤寒论条辨·辨太阳病脉证并治下篇第三》）

麻黄、桂枝、干姜用以止咳逆；细辛、半夏用以去水饮；五味、芍药用以收逆气；石膏、甘草用以止躁喘。九味为治肺胀、去水饮、散风寒之重剂。

（清·程林《金匮要略直解·肺痿肺痈咳嗽上气病脉证治第七》）

青龙象肝之两歧，而主两伤之疾，大青龙主荣卫之两伤。此则表不解而加之心下有水气，必小青龙乃可祛除表里之邪。表不解故以麻黄为君；桂枝、甘草为臣；咳逆而喘，肺气逆也，故以芍药、五味子为佐；心下有水，津液不行，则肾气燥，急食辛以温之，故以干姜、细辛、半夏为使；水寒相搏，为证不一，立加减法。利，去麻黄。下利不可攻其表，汗出必胀满，故去之；水渍入胃必作利，荛花下十二水，水去则利止。半夏辛而燥津液，非渴者所宜，故去之。瓜蒌味苦而生津液，故加之。水得寒气，冷必相搏，其人即噎，加附子温散水寒。人有寒复发汗，胃中必吐蛔，去麻黄恶发汗也。水蓄下焦不行，为小便不利、少腹满，麻黄发津液于外非所宜也，茯苓泄蓄水于下，加所当也。喘者去麻黄，以发其阳故也，加杏仁能除胸膈之气燥也。

（清·史以甲《伤寒正宗·太阳经风寒两伤之证》）

咳嗽由于风寒入肺，肺为娇脏，一味误投，即能受害。若用熟地、麦冬、萸肉、五味等滋腻酸敛之品补住外邪，必至咯血、失音、喉癣、肛痛、喘急、寒热，近者半年，远者三年，无有不死。盖其服此等药之日，即其绝命之日也。间有见几而停药者，或能多延岁月，我见以千计。故今之吐血而成痨者，大半皆由咳嗽而误服补药所致也。或云五味子乃仲景治嗽必用之药，不知古方之用五味必合干姜，一散一收，以治寒嗽之症，非治风火之嗽也。况加以熟地、麦冬，则受祸尤烈。

（清·徐大椿《慎医刍言·咳嗽》）

表虽未解，寒水之气已去营卫，故于桂枝汤去姜、枣，加细辛、干姜、半夏、五味。辛以散水气而除呕，酸以收逆气而止咳，治里之剂多于发表焉。小青龙与小柴胡，俱为枢机之剂。故皆设或然症，因各立加减法。盖表证既去其半，则病机偏于向里，故二方之证多属里。仲景多用里药，少用表药，未离于表，故为解表之小方。然小青龙主太阳之半表里，尚用麻黄、桂枝，还重视其表；小柴胡主少阳之半表里，只用柴胡、生姜，但微解其表而已。此缘太、少之阳气不同，故用表药之轻重亦异。小青龙设或然五症，加减法内即备五方。小柴胡设或然七症，即具加减七方。此仲景法中之法，方外之方，何可以三百九十七、一百一十三拘之？

能化胸中之热气而为汗，故名大青龙；能化心下之水气而为汗，故名小青龙。盖大青龙表证多，只烦躁是里证；小青龙里证多，只发热是表证。故有大小发汗之殊耳。发汗、利水，是治太阳两大法门。发汗分形层之次第，利水定三焦之浅深。故发汗有五法：麻黄汤汗在皮肤，乃外感之寒气；桂枝汤汗在经络，乃血脉之精气；葛根汤汗在肌肤，乃津液之清气；大青龙汗在胸中，乃内扰之阳气；小青龙汗在心下，乃内蓄之水气。其治水有三法：干呕而咳，是水在上焦，在上者发之，小青龙是也；心下痞满，是水在中焦，中焦者泻之，十枣汤是也；小便不利，是水在下焦，在下者引而竭之，五苓散是也。其他坏证、变证虽多，而大法不外是矣。

（清·柯琴《伤寒来苏集·伤寒论注》）

邪入太阳地面，即汗而散之，犹陈利兵于要害，乘其未定而击之也。邪之轻者在卫，重者在营，尤重者在胸膈，犹寇之浅者在关外，其深者在关上，尤深者在关内也。麻黄为关外之师，桂枝、葛根为关上之师，大、小青龙为关内之师矣。

麻、桂二方，便是调和内外表里两解之剂矣。如大青龙用石膏以治烦躁，小青龙用五味、干姜以除咳嗽，皆于表剂中即兼治里。

（清·柯琴《伤寒来苏集·伤寒论翼》）

此于桂枝汤去大枣之泥，加麻黄以开玄府，细辛逐水气，半夏除呕，五味、干姜以除咳也。以干姜易生姜者，生姜之味气不如干姜之猛烈，其大温足以逐心下之水，苦辛可以解五味之酸，且发表既有麻黄、细辛之直锐，更不藉生姜之横散矣。若渴者，是心液不足，故去半夏之燥热，加瓜蒌根之生津。若微利与噎、小便不利与喘者，病机偏于向里，故去麻黄之发表，加附子以除噎，芫花、茯苓以利水，杏仁以定喘耳。两青龙俱两解表里法，大青龙治里热，小青龙治里寒，故发表之药同，而治里之药殊也。此与五苓，同为治表不解而心下有水气。在五苓治水蓄而不行，故大利其水而微发其汗，是为水郁折之也。本方治水之动而不居，故备举辛温以散水，并用酸苦以安肺，培其化源也，兼治腹胀最捷。葛根与大、小青龙皆合麻、桂二方加减。葛根减麻黄、杏仁者，以不喘故，加葛根者，和太阳之津，升阳明之液也。大青龙减桂枝、芍药者，以汗不出故，加石膏者，烦躁故也。若小青龙减麻黄之杏仁，桂枝之生姜、大枣，既加细辛、干姜、半夏、五味，而又立加减法。

（清·柯琴《伤寒来苏集·伤寒附翼》）

大青龙治风寒外壅，而闭热于经者；小青龙治风寒外壅，而伏饮于内者。夫热郁于经，而不用石膏，汗为热隔，宁有能发之者乎？饮伏于内，而不用姜、夏，邪与饮抟，宁有能散之者乎？其芍药、五味，不特靖逆气而安肺气，抑且制麻、桂、姜、辛之势，使不相骛而相就，以成内外协济之功也。

（清·尤怡《医学读书记·大小青龙汤》）

表寒不解，而心下有水饮，饮寒相搏，逆于肺胃之间，为干呕发热而咳，乃伤寒之兼证也。夫饮之为物，随气升降，无处不到，或壅于上，或积于中，或滞于下，各随其所之而为病。而其治法，虽各有加减，要不出小青龙之一法。麻黄、桂枝，散外入之寒邪；半夏、细辛、干姜，消内积之寒饮；芍药、五味，监麻、桂之性，且使表里之药，相就而不相格耳。

按：《说文》云，龙之为灵，能幽能明，能大能小，或登于天，或入于川，布雨之师，亦行水之神也。大青龙合麻、桂而加石膏，能发邪气、除烦躁；小青龙无石膏，有半夏、干姜、芍药、细辛、五味，能散寒邪、行水饮。而通谓之青龙者，以其有发汗蠲饮之功，如龙之布雨而行水也。夫热闭于经，而不用石膏，汗为热隔，宁有能发之者乎？饮伏于内，而不用姜、夏，寒与饮抟，宁有能散之者乎？其芍药、五味，不特收逆气而安肺气，抑以制麻、桂、姜、辛之势，使不相惊而相就，以成内外协济之功耳。

加减法：

若微利者，去麻黄，加芫花如鸡子大，熬令赤色。

微利者，水渍入胃也。下利者，不可攻其表，故去麻黄之发表，而加芫花之行水。

若渴者，去半夏，加栝蒌根三两。

渴者，津液不足，故去半夏之辛燥，而加栝蒌之苦润。若饮结不布而渴者，似宜仍以半夏流湿而润燥也。

若噎者，去麻黄，加附子一枚，炮。

噎者，寒饮积中也。附子温能散寒，辛能破饮，故加之；麻黄发阳气，增胃冷，故去之。

若小便不利，小腹满，去麻黄，加茯苓四两。

小便不利，小腹满，水蓄于下也，故加茯苓以泄蓄水；不用麻黄，恐其引气上行，致水不下也。

若喘者，去麻黄，加杏仁半升，去皮尖。

喘者，水气在肺，故加杏仁下气泄肺；麻黄亦能治喘，而不用者，恶其发气也。

（清·尤怡《伤寒贯珠集·太阳篇上·太阳权变法第二》）

小青龙汤治太阳表里俱寒，方义迥异于大青龙之治里热也。盖水寒上逆，即涉少阴肾虚，不得已而发表，岂可不相缩照，独泄卫气，立铲孤阳之根乎？故于麻、桂二汤内不但留芍药之收，拘其散表之猛，再复干姜、五味摄太阳之气，监制其逆，细辛、半夏辛滑香幽，导刚药深入少阴，温散水寒，从阴出阳。推测全方，是不欲发汗之意，推原神妙，亦在乎阳剂而以敛阴为用。偶方小制，故称之曰小青龙。

（清·王子接《绛雪园古方选注·伤寒科·汗剂》）

小青龙汤外发太阳之表实，内散三焦之寒饮，亦汗法中之峻剂，与大青龙汤并得其名。一以治太阳表实之热躁，一以治太阳表实之寒饮也。

（清·吴谦等《医宗金鉴·订正仲景全书伤寒论注·辨太阳病脉证并治下篇》）

加莞花如鸡子，熬令赤色，此必传写之讹。盖本草莞花即芫花类也，用之攻水，其力甚峻，五分可令人下行数十次，岂有治停饮之微利而用鸡子大之莞花者乎？当改加茯苓四两。

太阳停饮有二：一中风，表虚有汗，五苓散证也；一伤寒，表实无汗，小青龙汤证也。表实无汗，故合麻、桂二方以解外。去大枣者，以其性泥也。去杏仁者，以其无喘也，有喘者加之。去生姜者，以有干姜也，若呕者仍用。佐干姜、细辛，极温极散，使寒与水俱从汗而解。佐半夏逐痰饮，以清不尽之饮。佐五味收肺气，以敛耗伤之气。若渴者，去半夏加花粉，避燥以生津也。若微利与噎，小便不利，少腹满，俱去麻黄，远表以就里也。加附子以去噎散寒，则噎可止。加茯苓以利水，则微利、少腹满可除矣。此方与越婢汤同治水饮溢于表，而为肤胀、水肿，宜发汗外解者，无不随手而消。越婢治有热者，故方中君以石膏以散阳水也。小青龙治有寒者，故方中佐以姜、桂以消阴水也。

（清·吴谦等《医宗金鉴·删补名医方论》）

素有痰饮之人，感于外邪发热，水寒相搏，则水气留于胃，故干呕而噎；水寒射肺，故喘咳；水停而气不化，津不生，故渴；水渍肠间，故利；水蓄下焦，故小便不利、少腹满。用麻黄、桂枝，使无形之感从肌肤出；半夏、五味，使有形之水从水道出；细辛、干姜能润肾而行水，则表里之邪俱豁然矣。

（清·邵成平《伤寒正医录·营卫两伤》）

甘草培其土气，麻、桂发其营卫，芍药清其经热，半夏降胃逆而止呕，五味、细辛、干姜降肺逆而止渴也。

（清·黄元御《长沙药解·麻黄》）

痰喘证宜此。俟气平就枕，然后以消痰润肺、养阴开胃之方，依次调之。

利属下焦阴分，不可更发其阳。尧花，《明理论》作荛花，恐误。本草尧花、荛花，花叶相近，而尧花不常用，当时已不可得，故改为荛花，以其皆有去水之功也。

按：此方专治水气。盖汗为水类，肺为水源，邪汗未尽，必停于肺胃之间。病属有形，非一味发散所能除，此方无微不到，真神剂也。

（清·徐大椿《伤寒论类方·麻黄汤类二》）

发热是表不解，干呕而咳是心下之水气不散。水性流动，其变多端。水气下而不上，则或渴或利；上而不下，则或噎或喘；留而不行，则小便不利、少腹因满也。小青龙两解表里之邪，复立加减法以治或然之证。此为太阳枢机之剂。

风寒夹水气浸渍胸中，内侵肺胃则发热干呕而咳，是小青龙主证。故于桂枝汤去大枣之甘腻，加麻黄以开元府，半夏除呕，细辛逐水气，五味、干姜以除咳也。既用麻、辛发表，不须生姜之横散。渴是心液不足，故去半夏之燥，易栝蒌之润利。与噎、小便不利，与喘，则病机偏于向里，故去麻黄之发表，加附子以除噎，芫花、茯苓以利水，杏仁以定喘耳。

大、小青龙俱是两解表里之剂，当知大青龙治里热，小青龙治里寒。且小青龙治水之动而不居，亦与五苓散治水之留而不行者不同，兼治肤胀最捷。又主水寒射肺，冷哮证。

（清·徐大椿《伤寒约编·小青龙汤证》）

加减法：若微利者水横行也，去麻黄之发汗，加荛花如鸡子大，熬令赤色以利水，水去则利止。时珍曰：荛花，盖亦芫花之类，气味主治大略相近；若渴者津液不足也，去半夏之燥津液，加瓜蒌根三两以彻热而生津；若噎者，水寒窒气也，去麻黄加附子一枚炮以利气而散水寒；若小便不利，少腹痛水停下焦而不行也，去麻黄加茯苓四两以通窍而利水道；若喘者水气射肺，而声息不利也，去麻黄加杏仁半升，去皮尖以润肺而下气。

人身水饮停蓄心下，则变证不一。盖水气为阴邪，故逆上则为喘、为咳、为呕，注下则为肠鸣、自利、小腹满、小便不利，以心下为通衢，无所不至也。至若在伤寒表未解时，灾变尤急，攻表则遗里，攻里则遗表，岂不两难乎？不知太阳之邪，由皮毛而入，皮毛为肺之合，水饮之逆因气为使，肺为气之宗，故仲景一见水气证，如干呕、微利、咳、发热，不问全备与否，竟于桂枝麻黄中加五味之酸，以收肺气之逆；干姜之辛，以泻肺气之满；半夏、细辛之辛，入阴消饮，下逆泻肺耳。盖细辛能入心泻肺，补肝润肾，而助其宣散，故于风药中独为入阴之剂，更合五味、芍药、干姜、半夏，以遂其内搜之性，虽有桂枝、麻黄，不能直达表分，而但助其扩清矣。义取小青龙者，欲其翻波逐浪以归江海，不欲其兴云升天而为淫雨之意。后人谓小青龙为发汗轻剂，昧其旨矣。

（清·吴仪洛《伤寒分经·诸方全篇·太阳下篇论列方》）

秋湿内伏，冬寒外加，脉紧无汗，恶寒身痛，喘咳稀痰，胸满，舌白滑，恶水不欲饮，甚则倚息不得卧，腹中微胀，小青龙汤主之；脉数有汗，小青龙去麻、辛主之；大汗出者，倍桂枝，减干姜，加麻黄根。

学者遇咳嗽之证，兼合脉色，以详察其何因，为湿，为燥，为风，为火，为阴虚，为阳弱，为前候伏气，为现行时令，为外感而发动内伤，为内伤而招引外感，历历分明。或当用温用凉，用补用泻，或寓补于泻，或寓泻于补，择用先师何法何方，妙手空空，毫无成见，因物付物，自无差忒矣。即如此症，以喘咳痰稀，不欲饮水，胸满腹胀，舌白，定其为伏湿痰饮所致。

以脉紧无汗，为遇寒而发，故用仲景先师辛温甘酸之小青龙，外发寒而内蠲饮，龙行而火随，故寒可去，龙动而水行，故饮可蠲。以自汗脉数，为遇风而发，不可再行误汗伤阳，使饮无畏忌，故去汤中之麻黄、细辛发太阳、少阴之表者，倍桂枝以安其表。汗甚则以麻黄根收表疏之汗。夫根有归束之义，麻黄能行太阳之表，即以其根归束太阳之气也。大汗出减干姜者，畏其辛而致汗也。有汗去麻、辛不去干姜者，干姜根而中实，色黄而圆，不比麻黄干而中空，色青而直，细辛细而辛窜，走络最急也。

（清·吴瑭《温病条辨·下焦篇·寒湿》）

此方全为外有风、内蓄水而设。所以不用石膏者，因水停胃中，不得复用石膏以益胃之寒。故一变而为辛散，外去风而内行水，亦名曰青龙者，亦取发汗，天气下为雨之义也。

（清·费伯雄《医方论·发表之剂》）

　　小青龙一方，乃发汗行水之方也。因太阳表邪未解，以致水气不行，聚于心下，为咳，为喘，为悸，是皆水气上逆之咎也。今得麻、桂、细辛，发太阳之表，行少阴之水；干姜、半夏、五味，降上逆之水下行；甘草补土，白芍敛阴，最为妥切。此方重在解表，表解而水自不聚。以龙名汤，是取麻黄轻清发汗行水，如龙之得雨水而飞腾变化莫测也，岂果若龙哉？

　　　　　　　　　　　　　（清·郑钦安《医理真传·杂问》）

　　古方多不立名者，或以药名之，或以病名之，非不能名也，立之名而无深义，不如即药即病名之耳。吾观青龙必无大小二方。龙，神物也，孰得而大小之？白虎、真武，不闻有大小矣。承气、柴胡之有大小，制有轻重也。此则二方相较，而轻重且均焉，可断为汉代术家不求其理而附益之耳。且其方绝无升降开阖之妙，虽有偶然用之而幸以无过者，究不可以为训。是故凡用方者，必深明其用意之所在，若徒信其名而不察其实，必有误用以杀人者。况乎用旧方疗新病，未必泛应曲当而区画不劳。某方可用，某方不可用，某方必不能不用；某药宜减，某药宜加，某药必不能不加。非审之又审，胡可得哉。

　　　　　　　（清·与樵山客《平法寓言·正名上篇·论小青龙汤》）

　　治伤寒表不解，心下有水气，干呕而咳，或渴或利等证。前方（大青龙汤）因内有郁热而表不解，此方因内有水气而表不解。然水气不除，肺气壅遏，营卫不通，虽发表何由得汗？故用麻黄、桂枝解其表，必以细辛、干姜、半夏等辛燥之品散其胸中之水，使之随汗而出，《金匮》所谓腰以上者当发汗，即《内经》之开鬼门也。水饮内蓄，肺必逆而上行，而见喘促上气等证。肺苦气上逆，急食酸以收之，以甘缓之，故以白芍、五味子、甘草三味，一以防肺气之耗散，一则缓麻、桂、姜、辛之刚猛也。名小青龙者，以龙为水族，大则可以兴云致雨，飞腾于宇宙之间；小则亦能治水驱邪，潜隐于波涛之内耳。

（清·张秉成《成方便读·发表之剂》）

芍药者，一方之枢纽也。一征之小青龙汤，外寒与内饮相搏，干呕，发热而咳，是证之必然非或然。麻、桂散外寒，辛、夏蠲内饮，姜、味止咳逆，甘草合诸药以和之。寒则以汗解，饮则随便去，唯麻黄入太阳而上行，膀胱之气亦因之而不下行，小便不利，少腹满，固意中事。加芍药者，所以驯麻黄之性而使水饮得下走也。若小便本不利，则麻黄直去之矣。全方蠲饮重于散寒，故名之曰小青龙汤。

（清·周岩《本草思辨录·麻黄》）

小青龙汤若微利者，去麻黄，加荛花，盖利则水气不径趋膀胱，更以麻黄升太阳，则水道益涩，水气必泛而为胀满，《太阴篇》所谓下利清谷，不可攻表，汗出必胀满也。荛花《本经》主荡涤肠胃留癖，利水道，则微利不至成滞下，而在上之水气亦去。且其用在花，走里兼能走表，故《本经》并主伤寒，温疟，饮食寒热邪气。若以茯苓、泽泻治微利，则表邪亦从而陷之矣，此仲圣所以有取于荛花也。

（清·周岩《本草思辨录·荛花》）

或曰：小青龙汤、射干麻黄汤、真武汤皆有水饮而咳，而一用干姜，一用生姜，一生姜、干姜并用，何治之不侔若是耶？曰：此正方义之当寻究者矣。小青龙汤外寒与内饮相搏，麻黄、桂枝所以散外寒，细辛、半夏所以蠲内饮，以芍药辅辛、夏，则水气必由小便而去。此内外分解之法，不宜重扰其肺使内外连横，故温肺之干姜、敛肺之五味则进之，而劫肺之生姜则退之也。射干麻黄汤喉中水鸡声，乃火吸其痰，痰不得下而作声，其始必有风寒外邪，袭入于肺，故咳而上气，与小青龙相似而实有不同。彼用麻黄为发太阳之表邪，必得加桂；

此用麻黄但搜肺家之伏邪，不必有桂。彼以辛、夏蠲饮，法当温肺，温肺故用干姜；此以辛、夏蠲饮，法当清肺，清肺故用射干。彼导心下之水走小便，故加芍药；此散上逆之痰在喉中，故加生姜。盖干姜不独增肺热，而亦非肺家散剂也。真武汤因发汗太过，引动肾水上泛，为悸、为眩、为身𬌗，非真阳本虚，不至于是。方名真武，是表热不足虑，而寒水必当亟镇。附子补阳，白术崇土，所以镇寒水者至矣。驱已泛之水以归于壑，则苓、芍不可无。散逆气、逐阴邪，以旋转其病机，则生姜尤不可缺。若寒水射肺而有咳，亦即治以肺咳之药加细辛、干姜、五味，咳非主病，与小青龙有间，故小青龙细辛、干姜各三两，而此止各一两。生姜乃证中要药，不以有干姜而去之也。

（清·周岩《本草思辨录·生姜》）

麻黄汤者，伤寒之汗剂也。既用麻黄何以又加杏仁，则以杏仁兼能下气止喘也。表实而邪不得解固喘，邪解而气不得下亦喘，杏仁既走表而复入里，则外散之气，亦相与由中道而下，是故麻杏甘石汤有麻黄又有杏仁，则为治喘；葛根汤有麻黄无杏仁，则证本无喘。然而麻黄非不治喘，小青龙汤云喘去麻黄加杏仁，又何以有宜不宜之别耶？盖麻黄者，上发心液亦下通肾气，小青龙心下之水已与肾脏之水相吸引，若再以麻黄动其肾气，喘将愈不能止。杏仁肺药非肾药，故其去彼加此，所谓用杏仁于横扩兼取其直降者此也。

（清·周岩《本草思辨录·杏仁》）

小青龙汤所兼主诸病，喘居其末，而后世治外感痰喘者，实以小青龙汤为主方，是小青龙汤为外感中治痰饮之剂，实为理肺之剂也。肺主呼吸，其呼吸之机关在于肺叶之阖辟，其阖辟之机自如，喘病自愈。是以陈修园谓小青龙汤当以五味、干姜、细辛为主药，盖五味子以司肺之阖，干姜以司肺之辟，细辛以发动其阖辟活泼之机，故小青龙汤中诸药皆可加减，独此三味不可加减。陈氏此论甚当，至其谓细辛能发动阖辟活泼之灵机，此中原有妙理。盖细辛人皆知为足少阴之药，故伤寒少阴证多用之，然其性实能引足少阴与手少阴相交，是以少阴伤寒、心肾不交而烦躁者宜用之；又能引诸药之力上达于脑，是以阴寒头疼者必用之，且其含有龙脑气味，能透发神经使之灵活，自能发动肺叶阖辟之机使灵活也。

仲景之方，用五味即用干姜，诚以外感之证皆忌五味，而兼痰嗽者尤忌之，以其酸敛之力甚大，能将外感之邪锢闭肺中永成劳嗽，惟济之以干姜至辛之味则无碍。诚以五行之理，辛能胜酸，《内经》有明文也。徐氏《本草百种注》中论之甚详。而愚近时临证品验，则另有心得，盖五味之皮虽酸，其仁则含有辛味，以仁之辛济皮之酸，自不至因过酸生弊，是以愚治劳嗽，恒将五味捣碎入煎，少佐以射干、牛蒡诸药即能奏效，不必定佐以干姜也。

（张锡纯《医学衷中参西录·医论·太阳病小青龙汤证》）

一为小青龙汤。其方外能解表，内能涤饮，以治外感痰喘诚有奇效，中风、伤寒、温病皆可用。然宜酌加生石膏，以调麻、桂、姜、辛之热方效。是以《伤寒论》小青龙汤无加石膏之例，而《金匮》有小青龙加石膏汤，所以补《伤寒论》之未备也。至愚用此汤时，遇挟有实热者，又恒加石膏至一两强也。

（张锡纯《医学衷中参西录·医论·温病之治法详于伤寒论解》）

十　神　汤

【原文】

川芎　甘草炙　麻黄去根、节　升麻各四两　干葛十四两
赤芍药　白芷　陈皮去瓤　紫苏去粗梗　香附子杵去毛，各四两

上为细末。每服三大钱，水一盏半，生姜五片，煎至七分，去滓，热服，不以时候。如发热头痛，加连须葱白三茎。如中满气实，加枳壳数片同煎服。虽产妇、婴儿、老人皆可服耳。如伤寒，不分表、里证，以此导引经络，不致变动，其功效非浅。

（宋·太平惠民和剂局《太平惠民和剂局方·治伤寒》）

【方论】

此治外感风寒之套剂也。

古人治风寒，必分六经见证用药，然亦有只是发热、头痛、恶寒、鼻塞，而六经之证不甚显者，故亦总以疏表利气之药主之而已。是方也，川芎、麻黄、干葛、升麻、白芷、紫苏、香附、陈皮，皆辛香利气之品，故可以解感冒气塞之证。乃赤芍者，所以和阴气于发汗之中。而甘草者，所以和阳气于疏利之队也。

（明·吴崑《医方考·感冒门第三》）

此方出香苏散，专主解里阳明非时不正之气，其太阳经伤寒发热禁用，以中有升麻、葛根，恐引邪入犯阳明也。今世用治寒疫，但六经证不显者，总以此汤疏表利气，而元气虚人，蒙害亦不鲜矣。

（清·张璐《伤寒绪论·杂方》）

此阳经外感之通剂也。吴鹤皋曰：古人治风寒，必分六经见证用药，然亦有发热头痛、恶寒鼻塞而六经之证不甚显者，亦总以疏表利气之药主之。是方也，川芎、麻黄、升麻、干葛、白芷、紫苏、陈皮、香附，皆辛香利气之品，故可以解感冒气塞之证诸药以散表邪，陈附以导里气；而又加芍药和阴气于发汗之中，加甘草和阳气于疏利之队也吴绶曰：此汤用升麻、葛根，能解利阳明瘟疫时气，非正伤寒之药，若太阳伤寒发热用之，则引邪入阳明，传变发斑矣，慎之。

（清·汪昂《医方集解·发表之剂》）

治伤寒，须分六经，见证用药。此则虽有发热恶寒、头痛鼻塞等证，然属时气瘟疫，与伤寒不同，故总以疏表辛香利气之药主之，而又加芍药甘草以和之。

（清·吴仪洛《成方切用·表散门》）

十神外感寒气病，功在温经利气殊。升葛麻甘草芍，姜葱香附芷陈苏。

此方即升麻、葛根、川芎、麻黄、甘草、芍药、香附、白芷、陈皮、苏叶、生姜、葱白也，能外发寒邪，内舒郁气，故曰寒气病。较之他剂，有温经利气之功殊也。

（清·陈修园《医学从众录·伤寒附法》）

时邪瘟疫，天行之疠气也。故此方于升散中多用芳香辟秽之品，辛烈善走，虽有芍药、甘草，不能制之，不可作阳经外感之通剂用也。

（清·费伯雄《医方论·发表之剂》）

桑 菊 饮

【原文】

杏仁二钱　连翘一钱五分　薄荷八分　桑叶二钱五分　菊花一钱　苦梗二钱　甘草八分　苇根二钱

水二杯，煮取一杯，日二服。二三日不解，气粗似喘，燥在气分者，加石膏、知母；舌绛暮热，甚燥，邪初入营，加元参二钱、犀角一钱；在血分者，去薄荷、苇根，加麦冬、细生地、玉竹、丹皮各二钱；肺热甚加黄芩；渴者加花粉。

（清·吴瑭《温病条辨·上焦篇》）

【方论】

此辛甘化风、辛凉微苦之方也。盖肺为清虚之脏，微苦则降，辛凉则平，立此方所以避辛温也。今世金用杏苏散通治四时咳嗽，不知杏苏散辛温，只宜风寒，不宜风温，且有不分表里之弊。此方独取桑叶、菊花者，桑得箕星之精，箕好风，风气通于肝，故桑叶善平肝风；春乃肝令而主风，木旺金衰之候，故抑其有余；桑叶芳香有细毛，横纹最多，故亦走肺络而宣肺气。菊花晚成，芳香味甘，能补金水二脏，故用之以补其不足。风温咳嗽，虽系小病，常见误用辛温重剂销铄肺液，致久嗽成劳者不一而足。圣人不忽于细，必谨于微，医者于此等处，尤当加意也。

（清·吴瑭《温病条辨·卷一上焦篇》）

薄荷之成分，含有薄荷脑，辛凉芬芳，最善透窍，内而脏腑，外而皮毛，凡有风邪匿藏，皆能逐之外出，惟其性凉，故于感受温风者最宜。惟煮汤服之，宜取其轻清之气，不宜过煎，是以以之煎汤，只宜七八沸。若与难煎之药同煎，后入可也。连翘为轻清宣散之品，其发汗之力不及薄荷，然与薄荷同用，能使薄荷发汗之力悠长。

（张锡纯《医学衷中参西录·医论·温病遗方》）

银 翘 散

【原文】

连翘一两　银花一两　苦桔梗六钱　薄荷六钱　竹叶四钱生甘草五钱　芥穗四钱　淡豆豉五钱　牛蒡子六钱

上杵为散，每服六钱，鲜苇根汤煎，香气大出，即取服，勿过煎。肺药取轻清，过煎则味厚而入中焦矣。病重者，约二时一服，日三服，夜一服；轻者三时一服，日二服，夜一服；病不解者，作再服。盖肺位最高，药过重，则过病所，少用又有病重药轻之患，故从普济消毒饮时时清扬法。今人亦间有用辛凉法者，多不见效，盖病大药轻之故，一不见效，随改弦易辙，转去转远，即不更张，缓缓延至数日后，必成中下焦证矣。

胸膈闷者，加藿香三钱、郁金三钱，护膻中；渴甚者，加花粉；项肿咽痛者，加马勃、元参；衄者，去芥穗、豆豉，加白茅根三钱、侧柏炭三钱、栀子炭三钱；咳者，加杏仁利肺气；二三日病犹在肺，热渐入里，加细生地、麦冬保津液；再不解，或小便短者，加知母、黄芩、栀子之苦寒，与麦、地之甘寒，合化阴气，而治热淫所胜。

（清·吴瑭《温病条辨·上焦篇》）

【方论】

按温病忌汗，汗之不惟不解，反生他患。盖病在手经，徒伤足太阳无益；病自口鼻吸受而生，徒发其表亦无益也。且汗为心液，心阳受伤，必有神明内乱、谵语癫狂、内闭外脱之变。再，误汗虽曰伤阳，汗乃五液之一，未始不伤阴也。《伤寒论》曰尺脉微者为里虚，禁汗，其义可见。其曰伤阳者，特举其伤之重者而言之耳。温病最善伤阴，用药又复伤阴，岂非为贼立帜乎？此古来用伤寒法治温病之大错也。至若吴又可开首立一达原饮，其意以为直透膜原，使邪速溃，其方施于藜藿壮实人之温疫病，容有愈者，芳香辟秽之功也；若施于膏粱纨绔及不甚壮实人，未有不败者。盖其方中首用槟榔、草果、厚朴为君：夫槟榔，子之坚者也，诸子皆降，槟榔苦辛而温，体重而坚，由中走下，直达肛门，中下焦药也；草果亦子也，其气臭烈大热，其味苦，太阴脾经之劫药也；厚朴苦温，亦中焦药也。岂有上焦温病，首用中下焦苦温雄烈劫夺之品，先劫少阴津液之理！知母、黄芩，亦皆中焦苦燥里药，岂可用乎？况又有温邪游溢三阳之说，而有三阳经之羌活、葛根、柴胡加法，是仍以伤寒之法杂之，全不知温病治法，后人止谓其不分三焦，犹浅说也。其三消饮加入大黄、芒硝，惟邪入阳明，气体稍壮者，幸得以下而解，或战汗而解，然往往成弱证，虚甚者则死矣。况邪有在卫者、在胸中者、在营者、入血者，妄用下法，其害可胜言耶？岂视人与铁石一般，并非气血生成者哉？究其始意，原以矫世医以伤寒法治病温之弊，颇能正陶氏之失，奈学未精纯，未足为法。至喻氏、张氏多以伤寒三阴经法治温病，其说亦非，以世医从之者少，而宗又可者多，故不深辩耳。本方谨遵《内经》风淫于内，治以辛凉，佐以苦甘；热淫于内，治以咸寒，佐以甘苦之训。王安道《溯洄集》，亦有温暑当用辛凉不当用辛温之论，谓仲景之书，为即病之伤寒而设，并未尝为不即病之温暑而设。张凤逵集治暑方，亦有暑病首用辛凉，继用甘寒，再用酸泄酸敛，不必用下之论。皆先得我心者。又宗喻嘉言芳香逐秽之说，用东垣清心凉膈散，辛凉苦甘。病初起，且去入里之黄芩，勿犯中焦；加银花辛凉、芥穗芳香，散热解毒；牛蒡子辛平润肺，解热散结，除风利咽，皆手太阴药也。合而论之，经谓冬不藏精，春必温病。又谓藏于精者，春不病温。又谓病温，虚甚死。可见病温者，精气先虚。此方之妙，预护其虚，纯然清肃上焦，不犯中下，无开门揖盗之弊，有轻以去实之能，用之得法，自然奏效，此叶氏立法，所以迥出诸家也。

（清·吴瑭《温病条辨·上焦篇》）

治风温温热，一切四时温邪，病从外来，初起身热而渴，不恶寒，邪全在表者。此方吴氏《温病条辨》中之首方，所治之温病，与瘟疫之瘟不同，而又与伏邪之温病有别。此但言四时之温邪，病于表而客与肺者，故以辛凉之剂，轻解上焦。银花、连翘、薄荷、荆芥，皆辛凉之品，轻扬解散，清利上焦者也；豆豉宣胸化腐，牛蒡利胸清咽，竹叶、芦根清肺胃之热而下达，桔梗、甘草解胸膈之结而上行。此淮阴吴氏特开客气温邪之一端，实前人所未发耳。

（张秉成《成方便读·发表之剂》）

银 翘 汤

【原文】

银花五钱　连翘三钱　竹叶二钱　生甘草一钱　麦冬四钱
细生地四钱

（清·吴瑭《温病条辨·中焦篇·风温、温热、瘟疫、温
毒、冬温》）

【方论】

下后无汗脉浮者，银翘汤主之。

此下后邪气还表之证也。温病之邪，上行极而下，下行极
而上，下后里气得通，欲作汗而未能，以脉浮验之，知不在里
而在表，逐邪者随其性而宣泄之，就其近而引导之，故主以银
翘汤，增液为作汗之具，仍以银花、连翘解毒而轻宣表气，盖
亦辛凉合甘寒轻剂法也。

（清·吴瑭《温病条辨·中焦篇·风温、温热、瘟疫、温
毒、冬温》）

翘 荷 汤

【原文】

薄荷一钱五分　连翘一钱五分　生甘草一钱　黑栀皮一钱五分
桔梗二钱　绿豆皮二钱

水二杯，煮取一杯，顿服之。日服二剂，甚者日三。

耳鸣者，加羚羊角、苦丁茶；目赤者，加鲜菊叶、苦丁
茶、夏枯草；咽痛者，加牛蒡子、黄芩。

（清·吴瑭《温病条辨·上焦篇·秋燥》）

【方论】

清窍不利，如耳鸣目赤、龈胀咽痛之类。翘荷汤者，亦清

上焦气分之燥热也。

（清·吴瑭《温病条辨·上焦篇·秋燥》）

治外感燥湿之邪无他，使邪有出路而已，使邪早有出路而已。出路者何？肺、胃、肠、膀胱是也。盖邪从外来，必从外去。毛窍是肺之合，口、鼻是肺、胃之窍，大肠、膀胱为在里之表，又肺、胃之门户，故邪从汗解为外解，邪从二便解亦为外解。燥属天气，天气为清邪，以气搏气，故首伤肺经气分。气无形质，其有形质者，乃胃肠中渣滓。燥邪由肺传里，得之以为依附，故又病胃、肠。肺与大肠，同为燥金，肺、胃为子母，故经谓阳明亦主燥金，以燥邪伤燥金，同气相求，理固然也。

（清·石寿棠《医原·百病提纲论》）

麻杏甘石汤

【原文】

麻黄四两　杏子五十枚　石膏半斗，碎，绵裹　甘草一两，炙

上四味，以水七升，先煮麻黄减二升，去上沫，内诸药煮，取二升，去渣，温服一升。

（汉·张仲景《金匮玉函经·方药炮制》）

【方论】

方中有麻黄、杏仁，可以解重感之寒；有石膏、甘草，可以解旧有之热。仲景主白虎加桂枝汤，亦良。

（明·吴崑《医方考·疟门第十》）

盖伤寒当发汗，不当用桂枝，桂枝固卫，寒不得泄，而气转上逆，所以喘益甚也。无大热者，郁伏而不显见也。以伤寒之表犹在，故用麻黄以发之，杏仁下气定喘，甘草退热和中，

本麻黄正治之佐使也。石膏有彻热之功，尤能助下喘之用，故易桂枝以石膏，为麻黄汤之变制，而太阳伤寒，误汗转喘之主治，所以必四物者而后可行也。

（明·方有执《伤寒论条辨·辨太阳病脉证并治中篇第二》）

仲景凡言汗后、下后，乃表邪悉解，止余一症而已，故言不可更行桂枝汤。今汗、下后而喘，身无大热，乃上焦余邪未解，当与麻黄杏仁甘草石膏汤以散之。夫桂枝加厚朴杏仁汤，乃桂枝症悉具，而加喘者用之。今身无大热，但汗而喘者，不当以桂枝止汗，但以麻黄散表，杏仁、石膏清里，俟表里之邪尽彻，则不治喘汗，喘汗自止矣。

（明·李士材《伤寒括要·太阳篇七十三方》）

中风主桂枝，伤寒主麻黄，故中风之误下而喘用厚朴、杏仁加入桂枝汤中，伤寒之误下而喘用石膏加入麻黄汤中，不得以伤寒已得汗之证，误认为伤风有汗而行桂枝也。此汤即麻黄易桂以石膏，意主解郁清热，而不主于发表也。

（清·史以甲《伤寒正宗·太阳经寒伤营之证》）

故于麻黄汤去桂枝之辛热，易石膏之甘寒，以解表里俱热之证。

石膏为清火重剂，青龙、白虎，皆赖以建功，然用之谨甚。故青龙以恶寒脉紧，兼用姜、桂以扶卫外之阳；白虎以汗后烦渴，兼用参、米以保胃脘之阳也。此但热无寒，佐姜、桂则脉流薄疾、斑黄狂乱作矣。此但热不虚，加参、米则食入于阴，气长于阳，谵语腹胀矣。凡外感之汗、下后，汗出而喘为实，重在存阴者，不必虑其亡阳也。然此为解表之剂，若无喘鼾、语言难出等症，则又白虎汤之证治矣。此方治温病表里之实，白虎加参、米，治温病表里之虚，相须相济者也。若葛根黄连黄芩汤，则治利而不治喘。要知温病下后，无利不止证，葛根、黄连之燥，非治温药。且麻黄专于外达，与葛根之和中发表不同；石膏甘润，与黄连之苦燥悬殊。同是凉解表里，同是汗出而喘，而用药有毫厘千里之辨矣。

（清·柯琴《伤寒来苏集·伤寒附翼》）

发汗后，汗出而喘，无大热者，其邪不在肌腠，而入肺中。缘邪气外闭之时，肺中已自蕴热，发汗之后，其邪不从汗而出之表者，必从内而并于肺耳。故以麻黄、杏仁之辛而入肺者，利肺气，散邪气；甘草之甘平、石膏之甘辛而寒者，益肺气，除热气。而桂枝不可更行矣。盖肺中之邪，非麻黄、杏仁不能发；而寒郁之热，非石膏不能除；甘草不特救肺气之困，抑以缓石膏之悍也。

（清·尤怡《伤寒贯珠集·太阳篇上·太阳斡旋法第三》）

喘家作桂枝汤加厚朴、杏子治寒喘也，今以麻黄石膏加杏子治热喘也。麻黄开毛窍，杏仁下里气，而以甘草载石膏辛寒之性，从肺发泄，俾阳邪出者出，降者降，分头解散。喘虽忌汗，然此重在急清肺热以存阴，热清喘定，汗即不辍，而阳亦不亡矣。观二喘一寒一热，治法仍有营卫分途之义。

（清·王子接《绛雪园古方选注·伤寒科·汗剂》）

汗出而喘，无大热者，其邪不在经腠，而在肺中，故非桂枝所能发。麻、杏辛甘，入肺散邪气；肺被邪郁而生热，石膏辛寒，入肺除热气；甘草甘温，安中气，且以助其散邪清热之用，乃肺脏邪气发喘之剂也。

（清·尤怡《医学读书记·麻杏甘石汤》）

然肺中邪热未尽，虽无大热，喘则未平，故用麻黄发肺邪，杏仁下肺气，甘草缓肺急，石膏清肺热，治足太阳，即通治手太阴也。倘误投桂枝，则壅塞肺气，害将何底乎？

（清·邵成平《伤寒正医录·寒伤营》）

　　大青龙，原为伤寒无汗而且烦躁者。如发汗后，无桂枝之证，但汗出而喘，无大热，明是肺有偶感之寒，胃因郁热，如大青龙证，而不兼风者也。其汗者，已经汗而不复闭固也，故于大青龙汤中去桂枝姜枣，惟用麻杏甘石，驱寒化热，一举两得耳。若寒非偶感，则内不郁热，竟用麻黄汤，无石膏矣；若稍有桂枝证，而兼寒多，则必无汗，而用大青龙矣。故下以饮水必喘，水灌必喘，明其发汗后，偶然得寒而喘之由，见非如初感之寒，可以竟用麻黄汤，亦非风寒两感而有郁热，必须全用大青龙汤者比，故斟酌而用青龙汤之四，较麻黄汤，则去桂枝加石膏也。若下后，亦无可行桂枝之证，乃汗出而喘、无大热者，亦用此汤。谓本麻黄证，误下而表邪不去，故下寒。以久郁而热，上寒以未解而喘，欲用桂枝而无其证，欲用麻黄而遗其热，故不若于麻黄汤中去桂枝易石膏，为恰当耳。若概言汗下后，不可更行桂枝汤为戒之之辞，则仲景于误汗下之证，复用桂枝汤者多矣，此何独戒之深？且于汗后复两举致喘之因，而下后则不复举也？若所谓大热者，恶热谵渴之类，不独表热也，必察其无大热者，恐类白虎证也。盖汗出乃白虎之一，而无大热，不若白虎之甚，且喘则肺复因寒而火郁，不若白虎之专有里热耳。总是此汤，意在解郁清热，而不主于发表，发表不远热，而石膏非所宜矣。然仲景所以谆谆者，正恐人以伤寒已得汗之证，认为伤风有汗而误用桂枝，故拈出误汗、误下两条，示以营卫分途，一涉于寒，同归麻黄一治，而不可混施，有如此也。此因邪热郁于肺中，故易桂枝以石膏，为麻黄汤之变制。

　　（清·吴仪洛《伤寒分经·诸方全篇·太阳中篇论列方》）

　　汗出而喘无大热，杏膏麻黄姜枣平。即仲景麻杏石膏汤之法发之之意。盖病与脉气，皆未虚耳，而喘亦是微。

（清·毛世洪《医学三信编·感证类要·感证传变病似相同治法有别》）

喘咳息促，吐稀涎，脉洪数，右大于左，喉哑，是为热饮，麻杏石甘汤主之。

《金匮》谓病痰饮者，当以温药和之。盖饮属阴邪，非温不化，故饮病当温者，十有八九，然当清者，亦有一二。如此证息促，知在上焦；涎稀，知非劳伤之咳，亦非火邪之但咳无痰而喉哑者可比；右大于左，纯然肺病，此乃饮邪隔拒，心气壅遏，肺气不能下达；音出于肺，金实不鸣。故以麻黄中空而达外，杏仁中实而降里，石膏辛淡性寒，质重而气清轻，合麻、杏而宣气分之郁热，甘草之甘以缓急，补土以生金也。按此方，即大青龙之去桂枝、姜、枣者也。

（清·吴瑭《温病条辨·下焦篇·寒湿》）

此即麻黄汤去桂枝而加石膏也。即用以治发汗及下后，汗出而喘之证。然必审无大热，方可用之。有大热者，恐兼里证。无大热者，明是表邪未彻，留恋在肺。肺主卫，故仍宜麻、杏直泄肺邪，去桂枝者辛热之性，不宜再扰动营血也。加石膏者，降肺金清肃之气，用以生津而保液也。

（清·吕震名《伤寒寻源》）

更以仲圣用麻黄、杏仁、石膏而治法迥异者言之，大青龙汤三物并用，为发汗之峻剂，麻杏甘膏汤亦三物并用，偏治汗出而喘，无大热者，何也？此节文义，是将"汗出"二字倒装在"不可更行桂枝汤"下。唯其汗出，疑可行桂枝不可行麻黄。不知汗出而喘，无大热，非桂枝证之汗出而为发汗后表已解之汗出。表已解故无大热，喘则尚有余邪，桂枝汤不可行，而大青龙不变其法亦不可行。夫是故变峻为和，以麻黄四两、石膏倍之，俾麻黄之技不得逞，而余邪适因之而尽。且石膏倍用，不特制麻黄之悍，泄汗出之热，即杏仁亦必抑其外达之势以下气而止喘，止喘非麻黄事耶。而汗出无大热之喘，则其喘为气逆多而表郁少，故麻黄减之而杏仁增之，信乎药物多寡之所关，非细故也。

石膏以两计者，与麻黄多寡易见，麻杏甘膏汤，石膏多麻黄一倍，核之治法正合。若大青龙汤石膏亦多于麻黄，则麻黄受制已甚，何至有汗多之虑。

（清·周岩《本草思辨录·麻黄》）

方中之义，用麻黄协杏仁以定喘，伍以石膏以退热，热退其汗自止也。复加甘草者，取其甘缓之性能调和麻黄、石膏，使其凉热之力溶和无间以相助成功，是以奏效甚捷也。

此方原治温病之汗出无大热者，若其证非汗出且热稍重者，用此方时，原宜因证为之变通，是以愚用此方时，石膏之分量恒为麻黄之十倍，或麻黄一钱、石膏一两，或麻黄钱半、石膏两半。

至于肺病之起点，恒有因感受风温，其风邪稽留肺中化热铄肺，有时肺中作痒，即连连喘嗽者，亦宜投以此汤，清其久蕴之风邪，连服数剂其肺中不作痒，嗽喘自己能减轻，再徐治以润肺清火利痰之剂，而肺病可除矣。盖此麻杏甘石汤之用处甚广，凡新受外感作喘嗽，及头疼、齿疼、两腮肿疼，其病因由于外感风热者皆可用之，惟方中药品之分量，宜因证变通耳。

（张锡纯《医学衷中参西录·医论·太阳病麻杏甘石汤证》）

升麻葛根汤

【原文】

治伤寒、温疫、风热壮热，头痛肢体痛，疱疹已发未发，并宜服之。

　　干葛细锉　升麻　芍药　甘草锉，炙。各等分

　　上同为粗末，每服四钱，水一盏半，煎至一盏，量大小与之，温服，无时。

　　（宋·钱乙著，阎孝忠编集《小儿药证直诀·附录阎氏小儿方论》）

【方论】

　　足阳明之脉，抵目挟鼻，故目痛鼻干。其不能眠者，阳明之经属于胃，胃受邪则不能安卧，此其受邪之初，犹未及乎狂也。无汗、恶寒、发热者，表有寒邪也。药之为性，辛者可使达表，轻者可使去实。升麻、葛根，辛轻者也，故用之达表而去实。寒邪之伤人也，气血为之壅滞，佐以芍药，用和血也；佐以甘草，用调气也。

　　　　　　　　　　　　　（明·吴崑《医方考·伤寒门第二》）

　　如头痛，加川芎、白芷川芎为通阴阳血气之使，白芷专治阳明头痛；身痛背强，加羌活、防风此兼太阳，故加二药；热不退，春加柴胡、黄芩、防风少阳司令，柴芩少阳经药，夏加黄芩、石膏清降火热；头面肿，加防风、荆芥、连翘、白芷、川芎、牛蒡、石膏升散解毒；咽痛，加桔梗清肺利膈咽；斑出不透加紫草茸紫草凉血润肠，用茸者，取其初得阳气，触类升发；脉弱，加人参；胃虚食少，加白术；腹痛，倍芍药和之。

　　此足阳明经药也。阳明多气多血，寒邪伤人，则血气为之壅滞，辛能达表，轻可去实，故以升、葛辛轻之品，发散阳明表邪；阳邪盛则阴气虚，故用芍药敛阴和血，又用甘草调其卫气也。升麻、甘草升阳解毒，故又治时疫时疫感之，必先入胃，故用阳明胃药。斑疹已出者勿服，恐重虚其表也麻痘已见红点，则不可服。阳明为表之里，升麻阳明正药，凡斑疹欲出未出之际，宜服此汤以透其毒，不可妄服寒剂以攻其热，又不可发汗、攻下，虚其表里之

气。如内热甚，加黄连、犀角、青黛、大青、知母、石膏、黄芩、黄柏、玄参之类。若斑热稍退，潮热谵语，不大便，可用大柴胡加芒硝、调胃承气下之。伤寒未入阳明者勿服，恐反引表邪入阳明也。

（清·汪昂《医方集解·发表之剂第二》）

新订症同太阳，而目痛、鼻干、不眠，称阳明者，是阳明自病，而非太阳转属也。此方仿仲景葛根汤，恶姜、桂之辛热，大枣之甘壅而去之，以升麻代麻黄，便是阳明表剂，与太阳表剂迥别。葛根甘凉，生津去实，挟升麻可以托散本经自病之肌热，并可以升提与太阳合病之自利也。然阳明下利，即是胃实谵语之兆，故以芍药之苦甘，合用以养津液，津液不干，则胃不实矣。至于疹痘，自里达表、内外皆热之症，初起亦须凉解。

（清·陈修园《时方歌括·轻可去实》）

升葛芍草表阳明，下利斑疹两收功。麻黄太阳无汗入，柴芩同病少阳经。

升麻、葛根、白芍、甘草，即升麻葛根汤也，阳明表邪不解，或数下利及斑疹不透者，均宜主之。若兼太阳无汗之表症，入麻黄；若兼少阳口苦耳聋、寒热往来半表半里之症，加柴胡、黄芩也。

（清·陈修园《医学从众录·伤寒附法》）

此方用升麻、葛根以升散阳明。又恐升提太过，致人喘满，故用芍药、甘草，酸收甘缓以佐之。究竟互相牵制，不如独用葛根为君，加牛蒡、连翘、桔梗、薄荷等。斑疹、时疫，则加马勃、青黛等，未为不可也。

（清·费伯雄《医方论·发表之剂》）

人参败毒散

【原文】

羌活洗去土　独活去芦　前胡去芦　柴胡去苗　芎䓖　枳壳麸炒,去瓤　白茯苓去皮　桔梗去芦头　人参以上各一两　甘草半两,炙

上件捣罗为末。每服三钱,入生姜二片,水一盏,煎七分,或沸汤点亦可。老人、小儿亦宜。日三二服,以知为度。烟瘴之地,或温疫时行,或人多风痰,或处卑湿脚弱,此药不可阙也。

(宋・朱肱《类证活人书》)

【方论】

今人见风寒感冒,辄以伤寒二字混称。不知伤者正气伤于中,寒者寒邪客于外,未有外感而内不伤者也。伤其荣者和其血,故羌活汤中用川芎、生地是也。伤其内者托其里,故败毒散中用人参、茯苓助正以驱邪也。

又曰:非其时而有其气,谓春应温而反大寒,夏应热而反凉,秋应凉而反热,冬应寒而反温。非其时而有其气,惟气血两虚之人受之,寒客荣而风客卫,不可用峻剂,故稍从其轻者,此羌活汤、败毒散所由立也。羌活汤主寒邪伤荣,故发表之中加川芎、生地,引而入血借以调荣,用姜、葱为引,使通体汗出,庶三阳血分之邪直达而无所滞矣。败毒散主风邪伤卫,故发表之中加人参、白苓、桔梗、甘草引而达卫,以宣通固脱,生姜为使,使流连肺部,则上焦气分之邪不能干之矣。

(清・贾邦秀《思济堂方书・伤寒》)

此治时疫初起,烦热痞闷之证,然服之多有毒邪骤发,其势转甚者。盖骤发则毒易传化,但不知者,以为反增其困耳。又寒疫屡发不解,亦咸用之,以正虚不补则邪终不化。所以昔

人有云败毒散主治在时疫之先，又可用于寒疫之后，诚格言也。

（清·张璐《伤寒绪论·杂方》）

此足太阳、少阳、手太阴药也。羌活入太阳而理游风；独活入少阴而理伏风，兼能去湿除痛；柴胡散热升清，协川芎和血平肝，以治头痛目昏；前胡、枳壳降气行痰，协桔梗、茯苓以泄肺热而除湿消肿；甘草和里而发表；人参辅正以匡邪。疏导经络，表散邪滞，故曰败毒。

本方除人参，名败毒散，治同。有风热，加荆芥、防风，名荆防败毒散，亦治肠风下血清鲜。本方去人参，加连翘、金银花，名连翘败毒散，治疮毒。除人参，加黄芩，名败毒加黄芩汤，治温病不恶风寒而渴。除人参，加大黄、芒硝，名硝黄败毒散，消热毒壅积。败毒散合消风散，名消风败毒散，治风毒瘾疹，及风水、皮水在表，宜从汗解者。本方加陈廪米，名仓廪散，治噤口痢。

（清·汪昂《医方集解·发表之剂第二》）

此证乃伤水谷之酿湿，外受时令之风湿，中气本自不足之人，又气为湿伤，内外俱急。立方之法，以人参为君，坐镇中州，为督战之帅；以二活、二胡合川芎从半表半里之际，领邪出外，喻氏所谓逆流挽舟者此也；以枳壳宣中焦之气，茯苓渗中焦之湿，以桔梗开肺与大肠之痹，甘草和合诸药，乃陷者举之之法，不治痢而治致痢之源，痢之初起，憎寒壮热，非此不可也。

（清·吴瑭《温病条辨·中焦篇·湿温》）

人参败毒虚感冒，发散时毒疹痢良。参苓枳桔芎草共，柴前薄荷与独羌。时毒减参加翘蒡，血风时疹入荆防。表热噤痢加仓米，温热芩连实硝黄。

人参败毒散治气虚感冒时气之病，即枳壳、桔梗、川芎、茯苓、人参、甘草、柴胡、前胡、薄荷、独活、羌活也。时毒，谓受四时不正之气，或肿两腮两颐，或咽喉肿痛，依本方减人参，加牛蒡、连翘治之。时疹、血风，俱依本方减人参，加荆芥、防风治之，名荆防败毒散。表热无汗，噤口痢疾，依本方加仓米治之，名仓廪散。温病热病热甚，俱加黄连、黄芩。胃实便硬，俱加芒硝、大黄也。

（清·陈修园《医学从众录·伤寒附法》）

此不过寻常固本治标法耳。用之于虚人感冒则可，若表里俱实，则不增剧为幸，尚望病之轻减乎！伤寒用人参，仲景本有成法，并非以人参助元气，为驱邪之主也。岚瘴则湿毒为多，亦非感冒可比。至疫疠之气，中人更烈，阳毒则有发热、烦躁、斑疹等症，阴毒则有面青、腹痛、下利等症。若用此方治阳毒，既无清火解邪之功，以之治阴毒，又无回阳急救之力，均未见其可。予于喻西江先生最为服膺，岂敢轻议。但谓表药中有用人参之法则可，若谓表药中用人参更为得力，则不敢阿私所好也。

（清·费伯雄《医方论·发表之剂》）

治感受时邪，憎寒壮热，及伤寒、伤风、伤湿，疫疠瘴疟，并痢疾初起，表未解者，悉可用之。凡时邪疫疠，皆天地异气所钟，必乘人之虚者而袭之。故方中必先以人参为补正却邪地步，然后羌活走表，以散游邪；独活行里，以宣伏邪；柴胡、桔梗散热升清；枳壳、前胡消痰降气；川芎芳香，以行血中之气；茯苓淡渗，以利气中之湿；甘草协和各药，使之不争；生姜辟秽祛邪，令其无滞。于是各建其长，以收全功，皆赖人参之大力，驾驭其间耳！至于治痢用此者，此喻氏逆流挽舟之法，以邪从表而陷里，仍使里而出表也。

（清·张秉成《成方便读·发表之剂》）

参 苏 饮

【原文】

治感冒发热头疼，或因痰饮凝结，兼以为热，并宜服之。若因感冒发热，亦如服养胃汤法，以被盖卧，连进数服，微汗即愈。面有余热，更宜徐徐服之，自然平治。因痰饮发热，但连日频进此药，以热退为期，不可预止。虽有前胡、干葛，但能解肌耳。既有枳壳、橘红辈，自能宽中快膈，不致伤脾，兼大治中脘痞满，呕逆恶心，开胃进食，无以逾此。毋以性凉为疑，一切发热皆能取效，不必拘其所因也。小儿、室女亦宜服之。

木香半两　紫苏叶　干葛洗　半夏汤洗七次，姜汁制，炒　前胡去苗　人参　茯苓去皮，各三分　枳壳去瓤，麸炒　桔梗去芦　甘草炙　陈皮去白，各半两

上㕮咀。每服四钱，水一盏半，姜七片，枣一个，煎六分，去滓，微热服，不拘时候。《易简方》不用木香，只十味。

（宋·太平惠民和剂局《太平惠民和剂局方·治伤寒》）

【方论】

芎苏散，本方去川芎、柴胡，加人参、前胡、木香，名参苏饮。

按：此（芎苏散）为治非时感冒之首剂，非正伤寒药也。方中芎、苏、柴、葛四味，为通治三阳经外感药，而独推芎、苏二味名方者，其重在于邪伤血分也。更合之以二陈，治内伤饮食，加枳、桔宽膈利痰，诚为总司外内之良方，而无引贼破家之虞，宜乎世所共推也。其参苏饮方，即此汤去川芎、柴胡，而易人参、前胡、木香之制，其主在于气分也。昔人有用芎苏散不解，用参苏饮即解之说，意在人参有兼补之功，殊不

知其为气血两途也。

（清·张璐《伤寒绪论·杂方》）

　　风寒感冒太阳则传经，以太阳主表，故用麻、桂二方，发营卫之汗也。若感太阴则不传经，以太阴主肺，故用此汤外散皮毛、内宣肺气也。盖邪之所凑，其气必虚，故君人参以补之。皮毛者，肺之合也，肺受风寒，皮毛先病，故有头痛无汗、发热憎寒之表，以苏叶、葛根、前胡为臣以散之。肺一受邪，胸中化浊，故用枳、桔、二陈以清之，则咳嗽、涕唾稠黏、胸膈满闷之证除矣。加木香以宣诸里气，加姜、枣以调诸表气，斯则表里之气和，和则解也。以本方去人参加川芎，以前胡易柴胡，名芎苏饮，治气实有火者，头痛甚亦加之。喘嗽者，加杏仁以降气，桑皮以泻肺。合四物名茯苓补心汤，治气血两虚，及新产之后虚损吐血、感冒伤风咳嗽最相宜也。

（清·吴谦等《医宗金鉴·删补名医方论》）

　　补散兼行，风痰并解，当病即止，不为过量，制方最佳。

（清·费伯雄《医方论·表里之剂》）

卷二　泻下剂

二圣救苦丹

【原文】

川大黄生，一斤　皂角猪牙者，去皮弦，微炒，四两

上为末，和匀，水泛为丸，每服三钱，无根水下。弱者减服。

（清·吴谦等《医宗金鉴·删补名医方论》）

【方论】

天行时气，即四时不正之气，感而为病者，初不名疫也。因病气互相传染，老幼相似，沿开阖境而共病之，故曰天行时气也。然此疫气从鼻而入，一受其邪，脏腑皆病，若不急逐病出，则多速死。急逐之法，非汗即下，故古人治疫之方，以下为主，以汗次之，是为病寻出路也。此二方，一以治冬疫，一以治春疫。冬疫多寒，春疫多热。多寒者宜水解散，方中用麻、桂、芍、草发营卫之汗，大黄、黄芩泻疫毒之邪。多热者宜救苦丹，方中用皂角开窍而发表，大黄泻火而攻里，使毒亦从汗下而出也。二方审而用之，治疫之大法可类推矣。

（清·吴谦等《医宗金鉴·删补名医方论》）

初起时疫温热病，救苦汗吐下俱全，热实百发而百中，大黄皂角水为丸。

此丹即大黄四两、皂角二两为末，水为丸也。每服三钱，无根水下。弱者、老者、幼者，量减服之。此药施治于初起时

疫，传染伤寒，温病热病，热盛形气俱实者，百发百中。服后
或汗、或吐、或下，三法俱全，其病立解。

（清·吴谦等《医宗金鉴·伤寒心法·伤寒附法》）

大承气汤

【原文】

大黄四两，酒洗　厚朴半斤，炙，去皮　枳实五枚，炙　芒硝
三合

上四味，以水一斗，先煮二味，取五升，去滓，内大黄，
煮取二升，去滓，内芒硝，更上微火一两沸，分温再服，得
下，余勿服。

（汉·张仲景《金匮玉函经·方药炮制》）

【方论】

承，顺也。伤寒邪气入胃者，谓之入府。府之为言聚也。
胃为水谷之海，荣卫之源。水谷会聚于胃，变化而为荣卫。邪
气入于胃也，胃中气郁滞，糟粕秘结，壅而为实，是正气不得
舒顺也。本草曰：通可去滞，泄可去邪。塞而不利，闭而不
通，以汤荡涤，使塞者利而闭者通，正气得以舒顺，是以承气
名之。王冰曰：宜下必以苦，宜补必以酸，言酸收而苦泄也。
枳实苦寒，溃坚破结，则以苦寒为之主，是以枳实为君。厚朴
味苦温，《内经》曰：燥淫于内，治以苦温。泄满除燥，则以
苦温为辅，是以厚朴为臣。芒硝味咸寒，《内经》曰：热淫于
内，治以咸寒。人伤于寒，则为病热，热气聚于胃，则谓之
实。咸寒之物，以除消热实，故芒硝为佐。大黄味苦寒，《内
经》曰：燥淫所胜，以苦下之。热气内胜，则津液消而肠胃
燥。苦寒之物，以荡涤燥热，故以大黄为使，是以大黄有将军
之号也。承气汤，下药也，用之尤宜审焉。审知大满大实，坚
有燥屎，乃可投之也。如非大满，则犹生寒热，而病不除。况

无满实者，而结胸痞气之属，由是而生矣。是以《脉经》有曰：伤寒有承气之戒，古人亦特谨之。

（金·成无己《伤寒明理论·诸药方论》）

《内经》曰：燥淫于内，所胜以苦下之。大黄枳实之苦，以除燥热。又曰：燥淫于内，治以苦温。厚朴之苦下燥结。又曰：热淫所胜，治以咸寒。芒硝之咸，以攻郁热蕴结。

（金·张元素《医学启源·六气方治》）

大黄味苦气寒，其性走而不守，泻诸实热不通，下大便，荡涤肠胃中热，专治不大便。《主治秘要》云：性寒味苦，气味俱厚，沉而降，阴也。其用有四：去实热一也，除下焦湿二也，推陈致新三也，消宿食四也。用之须酒浸煨熟，寒因热用也。又云：苦，纯阴，热淫所胜，以苦泻之。酒浸入太阳，酒洗入阳明，余经不用。去皮锉用。

（金·张元素《医学启源·用药备旨》）

太阳阳明，大承气汤；少阳阳明，小承气汤；正阳阳明，调胃承气汤。以汗证言之，以少阳居其中，谓太阳证为表，当汗；阳明证为里，当下；少阳居其中，故不从汗、下，和之，以小柴胡汤从少阳也。以下证言之，阳明居其中，谓太阳经血多气少，阳明经气血俱多，少阳经气多血少。若从太阳下，则犯少阳；从少阳下，则犯太阳，故止从阳明也。此三阳合病，谓之正阳阳明，不从标本，从乎中也。缘阳明经居太阳、少阳之中，此经气血俱多，故取居其中，是以不从太阳、少阳，而从阳明也。阳明自病，调胃承气汤主之；三阳并病，白虎汤主之，是从乎中也。

大黄用酒浸，治不大便，地道不通。酒上行，引大黄至巅而下厚朴姜汁制，治肠胁膜胀满　芒硝治肠转失气，内有燥屎。本草云：味辛以润肾燥。今人不用辛字，只用咸字，咸能软坚，与古人同意　枳壳麸炒，治心下痞，按之良久，气散病缓。此并主心下满，乃肝之气盛也。

（元·王好古《此事难知·阳明证》）

　　调胃承气汤不用枳、朴者，以其不作痞、满，用之恐伤上焦虚无氤氲之元气也；小承气汤不用芒硝者，以其实而未坚，用之恐伤下焦血分之真阴，谓不伐其根也；此则上、中、下三焦皆病，痞、满、燥、实、坚皆全，故主此方以治之。厚朴苦温以去痞，枳实苦寒以泄满，芒硝咸寒以润燥软坚，大黄苦寒以泄实去热。虽然，仲景言急下之证，亦有数条：如少阴属肾水，病则口燥舌干而渴，乃热邪内炎，肾水将绝，宜急下之，以救将绝之水；又如腹胀不大便，土胜水也，宜急下之；阳明属土，汗出热盛，急下以存津液；腹满痛者，为土实，急当下之；热病，目不明，热不已者死，此肾水将竭，不能照物，则已危矣，须急下之。此皆大承气证也。若病未危急而早下之，或虽危急而下药过之，则又有寒中之患。寒中者，急温之，宜与理中汤。

（明·吴崑《医方考·伤寒门第二》）

　　承气者，承上以逮下，推陈以致新之谓也。曰大者，大实大满，非此不效也。枳实，泄满也；厚朴，导滞也；芒硝，软坚也；大黄，荡热也，陈之推新之所以致也。以有轻重缓急之不同，故承气有大小调胃之异制，汤有多服少服之异度。

（明·方有执《伤寒论条辨·辨阳明病脉证并治第四》）

　　承者，顺也。胃为水谷之海，邪气入胃，胃气壅滞，糟粕秘结，必荡涤之，正气乃顺，故有承气之名也。

（明·李士材《伤寒括要·太阳篇七十三方》）

　　或问：承气汤仲景有大、小调胃之名，何也？然。伤寒邪热，传受入里，谓之入府。府者，聚也。盖邪热与糟粕蕴而为实也。实则潮热、谵语、手心濈濈汗出者，此燥屎所为也。如人壮大热、大实者，宜大承气汤下之。又热结不坚满者，故减去厚朴、枳实，加甘草而和缓之，故曰调胃承气也。若病大而以小承气攻之，则邪气不伏；病小而以大承气攻之，则过伤正气。且不及还可再攻过，则不能复救，可不谨哉！仲景曰：凡欲行大承气，先与小承气一钟，腹中转失气，乃有燥屎也，可以大承气攻之。若不转失气，其不可攻，攻之则腹胀，不能食而难治。又曰，服承气汤得利，慎勿再服，此谆谆告诫也。凡用攻法，必先妙算，料量合宜，则应手而效。若不料量，孟浪攻之，必至杀人。

　　按阳明一症，分为太阳、正阳、少阳三等，而以大、小调胃承气下之者。按本草曰大黄酒浸入太阳经，酒洗入阳明经，浸久于洗，得酒气为多，故能引之于至高之分。若物在山巅，人迹不及，必射以取之也，故仲景以调胃承气收入太阳门，而大黄下注曰酒浸。及详其用本汤，一则曰少少温服，二则曰当和胃气，与调胃承气汤。又详本汤之症，则曰不吐，不下，心烦者；又发汗不解，蒸蒸发热；又吐后腹胀满，是太阳、阳明去表未远，其病在上，不当攻之，故宜缓剂以调和之也。及至正阳、阳明则皆曰急下之，与大承气汤。而大黄下注曰酒洗，是洗轻于浸，微升其趋下之性，以治其中也。至于少阳、阳明，则去正阳而逼太阴，其分为下，故小承气汤中大黄不用酒制。少阳不宜下，故又曰少与。曰微溏之，勿令大泄，此仲景之妙法也。东垣不审胃之云者，乃仲景置调胃承气于太阳篇，太阳不宜下，故又称胃以别之，却踵成氏之谬，以小承气治太阳脾约之症，以调胃治正阳、阳明大承气之症，余故不能无辨。

　　（清·喻嘉言《尚论后篇·阳明少阳合方》）

　　三承气汤，为寒下之柔剂；白散备急丸，为热下之刚剂；附子泻心汤、大黄附子汤，为寒热互结、刚柔并济之和剂，此鼎峙三法也。独怪近世但知寒下一途，绝不知有温下等法。盖暴感之热结，可以寒下，若久积之寒结，亦可寒下乎？是以备急等法所由设也。然此仅可以治寒实之结，设其人禀质素虚，虽有实邪固结，敢用刚猛峻剂攻击之乎？故仲景又立附子泻心汤，用芩、连佐大黄以祛膈上之热痞，即兼附子之温以散之；大黄附子汤用细辛佐附子以攻胁下寒结，即兼大黄之寒导而下之。此圣法昭然，不可思议者也。奈何去圣久远，一闻此法，无论贤与不肖，莫不交相诋毁，遂至明哲束手，沉疴待毙，良可概夫。

（清·张璐《伤寒绪论·杂方》）

苦泄满，咸软坚，大黄、芒硝之苦咸以下坚满；辛散结，酸涌泄，厚朴、枳实之辛酸以破结实。凡人胃气为湿热所伤，必泄其土实，而元气乃得上下同流，此承气之所由名也。

（清·程林《金匮要略直解·腹满寒疝宿食病脉证治第十》）

此正阳阳明药也。热淫于内，治以咸寒，气坚者以咸软之，热盛者以寒消之，故用芒硝之咸寒，以润燥软坚；大黄之苦寒，以泻热去瘀，下燥结，泄胃强；枳实、厚朴之苦降，泻痞满实满，经所谓土郁夺之也阳明属土。大黄治大实，芒硝治大燥大坚，二味治有形血药；厚朴治大满，枳实治痞，二味治无形气药。然非大实大满，不可轻投，恐有寒中结胸痞气之变。此大小陷胸汤之由所也。承，顺也。十剂曰：通可去滞，泄可去闭。使塞者利而闭者通，正气得舒，故曰承气。仲景曰：欲行大承气，先与小承气，若腹中转矢气者，有燥屎也，可以大承气攻之；若不转矢气者，此但初鞕后溏，不可攻之，攻之必胀满不能食。又曰：阳明病脉迟，汗出多，微恶寒者，表未解也，可发汗，宜桂枝汤；阳明病，脉浮无汗而喘者，发汗则愈，宜麻黄汤。此断其入阳明之路，仍从外解，则不内攻也。又曰：阳明病应发汗，医反下之，此为大逆，皆仲景慎于攻下之意也。

（清·汪昂《医方集解·攻里之剂第四》）

诸病皆因于气，秽物之不去，由气之不顺也。故攻积之剂，必用气分之药，故以承气名。汤分大小，有二义焉：厚朴倍大黄，是气药为君，味多性猛，制大其服，欲令大泄下也；大黄倍厚朴，是气药为臣，味少性缓，制小其服，欲微和胃气也。前法更有妙义。大承气之先后作三次煎者，何哉？盖生者气锐而先行，熟者气纯而和缓，欲使芒硝先化燥屎，大黄继通地道，而后枳、朴除其痞满也。若小承气三物同煮，不分次第，只服四合，但求地道之通，而不用芒硝之峻，且远于大黄之锐，故称微和之剂云。

（清·柯琴《伤寒来苏集·伤寒论注》）

承者，顺也。顺而承者，地之道也。故天居地上，而常卑而下行；地处天下，而常顺承乎天。人之脾胃，犹地之上也，乃邪热入之，与糟粕结，于是燥而不润，刚而不柔，滞而不行，而失其地之道矣。岂复能承天之气哉？大黄、芒硝、枳、朴之属，涤荡脾胃，使糟粕一行，则热邪毕出，地道既平，天气乃降，清宁复旧矣。曰大，曰小，曰调胃，则各因其制而异其名耳。盖以硝、黄之润下，而益以枳、朴之推逐，则其力颇猛，故曰大；其无芒硝，而但有枳、朴者，则下趋之势缓，故曰小；其去枳、朴之苦辛，而加甘草之甘缓，则其力尤缓，但取和调胃气，使归于平而已，故曰调胃。

（清·尤怡《伤寒贯珠集·阳明篇上·辨列阳明条例大意》）

芒硝入肾，破泄阴气，用以承气者何也？当知夺阴者芒硝，而通阴者亦芒硝。盖阳明燥结日久至于潮热，其肾中真水为阳明热邪吸引告竭，甚急矣。若徒用大黄、厚朴、枳实制胜之法以攻阳明，安能使下焦燥结急去以存阴气？故用假途灭虢之策，借芒硝直入下焦，软坚润燥，而后大黄、朴实得破阳明之实，破中焦竟犯下焦，故称之曰大。因经言下不以偶，所以大黄、芒硝再分两次内煎，乃是偶方而用奇法，以杀其势，辗转回顾有如此。

（清·王子接《绛雪园古方选注·伤寒科·下剂》）

诸积热结于里而成满痞燥实者，均以大承气汤下之也。满者，腹胁满急膜胀，故用厚朴以消气壅；痞者，心下痞塞硬坚，故用枳实以破气结；燥者，肠中燥屎干结，故用芒硝润燥软坚；实者，腹痛大便不通，故用大黄攻积泻热。然必审四证之轻重、四药之多少适其宜，始可与也。若邪重剂轻，则邪气不服；邪轻剂重，则正气转伤，不可不慎也。

（清·吴谦等《医宗金鉴·订正仲景全书伤寒论注·辨阳明病脉证并治全篇》）

经曰：热淫于内，治以咸寒。气坚者以咸软之，热盛者以寒消之。芒硝咸寒，以润燥软坚；大黄苦寒，以泻热去淤，下燥结，泄胃强；枳实、厚朴之苦降，泻脾满实满。经谓：土郁夺之。盖黄、硝治有形血药，枳、朴治无形气药，用之而当，立奏奇功。

（清·邵成平《伤寒正医录·阳明中篇》）

刘河间于此方加甘草二钱，名三一承气汤。按：燥屎当在肠中，今云胃中何也？盖邪气结成糟粕，未下则在胃中，欲下则在肠中。已结者，即谓之燥屎，言胃则肠已赅矣。

（清·徐大椿《伤寒论类方·承气汤类六》）

惟大便难为胃实。胃家既实，必浊邪上升，清气闭塞，大承气急下之，则浊阴出下窍，清阳走上窍矣。

（清·徐大椿《伤寒约编·大承气汤证》）

厚朴去痞，枳实泄满，芒硝软坚，大黄泄实。海藏谓必痞、满、燥、实四证全而后可用，不易之论矣。总以大便实为主，便实必以手足濈然汗出为第一验，盖表解后周身无汗，而手足濈然，非燥屎热气不能使诸阳之本独蒸蒸而润也。但外之解不解、内之燥不燥、虚不虚，非手足汗之所能尽，故表则验之恶寒，或无汗，或脉浮，则表尚未清也；内则验之不转失气，或脐腹痛，或脉弱，或便溏，或小便不利，或热微，或热不潮，则里实未盛也，以消息燥、实、痞、满四字方确。然脉证参差，又不可泥，如汗多、微恶寒、脉迟，禁下。若脉迟汗出而兼不恶寒、身重、短气、腹满、喘、潮热，即为外欲解，可攻里之象，以里热多，故知脉迟为表欲解也。若烦躁、心下硬，而无太阳及柴胡证，似可下矣，然脉弱虽能食，不可以为胃强而轻下也。不大便六七日，似可下矣，然小便少，屎未定硬，虽不能食，不可以为燥屎而轻下也。至谵语、有潮热、反不能食等证，则真胃中有燥屎矣，大承气虽重剂，以此详辨，宁有误乎？

（清·吴仪洛《伤寒分经·诸方全篇·阳明中篇论列方》）

邪在表，宜汗。邪入里，宜下。然下证不一，有痞、满、燥、实、坚五者之异。痞者，胸闷不食。满者，胸腹膨胀。燥者，大便枯少。实者，腹满而痛，日久不大便。坚者，按之便硬。如五证悉具，三焦俱伤，宜大承气汤急下之。但见痞、燥、实三证，邪在中焦，宜调胃承气汤，不用枳、朴，恐伤上焦之气也。但见痞实二证，邪在上焦，宜小承气汤，不用芒硝，恐伤下焦之血也。夫以人之一身，元气周流，一有邪滞，则壅塞经络而为病矣。轻则导而去之，重则攻而下之，使垢瘀去，而后正气可复。然攻下之剂，须适证为宜。若邪盛而药轻，则根株仍留；邪轻而药重，则正气必伤。能以证合脉，庶得万全。

（清·罗国纲《罗氏会约医镜·论伤寒》）

此苦辛通降、咸以入阴法。承气者,承胃气也。盖胃之为腑,体阳而用阴,若在无病时,本系自然下降,今为邪气蟠踞于中,阻其下降之气,胃虽自欲下降而不能,非药力助之不可,故承气汤通胃结,救胃阴,仍系承胃腑本来下降之气,非有一毫私智凿于其间也,故汤名承气。学者若真能透彻此义,则施用承气,自无弊窦。大黄荡涤热结,芒硝入阴软坚,枳实开幽门之不通,厚朴泻中宫之实满厚朴分量不似《伤寒论》中重用者,治温与治寒不同,畏其燥也。曰大承气者,合四药而观之,可谓无坚不破,无微不入,故曰大也。非真正实热蔽痼、气血俱结者,不可用也。若去入阴之芒硝,则云小矣;去枳、朴之攻气结,加甘草以和中,则云调胃矣。

(清·吴瑭《温病条辨·中焦篇·风温、温热、瘟疫、温毒、冬温》)

仲景三承气汤尽美尽善,无可加减。刘河间于此方加甘草一味,便逾仲景矩矱,然意在调胃,于外科杂症等颇亦相宜,视陶节庵六一顺气汤更高一格。

又按:张宪公云:承者,以卑承尊而无专成之义。天尊地卑,一形气也。形统于气,故地统于天;形以承气,故地以承天。胃、土地,坤之类也;气、阳也,乾之属也。胃为十二经之长,化糟粕,运精微,转味出入,而成传化之府,岂专以块然之形,亦唯承此乾行不息之气耳。汤名承气,确有取义,非取顺气之义也。宪公此解,超出前人,故余既录于《真方歌括》后,而又重录之,愈读愈觉其有味也。惜其所著《伤寒类疏》未刊行世。宪公讳孝培,古吴人也。

(清·陈修园《时方歌括·泄可去闭》)

攻下之法,原因实症俱备,危在旦夕,失此不下,不可复救,故用斩关夺门之法,定难于俄顷之间,仲景所以有急下存阴之训也。乃后人不明此义,有谓于攻下药中,兼行生津润导之法，则存阴之力更强，殊不知一用生津滋润之药，则互相牵制，而荡涤之力轻矣！此譬如寇盗当前，恣其焚掠，所过为墟，一旦聚而歼之，然后人得安居，而元气可以渐复。是去实可以保阴，乃相因之理，方得存字真解。并非谓攻实即是补阴，并可于攻下中寓养阴法也。仲景制大承气汤，用枳实开上焦，用厚朴通中焦，芒硝理下焦，而以大黄之善走者统率之，以涤荡三焦之坚实，正聚寇尽歼之大法。而又恐药力太猛，非可轻投，故又有欲用大承气，先与小承气之训。夫以仲景之神灵，岂尚待于先试，实恐后人审症未确，借口成法，孟浪轻投，不得不谆谆告诫，此实慎重民命之婆心也。至于三阴多可下之症，三阳惟正阳明可下，少阳必不可下，而阳明中夹有太阳、少阳症者，亦断不可下。惟太阳症脉紧、恶寒、无汗、腹痛者，乃阴气凝结营分，亦可用温用下。细看方书，宜下忌下之条，慎重斟酌，始为得之。

（清·费伯雄《医方论·攻里之剂》）

古方厚朴用至半斤、大黄四两、枳实五枚、芒硝五合，是因太阳之邪流入燥地，已经化为热邪，大实、大满、大聚、大便不通、狂叫、腹痛、脉沉实。阳明至此，非清凉、升散可解，惟有下夺一法，仲景故立此方，以为阳明之将坏立法。然未至里实之盛者，亦可改分两以施之，不失本经里症宗旨可也。

按：大承气汤一方，乃起死回生之方，亦泻火救阴之方也。夫病人胃已经实，元阴将亡，已在瞬息之间，苟不急用大黄、芒硝苦寒之品以泻其亢盛之热，枳实、厚朴苦温之味以破其积滞之邪，顷刻元阴灼尽，而命即不生。仲景立法，就在这元阴、元阳上探盛衰，阳盛极者阴必亡，存阴不可不急，故药之分两不得不重；阴盛极者阳必亡，回阳不可不急，故四逆汤之分两亦不得不重。二方皆有起死回生之功，仲景一生学问，阴阳攸分，即在二方见之也。他如一切方法皆从六气变化而出，六经主气为本，各有提纲界限；六气为客，各有节令不同，不得混视。至于此病，虽具阳明里证，尚未大实之甚，而即以此方改分两治之，不失本经里症治法。分两虽殊，时势亦异，学者苟能细心体会，变化自有定据也。

（清·郑钦安《医理真传·阴虚症门问答》）

治阳明病热邪入里，转成胃实，不大便，发热谵语，自汗出，不恶寒，痞满燥实，全见里证，以及杂病三焦大热，脉来沉实有力者。夫六淫之入里也，无形之邪必依有形之物以为固结，故胃者土也，万物所归，是以热邪一入于胃，无所复传，即挟胃中之滓秽，互相团结，而成可下之证。然此方须上、中、下三焦痞满燥实全见者，方可用之。以大黄之走下焦血分、荡涤邪热者为君，又恐其直下之性，除其下而遗其上，故必以酒洗之；但大黄虽能攻积推陈，不能软坚润燥，所有胃中坚结之燥屎仍不能除，故必以芒硝咸寒润下之品软坚润燥，乃克有成；枳实、厚朴苦降，破上、中二焦之气以承顺之，为硝、黄之先导，而后痞满燥结全消耳！此之谓大承气汤也。

（清·张秉成《成方便读·攻里之剂》）

夫大黄火贯土中，或当能扶脾阳矣，然此其质耳。味则大苦，气则大寒，且于黄色中贯赤纹，则于脾中血分锢土之火，自当之辄息，锢土之火息，而心君生土之火，岂有不因之而行其用，此所以行君令、戡祸乱、拓土地而有将军之号也。

夫大黄之为物有定，而用大黄之法无定。不得仲圣之法，则大黄不得尽其才而负大黄实多，否则为大黄所误而大黄之被诬亦多。《素问·至真要大论》论制方之法甚备，而其间缓急奇偶，复极之气味厚薄、制小、制大、数少、数多，参伍而错综之，实有无穷之用。仲圣则正本此旨以制方，而不容以一端测焉。大黄气味俱厚，本峻下之物，因其峻下而微变其性以用之，则如大承气、抵当汤之大黄酒洗酒浸，以兼除太阳余邪也；大黄黄连泻心汤之大黄，以麻沸汤渍之而不煮，欲其留恋心下也；大黄附子汤大黄与附子并用，则变寒下为温下；茵陈蒿汤大黄与茵陈、栀子并用，则不走大便而走小便。大黄用法之不同也如是。更以方剂言之，尤氏谓：小承气无芒硝而但有枳、朴，下趋之势缓，故曰小。不知小承气虽有枳、朴，无芒硝，而枳、朴分量亦较大承气甚少，此制之大小，即承气大小所由名，岂在芒硝有无之别。且芒硝并不专取其下趋，调胃承气芒硝与甘草并用，则能调胃；大陷胸芒硝与甘遂并用，则能陷胸；大承气芒硝止三合，而调胃承气、大陷胸转用至半升、一升；调胃、陷胸有芒硝，而抵当汤丸转无芒硝。芒硝之功，不专在下趋亦明矣。柯韵伯谓药之生者，气锐而先行，熟者气纯而和缓，故大承气以芒硝专化燥屎，大黄继通地道，而后枳、朴除其痞满。邹氏韪之，其实似是而非也。芒硝之不取乎速下，上已言之。夫多煮者味厚，少煮者味薄；味厚则下之早，味薄则下之迟。枳、朴先煮，欲其径下；硝、黄则兼资以涤热，非故操之不可。故大黄后内，芒硝只一两沸。小承气所以同煮者，枳、朴既少，又无芒硝。且大承气以水一斗煮枳、朴取五升，内大黄后尚取二升；小承气则仅水四升煮取一升二合，大黄虽与枳、朴同煮，力亦不厚，何必再分先后。邹氏谓：大陷胸汤用甘遂、芒硝之锐，犹恐其暂通复闭，故大黄先煮，使当善后之任。置全方配合之道不讲，而但于先后煮讨消息。不知芒硝、甘遂，专治胸间热结水结，故芒硝止一两沸，甘遂内末而不煮；大黄本肠胃药，用以为消遂前驱，故先煮之。邹氏又谓：茵陈蒿汤，大黄、栀子为前矛，茵陈为后劲。不知茵陈发扬芳郁，禀太阳寒水之气，善解肌表之湿热，欲其驱邪由小便而去，必得多煮以厚其力，与桂枝利小便非多用不可，正复相同。大黄止住二两而又后煮，则与茵陈走肌表之气相挟，且能促之使下也。茵陈、栀子皆走小便，大黄自亦不走大便矣。此仲圣制方之意，与《素问》相印合也，可执一说而不究其所以然哉？

（清·周岩《本草思辨录·大黄》）

小承气汤

【原文】

大黄四两　厚朴二两，炙，去皮　枳实三枚大者，炙

上三味，以水四升煮，取一升二合，去滓，分温三服，初服当更衣，不尔尽饮之，若更衣，勿复服。

（汉·张仲景《金匮玉函经·方药炮制》）

【方论】

邪在上焦则作满，邪在中焦则作胀，胃中实则作潮热。曰潮热者，犹潮水之潮，其来不失时也。阳乘于心则狂，热干胃口则喘。枳、朴去上焦之痞满，大黄荡胃中之实热。此其里证虽成，病未危急，痞、满、燥、实、坚犹未全俱，以是方主之，则气亦顺矣，故曰小承气。

（明·吴崑《医方考·伤寒门第二》）

此汤即大承气去芒硝。芒硝力暴而散，寒而不滞，不令大黄则凉膈之功居多，合大黄用之则直入大腹润燥、软坚、消热，其力至猛，去硝欲其缓而和之也。

（清·史以甲《伤寒正宗·阳明经邪入阳明未离太阳证》）

此少阳、阳明药也。邪在上焦则满，在中焦则胀，胃实则潮热。阳邪乘心则狂，胃热干肺则喘。故以枳、朴去上焦之痞满，以大黄去胃中之实热，此痞、满、燥、实、坚未全者，故除芒硝，欲其无伤下焦真阴也。大承气通治三焦，小承气不犯下焦，调胃承气不犯上焦。按：阳明证有正阳阳明，有太阳阳明，有少阳阳明。自阳明经传入胃腑，不恶寒、腹满便鞕者，宜大承气下之；若汗多、发热、微恶寒者，为外未解，其热不潮，未可与承气汤；若腹大满不通者，可与小承气微和胃气，勿令大泄下。谓阳明有在经者，未全入

腑，尤宜审慎。

（清·汪昂《医方集解·攻里之剂第四》）

承气者，以下承上也，取法乎地，盖地以受制为资生之道，故胃以酸苦为涌泄之机。若阳明腑实，燥屎不行，地道失矣，乃用制法以去其实。大黄制厚朴，苦胜辛也，厚朴制枳实，辛胜酸也，酸以胜胃气之实，苦以化小肠之糟粕，辛以开大肠之秘结。燥屎去，地道通，故曰承气。独治胃实，故曰小。

（清·王子接《绛雪园古方选注·伤寒科·下剂》）

分两俱减，且除去硝，恐伤下焦真阴也。王海藏《三承气论》曰：大热大实用大承气，小热小实用小承气，尚在胃中用调胃承气。盖三焦俱伤者，痞、满、燥、实、坚俱全也。邪在中焦，必有燥、实、坚三症，故调胃不用枳实、厚朴，恐伤上焦也。上焦受伤，则痞而实，故去芒硝之走下，不伐其根本也。

（清·邵成平《伤寒正医录·阳明中篇》）

太阳病不解，因治坏而转属阳明，故微烦，小便数，大便因硬而闭结不通也。大黄通地道，枳实消痞实，厚朴除胀满。名之曰小，味少力缓，制小其服耳。

（清·徐大椿《伤寒约编·小承气汤证》）

比大承气，单去芒硝。芒硝之性走下，故惟荡涤积滞，以其咸寒，足以软坚去实热也，然结不至坚者不可用。盖大黄清血分之热，故得大黄而泻不止者，饮粥汤，胃得谷气即止，以胃之气分不伤也。合芒硝，则并气分而峻寒之矣，非有大热者，何以堪之？人身温暖之气，乃元气也，一伤猝难骤复，故必热结太盛，然后兼用之，所谓有病病当之也。观仲景增此一味而曰大，减此一味即曰小，且诸所欲下者，必曰先与小承气，则芒硝之峻可知。至调胃承气汤，反去枳、朴，不去芒硝，乃为热盛而胃气不和者，恐其破气，故去枳、朴；而加甘草，以培养其根本，故曰调胃。非谓热不盛者，亦可用也。

（清·吴仪洛《伤寒分经·诸方全篇·阳明上篇论列方》）

此治邪在中、上两焦之正法也。注中但有谵语、潮热、喘满等症，而无腹胀坚满之象，故减去芒硝，不使伐无病之地以劫阴。略一加减，必有精义，规矩方圆之至也。

（清·费伯雄《医方论·攻里之剂》）

治阳明病谵语潮热，不大便，胃有实热，痞满而喘，邪盛于上、中二焦，无燥屎坚结者。故但以大黄荡胃实，枳、朴泄痞满，则上、中之邪自可蠲除，无须芒硝之咸寒，复伤其下焦之阴血耳！

（清·张秉成《成方便读·攻里之剂》）

调胃承气汤

【原文】

甘草二两，炙　芒硝半升　大黄四两，清酒洗

上三味，切，以水三升，煮二物至一升，去滓，内芒硝，更上微火一二沸，温顿服之，以调胃气。

（汉·张仲景《伤寒论·辨阳明病脉证并治》）

【方论】

《内经》曰：热淫于内，治以咸寒，佐以苦甘。芒硝咸寒以除热，大黄苦寒以荡实，甘草甘平以助二物，推陈致新法也。

（金·张元素《医学启源·六气方治》）

大黄酒浸。邪气居高，非酒不至。譬如物在高巅，人力之所不及，则射以取之，故用酒炒用。大黄生者，苦泄峻必下，则遗高之分邪热也。是以愈后，或目赤，或喉痹，或头肿，或膈之上热疾生矣　甘草炙。经云：以甘缓之　芒硝以辛润之，以咸软之

若有所差，则无形者有遗。假令调胃承气证用大承气下之，则愈后元气不复，以其气药犯之也。大承气证用调胃承气下之，则愈其后神痴不清，以其气药无力也。小承气证若用芒硝下之，则或下利不止，变而成虚矣。三承气岂可差乎？

（元·王好古《此事难知·阳明证》）

大黄苦寒，可以荡实；芒硝咸寒，可以润燥；甘草甘平，可以和中。此药行，则胃中调而里气承顺，故曰调胃承气。然犹有戒焉，表证未去而早下之，则有结胸、痞气之患，此大、小陷胸汤之所以作也。

（明·吴崐《医方考·伤寒门第二》）

经曰：热淫于内，治以咸寒，佐以苦寒。芒硝咸寒为君，大黄苦寒为臣，正合此法也。加甘草以缓之和之，监其峻烈，虽则有承顺其气之势，复有调和其胃之功矣，故名调胃承气。本阳明药，而此主太阳未解也。

（明·李士材《伤寒括要·太阳篇七十三方》）

阳明病一证，分为太阳、正阳、少阳三等。太阳阳明去表未远，其病在上，不当攻下，故宜缓剂调之，是以调胃汤中大黄酒浸，得酒气则能引之至高之分而除在上之邪热。正阳阳明，则大承气汤大黄酒洗，是洗轻于浸，微升其走下之性以治其中。少阳阳明，则去正阳而逼太阴，其分为下，故小承气汤中大黄不用酒制，欲其峻下也。

（清·史以甲《伤寒正宗·阳明经邪入阳明未离太阳证》）

此足太阳、阳明药也。大黄苦寒，除热荡实；芒硝咸寒，润燥软坚；二物下行甚速，故用甘草甘平以缓之，不致伤胃，故曰调胃承气。去枳、朴者，不欲其犯上焦气分也。《准绳》曰：阳明一证，分为太阳、正阳、少阳三等。按本草，大黄酒浸入太阳经，酒洗入阳明经，浸久于洗，故能引于至高之分。仲景以调胃承气收入太阳门，而大黄注曰酒浸，汤后曰少少温服，曰当和胃气。又本汤治不吐不下心烦者，及发汗不解、蒸蒸发热者，吐后腹胀满者，是太阳阳明去表未远，其病在上，不当攻下，故宜缓剂调和之也。至正阳阳明，则曰急下之，而大承气汤大黄下注曰酒洗，洗轻于浸，是微升其走下之性，以治其中也。至少阳阳明，则去正阳而逼太阴，其分为下，故小承气汤大黄不用酒制，少阳不宜下，故去芒硝，又曰少与，曰微溏之勿令大泄下，此仲景之妙法也。

（清·汪昂《医方集解·攻里之剂第四》）

亢则害，承乃制，承气所由名也。不用枳、朴而任甘草，是调胃之义。胃调则诸气皆顺，故亦以承气名之。此方专为燥屎而设，故芒硝分两多于大承气。前辈见条中无燥屎字，便云未燥坚者用之，是未审之耳。

（清·柯琴《伤寒来苏集·伤寒论注》）

此治太阳阳明并病之和剂也。因其人平素胃气有余，故太阳病三日，其经未尽，即欲再作太阳经，发汗而外热未解。此外之不解，由于里之不通。故太阳之头项强痛虽未除，而阳明之发热不恶寒已外见。此不得执太阳禁下之一说，坐视津液之苦燥也。少与此剂以调之，但得胃气一和，必自汗而解。是与针足阳明同义，而用法则有在经在腑之别矣。不用气药而亦名承气者，调胃即所以承气也。经曰：平人胃满则肠虚，肠满则胃虚，更虚更实，故气得上下。今气之不承，由胃家之热实。必用硝、黄以濡胃家之糟粕，而气得以下；同甘草以生胃家之津液，而气得以上。推陈之中便寓致新之义，一攻一补，调胃之法备矣。胃调则诸气皆顺，故亦得以承气名之。前辈见条中无燥屎字，便云未坚硬者可用，不知此方专为燥屎而设，故芒硝分两多于大承气。因病不在气分，故不用气药耳。古人用药分两有轻重，煎服有法度。粗工不审其立意，故有三一承气之说。岂知此方全在服法之妙，少少服之，是不取其势之锐，而欲其味之留中，以濡润胃腑而存津液也。所云太阳病未罢者不可下，又与若欲下之，宜调胃承气汤合观之，治两阳并病之义始明矣。白虎加人参，是于清火中益气；调胃用甘草，是于攻实中虑虚。

（清·柯琴《伤寒来苏集·伤寒附翼》）

　　调胃承气乃下药之最轻者，以因势利导，故不取大下而取缓行耳。夫伤寒先汗后下者，法之常也，或先汗或先下，随脉转移者，法之变也。设不知此而汗下妄施，宁不为逆耶。

（清·尤怡《伤寒贯珠集·太阳篇上·太阳权变法第二》）

　　调胃承气者，以甘草缓大黄、芒硝留中泄热，故曰调胃，非恶硝、黄伤胃而用甘草也。泄尽胃中无形结热，而阴气亦得上承，故亦曰承气。其义亦用制胜，甘草制芒硝，甘胜咸也，芒硝制大黄，咸胜苦也。去枳实、厚朴者，热邪结胃劫津，恐辛燥重劫胃津也。

（清·王子接《绛雪园古方选注·伤寒科·下剂》）

　　三承气汤之立名，而曰大者，制大其服，欲急下其邪也；小者，制小其服，欲缓下其邪也。曰调胃者，则有调和承顺胃气之义，非若大、小专攻下也。经曰：热淫于内，治以咸寒；火淫于内，治以苦寒。君大黄之苦寒，臣芒硝之咸寒，二味并举，攻热泻火之力备矣。更佐甘草之缓，调停于大黄、芒硝之间，又少少温服之，使其力不峻，则不能速下而和也。

（清·吴谦等《医宗金鉴·删补名医方论》）

黄、硝二物，下行甚速，故用甘草以缓之。又本草云：大黄酒浸，入太阳经。正阳明去太阳未远，其病在上，故酒浸大黄，能引于至高之分。缓剂以调和之，与大承气之酒洗、小承气之不用酒制，专为攻下者，各有微义。

（清·邵成平《伤寒正医录·阳明中篇》）

按：芒硝善解结热之邪，大承气用之解已结之热邪；此方用之，用以解将结之热邪。其能调胃，则全赖甘草也。

（清·徐大椿《伤寒论类方·承气汤类六》）

两阳合病，邪热已实于里，故头痛、身热、恶热、便闭，为表里俱热也。大黄荡热以通地道，芒硝泻实以润燥结，炙草缓中以益胃气，推陈之中仍寓致新之意，一攻一缓，调胃之法备矣。胃调则诸气皆顺，而两经之邪热无不自解，故亦以承气名之也。

（清·徐大椿《伤寒约编·承气汤证》）

仲景用此汤凡七见，或因吐下津干，或因烦满气热，总为胃中燥热不和，而非大实满者比，故不欲其速下而去枳、朴，欲其恋膈而生津，特加甘草以调和之，故曰调胃。然胃既热结，至须硝、黄开之，则其气之壅而不接可知。承者，顺也，顺其气而接之也，故亦曰承气。合观仲景治热邪内入，曰陷胸，邪高在胸上也；曰泻心，邪居在心下也；曰调胃，邪竟在心下之胃也。此心、胸、胃三字，地分了然。治胸曰陷，谓邪虽在高，比虚烦者全里而不兼表矣，故彼虚烦证以栀豉轻涌者，此宜以大黄、芒硝、甘遂等陷之使下，义取陷身阵内而攻克也。治心曰泻，谓邪在此，不过热邪痰饮胶结，比胸则稍低，比胃则无实，导而去之，其势顺，故曰泻也。治胃曰承气，谓胃乃大小肠、膀胱转运之本，气化则能出，有热有物以滞之，气不承顺则壅而不和，故义取调而下之，甚则大承气，不甚则小承气也。

问曰：陷胸、泻心、调胃，一为析义，可开千古聋聩，但观仲景论结胸，每曰心下因硬，岂必胸上为结乎？曰：仲景不云结胸者，项亦强，如柔痓状乎？项且强，则项之下可知。特可按者惟心下，故注病状曰心下硬，立汤名则曰陷胸也。承气者，用以制亢极之气，使之承顺而下也。《伤寒秘要》曰：王海藏论云，仲景承气汤有大小调胃之殊，今人以三一承气不分上下缓急用之，岂不失仲景本意！大热大实，用大承气；小热小实，用小承气；实热尚在胃中，用调胃承气，以甘草缓其下行，而祛胃热也。病大用小，则邪气不服；病小用大，则过伤正气；病在上而用急下之剂，则上热不除。岂可一概混治哉？节庵论小承气曰，上焦受伤，去芒硝，恐伤下焦血分之真阴；论调胃承气曰，邪在中焦，不用枳实、厚朴，以伤上焦虚无氤氲之元气。然此汤独可用芒硝以伤下焦乎？吾未闻承气汤有主上焦者，未闻调胃承气之证至于坚而燥也！仲景调胃承气汤证，八方中并无干燥，不过曰胃气不和，曰胃实，曰腹满，则知此汤专主表邪悉罢，初入腑而欲结之证也。故仲景以调胃承气收入太阳阳明，而大黄注曰酒浸，是太阳阳明去表未远，其病在上，不当攻下，故宜缓剂以调和之。及至正阳阳明，则皆曰急下之，而大承气汤大黄注曰酒洗，是洗轻于浸，微升其走下之性，以和其中。至于少阳阳明，则去正阳而逼太阴，其分在下，故用小承气，大黄不用酒制也。

（清·吴仪洛《伤寒分经·诸方全篇·阳明上篇论列方》）

取芒硝之咸寒，大黄、甘草之甘苦寒，不取枳、朴之辛燥也。伤寒之谵语，舍燥屎无他证，一则寒邪不兼秽浊，二则由太阳而阳明；温病谵语，有因燥屎，有因邪陷心包，一则温多兼秽，二则自上焦心肺而来。学者常须察识，不可歧路亡羊也。

热结旁流，非气之不通不用枳、朴，独取芒硝入阴以解热结，反以甘草缓芒硝急趋之性，使之留中解结，不然，结不下而水独行，徒使药性伤人也。

（清·吴瑭《温病条辨·中焦篇·风温、温热、瘟疫、温毒、冬温》）

此治邪在中、下焦之正法也。注中"恶热口渴、腹满、中焦燥实"数语，最宜着眼。可见病在脾胃，全与上焦无涉。若杂入枳、朴以犯上焦，则下焦之浊气必随感而上，反致喘逆者有之矣！去枳、朴，加甘草，使之专入脾胃，而又缓芒、黄善走之烈，谨慎周详，毫发无憾。

（清·费伯雄《医方论·攻里之剂》）

治阳明病不恶寒反恶热，口渴便秘，满腹拒按，中、下焦燥实之证。故但以大黄除热荡实，芒硝润下软坚。加炙甘草者，缓其急而和其中；不用枳、朴者，恐伤上焦气分。大黄用酒浸者，欲减其苦寒速下之性而微下之，令胃和则愈耳！

（清·张秉成《成方便读·攻里之剂》）

宣白承气汤

【原文】

生石膏五钱　生大黄三钱　杏仁粉二钱　瓜蒌皮一钱五分

水五杯，煮取二杯，先服一杯，不知再服。

（清·吴瑭《温病条辨·中焦篇·风温、温热、瘟疫、温毒、冬温》）

【方论】

阳明温病，下之不通，喘促不宁，痰涎壅滞，右寸实大，肺气不降者，宣白承气汤主之。

其因肺气不降，而里证又实者，必喘促寸实，则以杏仁、石膏宣肺气之痹，以大黄逐肠胃之结，此脏腑合治法也。

（清·吴瑭《温病条辨·中焦篇·风温、温热、瘟疫、温毒、冬温》）

导赤承气汤

【原文】

赤芍三钱　细生地五钱　生大黄三钱　黄连二钱　黄柏二钱
芒硝一钱

水五杯，煮取二杯，先服一杯，不下再服。

（清·吴瑭《温病条辨·中焦篇·风温、温热、瘟疫、温毒、冬温》）

【方论】

阳明温病，下之不通，左尺牢坚，小便赤痛，时烦渴甚，导赤承气汤主之。

其因火腑不通，左尺必现牢坚之脉左尺，小肠脉也，俗候于左寸者非，细考《内经》自知，小肠热盛，下注膀胱，小便必涓滴赤且痛也，则以导赤去淡通之阳药，加连、柏之苦通火腑，大黄、芒硝承胃气而通大肠，此二肠同治法也。

（清·吴瑭《温病条辨·中焦篇·风温、温热、瘟疫、温毒、冬温》）

牛黄承气汤

【原文】

即用前安宫牛黄丸二丸，化开，调生大黄末三钱，先服一半，不知，再服。

（清·吴瑭《温病条辨·中焦篇·风温、温热、瘟疫、温毒、冬温》）

【方论】

阳明温病，下之不通，邪闭心包，神昏舌短，内窍不通，饮不解渴者，牛黄承气汤主之。

其因邪闭心包，内窍不通者，前第五条已有先与牛黄丸，再与承气之法。此条系已下而不通，舌短神昏，闭已甚矣，饮不解渴，消亦甚矣，较前条仅仅谵语则更急而又急，立刻有闭脱之虞，阳明大实不通，有消亡肾液之虞，其势不可少缓须臾，则以牛黄丸开手少阴之闭，以承气急泻阳明，救足少阴之消。此两少阴合治法也。

（清·吴瑭《温病条辨·中焦篇·风温、温热、瘟疫、温毒、冬温》）

增液承气汤

【原文】

即于增液汤内，加大黄三钱，芒硝一钱五分。

水八杯，煮取三杯，先服一杯，不知再服。

（清·吴瑭《温病条辨·中焦篇·风温、温热、瘟疫、温毒、冬温》）

【方论】

阳明温病，下之不通，津液不足，无水舟停者，间服增液，再不下者，增液承气汤主之。

其因阳明太热，津液枯燥，水不足以行舟，而结粪不下者，非增液不可。服增液两剂，法当自下，其或脏燥太甚之人，竟有不下者，则以增液合调胃承气汤，缓缓与服，约二时服半杯沃之，此一腑中气血合治法也。

（清·吴瑭《温病条辨·中焦篇·风温、温热、瘟疫、温毒、冬温》）

桃仁承气汤

【原文】

桃仁五十枚，去皮尖　大黄四两　桂枝二两　甘草二两，炙
芒硝二两

上五味，以水七升，先煮四味，取二升半，去滓，内硝，
更煮微沸，温服五合，日三服，微利。

（汉·张仲景《金匮玉函经·方药炮制》）

【方论】

甘以缓之，辛以散之，小腹急结，缓以桃仁之甘；下焦蓄
血，散以桂枝之辛。大热之气，寒以取之，热甚搏血，加二物
于调胃承气汤中也。

（金·张元素《医学启源·六气方治》）

心主血而属火，膀胱居下焦而属水，膀胱热结，水不胜
火，心火无制，则热与血搏，不自归经，反侮所不胜而走下
焦，下焦蓄血，心虽未病，以火无制而反侮所不胜，故悖乱颠
倒、语言妄谬，与病心而狂者无异，故曰如狂也。血自下则邪
热不复停，故曰愈也。少腹，指膀胱也。急结者，有形之血蓄
积也。桃仁，逐血也；桂枝，解外也；硝、黄，软坚而荡热
也；甘草，甘平而缓急也。然则五物者，太阳随经入腑之轻剂
也。先食，谓先服汤，而饮食则续后进也。

（明·方有执《伤寒论条辨·辨太阳病脉证并治上篇第
一》）

急结者宜解，只须承气；硬满者不易解，必仗抵当。表证
仍在，竟用抵当，全不顾表者，因邪甚于里，急当救里也；外
证已解，桃仁承气未忘桂枝者，因邪甚于表，仍当顾表也。

（清·柯琴《伤寒来苏集·伤寒论注》）

治太阳病不解，热结膀胱，小腹急结，其人如狂，此蓄血也。如表证已罢者，用此攻之。夫人身之经营于内外者，气血耳。太阳主气所生病，阳明主血所生病。邪之伤人也，先伤气分，继伤血分，气血交并，其人如狂。是以太阳阳明并病所云气留而不行者，气先病也；血壅而不濡者，血后病也。若太阳病不解，热结膀胱，乃太阳随经之阳热瘀于里，致气留不行，是气先病也。气者血之用，气行则血濡，气结则血蓄，气壅不濡，是血亦病矣。小腹者膀胱所居也，外邻冲脉，内邻于肝。阳气结而不化，则阴血蓄而不行，故少腹急结；气血交并，则魂魄不藏，故其人如狂。治病必求其本，气留不行，故君大黄之走而不守者，以行其逆气，甘草之甘平者，以调和其正气；血结而不行，故用芒硝之咸以软之，桂枝之辛以散之，桃仁之苦以泄之。气行血濡，则小腹自舒，神气自安矣。此又承气之变剂也。此方治女子月事不调，先期作痛，与经闭不行者最佳。

（清·柯琴《伤寒来苏集·伤寒附翼》）

愚按：此即调胃承气汤加桃仁、桂枝，为破瘀逐血之剂。缘此证热与血结，故以大黄之苦寒，荡实除热为君；芒硝之咸寒，入血软坚为臣；桂枝之辛温、桃仁之辛润，擅逐血散邪之长为使；甘草之甘，缓诸药之势，俾去邪而不伤正为佐也。

（清·尤怡《伤寒贯珠集·太阳篇上·太阳斡旋法第三》）

桃仁承气，治太阳热结解而血复结于少阳枢纽间者，必攻血通阴，乃得阴气上承。大黄、芒硝、甘草本皆入血之品，必主之以桃仁，直达血所，攻其急结，仍佐桂枝泄太阳随经之余热，内外分解，庶血结无留恋之处矣。

（清·王子接《绛雪园古方选注·伤寒科·下剂》）

膀胱者，太阳寒水经也。水得热邪，蓄于下焦而上干心火，则烦躁谵语而如狂。血自下者，邪从下解，故曰愈也。其"外不解"三句，不言所以外解之法，诸注俱顺文混过，恐穿凿不的也。少腹是膀胱部位，急结则蓄血不行，故以桃仁加大承气直达血分。用桂枝者，殆即外解之意乎。

　　　　　　　　　（清·邵成平《伤寒正医录·寒伤营》）

　　病自外来，当先审其表热之轻重，以治其表，继用桃仁承气以攻其里之结血也。少腹未硬满，故不用抵当。服五合取微利，亦见不欲大下意。

　　此轻里重表之剂。彼阳明蓄血，喜忘如狂，反不用承气。此热蓄膀胱，血结小腹，乃以桃仁、桂枝加于调胃承气之中，微下热结，以行其血，则血化热解，而狂自止。以太阳随经，瘀热在里故也。

　　　　　　　　　（清·徐大椿《伤寒约编·桃仁承气汤证》）

　　脉未至沉，邪与血搏，而蓄膀胱，结未坚也。但膀胱为太阳寒水之经，水得热邪，加血搏之，则沸腾而上侮心火，所以如狂。其血稍行，故云外不解，尚未可攻，殆至以药解外，表邪新去，里血易动，所以不用抵当汤，而用桃仁加入承气。其加桂枝者，一恐余邪稍有未解，其血得以留连不下；一恐膀胱在下，药无向导，则转运不灵。然利小便之药，略入一味，即是利水，非利血矣。故因太阳腑邪仍借太阳之药，凭硝黄之势，相将而成解散之功也。王三阳所谓厚桂而非枝，疑枝之亲上而不下也，不知肉桂但有温补之功，不能解太阳随经之瘀热。此虽桂枝，而有硝、黄以掣之使下，岂若甘草、姜、枣并作一队，共为辛甘发散者乎？五苓与桃仁承气，均为太阳犯府之方。一利前，主气分；一利后，主血分。

　　　　　（清·吴仪洛《伤寒分经·诸方全篇·太阳上篇论列方》）

　　少腹坚满，小便自利，夜热昼凉，大便闭，脉沉实者，蓄血也，桃仁承气汤主之，甚则抵当汤。

少腹坚满，法当小便不利，今反自利，则非膀胱气闭可知；夜热者，阴热也；昼凉者，邪气隐伏阴分也；大便闭者，血分结也。故以桃仁承气通血分之闭结也。若闭结太甚，桃仁承气不得行，则非抵当不可，然不可轻用，不得不备一法耳。

（清·吴瑭《温病条辨·下焦篇》）

此方《准绳》以为当用桂，喻西江等以为当用枝。予则以为主治注中有"外症不解"一语，此四字最为着眼，有桃仁、大黄、芒硝、甘草以治里，必当用桂枝以解表。仲景立方，固无遗漏也。

（清·费伯雄《医方论·理血之剂》）

邹氏……其援仲圣方以自解也，曰：用桃仁之外候有三：一表证未罢，一少腹有故，一身中甲错。若三者一件不见，必无用桃仁之事。夫少腹有故，身中甲错，是著其证非溯其因，于邪气何与？至表证未罢，如桃核承气汤、抵当汤、抵当丸，则以表证虽未罢，而伤寒至热结膀胱，则不当解表唯当攻里，其方岂半治里半治表哉？桃仁若与桂枝解表，则抵当何以无桂枝哉？仲圣用药殊有分寸，抵当治瘀血之已结，故纯用血药峻攻；桃核承气汤治瘀血之将结，故兼以桂枝、甘草化气。桂枝茯苓丸，下癥之方也。血病非得气药不化，故逐瘀止丹皮、桃仁，而以苓、芍药、桂枝入病所，为下癥之前导，何尝有一毫表证？

（清·周岩《本草思辨录·桃仁》）

大陷胸汤

【原文】

大黄六两，去皮　芒硝一升　甘遂一钱

上三味，以水六升，先煮大黄取二升，去滓，内芒硝煮一两沸，内甘遂末，温服一升，得快利，止后服。

（汉·张仲景《金匮玉函经·方药炮制》）

【方论】

结胸，由邪在胸中。处身之高分，邪结于是，宜若可汗。然所谓结者，若系结之结，不能分解者也。诸阳受气于胸中，邪气与阳气相结，不能分解。气不通，壅于心下，为硬为痛，是邪正因结于胸中，非虚烦膈实之所同，是须攻下之物可理。低者举之，高者陷之，以平为正。结胸为高邪，陷下以平之，故治结胸，曰陷胸汤。甘遂味苦寒，苦性泄，寒胜热。虽曰泄热，而甘遂又若夫间之。遂直达之气，陷胸破结，非直达者不能透，是以甘遂为君。芒硝味咸寒。《内经》曰：咸味下泄为阴。又曰：咸以软之。气坚者，以咸软之；热胜者，以寒消之，是以芒硝为臣。大黄味苦寒，将军也，荡涤邪寇，除去不平，将军之功也。陷胸涤热，是以大黄为使。利药之中，此为快剂。伤寒错恶，结胸为甚，非此汤则不能通利之。剂大而数少，取其迅疾，分解结邪，此奇方之制也。黄帝针经曰：结虽大，犹可解也。在伤寒之结，又不能久，非陷胸汤，孰可解之矣？

（金·成无己《伤寒明理论·诸药方论》）

三阳经表证未解，而用承气汤以攻里者，此下之早也。下之早则里虚，里虚则表邪乘之而入，三焦皆实，故心下至少腹硬满而痛不可近也。此其为证危急，寻常药饵不能平矣，故用大黄以荡实，硝石以软坚，甘遂以直达。噫！人称三物之峻矣，抑孰称其有起死之功乎？用人之勇去其怒，惟善将将者能之。

（明·吴崑《医方考·伤寒门第二》）

阳气，客气之别名也，以本外邪，故曰客气。以邪本风，故曰阳气。以里虚也，因而蹈入，故曰内陷。阳性上浮，故结于胸，以胸有凶道而势大也，故曰大陷胸汤。芒硝之咸，软其坚硬也；甘遂之甘，达之饮所也。然不有勇敢之才、定乱之武，不能成二物之功用，故必大黄之将军，为建此太平之主将。

（明·方有执《伤寒论条辨·辨太阳病脉证并治上篇第一》）

但结胸，无大热，为水结胸也。邪在上者，宜若可吐，然谓之结者，固结于胸中，非虚烦膈实者比也。上焦为高邪，必陷下以平之，故曰陷胸。荡平邪寇，将军之职也，所以大黄为君。咸能软坚，所以芒硝为臣。彻上彻下，破结逐水，惟甘遂有焉，所以为佐。此惟大实者，乃为合剂。如夹虚，或短气，或脉浮，不敢轻投也。

（明·李士材《伤寒括要·太阳篇七十三方》）

按：大陷胸与大承气，其用有心下与胃中之分。以愚观之，仲景所云心下者，正胃之谓；所云胃中者，正大小肠之谓也。胃为都会，水谷并居，清浊未分，邪气入之，夹痰杂食，相结不解，则成结胸；大小肠者，精华已去，糟粕独居，邪气入之，但与秽物结成燥粪而已。大承气专主肠中燥粪，大陷胸并主心下水食。燥粪在肠，必藉推逐之力，故须枳、朴；水食在胃，必兼破饮之长，故用甘遂。且大承气先煮枳、朴，而后内大黄；大陷胸先煮大黄，而后内诸药。夫治上者制宜缓，治下者制宜急，而大黄生则行速，熟则行迟，盖即一物，而其用又有不同如此。

（清·尤怡《伤寒贯珠集·太阳篇下·太阳救逆法第四》）

此水邪结于心胸，而热邪实于肠胃。用甘遂以浚太阳之水，硝、黄以攻阳明之热实也。汤以荡之，是为两阳在里之下法也。

（清·徐大椿《伤寒约编·大陷胸汤证》）

识得太阳结邪甚高，必用陷胸之义，不独泻心、承气，可无混用。即结胸证中，种种变态，自可意会而得。如脉迟禁下，有时脉浮误下，动数变迟，以阳邪结上焦，不能复鼓也。然膈内拒痛，心中懊憹，非汗多、恶寒、脉迟者比，以骤变故也。如结胸属太阳，有从心上至少腹硬满而痛不可近，且舌上燥渴，日晡所小有潮热，而似阳明者，以"从心上"三字，辨其为太阳阳明，而治从太阳结胸例。有时伤寒头汗出，而审其为邪结在高，阳气不能下达；有时伤寒脉沉紧，心下痛而非胃实，知其为寒，因以致热，实不同于中风之阳，同于中风结胸之热。已上四证，概非大陷胸不可者，盖结胸虽非若痞之挟饮宜泻，然太空之地，单气不能结，亦必藉痰湿而邪聚至高，故用药必由胸胁以及肠胃，荡涤始无余，否则但下肠胃结热，反遗胸上痰饮也。由是高之又高，进而至颈项强，则变而为大陷胸丸。虽高不如正结，降而为小陷胸汤，总以极高稍下辨之，而不离陷胸之名，以为太阳里邪，必从高为辨也。若诸泻心，则于挟热、挟寒、挟饮辨之。三承气，则于热势之微甚、虚实辨之，而不从高下起见矣。若大柴胡亦有因结在胸胁者，然挟表，则虽高而结未甚，不得从陷胸之例矣。岂非太阳结邪，有必不可混同于他下证者，惟此高下之间耶？但以痛、不痛为辨，似未详矣。胸膈满者，胸间气塞满闷也，非心下满。胁满者，胁肋胀满也，非腹中满。盖表邪传里，必先胸以至心下入胃。是以胸满，多带表证，宜微汗；胁满，多带半表半里，宜和解；胸中痰实者，宜涌之。如诸实燥渴、便秘，宜以此汤下之。总宜以脉之浮沉为辨。

（清·吴仪洛《伤寒分经·诸方全篇·太阳上篇论列方》）

伤寒下之早，则反为结胸。盖缘邪尚未入阳明，若先下

之，则邪未去而徒伤胃气，邪反得乘虚入胃，而为结胸。或热
胜、寒胜、痰胜、湿胜，诸泻心汤参酌用之，最为妥善。此症
仲景用泻心、承气诸法，而用大陷胸汤者，因三焦俱实，而又
有水气，故不得不改用此方。观注中日晡潮热，从心至小腹鞕
满，痛不可近，只此一症，与此方确对。盖误下之后，胃气虽
虚，而邪入胃中，则正经所谓邪往从之。虚处转实，故药难极
峻，不犯虚虚之戒。至前后两条，有云或重汗而复下之，不大
便，五六日，舌上燥渴，此则津液大伤，近于阳结。又云或无
大热，但头微汗出，脉沉，为水结胸，则近于阴结。此二条，
似不堪此峻剂矣！丹溪亦微有不满之意，后人自当以慎重为
宜。

（清·费伯雄《医方论·攻里之剂》）

治太阳病表邪不解，而反下之，热陷于里，其人素有水饮
停胸，以致水热互结心下，满而硬痛，手不可近，不大便，舌
上燥而渴，成结胸胃实之证。以甘遂之行水直达所结之处，而
破其澼囊，大黄荡涤邪热，芒硝咸润软坚。三者皆峻下之品，
非表邪尽除，内有水热互结者，不可用之。

（清·张秉成《成方便读·攻里之剂》）

大陷胸丸

【原文】

大黄半斤　葶苈　芒硝　杏仁各半升

上四味，捣和取如弹圆一枚，甘遂末一钱七，白蜜一两，
水二升煮，取一升，顿服，一宿乃下。

（汉·张仲景《金匮玉函经·方药炮制》）

【方论】

结胸项强者，胸满硬痛，能仰而不能俯也。有汗项强为柔

痉。此虽有汗，其项强乃胸中满实而不能俯，非是中风痉急，故曰如柔痉。不用汤液而用丸剂，何也？汤主荡涤，前用大陷胸汤者，以其从心下至少腹皆硬痛，三焦皆实，故用汤以荡之；此惟上焦满实，用汤液恐伤中、下二焦之阴，故用丸剂以攻之。大黄、芒硝之苦寒，所以下热；葶苈、杏仁之苦甘，所以泄满；甘遂取其直达；白蜜取其润利。

（明·吴崑《医方考·伤寒门第二》）

是故，大黄、芒硝、甘遂前有之矣，葶苈有逐饮之能，杏仁以下气为用，白蜜甘而润，导滞最为良，名虽曰丸，犹之散耳，较之于汤，力有加焉，此诚因病制胜之良规，譬则料敌添兵之妙算。

（明·方有执《伤寒论条辨·辨太阳病脉证并治上篇第一》）

病发于阳之表，未传于阴之里，但当汗解，今早下之，热气乘虚，陷入于里，邪热凝聚，结于胸中，项强如柔痉者，邪气甚也，大黄芒硝之苦咸，善于散结，葶苈杏仁之苦甘，长于泄满，甘遂取其直达，白蜜取其润剂，皆为散结之品，而葶苈尤专主胸中也。

（明·李士材《伤寒括要·太阳篇七十三方》）

结胸者，诸阳受气于胸中，邪气与阳气相结，不能分解，气不通，壅于心下为硬为痛，处身之高分。夫高者陷之，下者举之，以平为正，故曰陷胸汤也。陷胸破结，非苦寒直达者不能，是以甘遂为君；热盛者以寒消，故以芒硝咸寒为臣；陷胸涤热，故以大黄苦寒为使，利药之中此驶剂也。

（清·史以甲《伤寒正宗·太阳经风伤卫之证》）

硝、黄，血分药也；葶、杏，气分药也。病在表用气分药，病在里用血分药。此病在表里之间，故用药亦气血相须也。且小其制而复以白蜜之甘以缓之，留一宿乃下，一以待表证之先除，一以保肠胃之无伤耳。

（清·柯琴《伤寒来苏集·伤寒论注》）

按：汤者，荡也，荡涤邪秽，欲使其净尽也。丸者，缓也，和理脏腑，不欲其速下也。大陷胸丸以荡涤之体，为和缓之用。盖以其邪结在胸，而至如柔痉状，则非峻药不能逐之，而又不可以急剂一下而尽，故变汤为丸，煮而并渣服之，及峻药缓用之法。峻则能胜破坚荡实之任，缓则能尽际上迄下之邪也。

（清·尤怡《伤寒贯珠集·太阳篇下·太阳救逆法第四》）

大陷胸丸从高陷下，三焦并攻。结胸项强，邪据太阳之高位矣，故用葶苈、杏仁以陷上焦，甘遂以陷中焦，大黄、芒硝以陷下焦。庶上下之邪，一治成功，其法之微妙，并申明之。捣为丸者，唯恐药性峻利，不能逗留于上而攻结也。不与丸服者，唯恐滞而不行也。以水煮之，再内白蜜者，又欲其缓攻于下也，其析义之精又如此。王海藏曰：大陷胸汤治太阳热实，大陷胸丸治阳明热喘，小陷胸汤治少阳热痞。虽非仲景之意，此理破通，姑识之。

（清·王子接《绛雪园古方选注·伤寒科·下剂》）

故以黄、硝之苦寒荡热，加葶苈以佐甘遂而涤饮，更用杏仁理肺气，白蜜润肠胃。变汤为丸者，取连渣药力胜耳。

（清·邵成平《伤寒正医录·结胸》）

丸以缓之，是以攻剂为和剂也。

此水结因于气结，气结因于热结，故用杏仁以开胸中之气，气降则水自降矣。气结因于热邪，用葶苈以清气分之湿热，源清而流自洁矣。水结之必成窠臼，佐甘遂之苦辛，以直达之。太阳之气化不行，则阳明之胃腑亦实，必假硝、黄。小其制而为丸，和白蜜以留恋胸中，过一宿乃下，即解胸中之结滞，又保肠胃之无伤。此太阳里病之下法。

（清·徐大椿《伤寒约编·大陷胸丸证》）

结胸邪高，原比心下痞塞者不同，所以仲景前另出正在心下之条，见结不止在心下也。然至项亦强，如柔痉状，但仰而不能俯，为高之至，肺中膹满至急可知矣。故于大陷胸汤，又加属火性急、逐水之葶苈，以泄阳分。肺中之气闭，加杏仁兼治肺中气热，散结利气。但胸邪十分紧迫，大陷胸汤恐过而不留，即大陷胸丸又恐滞而不行，故煮而连滓服之。又加白蜜，留连而润导，以行其尽扫之能也。

（清·吴仪洛《伤寒分经·诸方全篇·太阳上篇论列方》）

变汤为丸，加葶苈、杏仁以泄肺气，是专为上焦喘满而设。

（清·费伯雄《医方论·攻里之剂》）

大黄泄血闭而下热，葶苈泄气闭而逐水。凡水气坚留一处有碍肺降者，葶苈悉主之。惟泄肺而亦伤胃，故葶苈大枣泻肺汤以大枣辅之。

甘遂味苦甘，所治在中与下，能利水谷之道，故治留饮宿食；葶苈味苦辛，所治在上与表，但利水道，故主结气饮食寒热。试以大陷胸汤丸证之，大黄荡实涤热，上中下咸到，性极峻厉，故汤丸皆以为君，为陷胸之主药。陷胸汤加芒硝、甘遂，而一则煮一两沸，一则内末者，以二物皆下趋极易，欲其回翔胸膈，化水食而软坚也。陷胸丸之证，曰项亦强如柔痉状。项强二字，实此证之主脑。按《素问》太阴在泉，项似拔。项似拔者，湿上冲也。此强而非拔，为水结在肺无疑。曰如柔痉状，则与柔痉相似而不同可知。然则何以治之？夫结胸由于误下，误下故正虚邪入，水饮宿食，遂互结而不下，要其所入之邪，太阳病未解之阳邪也。阳邪劫液，故筋失所养而项强，是宜泄其为患之水，濡以柔筋之液，而大逐其心胃之热实，故用大黄、硝、遂无二致，而法则有变，药亦宜加矣。杏、硝合研，所以润液而柔项；遂、蜜同煮，所以安正而化结；葶苈泻肺水，为是方水结之专任；变汤为丸者，以项强不可以急图也。葶苈与甘遂，可同年语乎哉？！

（清·周岩《本草思辨录·葶苈》）

大陷胸丸者，伤寒之下剂也。结胸而云项亦强如柔痉状，是项强外与大陷胸汤无异，而证则较重。故彼可速攻而愈，此必变丸而缓攻。杏仁一味，专为项强而设。项强由阳邪烁液所致，杏仁研之如脂而性兼横扩。再佐以芒硝之津润、白蜜之和甘，何难化强为柔。然结胸之项强，非下不和，亦非下不陷。杏仁固大黄之功臣，葶苈、甘遂之益友也，所谓用杏仁于直降兼取其横扩者此也。

（清·周岩《本草思辨录·杏仁》）

小 陷 胸 汤

【原文】

栝蒌实一枚　黄连二两　半夏半升

上三味，以水六升，先煮栝蒌实取三升，去滓，内诸药，煮取二升，去滓，分温三服。

（汉·张仲景《金匮玉函经·方药炮制》）

【方论】

浮则浅于沉，滑则缓于紧，此结胸之所以有大小之分也。黄连苦寒，以泄热也；半夏辛温，以散结也；栝楼实苦而润，苦以益苦，则致热于易泄为可知，润以济辛，则散结于无难开可必。所谓有兼人之勇而居上功者，惟此物为然也。

（明·方有执《伤寒论条辨·辨太阳病脉证并治中篇第二》）

大结胸者，不按亦痛，小结胸者，必手按而后觉痛也。邪轻于前，故曰小陷胸。夫苦以泄之，辛以散之。黄连、栝蒌之苦寒以泄热，半夏之辛温以散结，邪自解矣。

（明·李士材《伤寒括要·太阳篇七十三方》）

黄连、半夏、栝蒌实，药味虽平，而泄热散结亦是突围而入，所以名为小陷胸汤也。

（清·喻嘉言《尚论篇·太阳经中篇》）

若夫邪之所陷有浅深，则热之所结有大小。而涤热以散其结，与导热以攻其结，治则异矣。如小结胸，虽亦阳气内陷，而邪只结在胸分经脉之间，未经寒满于胸，故病证正在心下，按之则痛，较之高在心上，从心上至少腹鞭满而痛不可近者，势则杀矣。邪液虽停，而气自外达，故脉浮滑，较之沉紧者，里未实矣。改大陷胸汤为小陷胸汤，黄连涤热，半夏导饮，栝蒌实润燥，合之以开结气。亦名曰陷胸者，攻虽不峻，而一皆直泄其里，胸之实邪，亦从此夺矣。外此又有支结一证，更当从少阳中参求之。则知结胸不但有大小之殊，而且有偏正之异，除大结胸外，俱不可不顾惜此清阳之气也。

（清·程应旄《伤寒论后条辨·辨太阳病脉证第二》）

黄连、半夏、瓜蒌泄热散结，非若硝、黄、甘遂之犷悍伤胸上和平之气也。仍曰小陷胸，见未离太阳，异于泻心之治阴邪而低缓者耳。

（清·史以甲《伤寒正宗·太阳经寒伤营之证》）

是以黄连之下热，轻于大黄、半夏之破饮，缓于甘遂、栝蒌之润利，和于芒硝，而其蠲除胸中结邪之意，则又无不同也，故曰小陷胸汤。

（清·尤怡《伤寒贯珠集·太阳篇下·太阳救逆法第四》）

结胸，按之始痛者，邪在脉络也。故小陷胸止陷脉络之邪，从无形之气而散。瓜蒌生于蔓草，故能入络；半夏成于坤月，故亦通阴。二者性皆滑利，内通结气，使黄连直趋少阴，陷脉络之热。攻虽不峻，胸中亦如陷阵，故名陷胸。仅陷中焦脉络之邪，不及下焦，故名小。

（清·王子接《绛雪园古方选注·伤寒科·下剂》）

小结胸正在心下，不似大结胸之上下俱硬也，按之则痛，不似痛不可近也；脉浮浅于沉，滑缓于紧，所以有大、小之目也。黄连苦寒以泄热，半夏辛温以散结，瓜蒌寒润以涤垢，结胸多痰热凝聚，此三物足以开散矣。

（清·邵成平《伤寒正医录·结胸》）

结胸有轻重，立方有大小，从心下至小腹按之石硬，而痛不可近者，为大结胸；正在心下，未及胁腹，按之则痛，未曾石硬者，为小结胸。大结胸是水结在胸腹，故脉沉紧；小结胸是痰结于心下，故脉浮滑。水结宜下，故宜甘遂、葶、杏、硝、黄等下之；痰结宜消，故用黄连、栝蒌、半夏以消之。

痰热据清阳之位，当泻心而涤痰。用黄连除心下之痞实，半夏消心下之痰结，栝蒌助黄连之苦、滋半夏之燥，洵为除烦涤痰、开结宽胸之要剂。

（清·徐大椿《伤寒约编·小陷胸汤证》）

陷胸汤丸大概为太阳误下者设也。若不因误下，则胃中未致空虚，客气何能动膈？即或有水噀水洗，为寒遏而成寒实结胸，然而无热，则太阳之邪已去表矣。不见阳明证，是未传阳明矣。非水饮搏结，而何内未大伤、外邪亦浅？故以三物小陷胸主之。更有不因水洗所遏，而其人痰饮素盛、搏邪拒按者，表邪不盛，而结正在心下，中尚未虚，而脉见浮滑，故亦以小陷胸驱之。谓黄连、半夏、瓜蒌，已足泄热散结，无取硝、黄、甘遂之犷悍，伤胸上和平之气也。仍曰小陷胸，见未离太阳，为治特别，异于泻心之治阴邪而低缓者耳。刘心山曰：结胸多挟痰饮，凝结心胸，故陷胸泻心，用甘遂、半夏、瓜蒌、枳实、旋覆之类，皆为痰饮而设也。

（清·吴仪洛《伤寒分经·诸方全篇·太阳中篇论列方》）

脉洪面赤，不恶寒，病已不在上焦矣。暑兼温热，热甚则渴，引水求救。湿郁中焦，水不下行，反来上逆，则呕。胃气不降，则大便闭。故以黄连、瓜蒌清在里之热痰，半夏除水痰而强胃，加枳实者，取其苦辛通降，开幽门而引水下行也。

（清·吴瑭《温病条辨·中焦篇·暑温、伏暑》）

治小结胸正在心下，按之作痛，脉浮滑，痰热互结之证。前方（大陷胸汤）因水热互结，而成胃实不大便，硬满而痛不可近者，故非大下不除。此则因痰热互结，未成胃实，观其脉浮滑，知其邪在上焦，故但以半夏之辛温散结豁痰，瓜蒌之甘寒润燥涤垢，黄连之苦寒降火泄热。此方以之治伤寒亦可，以之治杂病亦可，即表未解而里有痰热者，皆可兼而用之。

（清·张秉成《成方便读·攻里之剂》）

三物备急丸

【原文】

大黄二两　干姜二两　巴豆去皮，研如脂，一两

先捣大黄、干姜为末，内巴豆合捣千杵，和蜜丸，如豆

大，藏密器中，勿泄气，候用。每服三四丸，暖水或酒下。

主中恶心腹胀满，卒痛如锥刺，气急口噤如卒死者，捧头起，灌令下咽，须臾当瘥，不瘥更与三丸，当腹中鸣，即吐利便瘥。若口噤者，须化开，从鼻孔用苇管吹入，自下于咽。

（汉·张仲景《金匮玉函经·方药炮制》）

【方论】

世人之情，惟知畏贫，不知畏祸，因其贫遗其祸。病人之情亦多如是，惟知畏虚，不知畏病，因其虚忘其病。殊不知虚犹贫也，病犹祸也。虚而有病，犹夫贫者有祸也，去其祸而但贫，犹可安也。实而有病，犹夫富者有祸也，不去其祸，而其富未可保也。最可笑者，近世之医临诊病家，外饬小心，中存不决。且诿言虚不可攻，纵使病去，正气难复。病人畏惧，自然乐从，受病浅者幸而自愈，设不愈者，另延医至。诓病者先意难入，攻病之药尚未入口，众议咻咻，致明通之士拂袖而去，坐而待毙，终不悟为庸工之所误也。医者久擅其术，初心原为自全，恬不知耻，久之亦竟以为养病为能，攻病为拙，而举世之病者，皆昧昧于治病也。尝考孙思邈以仲景麻黄、桂、杏、甘草之还魂汤，治卒中昏冒，口噤握固；李杲以仲景巴豆、大黄、干姜之备急丸，治卒中暴死，腹痛满闷，下咽立效。岂二人不知虚实耶？盖上工之医，未诊病时，并不先存意见，亦不生心自全，有是病但用是药耳。柯琴曰：备急丸治寒结肠胃，白散治寒结在胸。于此又可知还魂汤治寒结在胸之表，以散无形之邪气也；白散治寒结在胸之里，以攻有形之痰饮也；备急丸治寒结在肠胃，以攻不化之糟粕也。

（清·吴谦等《医宗金鉴·删补名医方论》）

治食停肠胃、冷热不调、腹胀气急、满痛欲死，及中恶客忤、卒暴诸病。汪讱庵曰：大黄苦寒，以下热结；巴霜辛热，以下寒结；加干姜之辛，以宣散之。然皆峻厉之物，非急症不可浪投。

（清·张秉成《成方便读·攻里之剂》）

麻子仁丸

【原文】

麻子仁二升　芍药半斤　大黄一斤　厚朴一斤，炙　枳实半斤，炙　杏仁一斤

上六味为末，炼蜜为丸桐子大，饮服十丸，日三服。渐加，以和为度。

（汉·张仲景《金匮玉函经·方药炮制》）

【方论】

胃为脾之合，脾主为胃以行其津液，胃强则脾弱，脾弱则不能为胃行其津液以四布，使其得以偏渗于膀胱，为小便数、大便干而胃实，犹之反被胃家之约束，而受其制，故曰其脾为约也。麻子、杏仁，能润干燥之坚；枳实、厚朴，能导固结之滞；芍药敛液以辅润，大黄推陈以致新。脾虽为约，此之疏矣。

（明·方有执《伤寒论条辨·辨阳明病脉证并治第四》）

脾弱即当补矣，何为麻仁丸中反用大黄、枳实、厚朴乎？子辈日聆师说，而腹笥从前相仍之陋，甚非所望也。仲景说胃强，原未说脾弱，况其所谓胃强者，正是因脾之强而强。盖约者，省约也。脾气过强，将三五日胃中所受之谷，省约为一二弹丸而出，全是脾土过燥，致令肠胃中之津液日渐干枯，所以大便为难也。设脾气弱，即当便泄矣，岂有反难之理乎？相传谓脾弱不能约束胃中之水，何以反能约束胃中之谷耶？在阳明例中，凡宜攻下者，惟恐邪未入胃，大便弗硬，又恐初硬后溏，不可妄攻；若欲攻之，先与小承气，试其转失气，方可攻，皆是虑夫脾气之弱，故尔踌躇也。若夫脾约之症，在太阳

已即当下矣，更何待阳明耶？子辈附会前人，以脾约为脾弱，将指吴起之杀妻者为懦夫乎？有悖圣言矣。

（清·喻嘉言《尚论篇·阳明经下篇》）

《内经》曰：脾为孤脏，中央土以灌四旁，为胃而行津液。胃热，则津液枯而小便又偏渗，大肠失传送之职矣。《内经》曰：燥者濡之。润以麻子、芍药、杏仁；结者攻之，下以大黄、枳实、厚朴，共成润下之剂。

（清·程林《金匮要略直解·五脏风寒积聚病脉证并治第十一》）

约，约束也，犹弱者受强之约束，而气馁不用也。脾不用而胃独行，则水液并趋一处，而大便失其润矣。大黄、枳实、厚朴，所以泻令胃弱；麻仁、杏仁、芍药，所以滋令脾厚。用蜜丸者，恐速下而伤其脾也。盖即取前条润导之意，而少加之力，亦伤寒下药之变法也。

（清·尤怡《伤寒贯珠集·阳明篇下·阳明明辨法第二》）

下法不曰承气而曰麻仁者，明指脾约为脾土过燥，胃液日亡，故以麻、杏润脾燥，白芍安脾阴，而后以枳、朴、大黄承气法胜之，则下不亡阴。法中用丸渐加者，脾燥宜用缓法，以遂脾欲，非比胃实当急下也。

（清·王子接《绛雪园古方选注·伤寒科·下剂》）

治阳明病，脾约便难。以脾气约结，糟粕不能顺下。大肠以燥金主令，敛涩不泄，日久消缩，约而为丸。燥结不下，是以便难。

麻仁、杏仁，润燥而滑肠；芍药、大黄，清风而泻热；厚朴、枳实，行滞而开结也。

（清·黄元御《长沙药解·麻仁》）

即小承气加芍药、二仁也。

此即《论》中所云：太阳阳明者，脾约是也。太阳正传阳明，不复再传，故可以缓法治之。

（清·徐大椿《伤寒论类方·承气汤类六》）

约者，约少也，乃脾中素有燥热，津液不足，约二三日所入之物，为一二弹丸。若外邪入里，必益增燥热，此时虽急下之以存津液，无及矣。故仲景大变太阳禁下之例，早立麻仁丸以润之，不比一时暂结者可用汤药荡涤耳。仲景所谓胃强者，亦谓脾土过燥，使肠胃津液枯槁化热，致中消便少，是胃亦因脾之强而强，强即邪矣，非强于脾之谓也。使脾果弱，非溏即泻，焉能反约少胃中之谷食乎？此治素惯脾约之人，复感外邪，预防燥结之法。方中用麻、杏二仁以润肠燥，芍药以养阴血，枳实、大黄以泄实热，厚朴以破滞气也。然必因客邪加热者，用之方为合辙。

（清·吴仪洛《伤寒分经·诸方全篇·阳明中篇论列方》）

麻仁丸一方，乃润燥行滞之方，实苦甘化阴之方也。夫人身精血俱从后天脾胃化生，脾与胃为表里，胃主生化，脾主转输，上下分布，脉络沟渠，咸赖滋焉。今胃为伏热所扰，生化之机不畅，伏热日炽，胃土干燥，渐渐伤及脾阴，脾阴虚甚，津液不行于大肠，肠胃火旺，积粪不行，故生穷约。穷约者，血枯而无润泽，积粪转若羊矢也。故仲景立润肠一法，使沟渠得润，穷约者自不约也。药用麻仁、杏仁，取多脂之物以柔润之，取大黄、芍药之苦以下降之，取厚朴、枳实之苦温以推荡之，使以白蜜之甘润，与苦合而化阴。阴得化而阳生，血得润而枯荣，肠胃水足，流通自如，推荡并行，其功迅速。此方宜用为丸，缓缓柔润，以治年老血枯，实为至当之法。今改用分两为汤，取其功之速，亦经权之道也。

（清·郑钦安《医理真传·阴虚症门问答》）

仲圣麻仁丸证，是脾受胃强之累而约而不舒，于是脾不散精于肺，肺之降令亦失，肺与脾胃俱困而便何能下？麻仁甘平滑利，柔中有刚，能入脾滋其阴津，化其燥气。但脾至于约，其中之坚结可知。麻仁能扩之不能破之，芍药乃脾家破血中之气药，合施之而脾其庶几不约矣乎。夫脾约由于胃强，治脾焉得不兼治胃，胃不独降，有资于肺，肺亦焉得罔顾，故又佐以大黄、枳、朴攻胃，杏仁抑肺。病由胃生而以脾约标名者，以此为太阳阳明非正阳阳明也。兼太阳故小便数，小便数故大便难。治法以起脾阴化燥气为主，燥气除而太阳不治自愈，故麻仁为要药。治阳明府病非承气不可，故取小承气之大黄、枳、朴而复减少其数也。

（清·周岩《本草思辨录·大麻仁》）

杏仁研之如脂，以濡润之物而擅横扩直降之长，故于伤寒杂证皆多所资藉。麻仁丸用杏仁，则于濡润中兼取其直降也。麻仁与杏仁，皆能润液化燥，而麻仁扩脾之约，杏仁抑肺使下，不可谓无通便之功矣。

（清·周岩《本草思辨录·杏仁》）

十 枣 汤

【原文】

芫花熬　甘遂　大戟各等分

上三味，捣筛，以水一升五合，先煮肥大枣十枚，取八合，去滓，内药末。强人服一钱匕，羸人服半钱，平旦温服之；不下者，明日更加半钱，得快下后，糜粥自养。

（汉·张仲景《金匮要略·痰饮咳嗽病脉证并治》）

【方论】

芫花之辛能散饮，戟、遂之苦能泄水。又曰：甘遂能直达水饮所结之处。三物皆峻利，故用大枣以益土，此戎衣之后而发巨桥之意也。是方也，惟壮实者能用之，虚羸之人未可轻与也。

（明·吴崑《医方考·伤寒门第二》）

然下之为下，义各不同，此盖邪热伏饮，抟满胸胁，与结胸虽涉近似，与胃实则大不相同。故但散之以芫花，达之以甘遂，泻虽宜苦，用则大戟，胜之必甘，汤斯大枣，是皆蠲饮逐水之物，而用情自尔殊常。

（明·方有执《伤寒论条辨·辨太阳病脉证并治上篇第一》）

大枣纯得土之中气，兼感天之微阳以生，故味甘气平又温。气味俱厚，阳也，入足太阴、阳明经。经曰：里不足者，以甘补之。又曰：形不足者，温之以气。甘能补中，温能益气，甘温能补脾胃，故主治安中补脾，补中益气。此方三味皆峻利，故用肥枣十枚，盖戎衣一着，大发钜桥之意，所以题之曰十枣汤，表其用之重也。

或问：干呕胁痛，小柴胡、十枣汤皆有之，一和解，一攻伐，何也？盖小柴胡证，邪在半表半里间，外有寒热往来，内有干呕诸病，所以不可攻下，宜和解以散表里之邪。十枣汤证，外无寒热，其人漐漐汗出，此表已解也，但头痛，心下痞硬满，引胁下痛，干呕短气者，邪热内蓄，而有伏饮，是里未和也，与十枣汤以下热逐饮。有表证而干呕胁痛者，乃柴胡汤证；无表证而干呕胁痛者，即十枣汤证也。

或问：同是心下有水气，干呕咳喘，一用小青龙汤主之，一用十枣汤主之，何也？盖小青龙治未发散表邪，使水气自毛窍而出，乃《内经》所谓开鬼门法也。十枣汤驱逐里邪，使水气自大小便而泄，乃《内经》所谓洁净府、去陈莝法也。夫饮有五，皆内啜水浆，外受湿气，郁蓄而为留饮；流于膈则为支饮,令人咳喘、寒吐沫、背寒;流于肺则为悬饮,令人咳唾、痛引缺盆;流于心下则为伏饮,令人胸满、呕吐、寒热、眩晕;流于肠胃则为痰饮,令人腹鸣、吐水、胸胁支满,或作泄泻,或肥或瘦;流于经络则为溢饮,令人沉重注痛,或作水气跗肿。芫花、大戟、甘遂之性,逐水泄湿,能直达水饮窠囊隐僻之处,但可徐徐用之,取效甚捷,不可过剂,泄人真元也。

（清·喻嘉言《尚论后篇·太阳经风伤卫方》）

本草云通可以去滞,芫花、甘草、大戟之类是也。以三味过于利水,佐大枣之甘以缓之,则土有堤防而无崩溃暴决之祸。

（清·程林《金匮要略直解·痰饮咳嗽病脉证并治第十二》）

按:《金匮》云:饮后水流在胁下,咳吐引痛,谓之悬饮。又云:病悬饮者,十枣汤主之。此心下痞鞕满,引胁下痛,所以知其为悬饮也。悬饮非攻不去,芫花、甘遂、大戟,并逐饮之峻药;而欲攻其饮,必顾其正,大枣甘温以益中气,使不受药毒也。

（清·尤怡《伤寒贯珠集·太阳篇上·太阳权变法第二》）

经曰:三焦者,决渎之官,水道出焉。若水饮阻于内,风寒束于外,则三焦之气化不行,上焦之如雾,中焦之如沤,同为下焦之如渎也。以致水气外泛,皮肤作肿,内停腹里作胀,上攻喘咳呕逆,下蓄小便不利,种种诸证,而治法总不外乎表里也。小青龙、真武汤、越婢汤、五苓散、疏凿饮子五方,皆治有水气兼表里证之药也。小青龙汤治表里寒实,中有水气;真武汤治里有虚寒,中兼水气。二证俱内不作胀,外不作肿,故一以麻、桂辈散寒以行水,一以姜、附辈温寒以制水也。越婢汤治表里实热，中有水气；五苓散治表里虚热，中有水气。故一以麻黄、石膏，散肤之水、清肌之热也，以消肿也；一以桂、苓、术、泽，解肌表热、利所停水，以止吐也。疏凿饮子治表里俱实，不偏寒热而水湿过盛，遍身水肿喘胀便秘者。故以商陆为君，专行诸水；佐羌活、秦艽、腹皮、苓皮、姜皮，行在表之水，从皮肤而散；佐槟榔、赤豆、椒目、泽泻、木通，行在里之水，从二便而出。上下、内外，分消其势，亦犹神禹疏凿江河之意也。至于越婢汤加半夏者，因喘气上逆，用之降逆也。加附子者，因汗出恶风，散表固阳也。小青龙汤加石膏者，因喘而烦躁，用之兼清胃热也。五苓散以术、桂易滑石、阿胶，名猪苓汤，专清阴兼治水也。真武汤，去生姜加人参，名附子汤，专温阳不治水也。由此可知仲景用方，于群温剂中加以大寒之品，大寒剂中加以辛热之品。去桂枝加滑石，则不走外；去生姜加人参，则不治水。其转换变化，神妙如此，拘拘之士，不足语也。

（清·吴谦等《医宗金鉴·删补名医方论》）

葶苈大枣汤、苏葶定喘丸、舟车神佑丸，三方皆治肿胀之剂。然葶苈大枣汤，治水停胸中，肺满喘急不得卧，皮肤浮肿，中满不急者，故独用葶苈之苦先泻肺中之水气，佐大枣恐苦甚伤胃也。苏葶定喘丸，即前方加苏子以降气，气降则水降，气降则输水之上源，水降则开水之下流也。舟车神佑丸，治水停诸里，上攻喘咳难卧，下蓄小便不利，外薄作肿，中停胀急者，故备举甘遂、大戟、芫花、牵牛、大黄直攻水之巢穴，使从大、小二便而出，佐青皮、陈皮、木香以行气，使气行则水行，肿胀两消，其尤峻厉之处，又在稍加轻粉，使诸攻水行气之药，迅烈莫当，无微不入，无穷不达。用之若当，功效神奇，百发百中。然非形实或邪盛者不可轻试，苟徒利其有刮病之能，消而旋肿，用者慎之！

（清·吴谦等《医宗金鉴·删补名医方论》）

攻饮汤剂，每以大枣缓甘遂、大戟之性者，欲其循行经隧，不欲其竟走肠胃也，故不名其方而名法，曰十枣汤。芫花之辛，轻清入肺，直从至高之分去菀陈莝，以甘遂、大戟之苦，佐大枣甘而泄者缓攻之，则从心及胁之饮，皆从二便出矣。

（清·王子接《绛雪园古方选注·伤寒科·下剂》）

芫花、大戟辛苦，逐胸中痰饮；甘遂苦寒，直达水气所结之处；俱以攻决为用，大枣甘以缓之也。

（清·邵成平《伤寒正医录·痞》）

积水至甚，洋溢中外，非此下水之峻剂不能应敌也。甘遂、芫花、大戟皆辛苦气寒而秉性最毒，一下而水患可平矣。君以大枣，预培脾土，不使邪气盛而无制、元气虚而不支也。

（清·徐大椿《伤寒约编·十枣汤证》）

下利呕逆，上下交征，病势亦孔亟矣。设非痰饮，即是太阳表邪作呕，协热下利也。表里不明，祸在反掌，故以汗出、不恶寒，知其表解；心下痞硬满，引胁下痛，干呕短气，知其里未知。可疑者，发作有时及头疼耳。不知痰湿壅燥，气湿困于中则满，燥攻于头则疼，且发作有时，则与表证之昼夜俱笃者大不侔矣。但较之结胸，则位卑在心下，而非阳邪；较之痞证，同属阴邪，而多头疼、干呕，明是邪搏痰饮，势极汹涌，水气下胃而利，邪隔在头而疼也。故以芫花之辛，甘遂、大戟之苦，以散泄其水邪；大枣之甘，以益土而胜水；其不用芩、连、干姜等者，痰饮窃据，势同篡汉之莽，非单刀直入，则汉兵虽多，无益成败耳！此邪实伏饮，搏满胸胁，与结胸虽涉近似，与胃实则大不相同，故但以蠲饮逐水为急。

（清·吴仪洛《伤寒分经·诸方全篇·太阳上篇论列方》）

溅溅汗出里未和，痰阻清阳十枣谛。

膈以上象天，清阳所聚；膈以下象地，浊阴所聚。故心下结硬，其病尚在膈上，皆由痰饮阻滞清阳之气使然，非食物停滞也。十枣汤方，芫花熬甘遂、大戟等，分别捣为散，以水升半，大枣肥者十枚，煎取八合，去渣纳药末。壮者一钱，弱者五分，平旦温服。若下少，病不除者，明日再服，加半钱，得快利后，糜粥调养。

（清·毛世洪《医学三信编·感证类要·感证传变病似相同治法有列》）

十枣汤乃逐水之峻剂，非大实者不可轻试。至河间之三花神佑丸，除大枣而加大黄、黑丑，已是一味峻猛，不复留脾胃之余地，更加轻粉，则元气搜刮殆尽，病虽尽去，而人亦随亡。可知仲景以十枣命名，全赖大枣之甘缓以救脾胃，方成节制之师也。

（清·费伯雄《医方论·攻里之剂》）

十枣汤一方，乃决堤行水第一方也。本方原因风寒伤及太阳之气，太阳主寒水，气机闭塞，水道不利，逆行于上，聚于心下，水火相搏，故作疼，非五苓散可治。盖五苓之功独重在下，此刻非直决其水，为害匪轻，故取芫花、大戟、甘遂三味苦寒辛散之品，功专泻水行痰；又虑行之太烈而伤中，欲用甘草以守中，甘草与甘遂相反，用之恐为害，仲景故不用甘草，而择取与甘草相同而不与甘遂相反者，莫如大枣。大枣味甘，力能补中，用于此方，行水而不伤中，逐水而不损正。立法苦心，真是丝丝入毂之方也。

（清·郑钦安《医理真传·杂问》）

治太阳中风，表证已解，惟内蓄水邪，浩浩莫御，下利呕逆、汗出、心下痞硬满引胁下痛者，此必素有伏饮在内，因病而激发所致。观其表证已解，则知不因误下，并非水热互结而成胃实之比。故不用大黄、芒硝荡热软坚，但以芫花、甘遂、大戟三味峻攻水邪之品而直下之。然水邪所结，脾气必虚，故治水者，必先补脾，以土旺则自能胜水，脾健则始可运行，且甘缓制其峻下之性，此其用大枣之意欤！凡杂病水鼓证正不甚虚者，皆可用之。

（清·张秉成《成方便读·攻里之剂》）

新加黄龙汤

【原文】

细生地五钱　生甘草二钱　人参一钱五分，另煎　生大黄三钱　芒硝一钱　元参五钱　麦冬连心，五钱　当归一钱五分　海参洗，二条　姜汁六匙

水八杯，煮取三杯。先用一杯，冲参汁五分、姜汁二匙，顿服之，如腹中有响声或转矢气者，为欲便也；候一二时不便，再如前法服一杯；候二十四刻不便，再服第三杯；如服一杯，即得便，止后服，酌服益胃汤一剂，余参或可加入。

（清·吴瑭《温病条辨·中焦篇·风温、温热、瘟疫、温毒、冬温》）

【方论】

经谓下不通者死，盖下而至于不通，其为危险可知，不忍因其危险难治而遂弃之。兹按温病中下之不通者共有五因，其因正虚不运药者，正气既虚，邪气复实，勉拟黄龙法，以人参补正，以大黄逐邪，以冬、地增液，邪退正存一线，即可以大队补阴而生，此邪正合治法也。

此处方于无可处之地，勉尽人力，不肯稍有遗憾之法也。旧方用大承气加参、地、当归，须知正气久耗，而大便不下者，阴阳俱急，尤重阴液消亡，不得再用枳、朴伤气而耗液，故改用调胃承气，取甘草之缓急，合人参补正，微点姜汁宣通

胃气，代枳、朴之用，合人参最宣胃气。加麦、地、元参保津液之难保，而又去血结之积聚。姜汁为宣气分之用，当归为宣血中气分之用。再加海参者，海参咸能化坚，甘能补正。按：海参之液，数倍于其身，其能补液可知，且蠕动之物，能走络中血分，病久者必入络，故以之为使也。

（清·吴瑭《温病条辨·中焦篇·风温、温热、瘟疫、温毒、冬温》）

芍　药　汤

【原文】

芍药二两　当归　黄连各半两　槟榔二钱　木香二钱　甘草二钱，炙　大黄三钱　黄芩半两　官桂一钱半

上㕮咀，每服半两，水二盏，煎至一盏，食后温服。如血痢，则渐加大黄；如汗后脏毒，加黄柏半两，依前服。

（金·刘完素《素问病机气宜保命集·泻痢论第十九》）

【方论】

下血调气。经曰：溲而便脓血，气行而血止，行血则便自愈，调气则后重自除。

（金·刘完素《素问病机气宜保命集·泻痢论第十九》）

滞下起于夏秋，非外因湿暑，即内因生冷，湿蒸热郁酿成。初起腑病，久则传脏，腑病易治，脏病难治。腑者何？病在大肠则从金化，故其色白；病在小肠则从火化，故其色赤。所以赤痢多噤口，以小肠近胃，秽气易于上攻而为呕逆不食也。脏者何？传心则热不休，下利血水；传肾则利不止，如屋漏水；传脾则水浆不入，哕逆不食。此汤治初病在腑之方也，用当归、白芍以调血，木香、槟榔以调气，血和则脓血可除，气调则后重自止，芩、连燥湿而清热，甘草调中而和药。若窘

迫痛甚，或服后痢不减者加大黄，通因通用也。

（清·吴谦等《医宗金鉴·删补名医方论》）

　　此洁古所制，本仲景黄芩汤而加行血调气之药，为从来治痢之主方。芍药泻肝火、敛阴气、和营卫，故以为君；大黄、归尾破积而行血；木香、槟榔通滞而行气；黄连、黄芩燥湿而清热；甘草和中，假肉桂以反为佐。此河间所谓行血则后重自除，理气则便脓自愈者也。如属气分，加枳壳宽肠；血分，加当归、桃仁和血；肠风，加秦艽、皂子祛风；湿热，加白术、茯苓、滑石渗湿；呕吐加石膏、姜汁；气虚加参、芪、白术；血虚，加芎、归、阿胶；痢止而后重不解，去槟榔，加升麻以提之。今人治痢，未闻用此方者，必以芍药为敛，当归为补，大黄、槟榔为峻，肉桂尤梦想不到者，吾见其如聋如瞽而已。

（清·邵成平《伤寒正医录·痢》）

　　肛坠者，加槟榔二钱。腹痛甚欲便，便后痛减，再腹痛再便者，白滞加附子一钱五分、酒炒大黄三钱；红滞加肉桂一钱五分、酒炒大黄三钱，通爽后即止，不可频下。如积未净，当减其制，红积加归尾一钱五分、红花一钱、桃仁二钱。舌浊脉实有食积者，加楂肉一钱五分、神曲二钱、枳壳一钱五分。湿重者，目黄舌白不渴，加茵陈三钱、白通草一钱、滑石一钱。

（清·吴瑭《温病条辨·中焦篇·湿温》）

　　初痢多宗芍药汤，芩连槟草桂归香，芍药三钱，黄芩、黄连、当归各八分，肉桂三分，甘草、槟榔、木香各五分。水煎服。痢不减，加大黄。须知调气兼行血，后重便脓得此良。痢不减加大黄去滞，症分赤白药须详，赤加芎地槐之类，白益姜砂茯与苍。

　　此方原无深义，不过以行血则便脓自愈，调气则后重自除立法。方中当归、白芍以行血，木香、槟榔以调气，芩、连燥湿而清热，甘草调中而和药。又用肉桂之温是反佐法，芩、连必有所制之而不偏也；或加大黄之勇是通滞法，实痛必大下之而后已也。余又有加减之法：肉桂色赤入血分，赤痢取之为反佐，而地榆、川芎、槐花之类亦可加入也；干姜辛热入血分，白痢取之为反佐，而苍术、砂仁、茯苓之类亦可加之也。方无深义，罗东逸方论，求深而反浅。

（清·陈修园《时方歌括·滑可去著》）

治下痢脓血稠黏，腹痛后重，邪滞交结者。夫痢之为病，固有寒热之分，然热者多而寒者少，总不离邪滞蕴结，以致肠胃之气不宣，酿为脓血稠黏之属。虽有赤白之分、寒热之别，而初起治法，皆可通因通用。故刘河间有云：行血则便脓自愈，调气则后重自除。二语足为治痢之大法。此方用大黄之荡涤邪滞，木香、槟榔之理气，当归、肉桂之行血；病多因湿热而起，故用芩、连之苦寒，以燥湿清热；用芍药、甘草者，缓其急而和其脾，仿小建中之意，小小建其中气耳。至若因病加减之法，则又在于临时制宜也。

（清·张秉成《成方便读·攻里之剂》）

以大黄辅黄连之不逮，推其法以治滞下，变溃为煎，亦属大妙。张洁古制芍药汤，用黄连、木香于芍药、大黄之中，颇得仲圣之意。

（清·周岩《本草思辨录·黄连》）

腹痛为太阴血中之气结，芍药以木疏土而破结，故为腹痛专药。下利乃阴气下溜，土德有惭，岂堪更从而破之，故下利断非所宜；若滞下之利，则正宜决其壅滞，芍药又为要药。洁古芍药汤用之而以名方，可谓得仲圣心法矣。

（清·周岩《本草思辨录·芍药》）

脾约丸方

【原文】

麻仁一两　白芍药　枳壳　厚朴各半两　大黄二两　杏仁汤浸，去皮尖，研，三钱

上为极细末，蜜丸梧子大，米饮下三十丸，日进三服，渐加，以利为度。

（金·张元素《医学启源·六气方治》）

【方论】

约者，结约之象，又曰约束之约也。《内经》曰：饮入于胃，游溢精气，上输于脾，脾气散精，上归于肺，通调水道，下输膀胱，水精四布，五经并行，为其津液者。脾气结，约束精液，不得四布五经，但输膀胱，致小便数，大便硬，故曰其脾为约。麻仁味甘平，杏仁味甘温，《内经》曰：脾欲缓，急食甘以缓之。麻仁、杏仁，润物也，本草曰润可以去枯，肠燥必以甘润之物为主，是以麻仁为君，杏仁为臣。枳壳味苦寒，厚朴味苦温，润燥者必以甘，甘以润之；破结者必以苦，苦以泄之。枳壳、厚朴为佐，以散脾之约；芍药味酸微寒，大黄味苦涌泄为阴，芍药、大黄为使，以下脾之结。燥润结化，津流还入胃中，则大便利，小便数愈。

（金·张元素《医学启源·六气方治》）

成无己曰：约者，结约之约，又约束之约也。胃强脾弱，约束津液，不得四布，但输膀胱，故小便数而大便硬，故曰脾约。与此丸以下脾之结燥，肠润结化，津流入胃，大便利，小便少而愈矣。愚切有疑焉，何者？既曰约，脾弱不能运也，脾弱则土亏矣，必脾气之散，脾血之耗也。原其所由，久病大下大汗之后，阴血枯槁，内火燔灼，热伤元气，又伤于脾，而成此证。伤元气者，肺金受火，气无所摄；伤脾者，肺为脾之

子，肺耗则液竭，必窃母气以自救，金耗则木寡于畏，土欲不伤，不可得也。脾失转输之令，肺失传送之官，宜大便秘而难下，小便数而无藏蓄也。理宜滋养阴血，使孤阳之火不炽，而金行清化，木邪有制，脾土清健而运行，精液乃能入胃，则肠润而通矣。今以大黄为君，枳实、厚朴为臣，虽有芍药之养血，麻仁、杏仁之温润为之佐使，用之热甚而气实者，无有不安。愚恐西北二方地气高厚，人禀壮实者可用。若用于东南之人，与热虽盛而血气不实者，虽得暂通，将见脾愈弱而肠愈燥矣。后人欲用此方者，须知在西北以开结为主，在东南以润燥为主，慎勿胶柱而调瑟。

（元·朱震亨《格致余论·脾约丸论》）

枳实、大黄、厚朴，承气物也；麻仁、杏仁，润肠物也；芍药之酸，敛津液也。然必胃强者能用之，若非胃强，则承气之物在所禁矣。

（明·吴崑《医方考·伤寒门第二》）

燥热便难脾约丸，芍麻枳朴杏黄餐，白芍、火麻仁、杏仁（去皮尖）、枳实、厚朴（姜炒）各五两五钱，蒸大黄十两，炼蜜丸如桐子大，白汤送下二十丸，大便利即止。润而甘缓存津液，尿数肠干得此安。

物之多脂者可以润燥，故以麻仁为君，杏仁为臣。破结者必以苦，故以大黄之苦寒、芍药之苦平为佐；行滞者必顺气，故以枳实顺气而除痞、厚朴顺气以泄满为佐。以蜜为丸者，取其缓行而不骤也。

（清·陈修园《时方歌括·滑可去着》）

卷三　和解剂

小柴胡汤

【原文】

柴胡半斤　黄芩　人参　甘草　生姜各三两　半夏半升
大枣十二枚

上七味，哎咀，以水一斗二升煮，取六升，去滓，再煮取三升，温服一升，日三服。若胸中烦，不呕者，去半夏人参加栝蒌实一枚；若渴者，去半夏加人参，合前成四两半，栝蒌根四两；若腹中痛者，去黄芩加芍药三两；若胁下痞坚者，去大枣加牡蛎四两；若心下悸、小便不利者，去黄芩加茯苓四两；若不渴、外有微热者，去人参加桂三两，温覆微发其汗；若咳者，去人参、大枣、生姜，加五味子半升、干姜二两。

（汉·张仲景《金匮玉函经·方药炮制》）

【方论】

伤寒邪气在表者，必渍形以为汗。邪气在里者，必荡涤以为利。其于不外不内，半表半里，既非发汗之所宜，又非吐下之所对，是当和解则可矣。小柴胡为和解表里之剂也，柴胡味苦平微寒，黄芩味苦寒。《内经》曰：热淫于内，以苦发之。邪在半表半里，则半成热矣，热气内传，攻之不可，则迎而夺之，必先散热，是以苦寒为主，故以柴胡为君，黄芩为臣，以成彻热发表之剂。人参味甘温，甘草味甘平。邪气传里，则里气不治，甘以缓之，是以甘物为之助，故用人参、甘草为佐，以扶正气而复之也。半夏味辛微温。邪初入里，则里气逆，辛以散之，是以辛物为之助，故用半夏为佐，以顺逆气而散邪也。里气平正，则邪气不得深入，是以三味佐柴胡以和里。生姜味辛温，大枣味甘温。《内经》曰：辛甘发散为阳。表邪未已，迤逦内传，既未作实，宜当两解。其在外者必以辛甘之物发散，故生姜、大枣为使，辅柴胡以和表。七物相合，两解之剂当矣。邪气自表未敛为实，乘虚而凑，则所传不一，故有增损以御之。胸中烦而不呕，去半夏、人参，加瓜蒌实。烦者，热也；呕者，气逆也；胸中烦而不呕，则热聚而气不逆，邪气欲渐成实也。人参味甘为补剂，去之使不助热也；半夏味辛为散剂，去之以无逆气也；瓜蒌实味苦寒，除热必以寒，泄热必以苦，加瓜蒌实以通胸中郁热。若渴者，去半夏，加人参、瓜蒌根。津液不足则渴，半夏味辛性燥，渗津液物也，去之则津液易复；人参味甘而润，瓜蒌根味苦而坚，坚润相合，津液生而渴自已。若腹中痛者，去黄芩，加芍药。宜通而塞为痛，邪气入里，里气不足，寒气壅之，则腹中痛。黄芩味苦寒，苦性坚而寒中，去之则中气易和；芍药味酸苦微寒，酸性泄而利中，加之则里气得通，而痛自已。若胁下痞硬，去大枣，加牡蛎。《内经》曰：甘者令人中满。大枣味甘温，去之则硬浸散；咸以软之，牡蛎味酸咸寒，加之则痞者消，而硬者软。若心下悸、小便不利者，去黄芩，加茯苓。心下悸、小便不利，水蓄而不行也。《内经》曰：肾欲坚，急食苦以坚之。坚肾则水益坚。黄芩味苦寒，去之则蓄水浸行。《内经》曰：淡味渗泄为阳。茯苓味甘淡，加之则津液通流。若不渴，外有微热，去人参加桂。不渴则津液足，去人参，以人参为主内之物也；外有微热，则表证多，加桂以取汗，发散表邪也。若咳者，去人参、大枣、生姜，加五味子、干姜。肺气逆则咳，甘补中，则肺气愈逆，故去人参、大枣之甘。五味子酸温，肺欲收，急食酸以收之，气逆不收，故加五味子之酸。生姜、干姜一物也，生若温而干者热。寒气内淫，则散以辛热，盖诸咳皆本于寒，故去生姜加干姜，是相假之，以正温热之功。识诸此者，小小变通，独类而长焉。

（金·成无己《伤寒明理论·诸药方论》）

少阳证，胸胁痛，往来寒热而呕，或咳而耳聋，脉尺、寸俱弦，小柴胡汤主之。

柴胡少阳，半夏太阳，黄芩阳明，人参太阴，甘草太阴，姜、枣辛甘发散。

忌发汗，忌利小便，忌利大便，故名曰三禁汤，乃和解之剂。若犯之，则各随上、下、前、后本变，及中变与诸变，不可胜数，医者宜详之。

身后为太阳，太阳为阳中之阳，阳分也；身前为阳明，阳明为阳中之阴，阴分也。阳为在表，阴为在里，即阴阳二分，邪在其中矣。治当不从标本从乎中治，此乃治少阳之法也。太阳膀胱，水寒也，阳明大肠，金燥也，邪在其中，近后膀胱水则恶寒，近前阳明燥则发热，故往来寒热也。此为三阳之表里，非内外之表里也，但不可认里作当下之里，故以此药作和解之剂，非汗非下也。

（元·王好古《此事难知·少阳证》）

胆者，肝之腑，在五行为木，有垂枝之象，故脉弦。柴胡性辛温，辛者金之味，故用之以平木，温者春之气，故就之以入少阳；黄芩质枯而味苦，枯则能浮，苦则能降，君以柴胡，则入少阳矣；然邪之伤人，常乘其虚，用人参、甘草者，欲中气不虚，邪不得复传入里耳！是以中气不虚之人，虽有柴胡证俱，而人参在可去也；邪初入里，里气逆而烦呕，故用半夏之辛以除呕逆；邪半在表，则荣卫争，故用姜、枣之辛甘以和荣卫。

（明·吴崐《医方考·伤寒门第二》）

此经无出入路，不可汗、下，止有此汤和解之。如兼阳明证，本方加葛根、芍药。如尚有恶寒等症，用大柴胡汤兼表兼下之。

太阳经，表之表也，行身之背；阳明经，表之里也，行身之前；少阳经，半表半里也，行乎两胁之旁。过此则少阴、太阴、厥阴，俱入脏而为里。

（明·赵献可《医贯·伤寒论》）

柴胡，少阳之君药也；半夏辛温，主柴胡而消胸胁满；黄芩苦寒，佐柴胡而主寒热往来；人参甘、枣之甘温者，调中益胃，止烦呕之不时也。此小柴胡之一汤所以为少阳之和剂欤。

（明·方有执《伤寒论条辨·辨太阳病脉证并治上篇第一》）

用小柴胡汤必去滓复煎，此仲景法中之法，原有奥义。盖少阳经用药，有汗、吐、下三禁，故但取小柴胡以和之。然一药之中，柴胡欲出表，黄芩欲入里，半夏欲驱痰，纷纭而动，不和甚矣。故去滓复煎，使其药性合而为一，漫无异同，俾其不至偾事耳！又和非和于表，亦非和于里，乃和于中也。是必煎至最熟，令药气并停胃中，少顷随胃气以敷布表里，而表里之邪不觉潜消默夺。所以方中既用人参、甘草，复加生姜、大枣，不厌其复，全藉胃中天真之气为斡旋。所谓大力者，负之而走耳。试即以仲景印仲景。三黄附子汤中，以其人阳邪入阴而热炽，非三黄不能除热，其人复真阳内微而阴盛，非附子不能回阳，然必各煎，后乃得以各行其事，而复煎以共行其事之义，不亦彰彰乎！

（清·喻嘉言《尚论后篇·问答附篇》）

此方以小柴胡名者，配乎少阳而取义。至于制方之旨及减法，则所云上焦得通，津液得下，胃气因和尽之矣。

（清·贾邦秀《思济堂方书·伤寒》）

小柴胡和解表里之剂,热气内传,变不可测,须迎而夺之,必先散热,是以苦寒为主。故以柴胡为君,黄芩为臣,以成彻热发表之剂。邪气传里则里气不治,故用人参、甘草为主,以扶正气而复之也。邪初入里气必逆也,是以辛散之物谓之助,故用半夏为佐,以顺逆气而散邪也。里气平正则邪气不得入,是以三味佐柴胡以和里。表邪内传既未作实,宜当两解其在外者,必以辛甘发散,故用生姜、大枣为使,辅柴胡以和表也。七物相合,两解之剂当矣。

(清·史以甲《伤寒正宗·少阳经》)

今少阳寒热,通以小柴胡汤加减,以应变化。恶寒无汗,加防风;头痛身痛,加川芎、羌活;目痛额痛,加干葛、白芷;恶寒足冷、腰痛脚痛,加独活;恶寒发热、胁肋痛,加青皮、山栀、枳壳、木通、苏梗;有汗,加白芍药,助柴胡同止寒热;血不足而恶寒,倍加当归、白芍药;胸前饱闷,去人参加枳朴;大便闭结、小腹胀满,加大黄;小便不利,加木通;喘咳,加枳、桔、杏仁;里有积热,加栀、连;呕吐,倍半夏,加竹茹、厚朴;口燥痰多,去半夏易栝蒌霜、贝母;口渴唇焦,加石膏、知母、竹叶。小柴胡汤,有人参,无大黄,治中气虚、邪在半表半里者;大柴胡汤,有大黄,无人参,治肠胃实热、大便秘结者;柴胡饮子,有人参,有大黄,治中气虚、大便结热、有潮热者。

(清·秦之桢《伤寒大白·恶寒》)

加减法:

若胸中烦而不呕,去半夏、人参,加栝蒌实一枚。

胸中烦而不呕者,邪聚于膈而不上逆也。热聚则不得以甘补,不逆则不必以辛散,故去人参、半夏,而加栝蒌实之寒,以除热而荡实也。

若渴者,去半夏,加人参合前成四两半、栝蒌根四两。

渴者，木火内烦而津虚气燥也，故去半夏之温燥而加人参之甘润、栝蒌根之凉苦，以彻热而生津也。

若腹中痛者，去黄芩，加芍药三两。

腹中痛者，木邪伤土也。黄芩苦寒，不利脾阳；芍药酸寒，能于土中泻木，去邪气止腹痛也。

若胁下痞鞕，去大枣，加牡蛎四两。

胁下痞鞕者，邪聚少阳之募。大枣甘能增满，牡蛎咸能软坚。好古云：牡蛎以柴胡引之，能去胁下痞也。

若心下悸，小便不利者，去黄芩，加茯苓四两。

心下悸，小便不利者，水饮蓄而不行也。水饮得冷则停，得淡则利，故去黄芩，加茯苓。

若不渴，外有微热者，去人参，加桂三两，温覆取微汗愈。

不渴外有微热者，里和而表未解也，故不取人参之补里，而用桂枝之解外也。

若咳者，去人参、大枣、生姜，加五味子半升、干姜二两。

咳者，肺寒而气逆也。经曰：肺苦气上逆，急食酸以收之。又曰：形寒饮冷则伤肺。故加五味之酸，以收逆气；干姜之温，以却肺寒；参、枣甘壅，不利于逆；生姜之辛，亦恶其散耳。

（清·尤怡《伤寒贯珠集·少阳篇·少阳正治法第一》）

柴胡汤不从表里立方者，仲景曰，少阳病汗之则谵语，吐、下则悸而惊。故不治表里，而以升降法和之，盖遵经言。少阳行身之侧，左升主乎肝，右降主乎肺。柴胡升足少阳清气，黄芩降手太阴热邪，招其所胜之气也。柴、芩解足少阳之邪，即用参、甘实足太阴之气，截其所不胜之处也。仍用姜、枣和营卫者，助半夏和胃而通阴阳，俾阴阳无争，则寒热自解。经曰：交阴阳，必和其中也。去渣再煎，恐刚柔不相济，有碍于和也。七味主治在中，不及下焦，故称之曰小。

（清·王子接《绛雪园古方选注·伤寒科·和剂》）

若胸中烦而不呕，去半夏、人参，加栝蒌实；若渴者，去半夏，加人参、栝蒌根；若腹中痛，去黄芩，加芍药；若胁下痞硬，去大枣，加牡蛎；若心下悸、小便不利者，去黄芩，加茯苓；若不渴外有微热者，去人参，加桂枝，温覆取微似汗愈；若咳者，去人参、大枣、生姜，加五味子、干姜。

程应旄曰：方以小柴胡名者，取配乎少阳之义也。至于制方之旨及加减法，则所云上焦得通，津液得下，胃气因和尽之矣。何则？少阳脉循胁肋，在腹阳背阴两歧间，在表之邪欲入里，为里气所拒，故寒往而热来。表里相拒而留于歧分，故胸胁苦满。

至若烦而不呕者，火成燥实而逼胸，故去人参、半夏加栝蒌实也。渴者，燥已耗液而逼肺，故去半夏加栝蒌根也。腹中痛，木气散入土中，胃阳受困，故去黄芩以安土，加芍药以戢木也。胁下痞硬者，邪既留则木气实，故去大枣之甘而泥，加牡蛎之咸而软也。心下悸、小便不利者，水邪侵乎心矣，故去黄芩之苦而伐，加茯苓之淡而渗也。不渴身有微热者，半表之寒尚滞于肌，故去人参加桂枝以解之也。咳者，半表之寒凑入于肺，故去参、枣加五味子，易生姜为干姜以温之，虽肺寒不减黄芩，恐干姜助热也。

（清·吴谦等《医宗金鉴·删补名医方论》）

邪入少阳，由表而将至里也。当彻热发表，迎而夺之，勿令传入太阴。柴胡升阳达表，为少阳君药；黄芩苦寒，以养阴退热为臣；半夏健脾醒胃，散逆气而止呕；人参、甘草补胃气而和中，使邪不传里为佐；表属卫，里属营，姜、枣辛甘，以和营卫为使也。

（清·邵成平《伤寒正医录·少阳上篇》）

治少阳伤寒。渴者，去半夏，加人参、栝蒌根，以津化于气，气热故津伤而渴。人参、栝蒌根，清金而益气也。

气充于肺，而实源于肾。肺气下降，而化肾水，水非气也，而水实含肺气。盖阴阳之理，彼此互根。阴升而化阳，又怀阴精；阳降而化阴，又胎阳气。阳气一胎，己土左旋，升于东南，则化木火。脾以阴体而抱阳魂，非脾阳之春生则木不温，非脾阳之夏长则火不热，故肝脾虽盛于血，而血中之温气实阳升火化之原也。及其升于火而降于金，则气盛矣，是以肝脾之气虚、肺胃之气实。虚而实则肝脾升，实而虚则肺胃降；实而实则肺胃壅塞而不降，虚而虚则肝脾抑郁而不升，而总由于中气之不旺。

中气居不戊不己之间，非金非木之际，旺则虚者，充实而左升，实者冲虚而右降，右不见其有余，左不见其不足。中气不旺，则轮枢莫转，虚者益虚而左陷，实者益实而右逆。人参气质淳厚，直走黄庭而补中气。中气健运，则升降复其原职，清浊归其本位，上下之呕泄皆止，心腹之痞胀俱消。仲景理中汤、丸，用之以消痞痛而止呕泄，握其中枢，以运四旁也。大建中汤、大半夏汤、黄连汤诸方，皆用之治痞痛呕利之证，全是建立中气，以转升降之机。由中气以及四维，左而入肝，右而入肺，上而入心，下而入肾，无往不宜。但入心则宜凉，入肾则宜热，入肺胃则宜清降，入肝脾则宜温升，五脏自然之气化，不可违也。

中气者，经络之根本；经络者，中气之枝叶。根本既茂，枝叶自荣；枝叶若萎，根本必枯。肝脾主营，肺胃主卫，皆中气所变化也。凡沉、迟、微、细、弱、涩、结、代之诊，虽是经气之虚，而实缘中气之败，仲景四逆、新加、炙甘草皆用人参，补中气以充经络也。

（清·黄元御《长沙药解·人参》）

此汤除大枣，共二十八两，较今秤亦五两六钱零，温分三服，已为重剂。盖少阳介于两阳之间，须兼顾三经，故药不宜轻。去滓再煎者，此方乃和解之剂，再煎则药性和合，能使经气相融，不复往来出入。古圣不但用药之妙，其煎法俱有精义。

古方治咳，五味、干姜必同用。一以散寒邪，一以敛正气，从无单用五味治咳之法，后人不知，用必有害。况伤热、劳怯、火呛，与此处寒饮犯肺之症又大不同，乃独用五味收敛风火痰涎，深入肺脏，永难救疗矣。又按：小柴胡与桂枝二方，用处极多。能探求其义，则变化心生矣。论中凡可通用之方，必有加减法。

得汤而不了了者，以有里证，故大便硬，必通其大便，而后其病可愈。其通便之法，即加芒硝及大柴胡等方是也。

阳明潮热乃当下之证，因大便、小便自可，则里证未具。又胸胁尝满，则邪留少阳无疑，用此汤和解之。

按：少阳之外为太阳，里为阳明，而少阳居其间，故少阳之证，有兼太阳者，有兼阳明者，内中见少阳一证，即可用小柴胡汤，必能两顾得效。仲景所以独重此方也。

明阳明中风之症，有里邪用小柴胡，无里邪则用麻黄，总以脉证为凭，无一定法也。

复症之中，更当考此二脉。如果见浮象，则邪留太阳，当用汗法；如脉见沉实，则里邪未尽，当用下法。但汗、下不著方名者，因汗、下之法不一。医者于麻黄、桂枝及承气、大柴胡等方，对症之轻重，择而用之，则无不中症矣。

（清·徐大椿《伤寒论类方·柴胡汤类四》）

少阳为枢，立方重在半里，而柴胡所主，又在半表，故小柴胡为和解表里之主方。

邪中于胁，则入少阳；中于颊，亦入少阳。其气游行三焦，宜小柴胡所主。其邪无定居，故有或然之证，更立加减法，以御其变也。柴胡解表邪，黄芩清里热，即以人参预扶其正气，甘、枣缓中，姜、夏除呕。其姜、夏之辛，一以佐柴、芩而逐邪，又以行甘、枣之滞。夫邪在半表，势已向里，未有定居，所以方有加减，药无定品之可拘也。

（清·徐大椿《伤寒约编·小柴胡汤证》）

　　伤风与寒，有里即不可攻表，有表即不可攻里，此定法也。少阳半表半里，故凡见少阳一证，即不可从太阳为治，而当用小柴胡也。小柴胡汤为邪传少阳、恰在半表半里、从中而和之主方，又能散诸经血凝气聚，故凡邪之表里混杂者，俱藉之以提出少阳，俾循经次而出，所以仲景取用独多，而尤于伤寒中风五六日，往来寒热、胸胁苦满、默默不欲饮食、心烦喜呕者，为的对之剂。谓风寒之外邪，挟身中痰饮，结聚少阳本位，所以胸胁苦满；热逼心间，所以心烦喜呕；胸胁既满，胃中之水谷亦不消，所以不欲食。于是邪入而并于阴则寒，出而并于阳则热，故概以小柴胡和之。柴胡者，少阳主药也。邪入内则热，故用黄芩；有饮而呕逆，故用半夏、生姜。然小柴胡得擅和解之功，实赖人参、甘草、大枣以养正，而调其阴阳也。人之气体不同，所挟亦异，故以柴胡、甘草、生姜为定药，余则增减随证耳。若口苦、咽干，热聚于胆也；目眩，木盛生风而旋运也，为少阳本病。前证中不概列，亦有无是证者，不可拘也。

（清·吴仪洛《伤寒分经·诸方全篇·少阳全篇论列方》）

　　齿燥无津，加石膏以清胃止渴；虚烦，加竹叶以凉心、糯米以和胃；痰热，加瓜蒌、贝母；腹痛，去黄芩，加芍药；胁下痛，加青皮、芍药；本经头痛，加川芎；发黄，加茵陈。

（吴仪洛《成方切用·和解门》）

　　少阳口苦咽干呕，仲景云：少阳之为病，口苦咽干，目眩也。寒热心烦弦脉推，目眩耳聋并胁痛，仲景云：正邪分争，往来寒热，胸胁苦满，默默不欲饮食，心烦喜呕，或烦而不呕，或腹痛痞硬，或耳无所闻，或心下悸，或小水不利，或渴或不渴，或咳者。又云：伤寒中风，有柴胡证，但见一证便是，不必悉具。此指上文或字而言也。小柴参草夏芩陪。人参、柴胡、半夏、黄芩、甘草，即仲景小柴胡汤，以姜、枣引。按：邪犯少阳，乃半表半里之病，故仲景拟定小柴胡汤，以和解表里之邪，并非表散之药也。常有不明之病家，见用柴胡而深畏之，医者，复顺其意，易以羌、防、芎、葛，耗其津液，致死不救，伊谁之咎欤。

（清·毛世洪《医学三信编·感证类要·伤寒六经正治法》）

少阳切近三阴，立法以一面领邪外出，一面防邪内入为要领。小柴胡汤以柴胡领邪，以人参、大枣、甘草护正；以柴胡清表热，以黄芩、甘草苦甘清里热；半夏、生姜两和肝胃，蠲内饮，宣胃阳，降胃阴，疏肝；用生姜、大枣调和营卫。使表者不争，里者内安，清者清，补者补，升者升，降者降，平者平，故曰和也。青蒿鳖甲汤，用小柴胡法而小变之，却不用小柴胡之药者，小柴胡原为伤寒立方，疟缘于暑湿，其受邪之源，本自不同，故必变通其药味，以同在少阳一经，故不能离其法。青蒿鳖甲汤以青蒿领邪，青蒿较柴胡力软，且芳香逐秽，开络之功则较柴胡有独胜。寒邪伤阳，柴胡汤中之人参、甘草、生姜，皆护阳者也；暑热伤阴，故改用鳖甲护阴，鳖甲乃蠕动之物，且能入阴络搜邪。柴胡汤以胁痛、干呕为饮邪所致，故以姜、半通阳降阴而清饮邪；青蒿鳖甲汤以邪热伤阴，则用知母、花粉以清热邪而止渴，丹皮清少阳血分，桑叶清少阳络中气分。宗古法而变古方者，以邪之偏寒偏热不同也，此叶氏之读古书，善用古方，岂他人之死于句下者，所可同日语哉！

少阳疟如伤寒证者，小柴胡汤主之。渴甚者去半夏，加瓜蒌根；脉弦迟者，小柴胡加干姜陈皮汤主之。

少阳疟如伤寒少阳证，乃偏于寒重而热轻，故仍从小柴胡法。若内躁渴甚，则去半夏之燥，加瓜蒌根生津止渴。脉弦迟则寒更重矣，《金匮》谓脉弦迟者当温之，故于小柴胡汤内加干姜、陈皮温中，且能由中达外，使中阳得伸，逐邪外出也。

（清·吴瑭《温病条辨·中焦篇·湿温》）

少阳为半表半里之经。邪在表者可汗，邪在里者不可汗也；邪在表者可吐，邪在里者不可吐也；邪在里者可下，邪在表者不可下也。须知此之所谓半表半里者，乃在阴阳交界之所，阳经将尽，驶骏乎欲入太阴，营卫不和，阴阳交战，并非谓表里受邪，若大柴胡可表可下例也。仲景嘉惠后世，独开和解一门，俾后人有所持循，不犯禁忌。盖和者，和其里也；解者，解其表也。和其里，则邪不得内犯阴经；解其表，则邪仍从阳出。故不必用汗、吐、下之法，而阴阳不争，表里并解矣。小柴胡汤乃变大柴胡之法，而别出心裁，用人参以固本，又用甘草、姜、枣以助脾胃，又用黄芩以清里热，使内地奠安，无复返顾之虑。我既深沟高垒，有不战而屈人之势，而又用柴胡以专散少阳之邪，用半夏消痰行气以化逆，譬之自守已固，而又时出游骑，以蹴踏之，使之进无所得，退无所据，有不冰消瓦解者乎！此则仲景立方之微意，非通于神明者不能也。注中凡仲景所加减之方，皆精当不磨，有专治而无通治，此其所以可贵也，学者须细细参之，则于和解一门，思过半矣。

（清·费伯雄《医方论·和解之剂》）

古方柴胡用至半斤、黄芩三两、人参三两、甘草二两、生姜三两、半夏半升、大枣十二枚，是因寒伤太阳之气不能从胸出入，逆于胸胁之间，留于少阳地界，少阳居半表半里之间，从表则热，从里则寒，故少阳主寒热往来。今为太阳未解之邪所侵，中枢不运，仲景立小柴胡一法，实以伸少阳之木气，木气伸，而太阳未解之邪亦可由中枢之转运而外出矣。

按：小柴胡汤一方，乃表里两解之方，亦转枢调和之方也。夫此方本为少阳之经气不舒立法，实为太阳之气逆胸胁立法。仲景以治太阳，实以之治少阳，治少阳即以治太阳也，人多不识。余谓凡属少阳经病，皆可服此方，不必定要寒伤太阳之气逆于胸胁不能外出者可服。若此病红肿，确实已在少阳，无外感，无抑郁，非元阴之不足而何？将古方改为分两，以人参之甘寒为君，扶元阴之不足；柴胡苦平为臣，舒肝木之滞机；佐黄芩之苦，以泻少阳之里热；佐半夏、生姜之辛散，以宣其胁聚之痰水；枣、甘为使，以培中气。然枣、甘之甘，合苦寒之品，可化周身之阴；合辛散之品，可调周身之阳。化阳足以配阴，化阴足以配阳，阴阳合配，邪自无容，故能两解也。然古方重柴胡，功在转其枢；此方倍参、芩，功在养阴以清其热。变化在人，方原无定，总在活活泼泼天机，阴阳轻重处颠倒，不越本经界限可也。

（清·郑钦安《医理真传·阴虚症门问答》）

世莫不以柴胡为治疟正药者，以小柴胡汤能治寒热往来之证也。予尝深思此方，乃治寒热往来之方，非治疟之正方也。《金匮》以此方去半夏加栝蒌，以治疟发而渴者，又曰亦治老疟，其大旨可见矣。盖疟之正病，乃寒湿伤于太阳，暑热伤于太阴，二气交争于脊膂、膜原之间而发也，其治宜九味羌活加味。又有瘅疟，经谓阴气独绝，阳气孤行，此暑盛于内，微寒束于外，津液耗竭而作也，治宜白虎汤加味。二者一寒一热，皆邪盛之正疟也。小柴胡方中药味是滋荣以举卫，必荣气不足、卫气内陷、荣卫不和、寒热往来之虚证始得用之。人参、甘草、黄芩，以益荣清热；柴胡、半夏，以提卫出荣；姜、枣以两和之。故人之劳倦伤气，中气内陷，津液耗竭，卫气滞于荣分而不得达者，得之其效如神，故曰治劳疟也。若近日正疟，皆是寒湿下受，随太阳之经上入脊膂，内犯心包，暑气上受，入太阴之脏，而内伏膜原，外再新感微寒，暑气益下，寒气益上，遂交争而病作矣。小柴胡虑其助寒，不可用也；若用于瘅疟，又嫌其助燥矣。近有见柴胡无效，或病转增剧，不得其故，妄谓用之太早，引邪入里，又谓升散太过，有伤正气，皆未得柴胡之性者也。《神农本经》柴胡功用等于大黄，是清解之品，其疏散之力甚微，性情当在秦艽、桔梗之间，能泄肝中逆气，清胆中热气浊气。自唐以前，无用柴胡作散剂者，宋以后乃升、柴并称矣。伤寒邪至少阳，是大气横结而渐化热矣，故以此兼升兼降之剂缓疏之，岂发散之谓耶？

（清·周学海《读医随笔·方药类·小柴胡非治疟正方》）

柴胡为少阳经证之药，黄芩为少阳腑证之药。柴胡本方亦必无黄芩可知，且不独无黄芩，而并无人参。加黄芩者必兼腑证，加人参者必兼气虚，此皆确然而不可易者，故传经而入少阳。一入庸俗之手，无不转为两感。盖邪未入腑，而黄芩不翅为之招；气本不虚，而人参适以助其热。开关迎敌，果谁之过哉？有兼证则兼药不可少，无兼证则兼药不可多，故曰用成方，必深明其意之所在而后可也。

（清·与樵山客《平法寓言·正名上篇·论葛根汤小柴胡汤二方》）

此仲景治少阳伤寒之方也，以少阳为枢，其经在表之入里、里之出表处，故邪客少阳之经，其治法即不可汗、不可攻，且补、泻、温、清之法，皆不得专，或为之证不定，故特立此和解一法。以少阳为稚阳，生气内寓，犹草木初萌之时，一遇寒气，即萎弱而不能生长，是以少阳受寒，即有默默不欲饮食之状。本方之意，无论其在表里，或寒或热，且扶其生气为主，故以人参、甘草补正而和中，正旺即可御邪。然后以柴胡得春初生发之气者，入少阳之经，解表祛邪；黄芩色青属木，能清泄少阳之郁热，乃表里两解之意，如是则寒热可愈，心烦喜呕、口苦、耳聋等证亦可皆平。半夏虽生于盛夏，然得夏至阴气而始生，能和胃而通阴阳，为呕家圣药，其辛温之性能散逆豁痰。加以姜、枣者，以寒热往来皆关营卫，使之和营卫、通津液也。

（清·张秉成《成方便读·和解之剂》）

大柴胡汤

【原文】

柴胡半斤　黄芩三两　芍药三两　半夏半斤，洗　生姜五两，切　枳实四枚，炙　大枣十二枚，擘

上七味，以水一斗二升，煮取六升，去滓再煎，温服一升，日三服。一方加大黄二两，若不加，恐不为大柴胡汤。

（汉·张仲景《伤寒论·辨太阳病脉证并治》）

柴胡半斤　黄芩三两　芍药三两　半夏半斤　生姜三两　枳实四枚，炙　大枣十二枚　大黄二两

上八味，以水一斗二升煮，取六升，去滓，再煎取三升，温服一升。一方无大黄，然不加不得名大柴胡汤也。

（汉·张仲景《金匮玉函经·方药炮制》）

【方论】

日数过多，累经攻下，而柴胡证不罢者，亦须先与小柴胡汤以解其表。经曰凡柴胡汤疾证而下之，若柴胡证不罢者，复与柴胡者是也。呕止者，表里和也；若呕不止，郁郁微烦者，里热已甚，结于胃中也，与大柴胡汤下其里热则愈。

柴胡、黄芩之苦，入心而折热；枳实、芍药之酸苦，涌泄而扶阴。辛者散也，半夏之辛，以散逆气；辛甘和也，姜、枣之辛甘，以和荣卫。

（金·成无己《注解伤寒论》）

虚者补之，实者泻之，此言所共知。至如峻、缓、轻、重之剂，则又临时消息焉。大满大实，坚有燥屎，非峻剂则不能泄。大、小承气汤峻，所以泄坚满者也。如不至大坚满，邪热甚而须攻下者，又非承气汤之可投，必也轻缓之剂攻之。大柴胡汤缓，用以逐邪热也。经曰：伤寒发热七八日，虽脉浮数者，可下之，宜大柴胡汤。又曰：太阳病，过经十余日，反二三下之后，四五日，柴胡证仍在者，先与小柴胡。呕不止，心下急，郁郁微烦者，为未解也，可大柴胡下之则愈。是知大柴胡为下剂之缓也。柴胡味苦平微寒，伤寒至于可下，则为热气有余，应火而归心，苦先入心，折热之剂，必以苦为主，故以柴胡为君。黄芩味苦寒，王冰曰：大热之气，寒以取之。推除邪热，必以寒为助，故以黄芩为臣。芍药味酸苦微寒，枳实味苦寒，《内经》曰：酸苦涌泄为阴。泄实折热，必以酸苦，故以枳实、芍药为佐。半夏味辛温，生姜味辛温，大枣味甘温。辛者，散也，散逆气者必以辛；甘者，缓也，缓正气者必以甘。故半夏、生姜、大枣为之使也。一方加大黄，以大黄有将军之号，而功专于荡涤。不加大黄，恐难以攻下，必应以大黄为使也。用汤者，审而行之，则十全之功可得矣。

（金·成无己《伤寒明理论·诸药方论》）

大柴胡汤，治有表复有里。有表者，脉浮，或恶风，或恶寒，头痛，四症中或有一二尚在者乃是，十三日过经不解是也。有里者，谵言妄语，掷手扬视，此皆里之急者也。欲汗之则里已急，欲下之则表证仍在，故以小柴胡中药调和三阳，是不犯诸阳之禁。以芍药下安太阴，使气邪不纳；以大黄去地道不通；以枳实去心痞下闷，或湿热自利。若里证已急者，通宜大柴胡汤，小柴胡减人参、甘草，加芍药、枳实、大黄是也。欲缓下之，全用小柴胡加枳实、大黄亦可。

（元·王好古《此事难知·阳明证》）

表证未除者，寒热往来、胁痛、口苦尚在也；里证又急者，大便难而燥实也。表证未除，故用柴胡、黄芩以解表；里证燥实，故用大黄、枳实以攻里。芍药能和少阳，半夏能治呕逆，大枣、生姜，又所以调中而和荣卫也。

（明·吴崑《医方考·伤寒门第二》）

柴胡证仍在者，言下而又下，先与小柴胡者，赜之之意也。呕不止，郁郁微烦者，邪扰二阳，故曰未解也。大柴胡者，有小柴胡以为少阳之主治。用芍药易甘草者，以郁烦非甘者所宜，故以酸者收之也。加枳实、大黄者，荡阳明之郁热，非苦不可。盖亦一举有两解之意。

（明·方有执《伤寒论条辨·辨太阳病脉证并治上篇第一》）

夫大实大满，非驶剂不能泄，当与大、小承气汤，苟不至大满大实，惟热甚而须下者，必轻缓如大柴胡汤为当也。清热必以苦为主，余邪必以解为先，故用柴胡之苦平解肌为君，黄芩之苦寒清热为臣，芍药佐黄芩祛营中之热，枳实佐柴胡祛卫中之热，是以为佐，半夏、姜、枣理胃气之逆，大黄荡涤，夺土中之壅，是以为使。

（明·李士材《伤寒括要·太阳篇七十三方》）

柴胡、大黄之药，升降同剂，正见仲景处方之妙。柴胡升而散外邪，大黄降而泄内实，使病者热退气和而自愈。

（清·喻嘉言《尚论后篇·阳明少阳合方》）

按之不痛为虚，按之痛为实，当下法。柴胡性凉，能推陈致新，折热降火，用之为君；枳实、芍药合用能除坚破积，助大黄而攻心下满，为臣；黄芩除热凉心，用之为佐；生姜、半夏之辛以散之，大枣之甘以缓之，故以为使。

（清·程林《金匮要略直解·腹满寒疝宿食病脉证治第十》）

大柴胡汤，下剂之轻缓者也。苦入心折热，伤寒为热有余，必以苦为主，故以柴胡苦平微寒为君，黄芩苦寒为臣；泻实折热必以酸苦，故以芍药、枳实为佐；散逆气必以辛，缓正气必以甘，故以半夏、生姜、大枣为使也；大黄功专荡涤，里证已迫非此莫除，然必脉洪大而实方可用之，若脉迟里虚，未可攻也。

（清·史以甲《伤寒正宗·太阳经寒伤营之证》）

病在表者，宜汗宜散；病在里者，宜攻宜清。至于表证未除，里证又急者，仲景复立大柴胡、葛根、黄芩等法，合表里而兼治之。后人师其意，则有防风通圣、参苏、五积诸剂。

此足少阳、阳明药也。表证未除，故用柴胡以解表；里证燥实，故用大黄、枳实以攻里；芍药安脾敛阴；黄芩退热解渴；半夏和胃止呕；姜辛散而枣甘缓，以调营卫而行津液。此表里交治，下剂之缓者也。

（清·汪昂《医方集解·表里之剂第五》）

按：大柴胡有柴胡、生姜、半夏之辛而走表，黄芩、芍药、枳实、大黄之苦而入里，乃表里并治之剂。而此云大柴胡下之者，谓病兼表里，故先与小柴胡解之，而后以大柴胡下之耳。盖分言之，则大、小柴胡各有表里；合言之，则小柴胡主表，而大柴胡主里。古人之言，当以意逆，往往如此。

（清·尤怡《伤寒贯珠集·少阳篇·少阳权变法第二》）

大柴胡汤，下也。前章言少阳证不可下，而此复出下法者，以热邪从少阳而来，结于阳明，而少阳未罢，不得不借柴胡汤以下阳明无形之热。故于本方去人参、甘草实脾之药，倍加生姜，佐柴胡解表，加赤芍破里结，则枳实、大黄下之不碍表邪矣。柴胡治中，大黄导下，二焦并治，故称大。

（清·王子接《绛雪园古方选注·伤寒科·下剂》）

柴胡证在，又复有里，故立少阳两解法也，以小柴胡汤加枳实、芍药者，仍解其外以和其内也。去参、草者，以里不虚，少加大黄，以泻结热。倍生姜者，因呕不止也。斯方也，柴胡得生姜之倍，解半表之功捷，枳、芍得大黄之少，攻半里之效徐，虽云下之，亦下中之和剂也。

（清·吴谦等《医宗金鉴·删补名医方论》）

柴胡以解表，大黄、枳实以攻里，芍药安脾敛阴，黄芩退热解渴，半夏和胃止呕，姜辛散而枣甘缓，此以小柴胡、小承气加减而合一方，使表里两解。

（清·邵成平《伤寒正医录·阳明中篇》）

大柴胡汤加大黄、枳实，乃合用小承气也；此加芒硝，乃合用调胃承气也。皆少阳、阳明同治之方。

（清·徐大椿《伤寒论类方·柴胡汤类四》）

表证未除，故用柴胡以解表；里证又急，故用大黄、枳实以攻里；芍药安脾敛阴能泻肝火，使木不克土；黄芩退热解渴；半夏和胃止呕；姜辛散而枣甘缓，以调营卫而行津液。此表里交治，下剂之缓者也。

周扬俊曰：仲景于太阳入膀胱腑证，则有五苓散；少阳兼阳明腑证，则有大柴胡汤，皆表里两解之法也。

（清·吴仪洛《成方切用·表里门》）

伤风发热，汗出不解，心中痞硬，呕吐而下利者，表既未解，里证已迫。然非结胸者比也，彼结在胸而表里之热反不炽盛，是为水饮结在胸胁也，或其人头有微汗，乃邪结在高，而阳气不能下达也，故须以大陷胸速去之。若外邪不解，胸中痞硬，而兼呕吐下利，蕴结必不定在胸中，故以大柴胡两解表里，无取于陷胸耳。若伤寒十余日，热结在里，复加往来寒热，亦用大柴胡，谓陷入原少，仍兼半表，未全入于里也。若过经十余日，二三下后，柴胡证仍在者，其人之邪，屡因误下而深入，即非大柴胡所能服，故必先用小柴胡提其邪出半表，然后用大柴胡也。至若三承气，彼乃全里无表，视此更不侔矣。此虽用大黄、枳实，有白芍药加小柴胡中，则兼有和解之力耳。此汤治少阳经邪渐入阳明之腑，或误下引邪内犯，而过经不解之证，故于小柴胡汤中除去人参、甘草助阳恋胃之味，而加芍药、枳实、大黄之沉降，以涤除热滞也，与桂枝大黄汤同义。彼以桂枝、甘草兼大黄，两解太阳误下之邪；此以柴胡、黄芩、半夏兼大黄，两解少阳误下之邪。两不移易之定法也。

（清·吴仪洛《伤寒分经·诸方全篇·太阳中篇论列方》）

结胸痞满要分明，

结是阳兮痞属阴。

汗出热来痞不解，仲景云：伤寒发热，汗出不解，心下痞硬，呕吐而下利者，以大柴胡主之。

温温吐利大柴行。喻嘉言云：外邪不解转入于里，心下痞硬，呕吐，下利，攻之则碍表，不攻则里证已迫，计惟主大柴胡一汤，合表里通解之耳。

潮热气短不大便，凡阳明内实，腹满气短而喘者，乃传经里证。内热闭结，大便不通，热气上冲，致肺金清肃之令不得下行，因而喘急。此是胃热攻肺，故可下之，俾其热气流通而喘定矣。然或有恶寒等症，则不可遽攻，恐成逆候。

大柴朴杏凭加减。仲景大柴胡汤加厚朴、杏仁。

（清·毛世洪《医学三信编·感证类要·感证传变病似相同治法有别》）

大柴胡为发表攻里之剂。可见表症未解，虽里症甚急，不宜专于攻下，置表症于不问也。然究竟攻里之力倍于解表，从此可悟立方之法，当相其缓急轻重而投之，则不拘成法中，自然处处合法矣。

（清·费伯雄《医方论·表里之剂》）

柴胡味苦微寒，入足少阳经，行表里，和阴阳。其升也，举肝脾之陷；其降也，平胆胃之逆。夫手足两少阳，皆相火也。君火居中而明于上，相火行侧而降于下。手少阳三焦自手走头，足少阳胆自头走足，两经相火，一升一降，足经受手经之化，是以下秘肾脏。外感之证，邪犯少阳不解，即入三阴；外邪传遍三阳，而血肉之阴经已病；迨六经传遍，邪仍不解，势必入脏为寒、入腑为热。故当邪犯少阳三焦，柴胡能入足少阳之经，使两火和协下行，邪自解散，所谓和解之品也。三焦之火，所以藉胆火下行者，三焦在肌肉之内、脏腑之外，外有血肉之气收束，内有脏腑之气熏蒸，其火自盛，盛则散漫无归，火性炎上，炎上必降。足少阳胆为清虚之腑，中正之官，苦泄下降，是其职分，职降则火不上炎，而藏于水矣。伤寒小柴胡汤治少阳逆升，柴胡合黄芩泄表，使热不能胜；大柴胡汤治阳明、少阳合病，柴胡合芍药以清少阳。缘少阳逆行则壅遏，顺行则清和。柴胡疏通经气，反逆为顺，乃下降之明征。

（清·吴达《医学求是·柴胡升降说》）

治少阳伤寒，结热在里，复往来寒热者，以此两解之。汪切庵曰：此少阳、阳明药也。表证未除，故用柴胡以解表；里证燥实，故用大黄、枳实以攻里；芍药安脾敛阴，黄芩退热解渴，半夏和胃止呕，姜辛散而枣甘缓，以调营卫而行津液。此表里皆治，下剂之缓者也。

（清·张秉成《成方便读·攻里之剂》）

达 原 饮

【原文】

槟榔二钱　厚朴一钱　草果仁五分　知母一钱　黄芩一钱
甘草五分

上用水二钟，煎八分，午后温服。

（明·吴有性《温疫论·温疫初起》）

【方论】

　　槟榔能消能磨，除伏邪，为疏利之药，又除岭南瘴气；厚朴破戾气所结；草果辛烈气雄，除伏邪盘踞。三味协力，直达巢穴，使邪气溃败，速离膜原，是以为达原也。热伤津液，加知母以滋阴；热伤营气，加白芍以和血；黄芩清燥热之余；甘草为和中之用。以后四味，不过调和之剂，如渴与饮，非拔病之药也。

　　凡疫邪游溢诸经，当随经引用，以助升泄，如胁痛、耳聋、寒热、呕而口苦，此邪热溢于少阳经也，本方加柴胡一钱。

　　如腰背项痛，此邪热溢于太阳经也，本方加羌活一钱；如目痛、眉棱骨痛、眼眶痛、鼻干不眠，此邪热溢于阳明经也，本方加干葛一钱。

（明·吴有性《温疫论·温疫初起》）

　　凡疫邪游溢诸经，当随经引用，以助升泄。如头项疼，腰脊强，发热，无汗，恶寒，脉浮紧而疾者，此邪溢于太阳经也，本方加羌活二钱。如眼胀，头疼，鼻干，心烦不得眠者，脉必洪大，此邪溢于阳明经也，加葛根二钱。如寒热往来，呕而口苦，耳聋胁疼，脉来弦者，此邪溢于少阳经也，加柴胡二钱。如三阳证俱现，表里俱急者，加大黄二钱半酒洗，名三消败毒饮。

（清·贾邦秀《思济堂方书·瘟疫》）

　　或问疫邪初犯募原，吴又可以达原饮为主方，详方中槟榔、草果、厚朴，俱属清理肠胃之品，知母直泻少阴邪热，与募原何预而用之？答曰：募原虽附躯壳，贴近于里，为经络、脏腑之交界，况湿土之邪从窍而入，以类横连，未有不入犯中土者，所以清理肠胃为先。非若伤寒传次，表证未罢，误用里药，则有结胸传里之变。即尚未离表，但须姜、枣，佐芩、芍、甘草以和解之；若见少阳阳明太阳，必兼柴胡、葛根、羌活以开泄之；设里气不通，势必盘错于中而内陷，则加大黄以攻下之。又可专工瘟疫，历治有年，故立此为初犯募原之主方，其殿后则有白虎、凉膈为鼎足之任。以此推原，其他变证，则三黄双解、清热解毒、人中黄丸等方，可默识其微，而用之必当矣。

（清·张璐《张氏医通·专方·疟门》）

疟发间日者，《内经》言：邪气内薄五脏，横连募原，其道远，其气深。稽古无疟邪犯膜原之方，唯吴又可治疫初犯膜原，以达原饮为主方。余因博采《圣济》常山饮、《简易》七宝饮，参互考订，增改三味，以治间疟。盖疟邪内薄，则邪不在表，非但随经上下，其必横连于膜，深入于原矣。膜谓膈间之膜，原谓膈肓之原，亦冲脉也。《灵枢经》云肓之原出于脖胦，只一穴在脐下同身寸之一寸半。经又言：邪气客于肠胃之间、膜原之下，则膜原又有属于肠胃者。治以常山涤膈膜之痰，槟榔达盲原之气，草果、厚朴温除肠胃之浊邪，黄芩、知母清理肠胃之热邪，复以菖蒲透膜，青皮达下，甘草和中，而疟自解。

（清·王子接《绛雪园古方选注·内科》）

吴氏以此方治瘟疫初起，邪伏膜原，尚未传变之证。夫疫乃天地之疠气，中之者必从口鼻而入，最易传染，最易传变，属温者居多，属寒者间有，似与伏邪不同。伏邪者，乃四时之正邪，如冬伤于寒，春必病温之类。凡正邪皆可伏而后发，发则自内而至外，初起尚未化热，每见胸痞恶心、舌白、口渴不欲引饮、脉数、溺黄等象。此时未见表里形证，表里之药均不可用，当与宣疏一法，化其伏邪，然后随证治之。此方以槟榔、厚朴能消能磨、疏利宣散之品，以破其伏邪，使其速化；更以草果辛烈气雄之物，直达伏邪盘结之处而搜逐之；然邪既盛于里，内必郁而成热，故以黄芩清上焦，芍药清中焦，知母清下焦，且能预保津液于未伤之时；加甘草者，以济前三味之猛，以缓后三味之寒也。合观此方，以之治伏邪初起者甚宜，似觉治瘟疫为未当耳。

（清·张秉成《成方便读·发表之剂》）

逍 遥 散

【原文】

甘草半两　当归　茯苓　白芍药　白术　柴胡各一两

上为粗末，每服二钱，水一大盏，烧生姜一块切破，薄荷少许，同煎至七分，去渣热服，不拘时候。

（宋·太平惠民和剂局《太平惠民和剂局方》）

【方论】

盖东方先生木，木者生生之气，即火气；空中之火，附于木中，木郁则火亦郁于木中矣。不特此也，火郁则土自郁，土郁则金郁，而水亦郁矣。此五行相因，自然之理。唯其相因也，予以一方治其木郁，而诸郁皆因而愈。一方者何？逍遥散是也。方中唯柴胡、薄荷二味最妙。盖人身之胆木，乃甲木少阳之气，气尚柔软，象草穿地始出而未伸，此时被寒风一郁，即萎软抑遏而不能上伸，不能上伸则下克脾土，而金水并病矣。唯得温风一吹，郁气即畅达。盖木喜风，风摇则舒畅，若寒风则畏矣。温风者，所谓吹面不寒杨柳风也，木之所喜也。柴胡、薄荷辛而温者，唯辛也，故能发散；温也，故入少阳。立方之妙如此。逍遥散者，风以散之也。

（明·赵献可《医贯·主客辨疑·郁病论》）

治郁之法，木郁则达之，谓吐令其调达也；火郁则发之，谓汗令其舒散也；土郁则夺之，谓下令无壅滞也；金郁则泄之，谓渗泻利小便也；水郁则折之，谓抑之治其冲逆也，此治郁之大概，全备于斯矣。虽分五郁六郁之不同，治法总宜理脾和气，而诸郁自愈矣。

治肝木之郁者，其说有二：一为土虚不能生木也，一为血少不能养肝也。盖肝为木气，全赖土以滋培，水以灌溉。若中气虚，则九地不升，而木因之郁；阴血少，则木无水润，而肝遂以枯。方用白术、茯苓者，助土德以生木也；当归、芍药者，益荣血以养肝也。丹皮、薄荷解热于中，粉草、栀子清火于下。独柴胡一味，一以厥阴报使，一以生发诸阳，经曰木郁则达之，柴胡其要矣。至于培土之剂，则下同乎肾；而泻火之剂，则上类乎心矣。

（清·贾邦秀《思济堂方书·郁病》）

逍遥，《说文》与"消摇"通。《庄子·逍遥游》注云：如阳动冰消，虽耗不竭其本，舟行水摇，虽动不伤其内。譬之于医，消散其气郁，摇动其血郁，皆无伤乎正气也。盖郁为情志之病，丹溪虽论六郁，然思忧怒致郁者多。思则气结于心，伤于脾，忧则神志不遂，精气消索，心脾日以耗损。含怒未发，肝气内郁，乘胜于脾。治以柴胡，肝欲散也，佐以甘草，肝苦急也。当归以辛补之，白芍以酸泻之。治以白术、茯苓，脾苦湿也，佐以甘草，脾欲缓，用苦泻之、甘补之也。治以白芍，心苦缓，以酸收之，佐以甘草，心欲耎，以甘泻之也。加薄荷、生姜入煎即滤，统取辛香散郁也。薛立斋加山栀清气分郁火，丹皮泻血分郁热，其理甚通，宜遵之。

（清·王子接《绛雪园古方选注·女科》）

赵羽皇曰：五脏苦欲补泻，云肝苦急，急食甘以缓之。盖肝性急善怒，其气上行则顺，下行则郁，郁则火动而诸病生矣。故发于上，则头眩、耳鸣而或为目赤；发于中，则胸满、胁痛而或作吞酸；发于下，则少腹疼疝而或溲溺不利；发于外，则寒热往来，似疟非疟。凡此诸证，何莫非肝郁之象乎？而肝木之所以郁，其说有二：一为土虚不能升木也，一为血少不能养肝也。盖肝为木气，全赖土以滋培，水以灌溉。若中土虚，则木不升而郁。阴血少，则肝不滋而枯。方用白术、茯苓者，助土德以升木也。当归、芍药者，益荣血以养肝也。薄荷解热，甘草和中。独柴胡一味，一以为厥阴之报使，一以升发诸阳。经云木郁则达之，遂其曲直之性，故名曰逍遥。若内热、外热盛者，加丹皮解肌热，炒栀清内热，此加味逍遥散之义也。

（清·吴谦等《医宗金鉴·删补名医方论》）

逍遥，翱翔自适之貌，言药能使病安，则清暇而自在也。

（宋·骆龙吉著；明·刘浴德、朱练订补；清·林儒校订《增补内经拾遗方论·飧泄第四主下热》）

逍遥散，于调营扶土之中用条达肝木、宣通胆气之法，最为解郁之善剂。五脏惟肝为最刚，而又于令为春，于行为木，具发生长养之机。一有怫郁，则其性怒张，不可复制；且火旺克金，木旺则克土，波及他脏，理固宜然。此于调养中寓疏通条达之法，使之得遂其性而诸病自安。加丹参、香附二味，以调经更妙，盖妇人多郁故也。

（清·费伯雄《医方论·和解之剂》）

治血虚肝燥，木郁不达，以致化火化风，往来寒热，劳嗽骨蒸，以及月经不调等证。夫肝属木，乃生气所寓，为藏血之地，其性刚介而喜条达，必须水以涵之、土以培之，然后得遂其生长之意。若七情内伤，或六淫外束，犯之则木郁而病变多矣。此方以当归、白芍之养血，以涵其肝；苓、术、甘草之补土，以培其木；柴胡、薄荷、煨生姜俱系辛散气升之物，以顺肝之性，而使之不郁。如是则六淫七情之邪皆治，而前证岂有不愈哉！

本方加丹皮、黑山栀各一钱，名加味逍遥散，治怒气伤肝、血少化火之证。故以丹皮之能入肝胆血分者，以清泄其火邪；黑山栀亦入营分，能引上焦心肺之热，屈曲下行，合于前方中，自能解郁散火，火退则诸病皆愈耳。

（清·张秉成《成方便读·和解之剂》）

肝为将军之官，如象棋之车，任其纵横，无敢当之者。五脏之病，肝气居多，而妇人尤甚。治病能治肝气，则思过半矣。《内经》治肝有三法：辛以散之，酸以敛之，甘以缓之。后人立方，合三法为一方，谓之逍遥散。用柴胡为君，以为辛散，用白芍以为酸敛，用炙草以为甘缓。因肝气必有肝火，又加丹皮、山栀，谓之加味逍遥散。今人医者，一见肝气，即投以逍遥；不应，即投以加味逍遥；再不应，则束手无策矣。不知《内经》论治肝，不过言其大概，临证则变幻无常，而治法甚多，岂能拘于三法？

予尝深思详考，治肝竟有十法焉。心为肝之子，实则泻其子，一法也；肾为肝之母，虚则补其母，二法也；肺为气之主，肝气上逆，清金降肺以平之，三法也；胆在肝叶之下，肝气上逆，必挟胆火而来，其犯胃也，呕吐夹酸、夹苦酸者，肝火苦，则胆火宜用温胆法，平其胆火，则肝气亦随之而平，所谓平甲木以和乙木者，四法也；肝阳太旺，养阴以潜之，不应，则用牡蛎、玄武版介类以潜之，所谓介以潜阳，五法也；肝病实脾，则仲景之老法，六法也；亦有肝有实火，轻则用左金丸，重则用龙胆泻肝汤，亦应手而愈，七法也。合之《内经》三法，岂非十法乎？若夫专用破气，纵一时较快，而旋即胀痛，且愈发愈重，此粗工之所为，不足以言法也。然而庸庸者，大抵以破气为先，否则投以逍遥散；至不应，则以为病重难治，岂不冤乎？

　　或问逍遥散一方，集方书者，无不取之，如子言，其方竟不可用欤？予应之曰：逍遥散本是良方，奈粗工不善用，遂觉不灵耳！其方以柴胡为君，主于散郁，所谓木郁达之也。果病者肝气郁结，或为人所制，有气不能发泄，郁而生火，作痛作胀，脉虽弦数而见沉意，投以逍遥，辛以散之，自然获效。若其人并无所制，而善于动怒，性不平和，愈怒愈甚，以致肝气肆横，胀痛交作，不时上火，头疼头晕，脉来弦数而无沉意，此乃肝火化风，平之不及，而犹治以辛散，譬如一盆炭火，势以炎炎，而更以扇搧之，岂有火不愈炽，而病不加甚耶？故逍遥散非不可用也，奈用之者，自不求甚解耳！

　　　　　　　　　　（清·李冠仙《知医必辨·论肝气》）

四　逆　散

【原文】

　　甘草炙　柴胡　芍药　枳实炙，各十分

　　上四味为散，白饮服方寸匕，日三服。

　　　　　　　　　　（汉·张仲景《金匮玉函经·方药炮制》）

【方论】

　　此阳邪传至少阴，里有结热，则阳气不能交接于四末，故四逆而不温。用枳实，所以破结气而除里热；用柴胡，所以升发真阳而回四逆；甘草，和其不调之气；芍药，收其失位之阴。是证也，虽曰阳邪在里，甚不可下。盖伤寒以阳为主，四逆有阴进之象，若复用苦寒之药下之，则阳益亏矣，是在所忌。论曰：诸四逆者，不可下之。盖谓此也。

　　　　　　　　　　（明·吴崑《医方考·伤寒门第二》）

　　人之四肢，温和为顺，故以不温和为逆。但不温和而未至于厥冷，则热犹为未入深也，故用柴胡解之也，枳实泄之也。然热邪也，邪欲解本阴也，阴欲收，芍药收之也，甘草和之也。

（明·方有执《伤寒论条辨·辨少阴病脉证并治第七》）

四逆，四肢逆冷也。此非热厥，亦太阳初受寒邪，未郁为热，而便入少阴之证。少阴为三阴之枢，犹少阳为三阳之枢也，其进而入则在阴，退而出则就阳，邪气居之，有可进可退时上时下之势。故其为病，有或咳，或悸，或小便不利，或腹中痛，或泄利下重之证。夫邪在外者，可引而散之；在内者，可下而去之；其在外内之间者，则和解而分消之。分消者，半从外半从内之谓也。故用柴胡之辛，扬之使从外出；枳实之苦，抑之使其内消；而其所以能内能外者，则枢机之用为多，故必以芍药之酸益其阴，甘草之甘养其阳。曰四逆者，因其所治之病而命之名耳。而其制方大意，亦与小柴胡相似，四逆之柴胡、枳实，犹小柴胡之柴胡、黄芩也，四逆之芍药、甘草，犹小柴胡之人参、甘草也。且枳实兼擅涤饮之长，甘、芍亦备营卫两和之任，特以为病有阴阳之异，故用药亦分气血之殊，而其辅正逐邪，和解表里，则两方如一方也。旧谓此为治热深发厥之药，非是，夫果热深发厥，则属厥应下之之例矣，岂此药所能治哉。

咳者，加五味子、干姜各五分。并主下利。

成氏曰：肺寒气逆则咳，五味子之酸收逆气，干姜之辛散肺寒。并主下利者，肺与大肠为表里，上咳下利，治则颇同。

悸者，加桂枝五分。

悸者寒多，心脉不通则心下鼓也。桂枝辛温，入心通阳气。

小便不利者，加茯苓五分。

小便不利，水聚于下也。茯苓甘淡，利窍渗水。

腹中痛者，加附子一枚，炮令拆。

腹中痛，寒胜于里也。附子辛温，散寒止痛。

泄利下重者，先以水五升，煮薤白三升，煮取三升，去滓，以散三方寸匕内汤中，煮取一升半，分温再服。

泄利下重，寒滞于下也。薤白辛温，散寒通阳气。

（清·尤怡《伤寒贯珠集·少阴篇·少阴诸法》）

四逆散，与四逆汤药品皆异者，此四逆由于热深而厥也。《素问·厥论》云：阴气虚则阳气入，胃不和而精气竭，则不营其四肢。厥阴篇曰：前热者后必厥，厥深热亦深，厥微热亦微。厥应下之，故虽少阴逆，而属阳邪陷入者亦可下，但不用寒下耳。热邪伤阴，以芍药、甘草和其阴；热邪结阴，以枳实泄其阴；阳邪伤阴，阴不接阳，以柴胡和其枢纽之阳。此四味而为下法者，从苦胜辛，辛胜酸，酸胜甘，乃可以胜肾邪，故得称下。服以散者，取药性缓乃能入阴也。

（清·王子接《绛雪园古方选注·伤寒科·下剂》）

四肢为诸阳之本，阳气不足，阴寒必乘之。此条但以不温和为四逆，未若厥阴之手足逆冷也。气逆挟痰，故咳；气虚挟饮，故悸；里有结热，故小便不通，腹痛下利。用柴胡苦寒，升散之也；枳实苦降，下泄之也；热邪宜解，阴邪宜收，芍药所以收之也；合甘草以和中，仍是二味祛邪，二味扶正，圣人立方无偏胜也。

（清·邵成平《伤寒正医录·少阴上篇》）

四逆散乃表里并治之剂。热结于内，阳气不能外达，故里热而外寒，又不可攻下以碍厥，故但用枳实以散郁热，仍用柴胡以达阳邪，阳邪外泄，则手足自温矣。

（清·费伯雄《医方论·祛寒之剂》）

治少阴病阳邪传里，四逆，其人或咳，或悸，或小便不利，或腹中痛等证。夫少阴病而见四肢厥冷，似乎直中阴寒之证，然直中阴寒者，决无许多或然之证，因寒属阴而热属阳，阳主动而阴主静也。此条即于或然证内，故可必其为传经之邪。少阳为阳枢，少阴为阴枢，两者为阴阳之枢纽，是以小柴胡汤条内所载或然之证与此相同，然则此条之邪定自少阳传来可想矣，故仍以柴胡自阴而达阳，邪自表而里者仍自里而出表，使无形之邪从兹解散。然邪既自表而里，未免有形之痰食留恋，其邪结不开，邪终不能尽彻，故以芍药、甘草护阴和中，相需相济，自然邪散厥回耳。

（清·张秉成《成方便读·和解之剂》）

卷四　清热剂

栀子豉汤

【原文】

栀子十四枚，擘　香豉四合，绵裹

上二味，以水四升，先煮栀子得二升半，内豉煮，取一升半，去滓，分二服，温进一服，得快吐，止后服。

（汉·张仲景《金匮玉函经·方药炮制》）

【方论】

《内经》曰：其高者，因而越之；其下者，引而竭之；中满者，泻之于内；其有邪者，渍形以为汗；其在皮者，汗而发之。治伤寒之妙，虽有变通，终不越此数法也。伤寒邪气自表而传里，留于胸中，为邪在高分，则可吐之，是越之之法也。所吐之证，亦自不同。如不经汗、下，邪气蕴郁于膈，则谓之膈实，应以瓜蒂散吐之，瓜蒂散吐胸中实邪者也。若发汗、吐下后，邪气乘虚留于胸中，则谓之虚烦，应以栀子豉汤吐之，栀子豉汤吐胸中虚烦者也。栀子味苦寒，《内经》曰：酸苦涌泄为阴。涌者，吐之也。涌吐虚烦，必以苦为主，是以栀子为君。烦为热胜也，涌热者，必以苦。胜热者，必以寒。香豉味苦寒，助栀子以吐虚烦，是以香豉为臣。《内经》曰：气有高下，病有远近，证有中外，治有轻重。适其所以为治，依而行之，所谓良矣。

（金·成无己《伤寒明理论·诸药方论》）

烦者，气也；躁者，血也。气主肺，血主肾，烦躁俱在上者，肾子通于肺母也，故用栀子以治肺烦，用香豉以治肾燥。

仲景用栀子汤治烦，胸为高之分也。故易老云：轻飘而象肺，色赤而象火，故能泻肺之火也。本草不言吐，仲景用此为吐者，栀子本非吐药，为邪气在上，拒而不纳，故令人上吐，邪因得以出。经曰高者，因而越之，此之谓也。或用栀子利小便，实非利小便，清肺也。肺气清而化，膀胱为津液之府，小便得以出也。本经云：治大小肠热，辛与庚合，又与丙合，又能泄戊，其先入中州故也。去皮，泄心火；连皮，泄肺火，入手太阴、少阴经。

（清·喻嘉言《尚论后篇·太阳经合阳明方》）

伤寒邪气自表而传里，留于胸中，为邪在高分，则可吐之。所吐之证亦自不同，如不经汗、下，邪气蕴郁于膈，则谓之实也，应以瓜蒂散吐之。若发汗、吐下后，邪气乘虚留于胸中，则谓之虚烦，应以栀子豉汤吐之。栀子味苦寒，《内经》曰：酸苦涌泄为阴。涌者，吐也。涌吐虚烦必以苦为主，故以栀子为君；烦为热胜也，涌热者必以苦，胜热者必以寒，香豉苦寒，助栀子以吐虚烦，故以为臣。栀子色赤味苦，入心而治烦，更能清心、肺、胃、大小肠郁火血热。香豉色黑味咸，入肾而治躁，主寒热、恶毒、烦躁、满闷，亦能调中下气。

（清·史以甲《伤寒正宗·太阳经寒伤营之证》）

栀子豉汤为轻剂，以吐上焦虚热者也。第栀子本非吐药，以此二者生熟互用，涌泄同行，而激之吐也。盖栀子生则气浮，其性涌，香豉蒸罯熟腐，其性泄。涌者，宣也。泄者，降也。既欲其宣，又欲其降，两者气争于阳分，自必从宣而越于上矣。余以生升熟降为论，柯韵伯以栀子之性屈曲下行、淡豉腐气上蒸而为吐，引证瓜蒂散之吐亦在于豉汁。吾恐瓜蒂亦是上涌之品，吐由瓜蒂，非豉汁也。存之以俟君子教我。

栀子豉汤，吐胸中热郁之剂。加甘草一味，能治少气，而诸家注释皆谓益中，非理也。盖少气者，一如饮家之短气也，热蕴至高之分，乃加甘草载栀、豉于上，须臾即吐，越出至高之热。

（清·王子接《绛雪园古方选注·伤寒科·吐剂》）

结痛，则邪已内陷，较微烦为重，故用栀子，犹是上越之法，加香豉则散在表之邪，使未解者解也。按：栀子泻心肺之邪热，使屈曲下行，经文从无使吐字样，历来皆误。

（清·邵成平《伤寒正医录·寒伤营》）

汗、吐、下之后，而邪未尽，则不在经而在肺胃之间，为有形之物，故必吐而出之。反覆颠倒，心中懊恼，摹写病状，何等详切。凡医者之于病人，必事事体贴，如若身受之，而后用药无误。

胸中窒、结胸，何以不用小陷胸？盖小陷胸证乃心下痛，胸中在心之上，故不得用陷胸。何以不用泻心诸法？盖泻心证，乃心下痞，痞为无形痛，为有象，故不得用泻心。古人治病，非但内外不失厘毫，即上下亦不逾分寸也。

栀子汤加减七方，既不注定何经，亦不专治何误，总由汗、吐、下之后，正气已虚，尚有痰涎滞气，凝结上焦，非汗、下之所能除。经所云在上者因而越之，则不动经气，而正不重伤。此为最便，乃不易之法也。古方栀子皆生用，故入口即吐。后人作汤，以栀子炒黑，不复作呕，全失用栀子之意。然服之于虚烦症，亦有验，想其清肺除烦之性故在也。终当从古法生用为妙。

（清·徐大椿《伤寒论类方·栀子汤类五》）

虚烦是热乘心膈，少气是热伤气化，此病在胸中，乃阳明里之表证。栀子苦能泄热，寒能胜热，其形象心，色赤通心，故主治心中上下一切证；豆形象肾，色黑通肾，制而为豉，轻浮上行，能使心腹之浊邪上出于口外，散于肌肉也；一吐而心腹得舒，则表里之烦热悉除。热伤气者少气，加甘草以益气，而气自调耳。

（清·徐大椿《伤寒约编·栀子豉汤证》）

邪气半至阳明，半犹在膈，下法能除阳明之邪，不能除膈间之邪，故证现懊侬虚烦，栀子豉汤涌越其在上之邪也。少气加甘草者，误下固能伤阴，此则以误下而伤胸中阳气，甘能益气，故加之。呕加姜汁者，胃中未至甚热燥结，误下伤胃中阳气，木来乘之，故呕，加姜汁和肝而降胃气也，胃气降则不呕矣。

（清·吴瑭《温病条辨·中焦篇·风温、温热、瘟疫、温毒、冬温》）

注中治伤寒汗、吐、下后虚烦不眠、懊侬身热等症，"汗吐下后"一语，宜善体会。盖言或汗后，肌表虽解而里热未除；或吐后，痰气虽平，而阳邪未去；或下后，里滞虽退而表邪未清。乃指一节而言，并非谓三法并用之后也。今人死煞句下，往往误认三法并施，虽有壮夫，岂能堪此！且三法并用之后，岂尚有余邪未清者乎！不参活句，谬以千里矣！仲景用栀子，令上焦之热邪委宛而下；用豆豉以开解肌理。真超凡入圣之方，其各种加减之法，亦俱有精义，不得草草读过。

（清·费伯雄《医方论·涌吐之剂》）

栀豉汤一方，乃坎离交济之方，非涌吐之方也。夫栀子色赤、味苦、性寒，能泻心中邪热，又能导火热之气下交于肾而肾脏温；豆形象肾，制造为豉轻浮，能引水液之气上交于心而心脏凉。一升一降，往来不乖，则心肾交而此症可立瘳矣。

（清·郑钦安《医理真传·阴虚症门问答》）

治太阳表证已罢，欲传胃腑，邪入于胸，尚未及于腑者，故用吐法以宣散其邪，所谓在上者因而越之是也。又治伤寒误用汗、吐、下后，津液重伤，邪乘虚入，因致虚烦不眠、心中结痛等证。栀子色赤入心，苦寒能降，善引上焦心肺之烦热屈曲下行，以之先煎，取其性之和缓。豆豉用黑豆蒸窨而成，其气香而化腐，其性凉而成热，其味甘而变苦，故其治能除热化腐，宣发上焦之邪，用之作吐，似亦宜然；且以之后入者，欲其猛悍，恐久煎则力过耳。

（清·张秉成《成方便读·发表之剂》）

白　虎　汤

【原文】

石膏一斤，碎　知母六两　甘草二两　粳米六合

上四味，以水一斗煮，米熟汤成，去滓，温服一升，日三服。

（汉·张仲景《金匮玉函经·方药炮制》）

人参三两　石膏一斤　知母六两　甘草二两　粳米六合

上五味，以水一斗煮，米熟汤成，去滓，温服一升，日三服。

（汉·张仲景《金匮玉函经·方药炮制》）

【方论】

白虎，西方金神也，应秋而归肺，热甚于内者，以寒下之；热甚于外者，以凉解之；其有中外俱热，内不得泄，外不得发者，非此汤则不能解之也。夏热秋凉，暑暍之气，得秋而止。秋之今曰处暑，是汤以白虎名之，谓能止热也。知母味苦寒。《内经》曰：热淫所胜，佐以苦甘。又曰：热淫于内，以苦发之。欲彻表热，必以苦为主，故以知母为君。石膏味甘微

寒。热则伤气，寒以胜之，甘以缓之。热胜其气，必以甘寒为助，是以石膏甘寒为臣。甘草味甘平，粳米味甘平。脾欲缓，急食甘以缓之。热气内蕴，消烁津液，则脾气燥，必以甘平之物缓其中，故以甘草、粳米为之使。是太阳中暍，得此汤则顿除之，即热见白虎而尽矣。立秋后不可服，以秋则阴气半矣。白虎为大寒剂，秋旺之时，若不能食，服之而为哕逆不能食，成虚羸者多矣。

（金·成无己《伤寒明理论·药方论》）

阳明证，身热，目疼，鼻干，不得卧，不恶风寒而自汗，或恶热，脉尺、寸俱长，白虎汤主之。

石膏辛寒入肝，知母苦寒入肾，甘草、粳米之甘居中，挽二药上下。

（元·王好古《此事难知·阳明证》）

议曰：汗出不恶寒，反恶热，若脉沉实，大便秘者，为阳明热甚，属大承气汤下之。今此脉洪大，烦渴能饮水者，为肺热甚也，属白虎凉之。经曰：热淫所胜，佐以甘苦。以知母之苦为君，大治肺热；以石膏之寒，佐之为臣；甘能散热，甘草、粳米之甘，为佐为使，以救其热之气而缓其中者也。且此四味之剂，论之为白虎者，以其为金神秋令肃杀之意，大治伤寒大热汗出、烦渴饮水者，为神禁之方也。

议曰：白虎汤症，前亦议之，加人参者，取其生津止渴之义也。

问曰：《活人书》云白虎汤乃汗后一解表药，何也？

答曰：发汗后，热当已，若不已者，为实也。更加有汗热不减，为表热；口燥烦渴饮水，为里热。若表里皆热者，必用此方主之。其五苓散亦汗后一解表药也。

（明·许宏《金镜内台方议》）

治发汗后大汗出，复大烦渴不解，脉洪大者用本汤。石膏上，知母中，人参中，甘草下，粳米下。心烦加竹叶；渴甚加天花粉、干葛。立夏前、立秋后天气不热时，并内伤气血皆虚，脉虚之人并不可服。恶心而呕加姜汁半夏；胸满加陈皮、枳壳、桔梗；表热甚者加柴胡；里热甚加芩、连、山栀；伤寒七八日不解，热结在里，表里俱热，时时恶风大渴，舌上干燥而烦，饮水者，此汤主之。伤寒脉浮，发汗无汗，其表证不解者，不可与此汤。若渴欲饮水，无表证者宜与之。按：时时恶风者，时或有之而不常也。微恶寒者，乍寒于背而不甚也，宜用此汤主之。

切戒太阳病无汗而渴者，不可用白虎汤，盖白虎汤乃汗后解热之药。阳明虚汗多而渴者，不可用五苓散。

（明·陶华《伤寒全生集·辨伤寒本热例第四》）

传入于胃，邪入里矣。表无其邪，故不恶寒；里有实热，故反恶热；热越故有汗；里燥故作渴；邪盛故脉大；邪在阳明故脉长。白虎，西方金神也。五行之理，将来者进，功成者退，如秋金之令行，则夏火之炎息。此方名曰白虎，所以行清肃之令而除热也。石膏大寒，用之以清胃；知母味厚，用之以生津；大寒之性行，恐伤胃气，故用甘草、粳米以养胃。是方也，惟伤寒内有实热者可用之。若血虚身热，证象白虎，误服白虎者死无救，又东垣之所以垂戒矣。

（明·吴崑《医方考·伤寒门第二》）

是故白虎者，西方之金神，司秋之阴兽，虎啸谷风冷，凉生酷暑消，神于解秋，莫如白虎。知母、石膏，辛甘而寒，辛者金之味，寒者金之性，辛甘且寒，得白虎之体焉；甘草、粳米，甘平而温，甘取其缓，温取其和，缓而且和，得伏虎之用焉。饮四物之成汤，来白虎之嗥啸。阳气者，以天地之疾风名也，汤行而虎啸者同气相求也。虎啸而风生者，同声相应也；

风生而热解者，物理必至也。抑尝以此合大小青龙真武而论之。四物者，四方之通神也。而以命方，盖谓化裁四时，神妙万世，名义两符，实自然而然者也。

（明·方有执《伤寒论条辨·辨太阳病脉证并治下篇第三》）

白虎汤辛凉发散之剂，清肃肌表气分药也。盖毒邪已溃，中结渐开，邪气分离膜原，尚未出表，然内外之气已通，故多汗，脉长洪而数。白虎辛凉解散，服之或战汗，或自汗而解。若温疫初起，脉虽数未至洪大，其时邪气盘踞于膜原，宜达原饮。误用白虎，既无破结之能，但求清热，是犹扬汤止沸也。若邪已入胃，非承气不愈，误用白虎，既无逐邪之能，徒以刚悍而伐胃气，反抑邪毒，致脉不行，因而细小。又认阳证得阴脉，妄言不治。医见脉微欲绝，益不敢议下。日惟杂进寒凉，以为稳当，愈投愈危，至死无悔。此当急投承气缓缓下之，六脉自复。

（明·吴有性《温疫论·热邪散漫》）

白虎，西方金神也，应秋而归肺。表里俱热，金被火囚，用辛寒以救肺，所以名为白虎也。

伤寒脉浮，发热无汗，其表不解，不渴者，宜麻黄汤；渴者宜五苓散，并非白虎所宜也。惟大渴饮水，无表症者，乃可与白虎，加人参以除里热。

（明·李士材《伤寒括要·太阳篇七十三方》）

粳米，本草诸家共言益脾胃，如何白虎汤用之入肺？以其阳明为胃之经，色为西方之白，故入肺也。然治阳明之经，即在胃也。色白、味甘寒，入手太阳。又少阴症桃花汤用此，甘以补正气；竹叶石膏用此，甘以补不足。垣云：身以前，胃之经也；胸，胃、肺之室也。邪在阳明，肺受火制，故用辛寒以清肺，所以号为白虎汤也。

（清·喻嘉言《尚论后篇·太阳经风伤卫、寒伤营方》）

白虎，西方神名也，其令为秋，其政清肃。凉风至，白露降，则溽暑潜消。此汤有彻暑热之功，行清肃之政，故以白虎名之。表有热者，散以石膏之辛寒。里有热者，降以知母之甘苦。热则气伤，人参用以生津而益气。石膏过于寒凉，甘草、粳米之甘用以和胃补中，共除中热而解表里。

（清·程林《金匮要略直解·痓湿暍病脉证第二》）

经曰：火生苦。曰：以苦燥之。又曰：味过于苦，脾气不濡，胃气乃厚。以是知苦从火化。火能生土，则土燥火炎，非苦寒之味所能治矣。经曰：甘先入脾。又曰：以其泻之。又曰：饮入于胃，输精于脾，上归于肺，水精四布，五经并行。以是知甘寒之品，乃泻胃火生津液之上剂也。石膏大寒，寒能胜热，味甘归脾，质刚而主降，备中土生金之体，色白通肺，质重而含脂，具金能生水之用，故以为君。知母气寒主降，苦以泄肺火，辛以润肺燥，内肥白而外皮毛，肺金之象，生水之源也，故以为臣。甘草皮赤中黄，能土中泻火，为中宫舟楫，寒药得之缓其寒，用此为佐，沉降之性亦得留连于脾胃之间矣。粳米稼穑作甘，气味温和，禀容平之性，为后天养生之资，得此为佐，阴寒之物则无伤损脾胃之虑也。煮汤入胃，输脾归肺，水精四布，大烦大渴可除矣。白虎主西方金也，用以名汤者，秋金得令，而暑清阳解，此四时之序也。更加人参，以补中益气而生津，协和甘草、粳米之补，承制石膏、知母之寒，泻火而火不伤，乃操万全之术者。

（清·柯琴《伤寒来苏集·伤寒论注·阳明脉证下》）

服桂枝汤后，大汗出，脉洪大，与上条同。而大烦渴不解，则其邪去表而之里，不在太阳之经，而入阳明之腑矣。阳明者，两阳之交，而津液之府也。邪气入之，足以增热气而耗津液，是以大烦渴不解。方用石膏，辛甘大寒，直清胃热为君；而以知母之咸寒佐之；人参、甘草、粳米之甘，则以之救津液之虚，抑以制石膏之悍也。曰白虎者，盖取金气彻热之义云耳。

（清·尤怡《伤寒贯珠集·太阳篇上·太阳斡旋法第三》）

是以白虎、承气，并为阳明腑病之方。而承气苦寒，逐热荡实，为热而且实者设；白虎甘寒，逐热生津，为热而不实者设。乃阳明邪热入腑之两大法门也。

（清·尤怡《伤寒贯珠集·阳明篇上·辨列阳明条例大意》）

白虎汤治阳明经表里俱热，与调胃承气汤为对峙。调胃承气导阳明腑中热邪，白虎泄阳明经中热邪。石膏泄阳，知母滋阴，粳米缓阳明之阳，甘草缓阳明之阴。因石膏性重，知母性滑，恐其疾趋于下，另设煎法以米熟汤成，俾辛寒重滑之性得粳米、甘草载之于上，逗留阳明，成清化之功。名曰白虎者，虎为金兽，以明石膏知母之辛寒，肃清肺金，则阳明之热自解，实则泻子之理也。

（清·王子接《绛雪园古方选注·伤寒科·寒剂》）

阳明热病化燥，用白虎加人参者，何也？石膏辛寒，仅能散表热，知母甘苦，仅能降里热，甘草、粳米仅能载药留于中焦。若胃经热久伤气，气虚不能生津者，必须人参养正回津，而后白虎汤乃能清化除燥。

（清·王子接《绛雪园古方选注·伤寒科·寒剂》）

黄连解毒汤、白虎汤、三黄石膏汤、大青龙汤，皆治表里俱热证。然大青龙汤治表实壮热，里热之浅在肌；三黄石膏汤治表实壮热，里热之深在胃。故一以石膏佐麻、桂，一以石膏佐麻、豉，均发太阳之表，解阳明之里也。大青龙汤，则更以杏、草、姜、枣佐麻黄，其意专发热郁之在肌也。三黄石膏汤，则更以芩、连、栀、柏佐石膏，其意专泻热深之在胃也。白虎汤治表热在肌，里热在胃，所以不用麻、桂以发太阳，专主石膏而清阳明也。解毒汤治表热在三阳，里热在三焦，所以亦不以麻、桂发太阳表，亦不以石膏清阳明里，而专以三黄泻上下内外之实火也。此皆太阳之邪，侵及阳明，而未入腑成实者也。若已入腑成实，则又当从事乎三承气汤，以下其热也。

（清·吴谦等《医宗金鉴·删补名医方论》）

饮食入腹，是变精气，谷气化精，归于肝脾，谷精化气，归于肺胃。物之润泽，莫过于气，气清而化津水，津旺则金润，水利则土燥，水愈利则土愈燥，而气愈清，气愈清则津愈旺而水愈利。故止渴之法，机在益气而清金；清金之法，机在利水而燥土。以土燥则清气飘洒，津液流布，脏腑被泽，是以不渴；土湿则浊气湮郁，痰涎凝结，脏腑失滋，是以渴也。

粳米清液淳浓，最能化气，生津清金止渴，长于利水而燥土。白虎汤用之治伤寒表解之热渴，石膏、知母清金而化水，粳米益气而生津也。人参白虎汤用之治伤寒汗后之躁渴，石膏、知母、清金而化水，粳米、人参益气而生津也。竹叶石膏汤用之治大病瘥后，虚羸少气，气逆欲吐，麦冬、石膏清金而化水，粳米、人参益气而生津也。麦门冬汤用之治咳嗽，火逆上气，咽喉不利，麦冬清金而化水，粳米、人参益气而生津也。

（清·黄元御《长沙药解·粳米》）

按：亡阳之症有二：下焦之阳虚，飞越于外，而欲上脱，则用参、附等药以回之；上焦之阳盛，逼阴于外，而欲上泄，则用石膏以收之。同一亡阳，而治法迥殊，细审之自明，否则死生立判。

（清·徐大椿《伤寒论类方·白虎汤类八》）

胃热炽盛，津液顿亡，故脉洪大，大烦大渴，欲饮水数升也。生石膏大寒，泻胃火而津液生；肥知母辛寒，泻肺火以润肾燥；甘草缓寒药之性，用为舟楫，而沉降之性始得留恋于胃；粳米奠安中宫，培形气而生津液，使阴寒之品庶无伤损脾胃之虞；更加人参者，以气为水母，于大寒剂中，扶元气、生津血也。此汤入胃，输脾归肺，则津液四布，而胃热顿除，大烦大渴可解，脉之洪大亦无不敛矣。

（清·徐大椿《伤寒约编·白虎加人参汤证》）

白虎汤，但能解热，不能解表，故必无表证，而里热者宜之。烦渴，里热之征也，至欲饮水，知阴火燥烁而液干，故加人参以泻阴火也。若背微恶寒而口燥心烦者，盖背为至阴之地，今表热少，里热多挟虚，故虽表退而有寒，比通身恶寒不同，故亦加人参；若汗、烦渴、脉洪大者，则虽热而虚可知，故亦加人参；若伤寒七八日，至大渴、热燥而烦者，甚至欲饮水数升，其热何如？特以热结在里，所以表热不除，而时时恶风，乃气伤于热而馁，不可泥为表邪，亦宜白虎加人参汤，以表之微风为轻、里之因寒变热结为重也。设脉但浮而不滑，证兼头疼、身痛，则虽表里俱热，而在表之邪浑未退，白虎汤不可用，若加人参不更助其邪耶？白虎解热，人参生津。凡身发热，为热在表；渴欲饮水，为热在里；身热饮水，表里俱有热；身凉不渴，表里俱无热。

观彼则知此之脉浮滑，为宜凉之表，而非当解之表矣，故曰表有热，明非发表不远热者比也。寒喜伤阴，阴伤生热，故曰里有寒，寒者邪也，寒变之热也。表里俱热，肺之困极矣，故以石膏之辛合知母之苦而治之。名曰白虎者，白虎为西方之金，暑热得秋金而清肃，以是为救肺之功臣也。然石膏、知母之救肺，实以救胃也，以胸胃为肺之堂奥，内外俱热，肺无容身之地，故不得不假此以消其炎热。石膏实为重剂，非他寒凉可比，故以甘草、粳米监之。若三阳合病，亦用白虎，以合病之多热者，汗、下皆非所宜，故以白虎汤为主治，正如太阳少阳合病之主黄芩汤耳。谚云春不服白虎，为泻肺也。盖春主阳气上升，石膏、知母，苦寒降下，恶其泻肺之阳而不得生发也。此特指春不可用者，恐人误以治温病之自汗、烦渴也。至于秋冬感冒伤寒，反可混用以伤金水二脏之真气乎？此汤专主热病中暍，在气虚不能蒸发者，则加人参，故张隐庵以为阳明宣剂。其于湿温则加苍术，温疟则加桂枝，一皆夏月所见之证，故昔人又有秋分后不可妄用白虎之戒，然病有舍时从证者，故虽非夏月，亦有当用之证。

（清·吴仪洛《伤寒分经·诸方全篇·太阳下篇论列方》）

脉浮洪，邪在肺经气分也。舌黄，热已深。渴甚，津已伤也。大汗，热逼津液也。面赤，火炎上也。恶热，邪欲出而未遂也。辛凉平剂焉能胜任，非虎啸风生，金飚退热，而又能保津液不可，前贤多用之。

（清·吴瑭《温病条辨·上焦篇·风温、温热、瘟疫、温毒、冬温》）

按温者热之渐，热者温之极也。温盛为热，木生火也。热极湿动，火生土也。上热下湿，人居其中而暑成矣。若纯热不兼湿者，仍归前条温热例，不得混入暑也。形似伤寒者，谓头痛、身痛、发热恶寒也。水火极不同性，各造其偏之极，反相同也。故经谓水极而似火也，火极而似水也。伤寒，伤于水气之寒，故先恶寒而后发热，寒郁人身卫阳之气而为热也，故仲景《伤寒论》中有已发热或未发热之文。若伤暑则先发热，热极而后恶寒，盖火盛必克金，肺性本寒，而复恶寒也。然则伤暑之发热恶寒虽与伤寒相似，其所以然之故实不同也，学者诚能究心于此，思过半矣。脉洪大而数，甚则芤，对伤寒之脉浮紧而言也。独见于右手者，对伤寒之左脉大而言也，右手主上焦气分，且火克金也，暑从上而下，不比伤寒从下而上，左手主下焦血分也，故伤暑之左脉反小于右。口渴甚面赤者，对伤寒太阳证面不赤，口不渴而言也；火烁津液，故口渴，火甚未有不烦者，面赤者，烦也，烦字从火后页，谓火现于面也。汗大出者，对伤寒汗不出而言也。首白虎例者，盖白虎乃秋金之气，所以退烦暑，白虎为暑温之正例也，其源出自《金匮》，守先圣之成法也。

（清·吴瑭《温病条辨·上焦篇·暑温》）

阴气先伤，阳气独发，故但热不寒，令人消烁肌肉，与伏暑相似，亦温病之类也。彼此实足以相混，故附于此，可以参观而并见。治以白虎加桂枝汤者，以白虎保肺清金，峻泻阳明独胜之热，使不消烁肌肉，单以桂枝一味，领邪外出，作向导之官，得热因热用之妙。经云奇治之不治，则偶治之，偶治之不治，则求其属以衰之是也，又谓之复方。

（清·吴瑭《温病条辨·上焦篇·湿疟》）

下后无汗脉浮者，银翘汤主之；脉浮洪者，白虎汤主之；脉洪而芤者，白虎加人参汤主之。

若脉浮而且洪，热气炽甚，津液立见销亡，则非白虎不可。若洪而且芤，金受火克，元气不支，则非加人参不可矣。

（清·吴瑭《温病条辨·中焦篇·风温、温热、瘟疫、温毒、冬温》）

仲景白虎汤、竹叶石膏汤俱加粳米，以逗留石药于胃中，神妙极矣。

（清·陈修园《景岳新方砭·散阵》）

人参白虎汤一方，乃灭火救阴之神方也。夫病人所现病形，未见阳明之实据，不得妄施；若已现阳明之实据，即当急投。今病人上眼皮红肿痛甚，又见口渴饮冷，明明胃火已盛，津液已伤，此际若不急用人参以扶元阴，石膏以清胃热，知母以滋化源，甘草、粳米以培中气，势必灼尽津液，为害匪轻。此等目疾，不得不用此方。若视此方专为伤寒之阳明症立法，则为固执不通。不知仲景立法，方方皆是活法，凡属阳明之燥热为病者皆可服也，妙处即在分两轻重上颠倒。今人过畏石膏不用，往往误事，实由斯道之不明，六经之不讲也。

（清·郑钦安《医理真传·阴虚症门问答》）

治肺胃大热，津液被灼，口渴烦躁，脉洪大，不恶寒反恶热，头痛，自汗，鼻干，不得卧等证。此足阳明、手太阴药也。热淫于内，治以甘寒。凡暑热炎蒸之气，无不有伤于肺，肺伤必求救于胃，于是胃汁被耗，则燎原之火不戢自焚，故见如上等证。方中用石膏以清胃，知母以清肺，且二味互为其功，既可退热，又可存阴。更恐知母之苦降、石膏之寒重有伤于中，特加甘草、粳米养胃安脾，使热除而正气无伤耳。

本方加人参三两，名人参白虎汤。治前证肺胃阴津被焚，而元气亦虚者，故加人参保护肺胃之元气。此治暑热伤气之正法也。

本方加苍术，名苍术白虎汤，治湿温病脉沉细者。湿温证必预有湿邪内伏，复感外来之温气而成，故外虽发热，脉则沉细，或胸中痞闷，或两胫自冷，皆由湿为阴邪，沉着黏腻。故加苍术燥湿强脾，发越郁伏之气，然后以白虎清其温邪，一举而两得耳。

本方加桂枝，名桂枝白虎汤，治温疟热多寒少，或但热无寒，表里不解者。夫夏暑秋风，感而成疟，故疟之一证，皆有伏暑，复感外邪，两相搏激而致。温疟者，先有伏暑，又感风温之气，故与常疟稍异。是以用桂枝以解外感之风邪，白虎以清内伏之暑热，表里两解，寒热自止。然必内之伏邪化热，热盛者方可用之。

（清·张秉成《成方便读·清暑之剂》）

邹氏云：石膏体质最重，光明润泽，乃随击即解，纷纷星散，而丝丝纵列，无一缕横陈，故其性主解横溢之热邪。此正石膏解肌之所以然。至其气味辛甘，亦兼具解肌之长；质重而大寒，则不足于发汗。乃《别录》于杏仁曰解肌，于大戟曰发汗，石膏则以解肌发汗连称，岂以仲圣尝用于发汗耶？不知石膏治伤寒阳明病之自汗，不治太阳病之无汗。若太阳表实而兼阳明热郁，则以麻黄发汗、石膏泄热，无舍麻黄而专用石膏者，白虎汤治无表证之自汗，且戒人以无汗勿与。即后世发表经验之方，亦从无用石膏者，所谓发表不远热也。然则解肌非欤？夫白虎证至表里俱热，虽尚未入血成腑实，而阳明气分之热已势成连衡，非得辛甘寒解肌之石膏由里达表以散其连衡之势，热焉得除而汗焉得止？是得石膏解肌，所以止汗，非所以出汗。他如竹叶石膏汤、白虎加桂枝汤，非不用于无汗，而其证则非发表之证，学人勿过泥《别录》可耳。

又王海藏谓石膏发汗、朱丹溪谓石膏出汗，皆以空文附和，未能实申其义。窃思方书石膏主治，如时气肌肉壮热、烦渴、喘逆、中风、眩晕、阳毒发斑等证，无一可以发汗而愈者。病之倚重石膏，莫如热疫。余师愚清瘟败毒散，一剂用至六两、八两，而其所《疫证一得》，则谆谆以发表致戒。顾松园以白虎汤治汪缵功阳明热证，每剂石膏用至三两，两服热顿减，而遍身冷汗，肢冷发呃。群医哗然，阻勿再进。顾引仲圣热深厥深及喻氏阳证忽变阴厥万中无一之说与辩。勿听。迨投参附回阳之剂，而汗益多，体益冷。复求顾诊。顾仍以前法用石膏三两，而二服后即汗止身温。此尤可为石膏解肌不发汗之明证。要之顾有定识定力，全在审证之的，而仲圣与喻氏有功后世，亦可见矣。

（清·周岩《本草思辨录·石膏》）

方中粳米，不可误用糯米。粳米清和甘缓，能逗留金石之药于胃中，使之由胃输脾，由脾达肺，药力四布，经络贯通。糯米质黏性热，大能固闭药力，留中不散，若错用之，即能误事。

（张锡纯《医学衷中参西录·医方·仙露汤》）

此方妙在将石膏同粳米煎汤，乘热饮之，俾石膏寒凉之性随热汤发散之力，化为汗液尽达于外也。石膏煎汤，毫无气味，毫无汁浆，直与清水无异，且又乘热饮之，则敷布愈速，不待其寒性发作，即被胃中微丝血管吸去，化为汗、为气，而其余为溺，则表里之热亦随之俱化。此寒因热用，不使伤胃之法也。且与粳米同煮，其冲和之气能助胃气之发达，则发汗自易。其稠润之汁又能逗留石膏，不使其由胃下趋，致寒凉有碍下焦。不但此也，清水煎开后，变凉甚速，以其中无汁浆，不能留热也。此方粳米多至二两半，汤成之后，必然汁浆甚稠。饮至胃中，又善留蓄热力，以为作汗之助也。是以人之欲发汗者，饮热茶不如啜热粥也。

（张锡纯《医学衷中参西录·医方·石膏粳米汤》）

竹叶石膏汤

【原文】

竹叶二把　石膏一斤　半夏半升　人参三两　甘草二两，炙　粳米半升　麦门冬一升，去心

上七味，以水一斗煮，取六升，去滓，内粳米煮，米熟汤成，去米，温服一升，日三服。

（汉·张仲景《金匮玉函经·方药炮制》）

【方论】

议曰：伤寒解后，虚热不尽，则多逆气与吐也。故用竹叶

为君，石膏为臣，以解虚邪内客也；以半夏为佐，以治逆气欲吐者，以人参、粳米、甘草、门冬四者之甘，以补不足而缓其中也。

（明·许宏《金镜内台方议》）

伤寒由汗、吐、下而瘥，必虚羸少气，虚则气热而浮，故逆而欲吐。竹叶、石膏、门冬之寒，所以清余热；人参、甘草之甘，所以补不足；半夏之辛，所以散逆气；用粳米者，恐石膏过寒损胃，用之以和中气也。

（明·吴崑《医方考·伤寒门第二》）

竹叶清热；麦冬除烦；人参益气；甘草生肉；半夏豁痰而止呕；粳米病后之补剂；石膏有彻上彻下之功，故能佐诸品而成补益也。

（明·方有执《伤寒论条辨·辨阴阳易差后劳复脉证并治第十一》）

竹叶石膏汤分走手足二经，而不悖于理者，以胃居中焦，分行津液于各脏，补胃泻肺，有补母泻子之义也。竹叶、石膏、麦冬泻肺之热，人参、半夏、炙草平胃之逆，复以粳米缓于中，使诸药得成清化之功，是亦白虎、越婢、麦冬三汤变方也。

（清·王子接《绛雪园古方选注·伤寒科·寒剂》）

竹叶黄芪汤，是方即竹叶石膏汤加生地、当归、白芍、川芎、黄芪、黄芩也。彼则治伤寒解后烦渴少气，气逆欲吐。此则治消渴，气血虚、胃火盛。因其气虚，故加黄芪佐人参、甘草以补气；因其血虚，故加归、芎、芍、地以补血；因其胃火盛，故加黄芩佐石膏以清胃火。其烦渴则一，故余药皆同也。于此二方推之，用半夏之意，自可知矣。故脾者为胃行其津液也。脾湿胃燥，津液不行，得火则化痰，得寒则成饮。胃火清，脾湿燥，其痰饮自除矣。半夏消痰破饮，使未化痰之津液回清，而已成痰之浊液自化，非他药所可比伦也，故二方于胃火盛燥渴中同用之。

（清·吴谦等《医宗金鉴·删补名医方论》）

此仲景先生治伤寒愈后调养之方也。其法专于滋养肺胃之阴气，以复津液。盖伤寒虽六经传遍，而汗、吐、下三者，皆肺胃当之。有《内经》云人之伤于寒也，则为病热，故滋养肺胃。岐黄以至仲景，不易之法也。后之庸医则用温热之药，峻补脾肾，而千圣相传之精义，消亡尽矣。

（清·徐大椿《伤寒论类方·白虎汤类八》）

俗医不知气盛与气逆之不同，概以枳、朴伤其至高；又不知中气虚逆与火逆不同，概以生姜为呕逆仙药。试观仲景竹叶石膏一汤，则虚热之辨，泾渭了然。伤寒解后，虚羸少气，气为余热所伤，故饮食不能为肌肤也；气逆欲吐，胃弱而余邪复挟津液上逆也。故以竹叶、石膏清热，人参、甘草、麦冬、粳米固本，半夏散逆。盖竹叶能除新久风邪之烦热，能止喘促气胜之上冲，故以为君；合人参、麦冬等用之，治热而无损其真，导逆而不伤其气也。若生姜可以宣偶郁之火，而不能清凝结之热；枳、朴可以下客气有余，而不能解热伤之逆，故皆不用也。至石膏一味，因能凉肺气、清暑热，故有白虎之名。今人不察证之阴阳、热之高下，不忌芩、连之苦寒，而畏石膏之辛凉，不知伤寒之邪皆属阳经之邪，非沉寒之药所能胜，其余邪上逆，何独不然？故必用之，以清邪之原也。

（清·吴仪洛《伤寒分经·诸方全篇·差后劳复论列方》）

治病后余热留中、虚烦少气、上逆欲吐，亦治伤暑发渴、脉虚等证。夫热病之后，余邪尚未肃清，肺胃阴津早为枯槁，故见虚烦少气、呕吐等证。即夏月暑伤肺胃元气虚者，亦有之。故方中以竹叶、石膏清肺胃之热。然热则生痰，恐留恋于中，痰不去，热终不除，故以半夏辛温体滑之品化痰逐湿而通阴阳，且其性善散逆气，故又为止呕之圣药，况生姜之辛散以助半夏之不及，一散一清，邪自不能留恋。人参、甘草、粳米以养胃，麦冬以保肺。此方虽云清热，而却不用苦寒，虽养阴又仍能益气，不伤中和之意耳。

（清·张秉成《成方便读·清暑之剂》）

杏 仁 汤

【原文】

杏仁三钱　黄芩一钱五分　连翘一钱五分　滑石三钱　桑叶一钱五分　茯苓块三钱　白蔻仁八分　梨皮二钱

水三杯，煮取二杯，日再服。

（清·吴瑭《温病条辨·上焦篇·温疟》）

【方论】

肺疟，疟之至浅者。肺疟虽云易解，稍缓则深，最忌用治疟印板俗例之小柴胡汤，盖肺去少阳半表半里之界尚远，不得引邪深入也，故以杏仁汤轻宣肺气，无使邪聚则愈。

（清·吴瑭《温病条辨·上焦篇·温疟》）

治舌白渴饮，咳嗽频仍，寒从背起，伏暑所致，名曰肺疟，此汤主之。夫《内经》有五脏六腑之疟，惜未详其治法，兹特采《温病条辨》中数方，以广学者见闻。此为伏暑留于肺络而发也，故以一派轻宣肺气、清肃上焦之品，治之自愈。白蔻宣肺滞，杏仁降肺气，使肺金复其清肃之令。桑叶轻扬入络，散之于外；黄芩苦寒清金，降之于里。连翘散上焦之血凝气聚，梨皮利肺部之热蕴邪留，滑石、茯苓皆入肺引邪下导耳。

　　　　　　　　　　（清·张秉成《成方便读·治疟之剂》）

加减银翘散

【原文】

　　连翘十分　银花八分　元参五分　麦冬五分，不去心　犀角五分　竹叶三分

　　共为粗末，每服五钱，煎成去渣，点荷叶汁二三茶匙。日三服。

　　　　　　　　　　（清·吴瑭《温病条辨·上焦篇·温疟》）

【方论】

　　心疟者，心不受邪，受邪则死，疟邪始受在肺，逆传心包络。其受之浅者，以加减银翘散清肺与膈中之热，领邪出卫；其受之重其，邪闭心包之窍，则有闭脱之危，故以牛黄丸清宫城而安君主也。

　　　　　　　　　　（清·吴瑭《温病条辨·上焦篇·温疟》）

　　治热多昏狂，谵语烦渴，舌赤中黄，脉弱而数，名曰心疟，此方主之。心疟者，邪气留伏于心包络而化为热也，最多内闭之虑，故以犀角轻灵尖锐之品直清其心脏而泄其邪。麦冬护其心阴，元参滋其肾水，而火自不炎。连翘、银花、竹叶、荷叶，皆轻清涤热之物，且具解散之功，使浮游之邪外出耳。

　　　　　　　　　　（清·张秉成《成方便读·治疟之剂》）

泻心汤类方

【原文】

大黄泻心汤方第五十八

大黄二两　黄连一两

上二味㕮咀，以麻沸汤二升渍之，须臾绞去滓，分温再服。

附子泻心汤方第五十九

大黄二两　黄连　黄芩各一两　附子一枚，炮去皮，破别煮取汁

上四味㕮咀，三味以麻沸汤二升渍之，须臾绞去滓，内附子汁，分温再服。

半夏泻心汤方第六十

半夏半升　黄芩　干姜　甘草炙　人参各三两　黄连一两　大枣十六枚

上七味，以水一斗煮，取六升，去滓再煮，取三升，温服一升，日三服。

甘草泻心汤方第六十一

甘草四两　黄芩三两　干姜三两　半夏半升　黄连一两　大枣十二枚

上六味，以水一斗煮，取六升，去滓再煎，取三升，温服一升，日三服。

生姜泻心汤方第六十二

生姜四两　人参　甘草　黄芩各三两　半夏半升　干姜　黄连各一两　大枣十二枚

上八味，以水一斗煮，取六升，去滓再煎，取三升，温服一升，日三服。

（汉·张仲景《金匮玉函经·方药炮制》）

【方论】

凡陷胸汤攻结也，泻心汤攻痞也。气结而不散，壅而不通为结胸，陷胸汤为直达之剂。塞而不通，否而不分为痞，泻心汤为分解之剂。所以谓之泻心者，谓泻心下之邪也。痞与结胸，有高下焉。结胸者，邪结在胸中，故治结胸曰陷胸汤。痞者，邪留在心下，故治痞曰泻心汤。黄连味苦寒，黄芩味苦寒。《内经》曰：苦先入心，以苦泄之。泻心者，必以苦为主，是以黄连为君、黄芩为臣，以降阳而升阴也。半夏味辛温，干姜味辛热，《内经》曰：辛走气，辛以散之。散痞者必以辛为助，故以半夏、干姜为佐，以分阴而行阳也。甘草味甘平，大枣味甘温，人参味甘温。阴阳不交曰痞，上下不通为满。欲通上下，交阴阳，必和其中。所谓中者，脾胃是也。脾不足者，以甘补之，故用人参、甘草、大枣为使，以补脾而和中。中气得和，上下得通，阴阳得位，水升火降，则痞消热已，而大汗解矣。

（金·成无己《伤寒明理论·诸药方论》）

大黄、黄芩，《本草》治血闭吐衄者用之，而伤寒家以泻心汤之苦寒泻心下之痞热。是知此证以血由心热而溢，泻其心之热而血自安矣。如麻黄、桂枝治衄，衄为寒邪郁其经脉，化热迫成衄也，故散寒邪，寒邪散则热解，热解则血不被迫而自安矣。此用泻心汤正其义也。若《济众方》用大黄治衄血，更有生地汁，则是治热凉血，亦泻心汤类耳。

（元·赵以德《金匮方论衍义·惊悸吐衄下血胸满瘀血脉证并治第十六》）

《伤寒论》呕而心下痞者，有属半表半里，亦有属里。半表半里者，泻心汤；治属里者，则以十枣汤、大柴胡汤；如心下痞，腹中鸣，有水气不利，则以生姜泻心汤治；有下利完谷不化，则以甘草泻心汤治；治痞，恶寒、汗出者，用附子；关上脉浮者，用大黄。心下痞，又不独泻心汤治，或用解表，或用和里，或吐或下，或调虚气，随所宜而施治。

（元·赵以德《金匮方论衍义·呕吐哕下利病脉证治第十七》）

议曰：病发于阴，而反下之，因而成痞。又，表未解而下之早，重者成结胸，轻者成痞。凡痞者，有阴阳之分焉。若心下痞，而复恶寒汗出者，为阴，属附子泻心汤。今此心下痞，关上脉浮紧，不恶寒反恶热者，为阳，大黄黄连泻心汤以导泄其虚热也。经曰：火热受邪，心病生焉。苦能入心，寒能除热，故以黄连之苦寒为君，而通其心气；以大黄之苦寒为臣使，以共泻其心之虚邪，主热痞结于中者也。

问曰：黄连泻心汤用麻沸渍服者，何也？

答曰：痞者，乃虚邪所结，按之濡者，乃虚邪也；关上脉浮紧者，乃虚热也。用此方以麻沸汤渍服者，取其气味之薄而泄虚热也。

议曰：心下痞者，乃虚热内伏也。又，如恶寒汗出者，本为表未解，当用桂枝汤；若脉微弱者，加附子；今此有痞症，故用之。大黄黄连泻心汤中加附子，用之去痞以固阳也。

问曰：前二方，古方中皆用黄芩，今此不用，何也？

答曰：痞乃虚邪所结，只用黄连泻心，大黄引之下泄，稍有恶寒汗出，便加附子，故去黄芩也。古方正经中亦无黄芩，余方有者，乃后人不详其理，误添之也。

议曰：病在半表半里，本属柴胡汤，反以他药下之，虚其脾胃，邪气所归，故结于心下，重者成结胸，心下满而鞕痛也；轻者为痞，满而不痛也。若此痞结不散，故以黄连为君，苦入心以泄之；黄芩为臣，降阳而升阴也；半夏、干姜之辛温为使，辛能散其结也；人参、甘草、大枣之甘，以缓其中，而益其脾胃之不足。使气得平，上下升降，阴阳得和，其邪之留结者，散而已矣。经曰：辛入肺而散气，苦入心而泄热，甘以缓之，三者是已。

问曰：泻心汤中一加生姜，一加甘草，各立其名，何耶？

答曰：发汗后胃虚，外伤阳气，致成痞者，故加生姜以益阳；大下后胃虚，内损阴气，致成痞者，故加甘草以益其阴，而缓其中也。

问曰：泻心汤有五，曰大黄黄连泻心汤、附子泻心汤、半夏泻心汤、生姜泻心汤、甘草泻心汤，此五者，各何主用耶？

答曰：大黄黄连泻心汤者，乃泻其虚热之邪，心下痞、大便不通者，用之。附子泻心汤乃泻其虚寒之邪，恶寒汗出者，用之。半夏泻心汤乃泻其半表半里之邪，误下成痞，大便自通者，用之。生姜泻心汤乃泻其汗后余邪，心下痞鞕，干噫食臭，胁下有水气，腹中雷鸣，下利者，用之。甘草泻心汤乃泻其误下伤胃，上逆虚邪，心下痞鞕，下利谷不化，腹中雷鸣，干呕心烦，不得安者用之。先圣以此五方，皆曰泻心而治痞者，各有取用不同也。

（明·许宏《金镜内台方议》）

甘草泻心汤：伤寒自表入里，传至三阴，三阴亦有在经表证。如太阴有桂枝加芍药汤，少阴有麻黄附子细辛汤，厥阴有当归四逆汤之类。若不治其表，而用承气汤下之，则伤中气，而阴经之邪乘之矣。以既伤之中气而邪乘之，则不能升清降浊，痞塞于中，如天地不交而成否，故曰痞。泻心者，泻心下之邪也。姜、夏之辛，所以散痞气；芩、连之苦，所以泻痞热；已下之后，脾气必虚，人参、甘草、大枣，所以补脾之虚。

附子泻心汤：心下痞，故用三黄以泻痞；恶寒，汗出，故用附子以回阳。无三黄，则不能以去痞热；无附子，恐三黄益损其阳。热有附子，寒有三黄，寒热并用，斯为有制之兵矣，张机氏谓医家之善将将者也。俗医用寒则不用热，用热则不用寒，何以异于胶柱而鼓瑟乎？

生姜泻心汤：病在表而反下之，则逆矣。下而虚其中气，则表邪乘之而入，虚不任邪，故下利日数十行，今人谓之挟热利也。火性急速，谷虽入而未及化，故谷不化；虚阳奔迫，故令腹中雷鸣；中虚不能化气，故令痞硬而满；胃虚客气上逆，故令干呕、心烦不得安。人参、甘草、大枣，胃虚之圣药也；生姜、半夏、干姜，呕逆之圣药也；黄连、黄芩，痞热之圣药也。

（明·吴崑《医方考·伤寒门第二》）

三黄泻心汤：味之苦者，皆能降火。黄芩味苦而质枯，黄连味苦而气燥，大黄苦寒而味厚。质枯则上浮，故能泻火于膈；气燥则就火，故能泻火于心；味厚则喜降，故能荡邪攻实。此天地亲上亲下之道，水流湿、火就燥之义也。

（明·吴崑《医方考·火门第八》）

《金匮方》云：心气不足，吐血衄血者，泻心汤主之。大黄二两，黄连、黄芩各一两，水三升，煮取一升，顿服之。此正谓手少阴心经之阴气不足，本经之阳火亢甚无所辅，肺肝俱受其火而病作，以致阴血妄行而飞越。故用大黄泄去亢甚之火，黄芩救肺，黄连救肝，使之和平，则阴血自复而归经矣。

（明·赵献可《医贯·绛雪丹书·论血症》）

结胸乃其变之重者，以其重而结于胸，故从大陷胸汤。痞则其变之轻者，以其轻而痞于心，故用半夏泻心汤。半夏、干姜，辛以散虚满之痞；黄芩、黄连，苦以泄心膈之热；人参、甘草，甘以益下后之虚；大枣甘温，润以滋脾胃于健。曰泻心者，言满在心膈而不在胃也。

（明·方有执《伤寒论条辨·辨太阳病脉证并治中篇第二》）

客气上逆，乃致痞之由，而胃中空虚，又客气上逆之由，胃中空虚，照下利日十数行，谷不化，腹中雷鸣，说此雷鸣属气虚，非水也。客气上逆，照心下痞鞕，干呕，心烦，不得安卧，胃主中焦，中焦不治。故阴邪得逆于下，而阳邪遂阻于上，阳上阴下，是为不交之否，主之以甘草泻心汤。干姜、大枣、半夏、甘草，温调胃土，制住下焦之阴邪，不得上逆；黄芩、黄连，清肃客热，彻去上焦之阳邪，使无阻留。两勿羁縻，阳得入阴，否乃成泰矣。心者，阴也，火也。阴则来湿，火则聚热，名曰泻心，虽是泻心部之湿热，而推移乃在中焦，故复以甘草名汤耳。

泻心诸方，开结，荡热，益虚，可谓具备，然其治法，实在上、中二焦。亦有痞在上焦，而治在下焦者，斯又不同其法也。若痞之来路虽同，而口渴躁烦、小便不利、目今之证如此，则知下后胃虚，以致水饮内蓄，津液不行，痞无去路，非结热也。五苓散主之，使浊阴出下窍，而清阳之在上焦者，自无阻留矣。况五苓散宣通气化，兼行表里之邪，心邪不必从心泻，而从小肠泻，又其法也。

五苓散之治痞，泄浊阴从前窍出也。然果表已入里，又不妨从后窍导之。况其痞不因下后而成，并非阳邪陷入之痞，而里气内拒之痞。痞气填入心中，以致上下不交，故呕吐而下利也。大柴胡汤虽属攻剂，然实管领表里上中之邪，总从下焦为出路，则攻中自寓和解之义，主之是为合法。

（清·程应旄《伤寒论后条辨·辩太阳病脉证第二》）

结胸，邪结在胸中，故曰陷胸汤。痞邪留在心下，故曰泻心汤。苦入心以苦泻之，故以黄连、黄芩降阳而升阴；辛走气，辛以散之，故以半夏、干姜分阴而行阳。阴阳不交曰痞，上下不通曰满，通上下、交阴阳必和其中。中者，脾也。人参、甘草、大枣以补脾而和中也。此汤去人参、生姜而倍甘草、干姜者，因客邪乘虚结于心下，其痞已极，人参补气而温中之力缓，能壮阳而去热之效微，故去之而倍甘草。甘草能调中，且生用则去虚热也。生姜气薄主散，恐领津液上升，客邪从以犯上，故去之而倍干姜以开痞。中满忌甘而此反多用甘草，正塞因塞用之法也。

伤寒大下后复发汗，心下痞恶寒者，表未解也，不可攻痞，当先解表，表解乃可攻痞。解表宜桂枝汤，攻痞宜大黄黄连泻心汤。

《内经》曰：火热受邪，心病生焉。苦入心，寒除热，大黄、黄连之苦寒以泻心下之虚热，以麻沸汤渍服者，取其气薄而泻虚热也。此汤主气之虚热，与诸泻心之涤饮驱热不同也。

脉浮而紧而复下之，紧反入里，邪入转深则水饮搏结作痞，如其按之自濡而不硬，是非水饮，乃阴气上逆于心下，但气痞耳。心下痞，按之濡，其脉关上浮者，大黄黄连泻心汤主之；若是心下痞而复恶寒汗出者，阳虚已著，附子泻心汤主之。

大黄黄连泻心汤主气热，此则主泻虚热而兼温经，故与三黄汤内加附子以救三黄之偏。另煎汁和服者，以各行其事而共成倾痞之功也。亦用甘澜水者，附性虽走下，亦欲因水性之轻脱而速下也。

伤寒五六日，呕而发热者，柴胡汤证具而以他药下之，柴胡证仍在者，复与柴胡汤，此虽已下之而里不受邪，故不为逆，必蒸蒸而振，却发热汗出而解。若因误下之过，邪入里心下满而硬痛者，此为结胸也，大陷胸汤主之。但满而不痛者，此为痞，邪尚在太阳经，柴胡汤不中与之，宜半夏泻心汤。

（清·史以甲《伤寒正宗·太阳经寒伤营之证》）

伤寒下后，心下满而不痛者，为痞，半夏泻心汤主之。盖客邪内陷，既不可从汗泄；而痞不实，又不可从下夺。故惟半夏、干姜之辛，能散其结；芩、连之苦，能泄其满。然其所以泄、散者，虽药之能，而实胃气之使也。此用人参、甘草者，非以下后中伤，故以益气而助其能耶！

甘草泻心、生姜泻心，虽同为治痞之剂，而生姜泻心意在胃中不和，故加辛温以和胃；甘草泻心意在下利不止与客气上逆，故不欲人参之增气，而须甘草之安中也。

大黄黄连泻心汤，治伤寒汗下后心下痞，按之濡，其脉关上浮者。成氏云：此虚热也，与大黄、黄连以导其虚热。按成氏所谓虚热者，对燥屎而言也。盖邪热入里，与糟粕相结则为实热，不与糟粕相结则为虚热，非阴虚、阳虚之谓。本方以大黄、黄连为剂，而不用枳、朴等药者，盖以泄热，非以荡实热也。

（清·尤怡《医学读书记·泻心诸汤》）

生姜泻心汤：泻心汤有五，总不离乎开结、导热、益胃。然其或虚或实，有邪无邪，处方之变，则各有微妙。先就是方胃阳虚不能行津液而致痞者，惟生姜辛而气薄，能升胃之津液，故以名汤。干姜、半夏破阴以导阳，黄芩、黄连泻阳以交阴，人参、甘草益胃安中，培植水谷化生之主宰。仍以大枣佐生姜发生津液，不使其再化阴邪。通方破滞宣阳，是亦泻心之义也。

甘草泻心汤：甘草泻心，非泻结热，因胃虚不能调剂上下，致水寒上逆，火热不得下降，结为痞。故君以甘草、大枣和胃之阴，干姜、半夏启胃之阳，坐镇下焦客气，使不上逆。仍用芩、连，将已逆为痞之气轻轻泻却，而痞乃成泰矣。

附子泻心汤：附子非泻心之药，见不得已而用寒凉泻心，故以附子名其汤。盖气痞恶寒，阳气外撤，此际似难用苦寒矣。然其痞未解，又不得不用苦寒以泻其热。顾仲景以大黄、黄连犹为未足，再复黄芩，盖因上焦之气亦拂郁矣，故三焦皆热，苦寒之药在所必用。又恐其虚寒骤脱，故用三黄彻三焦而泻热，即用附子彻上下以温经。三黄用麻沸汤渍，附子别煮汁，是取三黄之气轻，附子之力重，其义仍在乎救亡阳也。

半夏泻心汤：方名半夏，非因呕也。病发于阴，而反下之，因作痞。是少阴表证误下之，寒反入里，阻君火之热化，结成无形气痞，按之自濡。用干姜开痞，芩、连泄热，未能治少阴之结，必以半夏启一阴之机。人参、甘草、大枣壮二阳生气，助半夏开辟阴寒，使其热化痞解。

（清·王子接《绛雪园古方选注·伤寒科·和剂》）

痞有不因下而成者。君火亢盛，不得下交于阴而为痞。按之虚者，非有形之痞，独用苦寒，便可泄却。如大黄泻营分之热，黄连泄气分之热，且大黄有攻坚破结之能，其泄痞之功即寓于泻热之内，故以大黄名其汤。以麻沸汤渍其须臾，去滓，取其气，不取其味，治虚痞不伤正气也。

（清·王子接《绛雪园古方选注·伤寒科·寒剂》）

大黄黄连泻心汤：痞硬虚邪而用大黄、黄连，能不起后人之疑耶？仲景使人疑处，正是妙处。盖因后人未尝细玩，不得其法，皆煎而服之，大悖其旨矣，观乎用气薄之麻沸汤渍大黄、黄连，须臾去滓，仅得其无形之气，不重其有形之味，是取其气味俱薄，不大泻下。虽曰攻痞，而攻之之妙义无穷也。

附子泻心汤：心下硬痛，结胸也；硬而不痛，心下痞也。恶寒而复汗出，非表不解，乃表阳虚也。故以大黄、黄连、黄芩泻痞之热，附子温表之阳，合内外而治之。其妙在以麻沸汤渍三黄，须臾绞去滓，内别煮附子汁，义在泻痞之意轻，扶阳之意重也。

甘草泻心汤：毋论伤寒、中风，表未解，总不可下，医反下之，因而成痞。其人下利日数十行，水谷不化，腹中雷鸣者，误下胃中空虚也。心下痞硬而满，干呕心烦不得安者，乘虚客邪上逆也。医见心下痞硬，谓下之不尽，又复下之，其痞益甚。但此非结热之痞，亦非寒结之痞，乃乘胃空虚，客气上逆，阳陷阴凝之痞也。方以甘草命名者，取和缓之意。用甘草、大枣之甘温，补中缓急，治痞之益甚。半夏之辛，破客逆之上从。芩、连泻阳陷之痞热，干姜散阴凝之痞寒。缓急破逆，泻痞寒热，备乎其治矣。

生姜泻心汤：伤寒汗出之后，余邪转属阳明，心下痞满、硬痛、不大便者，此其人胃素燥热，因而成实，攻之可也。今其人平素胃虚，兼胁下有水气，即不误下，余热乘虚入里，结成痞硬不痛。胃虚不能消化水谷，则干噫食臭也。胃中寒热不和，则腹中雷鸣下利也。名生姜泻心汤者，其义重在散水气之痞也。生姜、半夏散胁下之水气，人参、大枣补中州之土虚，干姜、甘草以温里寒，黄芩、黄连以泻痞热。备乎虚水寒热之治，胃中不和下利之痞，未有不愈者也。

（清·吴谦等《医宗金鉴·删补名医方论》）

如饱而恶食，土不能制水，则水气攻下，故腹雷鸣而下利，与泻心汤而君生姜者，散邪涤饮益胃以复阳也。辛走气，散痞者必用辛，半夏、干姜分阴以行阳也；黄连、黄芩，苦先入心，降阳而升阴也；通上下者，必和其中，人参、大枣、甘草补脾而使诸药得力，则诸病可愈矣。

然病人一经邪闭，即肺气不通，聚为痰饮。况又误下，则外邪内陷，心胸如何得解，故泻心汤去生姜，以半夏为君，使有形之痰与无形之热俱去也。

（清·邵成平《伤寒正医录·痞》）

汗后而邪未尽，必有留饮在心下。其症甚杂，而方中诸药一一对症，内中又有一药治两症者，亦有两药合治一症者，错综变化，攻补兼施，寒热互用，皆本《内经》立方诸法。其药性又有与《神农本草》所载无处不合。学者能于此等方讲求其理，而推广之，则操纵在我矣。凡泻心诸法，皆已汗、已下、已吐之余疾。

甘草泻心汤，即生姜泻心汤去人参、生姜加甘草一两。两次误下，故用甘草以补胃，而痞自除。俗医以甘草满中，为痞呕禁用之药，盖不知虚实之义者也。

以上三泻心生姜泻心汤、甘草泻心汤、半夏泻心汤之药，大半皆本于柴胡汤，故其所治之症多与柴胡证相同，而加治虚、治痞之药耳。

大黄黄连泻心汤，上二味，以麻沸汤二升渍之，须臾绞去滓，分温再服。此又法之最奇者。不取煎而取泡，欲其轻扬清淡以涤上焦之邪。

附子泻心汤，上四味，切三味，以麻沸汤二升渍之，须臾绞去滓，纳附子汁，分温再服。此法更精，附子用煎，三味用泡，扶阳欲其熟而性重，开痞欲其生而性轻也。此条汗出恶寒，则用附子。盖发汗之后，汗已止而犹恶寒，乃表邪未尽，故先用桂枝以去表邪。此恶寒而仍汗出，则亡阳在即，故加入附子以回阳气。又彼先后分二方，此并一方者，何也？盖彼有表复有里，此则只有里病，故有分有合也。

（清·徐大椿《伤寒论类方·泻心汤类七》）

胃气既虚，湿热又盛，非此寒热攻补并举不能分理错杂之邪也。芩、连泻心胸之热，干姜散心下之寒，生姜、半夏去胁下之水，参、甘、大枣培腹中之虚。芩、连必得干姜而痞散，半夏必得生姜而水消。名曰泻心，实以安心也。

（清·徐大椿《伤寒约编·生姜泻心汤证》）

误下伤胃，逆气上攻，则湿热不化而下利清谷，日数十行，腹鸣痞硬，心烦而满，是为虚邪。故以甘、枣缓中除逆，芩、连、姜、夏化痞而软硬。洵为分理中州、洗涤湿热良法。

君甘草者，一以泻心而除烦，一以补胃中空虚，缓客气上逆也。倍干姜散中宫下药之寒、行芩连之气，以消痞硬。半夏除呕。而中虚不用人参者，以未经发汗，热不得越，是上焦之余邪未散也。干呕不用生姜，以上焦津液已虚，不胜再散。病在胃而仍名泻心者，以心烦痞硬，病在上焦耳。

（清·徐大椿《伤寒约编·甘草泻心汤证》）

呕而发热，是小柴胡主证。呕多，虽有阳明证，宜大柴胡汤。而以他药下之，误也。误下之变，因偏于半表，成结胸；偏于半里者，成心下痞。此本为半夏泻心汤而发，故只以痛不痛分结胸与痞，未及他证。

寒热相结，心下成痞，故用泻心汤，即小柴胡汤去柴胡加黄连、干姜也。不往来寒热，故不用柴胡。痞因寒热之气互结，故用干姜、黄连，大寒大热者为之两解。君以半夏，去生姜而倍干姜。干姜助半夏之辛，黄芩协黄连之苦，苦辛相合，痞硬自消。参、甘、大枣调既伤之脾胃，且以壮少阳之枢也。

（清·徐大椿《伤寒约编·半夏泻心汤证》）

泻心汤治痞，是攻补兼施、寒热并驰之剂。此则尽去温补，独任苦寒下泄，且以麻沸汤渍绞浓汁而生用之。必燥渴痞硬，大便不通，不恶寒反恶热，比结胸更甚者，可用此汤急泻之。

泻心者，泻其热也。黄连苦燥，能解离宫之火；大黄荡涤，能除胃中之实。以麻沸汤渍绞汁，乘其锐气而急下之，除客邪须急也。

（清·徐大椿《伤寒约编·大黄黄连泻心汤证》）

阳虚于下，则卫外不密而恶寒汗出；热结于中，则大便不通而心烦痞硬也。故用附子以回阳，而恶寒汗出自解；大黄泻结热，而心烦痞硬自除矣。

阳亏热结，表虚里实不解，非此扶阳泻结之剂不能胜其任也。故用附子补火以温积寒，大黄通闭以除结热。寒热各制而合服之，是偶方中反佐之奇法也。

（清·徐大椿《伤寒约编·附子泻心汤证》）

去滓复煎者，要使药性合而为一，漫无异同，并停胃中，少顷随胃气以敷布，而里之未和者遂无不和。所以方中既用人参、甘草，复加生姜、大枣，不嫌其复，全藉胃中天真之气为斡旋。盖取和之为义耳！甘草泻心汤、半夏泻心汤，三汤俱去滓复煎，亦同此义。以此三泻心皆治里未和之证，故皆取复煎以共行其事之义。

泻心诸汤及陷胸汤，本为太阳表邪未解，误下而成痞，与结胸证同是胃气受伤之故。但阳邪从阳，故结胸证当着眼在"胃中空虚，客气动膈"八字，是正气不运而阳邪先伤其膈，故阳邪即据阳位，而热聚膈上，甚则项强，治法以驱热为主而用硝、黄；阴邪从阴，故痞证，当着眼在"胃中不和、腹中雷鸣"八字，是胃气馁弱，而阴邪不能上膈，反注腹中，故阴邪必与阴水为伍，而搏饮心下，甚则下利，治法以逐饮为主而用姜、半。然亦有不因误下、胃气本虚者，津液素匮，复因发汗而外亡，入而内结，则心下亦遂痞硬，伏饮搏聚，胃气不足以开之也。于是胃病，故干噫食臭，食入而嗳馊酸也；胃病而水不下，故胁下有水气，饮入而旁渗胁肋也；胃病而胃中水谷不行，腹中必搏击有声，下利而清浊不分也。或言生姜泻心因于食，则谬矣！水谷不分，亦由胃虚也，故用人参、甘草、大枣以补中，干姜以温胃，生姜、半夏以开痰饮，而以芩、连兼清其邪也。此不因误下而反大补其胃者，要知不因下而致痞。若此虚非寻常之虚，且未经误下，反受补而无变尔。

甘草泻心汤此即生姜泻心汤去生姜、人参，而倍甘草、干姜也，此方不专治结热而治胃虚。既治胃虚，正宜用人参，而去之者，胃经再下，虚而加寒，急当温之为要矣。人参能补气，而温中之力缓且扶阳，而去虚热之功亦缓，故宁去之而倍甘草。甘草能调中，且生用则去虚热也。生姜止呕，而反去之者，复下益痞，是痞因虚而益，非因邪而益也。虚则生姜之辛未开其饮，先虚其中，故倍用干姜代之，以温胃开痞。而君之以甘草坐镇中州，有恰当之妙也。中满忌甘，而此反多用甘草以除满，正《内经》所谓塞因塞用之理也。若芩、连、半、枣、干，不过泻心汤之偏裨耳。但易一主将，而三军效命，故泻心汤以此五味为专征不易之旅耳。

大黄黄连泻心汤，此汤与附子泻心，又泻心汤之变法也。诸泻心汤主涤饮以驱热，此则主气之虚热矣。浮紧之脉为寒，寒为阴邪，误下入里，果与内饮搏结，必硬满矣。今不硬而濡，是证非挟饮，乃外之阴邪与身中之阴气相迎，而痞聚心下也。郁热上逆，惟苦寒可泻之，故用大黄、黄连。然气本轻浮，故关上脉浮，浮则易散，故不用他药以滞之，犹恐其下之不速。用麻沸汤，取其气薄而泄虚热，且渍绞而不煎，恐经火则力不及也。谓气本因寒，逆郁为热，急驱使散，久留则生变也。若证有心下痞而表未解者，亦虚气也，故表解后，亦用此汤。谓蠲饮补中为泻心汤本旨，总非虚气所宜，故此特别异于诸泻心汤而为治也。

附子泻心汤，大黄黄连泻心汤专主泻热，此则主泻热且兼温经矣。脉浮紧而复下之，以致紧反入里，内气馁而凝结成痞，已切履霜坚冰之戒，况复汗出恶寒耶？然阳邪入阴而热炽，非三黄不能除热，其人复真阳内微而阴盛，非附子不能回阳，故于三黄汤内另煎附子汁和服，以各行其事，而共成倾痞之功。亦用麻沸汤渍绞而不煎，以附子性虽走下，能救三黄之偏而敦其本，不能因三黄之寒而无损于上，故亦欲因水之气薄而速下也。

半夏泻心汤，此即生姜泻心汤去生姜而君半夏也。盖五六日呕而发热，证似少阳，但发热而非往来寒热，且太阳亦有呕，实难辨识，故服柴胡而不解，迁延未罢。设误下而成结胸，即是太阳阳邪内入，当用大陷胸矣。今误下而成痞，乃是太阳阴邪搏饮，故用半夏泻心汤。独去生姜者，恐其辛散，引津液上奔也；君半夏者，泻心诸方原用以涤饮，此因证起于呕，故推之为君主耳。按：泻心诸方，皆中风汗下后，表解里未和之证。生姜、甘草、半夏三泻心，是治痰湿结聚之痞。方中用半夏、生姜以涤痰饮，黄芩、黄连以除湿热，人参、甘草以助胃气，干姜炮黑以泻水湿。若但用苦寒治热，则拒格不入，必得辛热为之向导，是以干姜、半夏在所必需。若痞极硬满，暂去人参；气壅上升，生姜勿用；痞而不硬，仍用人参，此一方出入而有三治也。其大黄、附子二泻心，乃治阴阳偏胜之痞，一以大黄、黄连涤胸中素有之湿热，一加附子兼温经中之寒也。用麻沸汤渍绞者，取寒药之性，不经火而力峻也。其附子又必煎汁，取寒热各行其性耳。仲景立法之妙，以大黄、芩、连涤除胃中之邪热，即以附子温散凝结之阴寒，一举而寒热交结之邪尽解，讵知后人目睹其方而心眩也。

（清·吴仪洛《伤寒分经·诸方全篇·太阳中篇论列方》）

阳明暑温，脉滑数，不食不饥不便，浊痰凝聚，心下痞者，半夏泻心去人参、干姜、大枣、甘草加枳实、杏仁主之。

不饥不便，而有浊痰，心下痞满，湿热互结而阻中焦气分。故以半夏、枳实开气分之湿结；黄连、黄芩开气分之热结，杏仁开肺与大肠之气痹；暑中热甚，故去干姜；非伤寒误下之虚痞，故去人参、甘草、大枣，且畏其助湿作满也。

（清·吴瑭《温病条辨·中焦篇·暑温、伏暑》）

按：大辛大温与大苦大寒合方，乃厥阴经之定例。盖别脏之与腑，皆分而为二，或上下，或左右，不过经络贯通，臁膜相连耳，惟肝与胆合而为一，胆即居于肝之内，肝动则胆亦动，胆动而肝即随。肝宜温，胆宜凉，仲景乌梅丸、泻心汤，立万世法程矣；于小柴胡，先露其端。此证疟邪扰胃，致命胃气上逆，而亦用此辛温寒苦合法者何？盖胃之为腑，体阳而用阴，本系下降，无上升之理；其呕吐哕痞，有时上逆，升者胃气，所以使胃气上升者，非胃气也，肝与胆也，故古人以呕为肝病，今人则以为胃病已耳。

（清·吴瑭《温病条辨·中焦篇·湿温》）

附子泻心汤一方，乃寒热并用之方也。仲景以此方治心下痞而复恶寒、汗出者，是少阴无形之热伏于心下而作痞，复见太阳之寒，又见汗出，有亡阳之虑，故用芩、连、大黄以泻少阴无形之伏热，又用附子以固根蒂而追元阳，寒热互用，真立方之妙也。今借以治停精而生热为淋者，用附子以鼓先天之阳，佐芩、连、大黄以泻伏热，是不固之固、不利之利也。方书多用利水清热之品，是治热结一法，而遗化精一法。余意方中再加安桂二三钱，以助附子之力，而又能化气，气化精通，热解邪出，何病淋之患哉？如三才封髓丹加安桂，滋肾丸倍安桂，皆可酌用，切勿专以分利为主也。

（清·郑钦安《医理真传·阴虚症门问答》）

《难经》云：虚则补母，实则泻子。此亦互文见义，以明补泻有活法，不必专执本脏也，故常有实泻母而虚补子者。仲景泻心汤中用大黄，却确是实则泻子之义。是火为土壅，湿热菀结胸中，致火气不能遂其升降之用，发为喘满痞结者也。补泻母子，是因本脏不可直补直泻，而委曲求全之法也。凡病须补泻兼到者，不能一脏而两施补泻也，则权母子而分施之。

（清·周学海《读医随笔·方药类·大黄泻心汤是实则泻子法》）

治伤寒呕而发热者，柴胡汤证具，而以他药下之，若表邪内陷，胸满而不痛者，此为痞，此汤主之。夫痞之为病，皆由表邪乘虚陷里，与胸中素有之湿浊交相互结所致。表证既无，不必复用表药；里气又虚，又不得不兼顾其里。然邪既互结于胸次，必郁而为热，所谓痞坚之处，必有伏阳，故以芩、连之苦以降之、寒以清之，且二味之性皆燥，凡湿热为病者，皆可用之。但湿浊黏腻之气与外来之邪既相混合，又非苦降直泄之药所能去，故必以干姜之大辛之热以开散之，一开一降，一苦一辛，而以半夏通阴阳，行湿浊，散邪和胃，得建治痞之功。用甘草、人参、大枣者，病因里虚，又恐苦辛开泄之药过当，故当助其正气，协之使化耳。

（清·张秉成《成方便读·和解之剂》）

黄连之用，见于仲圣方者，黄连阿胶汤、泻心汤，治心也。五泻心汤、黄连汤、干姜黄连黄芩人参汤，治胃也；黄连粉，治脾也；乌梅丸，治肝也；白头翁汤、葛根黄芩黄连汤，治肠也。其制剂之道，或配以大黄、芍药之泄；或配半夏、栝楼实之宣；或配以干姜、附子之温；或配以阿胶、鸡子黄之濡；或配以人参、甘草之补。因证制宜，所以能收苦燥之益而无枯燥之弊也。

（清·周岩《本草思辨录·黄连》）

生姜泻心汤，有生姜又用干姜，以生姜治干噫食臭，干姜治腹鸣下利也。通脉四逆汤，有干姜又加生姜，以干姜止利通脉，生姜散寒治呕也。

（清·周岩《本草思辨录·生姜》）

仲圣方干姜、黄连并用之证，必兼有呕。呕属少阳，故方中必有黄芩、人参少阳专门之药。盖少阳为三阳之枢，以黄连降胃阳，干姜升脾阴，脾升胃降，少阳乃得转枢，此少阳无往来寒热之治法，治在此而效见于彼者也。

（清·周岩《本草思辨录·干姜》）

升阳散火汤

【原文】

生甘草二钱　防风二钱五分　炙甘草三钱　升麻　葛根　独活　白芍药　羌活　人参已上各五钱　柴胡八钱

上件呋咀，每服称半两，水三大盏，煎至一盏，去柤，稍热服。忌寒凉之物，及冷水月余。

（金·李东垣《脾胃论·调理脾胃治验》）

【方论】

少阳者，三焦与胆也。经曰：少火生气。丹溪曰：天非此火不能生万物，人非此火不能以有生。是少火也，生物之本，扬之则光，遏之则灭，今为饮食填塞至阴，抑遏其上行之气，则生道几于息矣，故宜辛温之剂以举之。升麻、柴胡、羌活、独活、防风、干葛，皆辛温上行之物也，故用之以升少阳之气，清阳既出上窍，则浊阴自归下窍，而食物传化自无抑遏之患；芍药味酸，能泻土中之木；人参味甘，能补中州之气；生甘草能泻郁火于脾，从而炙之，则健脾胃而和中矣。东垣氏圣于脾胃者，其治之也，必主于升阳。俗医知降而不知升，是扑其少火也，安望其卫生耶？

（明·吴崑《医方考·火门第八》）

此手足少阳药也。柴胡以发少阳之火，为君；升、葛以发阳明之火，羌、防以发太阳之火，独活以发少阴之火，为臣。此皆味薄气轻、上行之药，所以升举其阳，使三焦畅遂，而火邪皆散矣。人参、甘草益脾土而泻热，芍药泻脾火而敛阴，且酸敛甘缓，散中有收，不致有损阴气，为佐使也。

本方除人参、独活，加葱白，名火郁汤，治同。火郁者，内热外寒，脉沉而数。火郁无焰，故外寒；沉为在里，沉而数，知为内热也。

陶节庵升阳散火汤：人参、白术、茯神、甘草、陈皮、麦冬、当归、芍药、柴胡、黄芩，加姜、枣，金器煎。治伤寒叉手冒心，寻衣摸床，谵语昏沉，不省人事。节庵曰：俗医不识，误认风证，不知此乃肝热乘肺，元气虚衰，不能主持，名撮空证，小便利者可治。有痰加姜炒半夏；大便燥实、谵语发渴，加大黄；泄泻加白术、升麻。阳虚，故叉手自冒其心；热昏其神，故寻衣摸床；小便利则肺气犹降，膀胱犹能化气，而肾水未枯，故可治。昂按：此病非升散之证，方中仅柴胡一味，难尽升散之名，而节庵以此名方，何欤？

（清·汪昂《医方集解·泻火之剂第十四》）

治肌热表热，四肢发热，骨髓中热，热如火燎，扪之烙手。此病多因血虚得之，及胃虚过食冷物，抑遏阳气于脾土，并宜服此。

东垣圣于脾胃，治之必主升阳，俗医知降而不知升，是扑其少火也，安望其卫生耶？又曰：古人用辛散，每佐以酸收，故桂枝汤中亦用芍药，犹兵家之节制也。

（清·吴仪洛《成方切用·泻火门》）

郁结之火，逆而折之，则其势愈激而上升。此则全用风药解散，盖火得风力而升，亦因风力而灭，故绝不用情寒之品，深达火郁则发之之义也。

（清·费伯雄《医方论·泻火之剂》）

治六淫火邪外郁肌表，热如火燎，扪之烙手，无汗不解，清之不愈者，用此发之。夫六淫有火，七情亦有火，皆有表里虚实，学者固当省察，此方治外来之火郁于表分而不得解散者。然火之为病，疾如奔马，其客于表也，则不能拘据于一经，故以柴胡以发少阳之火，升、葛以发阳明之火，羌、防以发太阳之火。但外来之邪虽充彻三阳，然其来也必始自太阳，其去也亦必还返太阳，太阳与少阴为表里，其界最近，不免有侵犯之虞，故以独活从少阴解其涣散之邪，而以人参、甘草益元气，芍药敛阴血，姜、枣和营卫，皆欲使邪不犯于内耳。

（清·张秉成《成方便读·清火之剂》）

枳实栀子汤

【原文】

枳实三枚，炙　栀子十四枚，擘　豉一升，绵裹

上以清浆水七升，空煎减三升，内枳实栀子煮，取二升，内豉更煮五六沸，去滓，分温再服，取汗出。若有宿食，加大黄，如博棋子大五六枚。

（汉·张仲景《金匮玉函经·方药炮制》）

【方论】

议曰：大病新瘥，未满百日，气血未平，若妄劳力而又发热者，为劳复；食肉太早，过伤谷气，发热者，为食复。今此方通主之者，以枳实为君而下气，以栀子为臣而散劳热，以豉为佐而泄热。若有宿食者，加大黄以利之也。此本栀子豉汤加枳实，则应吐，今反取汗者，乃热聚于表，苦以发之也。

（明·许宏《金镜内台方议》）

枳实栀子豉汤，微汗微下方也。大都瘥复必虚实相兼，故汗之不欲其大汗，下之不欲其大下。栀、豉，上焦药也，复以枳实宣通中焦，再用清浆水空煮，减三升，则水性熟而沉，栀、豉轻而清，不吐不下，必发于表，故覆之必有微汗。若欲微下，再加大黄围棋子大，佐枳实下泄，助熟水下沉，则栀、豉从上泻下，三焦通畅，营卫得和而劳复愈，故云微下。

（清·王子接《绛雪园古方选注·伤寒科·下剂》）

仲景治劳复、食复亦概用和解、汗、下三法，但和解以小柴胡为主，而汗、下惟枳实栀子豉一方。栀豉本为涌剂，此独用之以微发汗，非谓病后中虚不堪涌也。伤寒为风寒外入之表，劳复为余热内起之邪，表邪贵涌，故栀豉汤必先煮栀子，后内豉，则上涌而不下。栀子厚朴汤，恐枳、朴下走，故同煮而合其气，使枳、朴利气之性随栀子而成功于一涌。此则先以清浆水七升，空煮取四升，内枳实、栀子，又次内豉，盖水熟则速下，故不先煮栀子，而合枳实同煎，借水势以急下，留苦性以微汗。谓一切桂、麻等汤，固系发表，非其所宜；即涌，亦驱入里之表，治余热内起，未为合法耳。栀、豉之宣发，合熟水、枳实下坠之势，既为驱热定方。于是有宿食者，加大黄如博棋子大。余热不杀谷，原非如表邪内人者之坚结而难开也。

（清·吴仪洛《伤寒分经·诸方全篇·差后劳复论列方》）

凉膈散

【原文】

川大黄　朴硝　甘草爁，各二十两　山栀子仁　薄荷叶去梗
黄芩各十两　连翘二斤半

上粗末。每二钱，水一盏，入竹叶七片，蜜少许，煎至七
分，去滓，食后温服。小儿可服半钱，更随岁数加减服之，得
利下住服。

（宋·太平惠民和剂局《太平惠民和剂局方·治积热》）

【方论】

加减法：咽喉痛涎嗽，加荆芥半两、桔梗一两。咳而呕
者，加半夏半两，每服生姜三片同煎。血衄呕血，加当归、芍
药各半两，生地黄一两。淋者加滑石四两、茯苓一两。风眩目
痛，加川芎半两、石膏三两、防风半两。斑疹加葛根一两，荆
芥半两，赤芍、川芎、防风、桔梗各半两。

（金·张元素《医学启源·六气方治》）

易老法：凉膈散减大黄、芒硝，加桔梗，同为舟楫之剂，
浮而上之，治胸膈中与六经热。以其手、足少阳之气俱下胸膈
中，三焦之气同相火游行于身之表，膈与六经乃至高之分，此
药浮载，亦至高之剂，故能于无形之中，随高而走，去胸膈中
及六经热也。

（元·王好古《此事难知·太阳证·加减凉膈退六经热》）

火郁上焦，大热面赤者，此方主之。

黄芩、栀子，味苦而无气，故泻火于中；连翘、薄荷，味
薄而气薄，故清热于上；大黄、芒硝，咸寒而味厚，故诸实皆
泻；用甘草者，取其性缓而恋膈也。不作汤液而作散者，取其

泥膈而成功于上也。

（明·吴崑《医方考·火门第八》）

　　此上、中二焦泻火药也。热淫于内，治以咸寒，佐以苦甘，故以连翘、黄芩、竹叶、薄荷升散于上，而以大黄、芒硝之猛利推荡其中，使上升下行，而膈自清矣。用甘草、生蜜者，病在膈，甘以缓之也。潘思敬曰：仲景调胃承气汤，后人一变加连翘、栀子、黄芩、薄荷，谓之凉膈散；至河间，又变加川芎、归、白术、防风、荆芥、麻黄、桔梗、石膏、滑石，谓之防风通圣散是也。古方复方也。

（清·汪昂《医方集解·泻火之剂第十四》）

　　膈者，膜之横蔽心下，周围相着，遮隔浊气，不使上熏心肺者也，不主十二经。凡伤寒蕴热，内闭于膈，其气先通心肺，膻中火燔烦热，自当上下分消。手太阴之脉上膈属肺，足厥阴之脉上贯膈，布胁肋，循喉咙之后，以薄荷、黄芩从肺散而凉之。肾足少阴之脉上贯膈，入肺中，以甘草从肾清而凉之。手少阴之脉下膈络小肠，手太阳之脉下膈抵胃，属小肠，以连翘、山栀从心之少阳苦而凉之。手少阳之脉下膈循属三焦，手厥阴之脉下膈历络三焦，以山栀、芒硝从三焦与心包络泻而凉之。足太阴之脉，上膈挟咽，连舌本，散舌下，以甘草、大黄从脾缓而凉之。足少阳之脉，下贯膈属胆，以薄荷、黄芩从胆升降而凉之。胃足阳明之支脉下膈属胃络大肠，手阳明之脉下膈属大肠，以大黄、芒硝从胃与大肠下而凉之。上则散之，中则苦之，下则行之，丝丝入扣，周遍诸经，庶几燎原之场顷刻为清虚之府。守真力赞是方为神妙，信哉。

（清·王子接《绛雪园古方选注·内科》）

　　解此方者，但云此上、中二焦泻火之药。既下焦无病，岂得轻用芒硝！观仲景三承气汤，邪在上者，不用芒硝可知也。

殊不知主治条下有大小便秘一语，则下焦安得不并治乎！

（清·费伯雄《医方论·泻火之剂》）

治火邪上盛，中焦燥实，烦躁口渴、目赤头眩、口疮唇裂、吐血衄血、大小便闭以及斑黄狂乱等证。夫火邪至于上、中二焦，与胃中宿食渣滓之物结而不散，则为以上种种诸证。若火之散漫者，或在里，或在表，皆可清之、散之而愈。如挟有形之物结而不散者，非去其结，则病终不瘥。故以大黄、芒硝之荡涤下行者，去其结而逐其热。然恐结邪虽去，尚有浮游之火散漫上中，故以黄芩、薄荷、竹叶清彻上、中之火，连翘解散经络中之余火，栀子自上而下引火邪屈曲下行。如是则有形无形、上下表里诸邪，悉从解散。用甘草、生蜜者，病在膈，甘以缓之也。

（清·张秉成《成方便读·清火之剂》）

普济消毒饮

【原文】

黄芩君　黄连各半两　人参三钱　橘红去白，臣　玄参臣　生甘草各二钱，臣　连翘　鼠粘子　板蓝根　马勃各一钱　白僵蚕炒，七分　升麻七分　柴胡二钱　桔梗二钱

上件为细末，服饵如前法，或加防风、薄荷、川芎、当归身，哎咀，如麻豆大，每服称五钱，水二盏，煎至一盏，去滓，稍热，时时服之。食后如大便硬，加酒煨大黄一钱或二钱以利之，肿势甚者，宜砭刺之。

（金·李东垣《东垣试效方·杂方门·时毒治验》）

【方论】

昆谓芩、连苦寒，用之以泻心肺之火；而连翘、玄参、板蓝根、鼠粘子、马勃、僵蚕，皆清喉利膈之物也，缓以甘草之

国老，载以桔梗之舟楫，则诸药浮而不沉；升麻升气于右，柴胡升气于左，清阳升于高巅，则浊邪不得复居其位。经曰邪之所凑，其气必虚，故用人参以补虚。而陈皮者，所以利其壅滞之气也。又曰大便秘者加大黄，从其实而泻之，则灶底抽薪之法尔！

（明·吴崑《医方考·大头瘟门第七》）

此手太阴、少阴、足少阳、阳明药也。芩、连苦寒，泻心肺之热为君；玄参苦寒，橘红苦辛，甘草甘寒，泻火补气为臣；连翘、薄荷、鼠粘辛苦而平，蓝根甘寒，马勃、僵蚕苦平，散肿消毒定喘，为佐；升麻、柴胡苦平，行少阳、阳明二经之阳气不得伸；桔梗辛温，为舟楫，不令下行，为使也。

（清·汪昂《医方集解·泻火之剂第十四》）

时行疫疠，目赤肿痛，胞烂者属湿热；憎寒壮热，头面胀者属风热，此皆邪发于手三阴者也。普济消毒饮本自《局方》，谦甫遵于其师济源，东垣注释见于《准绳》。黄芩、黄连、连翘、玄参泻心肺之热为君，人参、橘红负荷其正、驱逐其邪为臣，升麻、柴胡伸少阳阳明之正气，桔梗、甘草载引诸药不令下行为佐，牛蒡散风消毒，僵蚕消风散结，板蓝根解天行热毒，马勃消头面毒肿，使药四味，为诸药驱使于上焦，以成消散之功。手经病在上，故不用下法。

（清·王子接《绛雪园古方选注·眼科》）

瘟毒者，秽浊也。凡地气之秽，未有不因少阳之气而自能上升者，春夏地气发泄，故多有是证；秋冬地气，间有不藏之时，亦或有是证；人身之少阴素虚，不能上济少阳，少阳升腾莫制，亦多成是证；小儿纯阳火多，阴未充长，亦多有是证。咽痛者，经谓一阴一阳结谓之喉痹。盖少阴、少阳之脉皆循喉咙，少阴主君火，少阳主相火，相济为灾也。耳前、耳后、颊前肿者，皆少阳经脉所过之地，颊车不独为阳明经穴也。面赤者，火也。甚则耳聋者，两少阳之脉皆入耳中，火有余则清窍闭也。治法总不能出李东垣普济消毒饮之外。其方之妙，妙在以凉膈散为主，而加化清气之马勃、僵蚕、银花，得轻可去实之妙；再加元参、牛蒡、板蓝根，败毒而利肺气，补肾水以上济邪火；去柴胡、升麻者，以升腾飞越太过之病，不当再用升也，说者谓其引经，亦甚愚矣！凡药不能直至本经者，方用引经药作引，此方皆系轻药，总走上焦，开天气，肃肺气，岂须用升、柴直升经气耶？去黄芩、黄连者，芩、连里药也，病初起未至中焦，不得先用里药，故犯中焦也。

（清·吴瑭《温病条辨·上焦篇》）

治大头天行，初觉憎寒壮热，渐次头目肿胀，喘促上气，咽喉不利，口渴舌燥等证。夫疫者乃天地疠气所钟，故染而病也，其状相同，甚则一方皆染，有若疫使之然。然疫病种种不同，总不离乖戾恶毒之气，而解毒者必以清。即如此证之大头瘟，其邪之客于上焦者可知，故以酒炒芩、连之苦寒，降其上部之热邪；又恐芩、连性降，病有所遗，再以升、柴举之，不使其速下；僵蚕、马勃解毒而消肿，鼠、元、甘、桔利膈以清咽，蓝根解疫毒以清热，橘红宣肺滞而行痰，连翘、薄荷皆能轻解上焦，消风散热。合之为方，岂不名称其实哉！

（清·张秉成《成方便读·发表之剂》）

三黄石膏汤

【原文】

石膏一两五钱，生用　黄芩炒　黄连炒　黄柏各五钱　山栀三十枚，炒黑　麻黄去节　淡豉各二两

（明·陶华《伤寒全生集·辨伤寒喘例第十五》）

【方论】

寒毒藏于肌肤，至夏变为热病；热病未除，更遇温热，名曰瘟毒。热病之最重者，寒能制热，故用石膏；苦能下热，故用芩、连、栀、柏；佐以麻黄、淡豉之发散者，以温热至深，表里俱实，降之则郁，扬之则越，郁则温热犹存，兼之以发扬，则炎炎之势皆烬矣。此内外分消其势，兵之分击者也。

（明·吴崑《医方考·瘟疫门第六》）

此足太阳、手少阳药也。表里之邪俱盛，欲治内则表未除，欲发表则里又急，故以黄芩泻上焦之火，黄连泻中焦之火，黄柏泻下焦之火，栀子通泻三焦之火，而以麻黄、淡豉发散表邪，石膏体重，泻胃火，能解肌，亦表里分消之药也。

（清·汪昂《医方集解·表里之剂第五》）

治伤寒阳证，表里大热而不得汗。或已经汗、下，过经不解，六脉洪数，面赤鼻干，舌燥大渴，烦躁不眠，谵语鼻衄，发黄，发疹，发斑。以上诸证，凡表实无汗而未入里成实者，均宜主之。

仲景于表里大热，立两解之法。如大青龙汤治表里大热，表实无汗，故发汗，汗出而两得解也；白虎汤治表里大热，因表有汗，不主麻、桂，因里未实，不主硝、黄，惟以膏、知、甘草，外解阳明之肌热，内清阳明之腑热，表里清而两得解也。若夫表实无汗，热郁营卫，里未成实，热盛三焦，表里大热之证，若以大青龙汤两解之，则功不及于三焦，若以白虎汤两解之，则效不及于营卫。故陶华制此汤，以三黄泻三焦之火盛，佐栀子屈曲下行，使其在里诸热从下而出。以麻黄开营卫之热郁，佐豉、葱直走皮毛，使其在表之邪从外而散。石膏倍用重任之者，以石膏外合麻、豉，取法乎青龙，是知解诸表之热，不能外乎青龙也。内合三黄，取法乎白虎，是知解诸里之热，不能外乎白虎也。且麻、豉得石膏、三黄，大发表热，而不动里热；三黄得石膏、麻、豉，大清内热，而不碍外邪。是此方擅表里俱热之长，亦得仲景之心法者也。若表有微汗，麻黄减半，桂枝倍加，以防外疏；里有微溏，则减去石膏，倍加葛根，以避中虚也。

（清·吴谦等《医宗金鉴·删补名医方论》）

三焦郁热，毒火炽盛，非三黄、石膏不足以祛之。尤妙在麻黄、豆豉开解肌表，使郁火通行。此正如清风涤烦，非发风助火也。

（清·费伯雄《医方论·表里之剂》）

治温疫病，表里三焦大热不解，或烦躁大渴，面赤鼻干，两目如火，身形拘急而不得汗，六脉洪数，及阳毒发斑等证。黄芩清上焦之火，黄连清中焦之火，黄柏清下焦之火，栀子通泻三焦之火，使之屈曲下行。夫疫之来也，必从口鼻而入，鼻气通于肺，口气通于胃，肺胃为受邪之薮，故重用石膏以清肺胃，以杜其传化之源。里热既清，表尚未解，故以麻黄、淡豉之发汗解毒者，一行于肺，一行于胃，如是则表里均解耳。用姜、枣者，亦不过扶正散邪；细茶者，所以清肃上焦耳。

（清·张秉成《成方便读·清火之剂》）

清 宫 汤

【原文】

元参心三钱　莲子心五分　竹叶卷心二钱　连翘心二钱　犀角尖磨冲，二钱　连心麦冬三钱

热痰盛加竹沥、梨汁各五匙；咯痰不清，加瓜蒌皮一钱五分；热毒盛加金汁、人中黄；渐欲神昏，加银花三钱、荷叶二钱、石菖蒲一钱。

（清·吴瑭《温病条辨·上焦篇·风温、温热、温疫、温毒、冬温》）

【方论】

此咸寒甘苦法，清膻中之方也。谓之清宫者，以膻中为心之宫城也。俱用心者，凡心有生生不已之意，心能入心，即以清秽浊之品便补心中生生不已之生气，救性命于微芒也。火能令人昏，水能令人清，神昏谵语，水不足而火有余，又有秽浊也。且离以坎为体，元参味苦属水，补离中之虚；犀角灵异味咸，辟秽解毒，所谓灵犀一点通，善通心气，色黑补水，亦能补离中之虚，故以二物为君。莲心甘苦咸，倒生根，由心走肾，能使心火下通于肾，又回环上升，能使肾水上潮于心，故以为使。连翘象心，心能退心热；竹叶心锐而中空，能通窍清心，故以为佐。麦冬之所以用心者，本经称其主心腹结气，伤中伤饱，胃脉络绝，试问去心，焉能散结气、补伤中、通伤饱、续胃脉络绝哉？盖麦冬禀少阴癸水之气，一本横生，根颗连络，有十二枚者，有十四、五枚者，所以然之故，手足三阳三阴之络，共有十二，加任之尾翳，督之长强，共十四，又加脾之大络，共十五，此物性合人身自然之妙也，惟圣人能体物象，察物情，用麦冬以通续络脉。命名与天冬并称门冬者，冬主闭藏，门主开转，谓其有开合之功能也。其妙处全在一心之用，从古并未有去心之明文，张隐庵谓不知始自何人，相沿已久而不可改，瑭遍考始自陶弘景始也，盖陶氏惑于诸心入心，能令人烦之一语，不知麦冬无毒，载在上品，久服身轻，安能令人烦哉！如参、术、芪、草，以及诸仁诸子，莫不有心，亦皆能令人烦而悉去之哉？陶氏之去麦冬心，智者千虑之失也。此方独取其心，以散心中秽浊之结气，故以之为臣。

（清·吴瑭《温病条辨·上焦篇·风温、温热、温疫、温毒、冬温》）

湿温著于经络，多身痛身热之候，医者误以为伤寒而汗之，遂成是证。仲景谓湿家忌发汗，发汗则病痉。湿热相搏，循经入络，故以清宫汤清包中之热邪，加银花、赤豆以清湿中之热，而又能直入手厥阴也。

（清·吴瑭《温病条辨·上焦篇·湿温、寒湿》）

犀角地黄汤

【原文】

犀角镑　生地黄　白芍药　牡丹皮

上等份，㕮咀，每服四钱，水一盏半煎至八分，去滓，温服，不拘时候。如狂者，加黄芩、大黄，其人脉大而迟，腹满，但依本方，不须加减。

（南宋·严用和《严氏济生方·失血论治》）

【方论】

心，火也；肺，金也。火者金之畏，心移热于肺，乃咳嗽见火证，如吐血面赤是也，名曰贼邪，甚是难治。是方也，生犀能解心热，生地能凉心血，丹皮、芍药性寒而酸，寒则胜热，酸则入肝，用之者，以木能生火，故使二物入肝而泻肝。此拔本塞源之治也。

（明·吴崑《医方考·咳嗽门第十七》）

口出血曰吐，鼻出血曰衄。火逆于中，血随火上，有此二证。然吐血责之腑，衄血责之经，求其实，则皆炎上之火也。火者，心之所司，故用生犀、生地以凉心而去其热；心者，肝之所生，故用丹皮、芍药以平肝而泻其母，此穷源之治也。今人治吐血者，以凉水濯其两足，此釜底抽薪之意也；治衄血者，以凉水拊其后颈，此责其火于太阳经也，皆是良法。

（明·吴崑《医方考·血证门第二十一》）

心主血，生地黄所以凉心血；肝纳血，白芍药所以和肝血；火能载血，牡丹皮所以去血中之火；热能行血，生犀角所以解诸经之热。

（明·吴崑《医方考·痘门第六十九》）

夫犀角、地黄乃是衄血之的方。若阴虚火动吐血与咳咯者，可以借用成功；若阳虚劳力及脾胃虚者，俱不宜。盖犀，水兽也，焚犀可以分水，可以通天。鼻衄之血从任、督而至巅顶，入鼻中。惟犀角能下入肾水，由督脉而上引地黄滋阴之品，故为对证。今方书载云：如无犀角，以升麻代之。犀角、升麻，气味形性迥不相同，何以代之？曰此又有说焉。缘任、冲二脉，附阳明胃经之脉，亦入鼻中。火郁于阳明而不得泄，因成衄者，故升麻可代。升麻，阳明药也，非阳明经衄血者不可代。衄亦有阴虚火衰者，其血必点滴不成流，须用壮火之剂，不可概用犀角。有伤寒病五六日，但头汗出，身无汗，际颈而还，小便自利，渴饮水浆，此瘀血证也，宜犀角地黄汤、桃仁承气汤。看上下虚实，用犀角地黄汤治上，桃仁承气汤治中，抵当汤、丸治下也。

（明·赵献可《医贯·绛雪丹书·血症论》）

此足阳明、太阴药也。血属阴本静，因诸经火逼，遂不安其位而妄行。犀角大寒，解胃热而清心火；芍药酸寒，和阴血而泻肝火；丹皮苦寒，泻血中之伏火；生地大寒，凉血而滋水，以共平诸经之僭逆也。

（清·汪昂《医方集解·理血之剂第八》）

《局方》犀角地黄汤，厥阴阳明药也。温热入络，舌绛烦热，八九日不解，医反治经，寒之，散之，攻之，热势益炽。得犀角地黄汤立效者，非解阳明热邪，解心经之络热也。按本草犀角、地黄能走心经，专解营热。余因革去丹皮、赤芍，易以连翘入心散客热，生甘草入心和络血，以治温热证热邪入络之方，于理无悖，敢以质诸当世。

（清·王子接《绛雪园古方选注·内科·内科汤剂》）

吐血之因有三：曰劳伤，曰努伤，曰热伤。劳伤以理损为主，努伤以去瘀为主，热伤以清热为主。热伤阳络则吐衄，热伤阴络则下血。是汤治热伤也，故用犀角清心去火之本，生地凉血以生新血，白芍敛血止血妄行，丹皮破血以逐其瘀。此方虽曰清火，而实滋阴；虽曰止血，而实去瘀。瘀去新生，阴滋火熄，可为探本穷源之法也。若心火独盛，则加黄芩、黄连以泻热；血瘀胸痛，则加大黄、桃仁以逐瘀也。

（清·吴谦等《医宗金鉴·删补名医方论》）

血从上溢，温邪逼迫，血液上走清道，循清窍而出，故以银翘散败温毒，以犀角地黄清血分之伏热，而救水即所以救金也。至粉红水，非血非液，实血与液交迫而出，有燎原之势，化源速绝。血从上溢，而脉至七八至，面反黑，火极而似水，反兼胜己之化也，亦燎原之势莫制。下焦津液亏极，不能上济君火，君火反与温热之邪合德，肺金其何以堪？故皆主死。化源绝，乃温病第一死法也。仲子曰：敢问死？孔子曰：未知生，焉知死？瑭以为医者不知死，焉能救生。细按温病死状百端，大纲不越五条。在上焦有二：一曰肺之化源绝者死；二曰心神内闭，内闭外脱者死。在中焦亦有二：一曰阳明太实，土克水者死；二曰脾郁发黄，黄极则诸窍为闭，秽浊塞窍者死。在下焦则无非热邪深入，消铄精液，涸尽而死也。

（清·吴瑭《温病条辨·上焦篇·风温、温热、温疫、温毒、冬温》）

邪在血分，不欲饮水，热邪燥液口干，又欲求救于水，故但欲漱口不欲咽也。瘀血溢于肠间，血色久瘀则黑，血性柔润，故大便黑而易也。犀角味咸，入下焦血分以清热，地黄去积聚而补阴，白芍去恶血、生新血，丹皮泻血中伏火，此蓄血自得下行，故用此轻剂以调之也。

（清·吴瑭《温病条辨·下焦篇·风温、温热、温疫、温毒、冬温》）

犀角化斑解毒，凉血清心，又能引地黄直达肾经，壮水制火，故吐衄症中多用之。然治心肾则有余，而非肺肝之正药。若治衄血等，不如羚羊角之效。至谓升麻可代犀角，则其说尤谬。既有郁火，再加风药逼血上升，不旋踵而败矣！

（清·费伯雄《医方论·理血之剂》）

治时邪瘟疫，胃火热盛，吐血、衄血、嗽血、便血、蓄血如狂、漱水不欲咽，及阳毒发斑等证。夫火邪迫血妄行一证，不特吐与衄之当分，即吐与咳亦宜细辨。咽与喉二管，各自不同，喉在前而咽在后，喉通肺而咽通胃，故吐血出于胃，咳血出于肺，衄血出于经。所为衄者，因经中之血走而不守，随气而行，火气急迫，故随经直犯清道，上脑而出于鼻也。其存胃中者，为守营之血，守而不走，或胃虚不能摄血，或为火逼，故呕吐从咽中而出也。其从肺窍而出于喉者，亦因火载血上，故为咳为嗽也。是以吐血之热在腑，咳血之热在脏，衄血之热在经，三者各不相同，其为火迫则一也。至于便血、溺血、蓄血等证，各有虚实，成病之源又不可概作火论。犀角大寒而属水，其角禀至高轻灵之性，能清心、肺、胃家之邪热，下归于肾。协之以丹皮，辛苦而寒，退血中之伏火。犀角之寒，治其源也；丹皮之寒，疏其流也。源流既清，则血自不妄行。然血既妄行者，营必伤而阴必耗，故加生地、芍药以养阴而护营也。

（清·张秉成《成方便读·理血之剂》）

导 赤 散

【原文】

生地黄　甘草生　木通各等分

上同为末，每服三钱，水一盏，入竹叶同煎至五分，食后温服。

（宋·钱乙《小儿药证直诀·诸方》）

【方论】

心与小肠为表里，故心热则小肠亦热，而令便赤。是方也，生地黄可以凉心，甘草梢可以泻热，佐之以木通，则直走小肠、膀胱矣。名曰导赤者，导其丙丁之赤，由溺而泄也。

（明·吴崑《医方考·火门第八》）

此手少阴、太阳药也。生地凉心血，竹叶清心气叶生竹上，故清上焦，木通降心火，入小肠君火宜木通，相火宜泽泻，行水虽同，所用各别。君、心火也；相、肾火也，草梢达茎中而止痛便赤淋痛，以共导丙丁之火，由小水而出也小肠为丙火，心为丁火。心热泄小肠，釜底抽薪之义也。

（清·汪昂《医方集解·泻火之剂第十四》）

导，引也。小肠一名赤肠，为形脏四器之一，禀气于三焦，故小肠失化，上为口糜，下为淋痛。生地入胃而能下利小肠，甘草和胃而下疗茎中痛，木通、淡竹叶皆轻清入腑之品，同生地、甘草则能从黄肠导有形之热邪入于赤肠，其浊中清者复导引渗入黑肠而令气化，故曰导赤。

（清·王子接《绛雪园古方选注·内科·内科汤剂》）

赤色属心。导赤者，导心经之热从小肠而出，以心与小肠为表里也。然所见口糜舌疮、小便黄赤、茎中作痛、热淋不利

等证，皆心热移于小肠之证。故不用黄连直泻其心，而用生地
滋肾凉心，木通通利小肠，佐以甘草梢，取易泻最下之热，茎
中之痛可除，心经之热可导也。此则水虚火不实者宜之，以利
水而不伤阴，泻火而不伐胃也。若心经实热，须加黄连、竹
叶，甚者更加大黄，亦釜底抽薪之法也。

（清·吴谦等《医宗金鉴·删补名医方论》）

导赤原来地与通，草梢竹叶四般攻，口糜茎痛兼淋沥，泻
火功归补水中。等分煎。生地凉心血，竹叶清心气，木通泻心火而入
小肠，草梢达肾而止痛。

（清·陈修园《时方歌括·通可行滞》）

导赤散一方，乃养阴、清热、降火和平之方也。夫生地黄
甘寒入肾，凉血而清热，肾热清而脑热自解；木通甘淡，能降
心火下行，导热从小便而出，故曰导赤；竹叶甘寒，寒能胜
热；甘草味甘，最能缓正，亦能清热。此方行气不伤气，凉血
不伤血，中和之剂，服之无伤，功亦最宏，苟能活法圆通，发
无不中也。

（清·郑钦安《医理真传·阴虚症门问答》）

治小肠有火，溺赤淋痛、口糜舌疮等证。夫淋与浊，不必
分为二证，但察其痛与不痛，以及精道、溺道之分，则寒热虚
实自可了然于胸中。其从精道而出者，除败精瘀浊阻塞窍道，
痛则不通外，皆属乎虚。或因劳而发者，则为劳淋；或气虚下
陷，时发时止者，则为气淋；或肾虚不固，精不能藏，所出如
膏如油者，则为膏淋。至于砂淋、石淋、血淋等证，悉从溺道
而来，皆属小肠膀胱之病。大抵因湿热而致者，十常八九；因
虚寒而成者，十无一二。然亦有脾虚湿浊下注一证，亦出于溺
道，如妇人之白带、白浊之类，但又不可作虚证治。统而论
之，淋之为病，一切虚实寒热，无不有伤于阴。故此方以生地

滋养阴血，木通清利湿热，甘草梢达肾茎而止痛，淡竹叶清肺热以下行。所谓水出高源，源清则流自洁矣。此为阴虚湿热成淋者设也。

（清·张秉成《成方便读·理血之剂》）

龙胆泻肝汤

【原文】

龙胆草酒炒　黄芩炒　栀子酒炒　泽泻　木通　车前子　当归酒洗　生地黄酒洗　柴胡　甘草生用

（清·汪昂《医方集解·泻火之剂第十四》）

【方论】

肝主谋虑，胆主决断，谋虑则火起于肝，不决则火起于胆。柴胡性温味苦而气薄，故入厥阴、少阳；黄芩、黄连、龙胆草、山栀子得柴胡以君之，则入肝胆而平之矣；制肝者惟金，故用天麦门冬、五味、知母以益肺；畏肝者惟土，故用人参、甘草以益脾。

（明·吴崐《医方考·火门第八》）

此足厥阴、少阳药也。龙胆泻厥阴之热肝，柴胡平少阳之热胆，黄芩、栀子清肺与三焦之热以佐之；泽泻泻肾经之湿，木通、车前泻小肠、膀胱之湿以佐之；然皆苦寒下泻之药，故用归、地以养血而补肝，用甘草以缓中而不伤胃，为臣使也。

（清·汪昂《医方集解·泻火之剂第十四》）

胁痛口苦，耳聋耳肿，乃胆经之为病也。筋痿阴湿，热痒阴肿，白浊溲血，乃肝经之为病也。故用龙胆草泻肝胆之火，以柴胡为肝使，以甘草缓肝急，佐以芩、栀、通、泽、车前辈大利前阴，使诸湿热有所从出也。然皆泻肝之品，若使病尽去，恐肝亦伤矣，故又加当归、生地补血养肝。盖肝为藏血之脏，补血即所以补肝也，而妙在泻肝之剂反作补肝之药，寓有战胜抚绥之义矣。

（清·吴谦等《医宗金鉴·删补名医方论》）

龙胆草能泻肝火，故名。胆瘅口苦，不泻胆而泻肝者何？盖肝胆同为津液府也。

（宋·骆龙吉著；明·刘浴德、朱练订补；清·林儒校订《增补内经拾遗方论·胆瘅第五十五主胆热》）

龙胆泻肝通泽柴，车前生地草归偕，栀芩一派清凉品，湿热肝邪力可排。胆草三分，栀子、黄芩、泽泻、柴胡各一钱，车前子、木通各五分，当归、甘草、生地各三分。

龙胆、柴胡泻肝胆之火，佐以黄芩、栀子、木通、车前、泽泻，俾湿火从小便而出也。然泻之过甚，恐伤肝血，故又以生地、当归补之。肝苦急，急食甘以缓之，故以甘草缓其急，且欲以大甘之味济其大苦，不令过于泄下也。

（清·陈修园《时方歌括·寒能胜热》）

治肝胆湿火炽盛，胁痛耳聋，或筋痿阴汗，以及阴肿阴痛、淋浊溲血等证。夫相火寄于肝胆，其性易动，动则猖狂莫制，挟身中素有之湿浊扰攘下焦，则为种种诸证。或其人肝阴不足，相火素强，正值六淫湿火司令之时，内外相引，其气并居，则肝胆所过之经界、所主之筋脉，亦皆为患矣，故以龙胆草大苦大寒大泻肝胆之湿火。肝胆属木，木喜条达，邪火抑郁，则木不舒，故以柴胡疏肝胆之气。更以黄芩清上，山栀导下，佐之以木通、车前、泽泻，引邪热从小肠、膀胱而出。古人治病，泻邪必兼顾正，否则邪去正伤，恐犯药过病所之弊，故以归、地养肝血，甘草缓中气，且协和各药，使苦寒之性不伤胃气耳。

（清·张秉成《成方便读·清火之剂》）

泻 青 丸

【原文】

当归去芦头，切、焙、秤　龙胆焙，秤　川芎　山栀子仁　川大黄湿纸裹，煨　羌活　防风去芦头，切、焙、秤

上件等分为末，炼蜜和丸，鸡头大，每服半丸至一丸，煎竹叶汤同砂糖温水化下。

（宋·钱乙《小儿药证直诀·诸方》）

【方论】

此方名曰泻青，泻肝胆也。龙胆草味苦而厚，故入厥阴而泻肝；少阳火实者，头角必痛，故佐以川芎；少阳火郁者，必生烦躁，故佐以栀子；肝者将军之官，风淫火炽，势不容易以治，故又夺以大黄；用当归者，培养乎血，而不使其为风热所燥也；复用乎羌活、防风者，二物皆升散之品，此火郁发之、木郁达之之意。乃上下分消其风热，皆所以泻之也。

（明·吴崑《医方考·中风门第一》）

此足厥阴、少阳药也。肝者，将军之官，风淫火炽，不易平也，龙胆、大黄苦寒味厚，沉阴下行，直入厥阴而散泻之，所以抑其怒而折之使下也；羌活气雄，防风善散，并能搜肝风而散肝火，所以从其性而升之于上也；少阳火郁多烦躁，栀子能散三焦郁火，而使邪热从小便下行；少阳火实多头痛目赤，川芎能上行头目而逐风邪，且川芎、当归乃血分之药，能养肝血而润肝燥，又皆血中气药，辛能散而温能和，兼以培之也。一泻、一散、一补，同为平肝之剂，故曰泻青。五脏之中，惟肝常有余，散之即所以补之，以木喜条达故也。

（清·汪昂《医方集解·泻火之剂第十四》）

龙胆草直入肝经，以泻其火，佐栀子、大黄，使其所泻之火，从大、小二便而出，是治火之标也。肝主风，风能生火，治肝不治风，非其治也。故用羌活、防风散肝之风，即所以散肝之火，是治火之本也。肝之情欲散，故用川芎之辛以散之。肝之质喜滋，故用当归之濡以润之，是于泻肝之中寓有养肝之意。泻肝者，泻肝之病也；养肝者，悦肝之神也。盖肝木主春，乃阳升发动之始，万物生化之源，不可伤也。

（清·吴谦等《医宗金鉴·删补名医方论》）

左 金 丸

【原文】

黄连六两，一本作"芩"　　吴茱萸一两或半两

上为末，水丸或蒸饼丸，白汤下，五十丸。

（元·朱丹溪《丹溪心法·火六》）

【方论】

左，肝也。左金者，谓金令行左而肝平之。黄连乃泻心之物，泻去心火，不得乘其肺金，则清肃之令左行，而肝有所制矣。吴茱萸味辛热而气臊，臊则入肝，辛热则疏利，乃用之以为反佐。经曰佐以所利，和以所宜，此之谓也。

（明·吴崑《医方考·火门第八》）

左金，是左金以平木火。人多郁怒，则肝火为之流连盛矣。胁乃厥阴肝经之地，故胁作痛，或连腹腰。方用黄连之苦以平肝火，佐以吴萸、木香、槟榔之辛，而能快气疏郁。

（明·徐春甫《医学指南捷径六书·评秘济世三十六方》）

左金丸止黄连、吴茱萸二味。黄连但治心火。加吴茱萸气燥，肝之气亦燥，同气相求，故入肝以平木。木平则不生心

火，火不刑金，而金能制木。不直伐木，而佐金以制木，此左金之所以得名也。此又法之巧者。

（明·赵献可《医贯·主客辨疑·郁病论》）

此足厥阴药也。肝实则作痛，心者，肝之子，实则泻其子，故用黄连泻心清火为君，使火不克金，金能制木，则肝平矣；吴茱辛热，能入厥阴，行气解郁，又能引热下行，故以为反佐；一寒一热，寒者正治，热者从治以热治热，从其性而治之，亦曰反治，故能相济以立功也。肝居于左，肺处于右，左金者，谓使金令得行于左而平肝也。

（清·汪昂《医方集解·泻火之剂第十四》）

经脉循行，左升右降，药用苦辛肃降，行于升道，故曰左金。吴茱萸入肝散气，降下甚捷，川黄连苦燥胃中之湿，寒胜胃中之热。脏恶热而用热，腑恶寒而用寒，是谓反治，乃损其气以泄降之，七损之法也。当知可以治实，不可以治虚，若勿论虚实而用之，则误矣。

（清·王子接《绛雪园古方选注·内科·内科丸方》）

胡天锡曰：此泻肝火之正剂。肝之治有数种：水衰而木无以生，地黄丸，乙癸同源是也；土衰而木无以植，参苓甘草剂，缓肝培土是也；本经血虚有火，用逍遥散清火；血虚无水，用四物汤养阴。至于补火之法，亦下同乎肾；而泻火之治，则上类乎心。左金丸独用黄连为君，从实则泻子之法，以直折其上炎之势；吴茱萸从类相求，引热下行，并以辛燥开其肝郁，惩其扞格，故以为佐。然必本气实而土不虚者，庶可相宜。左金者，木从左而制从金也。

（清·吴谦等《医宗金鉴·删补名医方论》）

治肝火燥盛，左胁作痛，吞酸吐酸，一切疝气之属于肝火者。夫吞酸、吐酸、疝气等证，各有寒热之不同，而属于肝火者为尤多。以肝居于左，其味酸，有相火内寄，其脉络阴器、抵少腹，故为诸证。盖气有余即是火，肝火有余，不得不假金令以平之。黄连苦寒入心，直折心火，不特实则泻其子，且使火不刑金，则金令得以下行而木自平矣。吴萸辛热，能入厥阴行气解郁，又能引热下行，且引黄连入肝，一寒一热，一苦一辛，同治厥阴气火有余，故疝气之偏于热者，亦能取效耳。

（清·张秉成《成方便读·清火之剂》）

左金丸治胁痛之方也，而以腹痛极效，抑青丸亦然。一以吴茱萸一两，佐黄连六两，一以吴茱萸汤浸黄连一宿。盖肝主疏泄，二味合用，使肝热下泄而脾土得安，此固为土中泻木矣。即就黄连思之，黄为燥金，苦能达下，亦具有制木之义。第以吴茱萸佐之，更开其去路耳。

（清·周岩《本草思辨录·黄连》）

泻　白　散

【原文】

地骨皮洗去土，焙　桑白皮细锉炒黄，各一两　甘草炙，一钱

上锉散，入粳米一撮，水二小盏，煎七分，食前服。

（宋·钱乙《小儿药证直诀·诸方》）

【方论】

诸喘为恶候，故非轻也。盛则为喘者，盖非肺气盛也，乃肺中邪火盛也，所以泻白者，泻肺中之火也，非泻肺也。又如泻心汤，非泻心也，乃泻心下之痞满也。凡看文字，有余当认作不足者，盖受病为不足，病气为有余也。

（明·陶华《伤寒全生集·辨伤寒喘例第十五》）

肺苦气上逆，故喘满；上焦有火，故气急，此丹溪所谓气有余便是火也。桑白皮味甘而辛，甘能固元气之不足，辛能泻肺气之有余；佐以地骨皮之泻肾者，实则泻其子也；佐以甘草之健脾者，虚则补其母也。此云虚实者，正气虚而邪气实也。又曰地骨皮之轻，可使入肺；生甘草之平，可使泻气，故名以泻白。白，肺之色也。

（明·吴崐《医方考·火门第八》）

此手太阴药也。桑白皮甘益元气之不足，辛泻肺气之有余，除痰止嗽性善行水泻火，故能除痰，痰除则嗽止；地骨皮寒泻肺中之伏火，淡泄肝肾之虚热，凉血退蒸肝木盛能生火，火盛则克金；肾为肺子，实则泻其子；甘草泻火而益脾，粳米清肺而补肾土为金母，虚则补其母，并能泻热从小便出。肺主西方，故曰泻白。

（清·汪昂《医方集解·泻火之剂第十四》）

肺气本辛，以辛泻之，遂其欲也。遂其欲当谓之补，而仍云泻者，有平肺之功焉。桑皮、甘草其气俱薄，不燥不刚，虽泻而无伤于娇脏。第用其所欲，又何复其所苦，盖喘咳面肿，气壅热郁于上，治节不行，是肺气逆也。经言：肺苦气上逆，急食苦以泄之。然肺虚气逆，又非大苦大寒，如芩、连、栀、柏辈所宜，故复以地骨皮之苦泄阴火，退虚热而平肺气。淮南《枕中记》载，西河女子用地骨皮为服食，则知泄气而仍有补益之功，使以甘草、粳米，缓桑、骨二皮于上，以清肺定喘，非谓肺虚而补之以米也。

（清·王子接《绛雪园古方选注·内科》）

治肺火皮肤蒸热，洒淅恶寒，日晡益盛，喘嗽气急等证。夫肺为娇脏而属金，主皮毛，其性以下行为顺，上行为逆，一受火逼，则以上之证见矣。治此者，皆宜清之、降之，使复其清肃之令。桑白皮，皮可行皮，白能归肺，其甘寒之性能入肺而清热固不待言，而根者入土最深，能清而复降，又可推想。地骨皮深入黄泉，无所底止，其甘淡而寒之性，虽能泻肺之伏火，然观其命名，取意能入肝肾凉血退蒸可知。二皮之用，皆在降肺，气降则火自除也。甘草泻火而益脾，粳米清肺而养胃，泻中兼补，寓补于清，虽清肺而仍固本耳。

（清·张秉成《成方便读·清火之剂》）

泻 黄 散

【原文】

霍香叶七钱　山栀子仁一钱　石膏五钱　甘草三两　防风四两，去芦，切焙

上锉，同蜜酒微炒香，为细末，每服一钱至二钱，水一盏，煎至五分，温服清汁，无时。

（宋·钱乙《小儿药证直诀·诸方》）

【方论】

唇者，脾之外候；口者，脾之窍，故唇口干燥，知脾火也。苦能泻火，故用山栀；寒能胜热，故用石膏；香能醒脾，故用霍香；甘能缓脾，故用甘草；用防风者，取其发越脾气而升散其伏火也。或问何以不用黄连？余曰：黄连苦而燥，此有唇口干燥，则非黄连所宜，故惟栀子之苦而润者为当耳！又问曰：既恶燥，何以不去防风？余曰：东垣已言之矣，防风乃风药中之润剂也，故昔人审择而用之。

（明·吴崑《医方考·火门第八》）

此足太阴、阳明药也。山栀清心肺之火，使屈曲下行，从小便出；霍香理脾肺之气，去上焦壅热，辟恶调中；石膏大寒泻热，兼能解肌；甘草甘平和中，又能泻火；重用防风者，取

其升浮能发脾中伏火，又能于土中泻木也。木盛克土，防风能散肝火。吴鹤皋曰：或问脾中伏火，何以不用黄连？余曰：燥矣。又问既恶燥，何以用防风？余曰：东垣有言，防风乃风药中润剂也。李东垣曰：泻黄散非泻脾也，脾中泻肺也；实则泻其子，以脾为主肺之上源，故用石膏、栀子之类。

（清·汪昂《医方集解·泻火之剂第十四》）

香 连 丸

【原文】

黄连二十两，用吴茱萸十两同炒令赤，去吴茱萸不用　木香四两八钱八分

醋糊为丸，梧桐子大，每服二十丸，饭饮吞下。

（宋·太平惠民和剂局《太平惠民和剂局方》）

【方论】

黄连苦而燥，苦能胜热，燥能胜湿；木香辛而苦，辛能开滞，苦能泻实；石莲肉味苦而厚，为阴中之阴，故能破噤口痢之结热。经曰有余者折之，此之谓也。

（明·吴崑《医方考·痢门第十一》）

黄连去湿热，有厚肠胃之功。脾胃受饮食，为水谷之海，每每湿热所伤，致有腹痛、泻痢、胀闷之证作矣。惟黄连、木香之苦辛，佐以芍药、平胃散调中和气，则腹痛泻痢自愈。其不嫌加味以宜方，有加肉蔻者，只宜久痢之人收涩之效矣。

（明·徐春甫《医学指南捷径六书·评秘济世三十六方》）

此手足阳明药也。痢为饮食不节，寒暑所伤，湿热蒸郁而成。黄连苦燥湿，寒能胜热，直折心脾之火，故以为君；用吴茱同炒者，取其能利大肠壅气痢乃脾病传于大肠，且以杀大寒之

性也。里急由于气滞，木香辛行气，温和脾，能通利三焦，泄肺以平肝，使木邪不克脾土，气行而滞亦去也。一寒一热，一阴一阳，有相济之妙，经所谓热因寒用也。

（清·汪昂《医方集解·泻火之剂第十四》）

　　茱连六一左金丸，肝郁胁痛吞吐酸，黄连六两，吴茱萸一两，盐汤泡，名茱连丸。更有痢门通用剂，香连丸子服之安。黄连二十两，以吴茱萸十两，水拌浸一宿同炒，去吴茱萸，木香四两八钱五分，二味共研末，醋糊丸，桐子大。每服二三钱，空心米汤下，薛立斋治虚痢，以四君子汤、四物汤、补中益气汤随宜送下。

　　肝实作痛，唯肺金能平之。故用黄连泻心火，不使克金；且心为肝子，实则泻其子也。吴茱萸入肝，苦辛大热，苦能引热下行，同气相求之义也，辛能开郁散结，通则不痛之义也。何以谓之左金？木从左而制从金也。至于香连丸，取黄连之苦以除湿，寒以除热，且藉其苦以坚大便之滑，况又得木香之行气止痛、温脾和胃以为佐乎！故久痢之偏热者，可以统治也。

（清·陈修园《时方歌括·寒能胜热》）

　　治下痢赤白，脓血相杂，里急后重。夫痢之为病，固有寒热、虚实、新久之不同，假令在暑令之时，由于暴起者，皆由湿热郁蒸肠胃而致。伤于血分者则赤，伤于气分者则白，气血两伤则赤白交下。如脓血者，其湿热之气郁于肠中，挟肠中滓秽膏血之属蒸化而成也。里急者，腹中绞痛，邪正相搏也。后重者，数至圊而不能便。如暴注下迫，火性急速也。然后重亦有气虚下陷者，当察其腹痛在于便前、便后，便前为实，便后为虚，而再加以望、闻、问、切参之，则病无遁情矣。黄连苦燥湿，寒胜热，直折心脾之火，故以为君。用吴萸同炒者，取其疏大肠之壅气，且以杀大寒之性也。里急出于气滞，木香辛温行气，通利三焦。一寒一热，一阴一阳，有相济之妙也。

（清·张秉成《成方便读·清火之剂》）

葛根黄连黄芩汤

【原文】

葛根半斤　黄连二两　黄芩　甘草二两，炙

水八升，先煎葛根，减二升，内诸药，者八升，分温再服。

（汉·张仲景《金匮玉函经·方药炮制》）

【方论】

议曰：太阳病桂枝症，宜发肌表之汗，医反下之，内虚协热，遂利不止，脉促者，为表邪未解，不当下而下之所致也；喘而汗出者，即里热气逆所致。故用葛根为君，以通阳明之津而散表邪；以黄连为臣，黄芩为佐，以通里气之热，降火清金而下逆气；甘草为使，以缓其中而和调诸药者也。且此方亦能治阳明大热下利者，又能治嗜酒之人热喘者，取用不穷也。

（明·许宏《金镜内台方议》）

病在表而下之，则虚其里，阳邪乘虚而入，故协热而利不止；表有头疼，发热恶寒，故曰表证尚在；里有热邪，故喘而汗出。表证尚在，故用葛根、甘草之辛甘以解表；里有邪热，故用黄芩、黄连之苦寒以清里。

（明·吴崑《医方考·伤寒门第二》）

是方即泻心汤之变，治表寒里热，其义重在芩、连肃清里热，虽以葛根为君，再为先煎，无非取其通阳明之津，佐以甘草缓阳明之气，使之鼓舞胃气，而为承宣苦寒之使。清上则喘定，清下则利止，里热解而邪亦不能留恋于表矣。

（清·王子接《绛雪园古方选注·伤寒科·寒剂》）

是其邪陷于里者十之七，而留于表者十之三，其病为表里并受之病，故其法亦宜表里两解之法，葛根黄连黄芩汤，葛根解肌于表，芩、连清热于里，甘草则合表里而并和之耳。盖风邪初中，病为在表，一入于里，则变为热矣。故治表者，必以葛根之辛凉；治里者，必以芩、连之苦寒也。而古法汗者不以偶，下者不以奇，故葛根之表则数多而独行，芩、连之里则数少而并须，仲景矩矱，秩然不紊如此。

（清·尤怡《伤寒贯珠集·太阳篇下》）

误下而利不止，邪在太阳者，未入阳明之经，已入阳明之腑。所以脉促而上冲则喘，下奔则泄。不用桂而用葛者，就阳明而疏达其表，加芩、连以荡涤其热，所谓因势利导也。

（清·邵成平《伤寒正医录·风伤卫》）

桂枝证，即太阳伤风之正病也。邪下陷则利无止时。促有数意，邪犹在外，尚未陷入三阴而见沉微等象，故不用理中等法。因表未解，故用葛根；因喘汗而利，故用芩、连之苦，以泄之、坚之。芩、连、甘草，为治痢之主药。

（清·徐大椿《伤寒论类方·葛根汤类三》）

利遂不止，是暴注下迫，皆属于热也。病在太阳，表里俱热，用葛根、连、芩清火而解表，则利自止而身热喘汗自除矣。夫补中可以除痞解表，寒中亦可止利解表，神化极矣。

阳邪内陷，表里俱热，故汗出而喘利并作也。君葛根解肌而止利，佐连、芩止利而除喘，臣甘草以和中。先煮葛根，后内诸药，使解肌之力饶而清中之气锐，与补中逐邪之法迥殊。此解表清里之剂，为表里俱热之专方。

（清·徐大椿《伤寒约编·葛根黄连黄芩汤证》）

成谓下利，脉微迟，邪在里也。若促，为阳盛，此虽下利而脉促，知邪在表是也。又谓病有汗出而喘者，为自汗出而喘也，即邪气外盛所致。此之喘而汗出，谓因喘汗出也，即里热气逆所致，故用此汤以散表邪、除里热是也。独用葛根，义何取乎？盖证属桂枝，医反误下，则热邪之在太阳者，未传阳明之经，已入阳明之腑，所以其脉促急，其汗外越，其气上奔则喘，下奔则泄，故舍桂枝而用葛根，专主阳明之表，加芩、连以清里热，则不治喘而喘自止，不治利而利自止矣。甘草甘温，调其胃耳。

（清·吴仪洛《伤寒分经·诸方全篇·太阳上篇论列方》）

葛根黄连黄芩汤一方，乃表里两解之方，亦宣通经络、燥湿、清热之方也。夫葛根气味甘辛，禀秋金之气，乃阳明胃经主药也。阳明主燥，肌肉属阳明胃，胃热甚故肌肉亦热，胃络上通心肺，热气上涌于肺，故喘；热伤脾中阴血，故渴。今得葛根之升腾，宣通经络之邪热，热因湿积者，热去而湿亦去矣；况得芩、连之苦，苦以清热，苦能燥湿，复得甘草和中以培正气，内外两解，湿热自化为乌有矣。此方功用尚多，学者不可执一。

（清·郑钦安《医理真传·阴虚症门问答》）

白 头 翁 汤

【原文】

白头翁　黄连　黄柏　秦皮各三两

上四味，以水七升煮，取二升，去滓，温服一升，不愈更服一升。

（汉·张仲景《金匮玉函经·方药炮制》）

【方论】

议曰：大利后，津液少，热气不散，则广肠燥涩而下重也。下重者，欲下不出之意。今此厥阴条中所载，热利下重，渴而欲饮水者，乃阴虚生热之盛也，亦必用苦寒之剂治之方已，非可作阴虚而用温剂也。故用白头翁为君，黄连为臣，黄柏为佐，秦皮为使。以此四味寒苦之剂而治下利之症者，知其热盛于内，苦以泄之也。

（明·许宏《金镜内台方议》）

　　白头翁汤治厥阴热利后重者，太、少二阴下利属寒，惟厥阴下利主热，以厥阴司相火也。故以白头翁凉阳明血分之热，秦皮收厥阴之湿，黄连胜中焦之热，黄柏燥下焦之湿。四者皆味苦性寒，直入下焦，坚阴止利。考本草，白头翁、秦皮各列品类而今世所用，乃于柴胡中拣出紫皮头有白毛者，为白头翁，以防风、细辛之扎缚为秦皮。余谓白头翁沾柴胡之气，可入少阳，秦皮沾细辛之气，可入少阴，当与禹余粮汤并参。但汉时采药，未识亦如是否，存之以质君子。

（清·王子接《绛雪园古方选注·伤寒科·寒剂》）

　　黄连清心火兼厚肠胃，黄柏去湿火、利小肠，人所知也。独白头翁能逐血而疗肠癖，秦皮洗肝热以散邪，人所未知。惜白头翁本草载有风反静，无风则摇，根下有白茸。不详所出之地与其形，肆中向无此药，或以前胡根伪之。

（清·邵成平《伤寒正医录·厥阴上篇》）

　　厥阴下利，后重窘迫，是湿热秽气郁遏于阳明也。白头翁清理血分湿热，小秦皮佐以平木升阳，协之连、柏，清火除湿而止利。此为清热除湿之方，乃热利下重之宣剂也。

（清·徐大椿《伤寒约编·白头翁汤证》）

　　此主热利下重，旧谓热伤肾，肾欲坚，故食苦以坚之，似矣。然苦药多，何独取此？盖下重者，乃热伤气，故陷下而重也。陷下则伤阴，阴伤则血热，故以白头翁清血热，即其善治鼻衄可知；肾肝同一治，故以秦皮和肝阴，即其善治目疾可知。黄连清脾中郁热，黄柏坚北方元阴，虽后重而不用一味调气之药，病已不在气耳。后人以紫血证热利二字，似也，然不若仲景自注云下利欲饮水者，以有热故也。饮水与渴不同，渴但津干，欲饮水则是阴分为火烁，欲得凉以解之也。而阴血之热，亦在其中矣。厥阴热利下重，渴欲饮水者，阴虚生热也，故宜苦寒之剂治之，不可作阳虚而用温剂也。所以用白头翁以升木气之下陷，秦皮以坚肝肾之滑脱，连、柏以泄肠胃之湿热，较少阴证便脓血桃花汤之用干姜，迥乎角立也。盖少阴之水气下奔，虽为热邪，亦可用从治之法。厥阴之风气，摧拔木火，骎骎内动，不可复用辛温鼓激其势也。

（清·吴仪洛《伤寒分经·诸方全篇·厥阴全篇论列方》）

此内虚湿热下陷，将成滞下之方。仲景厥阴篇谓热利下重者，白头翁汤主之。按热注下焦，设不差，必圊脓血；脉右大者，邪从上中而来；左小者，下焦受邪，坚结不散之象。故以白头翁无风而摇者，禀甲乙之气，透发下陷之邪，使之上出；又能有风而静，禀庚辛之气，清能除热，燥能除湿，湿热之积滞去而腹痛自止。秦皮得水木相生之气，色碧而气味苦寒，所以能清肝热。黄连得少阴水精，能清肠澼之热；黄柏得水土之精，渗湿而清热。加黄芩、白芍者，内陷之证由上而中而下，且右手脉大，上、中尚有余邪，故以黄芩清肠胃之热，兼清肌表之热；黄连、黄柏但走中、下，黄芩则走中、上，盖黄芩手足阳明、手太阴药也；白芍去恶血，生新血，且能调血中之气也。按仲景太阳篇有表证未罢误下而成协热下利之证、心下痞硬之寒证，则用桂枝人参汤；脉促之热证，则用葛根黄连黄芩汤，与此不同。

（清·吴瑭《温病条辨·中焦篇·湿温》）

黄 芩 汤

【原文】

黄芩　甘草二两，炙　大枣十二枚　芍药二两

上四味，以水一斗煮，取三升，去滓，温服一升，日再服，夜一服。

（汉·张仲景《金匮玉函经·方药炮制》）

【方论】

议曰：太阳与阳明合病，自下利者，为在表，当与葛根汤汗之。阳明与少阳合病者，为在里，与承气汤下之。太阳与少阳合病者，自下利，为在半表半里，与黄芩汤以和解之。故与黄芩为君，以解少阳之里热，苦以坚之也；芍药为臣，以解太阳之表热，而行营气，酸以收之也；以甘草为佐，大枣为使，以补肠胃之弱，而缓中也。

若下利，又更干呕者，故加半夏之辛，以散逆气；加生姜之辛，以和其中而止呕也。

（明·许宏《金镜内台方议》）

太阳与少阳合病者，有太阳证头痛、身热、脊强，而又有少阳证耳聋、胁痛、寒热往来、呕而口苦也。必自下利者，表实里虚，邪热渐攻于里故也。若太阳与阳明合病自下利，为在表，当与葛根汤发汗；阳明、少阳合病自下利，为在里，可与承气汤下之；此太阳、少阳合病自下利，为在半表半里，非汗下所宜，故与黄芩汤。师曰虚而不实者，苦以坚之，酸以收之，故用黄芩、芍药以坚敛肠胃；弱而不实者，甘以补之，故用甘草、大枣以补益肠胃。其有加半夏，为其呕也。

（明·吴崑《医方考·伤寒门第二》）

此足太阳、少阳药也。昂按：二经合病何以不用二经之药？盖

合病而兼下利，是阳邪入里，则所重者在里，故用黄芩以彻其热，而以甘、芍、大枣和其太阴，使里气和则外证自解。和解之法，非一端也，仲景之书，一字不苟，此证单言下利，故此方亦单治下利。《机要》用之治热痢腹痛，更名黄芩芍药汤；洁古因之加木香、槟榔、大黄、黄连、归尾、官桂，更名芍药汤，治下痢。仲景此方，遂为万世治痢之祖矣。

（清·汪昂《医方集解·和解之剂第六》）

黄芩汤，太少合病，自利，邪热不从少阳之枢外出，反从枢内陷，故舍阳而治阴也。芍药、甘草、大枣一酸二甘，使酸化甘中，以和太阴，则肠胃得博厚之通而利止矣。

黄芩加半夏生姜汤：太少合病，独治阳明者，热邪入里僭逆，当从枢转出阳明。用甘草、大枣和太阴之阳，黄芩、芍药安太阴之阴，复以半夏、生姜宣阳明之阖，助太阳之开，上施破纵之法，则邪无容着，呕止利安。

（清·王子接《绛雪园古方选注·伤寒科·和剂》）

太阳少阳合病，下利，既非若太阳阳明合病表证多，亦非若阳明少阳合病里证多，汗下皆不宜，故用小柴胡之三、桂枝汤之二，合而和之。因此悟桂枝汤意，桂枝为太阳主药，合姜、枣行脾之津液，而和其邪；因其自汗，阴阳不和，以甘草、芍药和其内，而共成解肌之功。此以合病下利，故单用甘草、芍药以和其内也。并悟小柴胡汤意，柴胡为少阳主药，合生姜、半夏以去少阳之饮，而和其半表；因表邪入内则热，以黄芩、甘草、人参、大枣之甘寒，和其半里，而共成和解之用。此以合病下利，故单用黄芩、甘草、大枣，以和其里也。因此而推广之，凡杂证因里不和而下利者，黄芩汤可为万世之主方矣。

于黄芩汤内加半夏半升、生姜二两半，余依黄芩汤法。

黄芩汤既为太阳少阳合病下利不易之方，非为其合二经，而和调于一气乎？然气一也，下夺则利，上逆则呕，多呕加生姜、半夏，始知小柴胡之加姜、枣，盖分而为用也，意在生姜、半夏以涤饮止呕，人参、大枣、甘草以和中，黄芩以清热也。观此之，呕加生姜、半夏，晓然自明，否则不呕何独用大枣而不用生姜耶？

（清·吴仪洛《伤寒分经·诸方全篇·合病论列方》）

仲圣黄芩汤治下利何以有芍药，盖太少合病，邪已近里，无用葛根汤之理，治之宜从里和。黄芩清少阳之热而其气轻，加芍药以敛之，甘、枣以固之，则里和而利止。且太少合病，则病气未肯骤下，欲其里和，焉得不敛，芍药之不可少如是。

（清·周岩《本草思辨录·芍药》）

黄 连 汤

【原文】

黄连二两　甘草炙，一两　干姜一两　桂枝二两　人参二两半夏五合　大枣十二枚

上七味，以水一斗煮，取六升，去滓，分五服，日三服，夜二服。

（汉·张仲景《金匮玉函经·方药炮制》）

【方论】

黄连之苦，以泄上热而降阳；姜、桂、半夏之辛，以散中寒而升阴；人参、甘草、大枣之甘，可缓中急而益胃。是方也，以黄连之寒，佐以姜、桂之辛，则寒者不滞；以姜、桂之热，君以黄连之苦，则热者不燥。寒热之相用，犹奇正之相倚耳！况夫人参、甘草之益胃，又所以宰中而建招摇矣乎。

（明·吴崑《医方考·伤寒门第二》）

此足阳明药也。黄连苦寒泄热以降阳，姜、桂辛温除寒以

升阴，人参助正祛邪，半夏和胃止呕，甘草、大枣调中止痛，上、中二焦寒热交战，以此和解之。昂按：上下未有不分表里者，大概上焦属表，中下属里，胸中与太阳为近，故用桂枝，嘉言著眼虽高，而立言尚有未尽。

（清·汪昂《医方集解·和解之剂第六》）

黄连汤，仲景治胃有邪，胸有热，腹有寒。喻嘉言旁通其旨，加进退之法，以治关格，独超千古。藉其冲和王道之方，从中调治，使胃气自为敷布，以渐通上下。如格则吐逆，则进桂枝和卫通阳，俾阴气由中渐透于上，药以生用而升。如关则不得小便，则退桂枝，减黄连，俾阳气由中渐透于下，药以熟用而降。如关而且格者，阴阳由中而渐透于上下，卫气先通则加意通卫，营气先通则加意通营，不以才通而变法，斯得治关格之旨矣。

（清·王子接《绛雪园古方选注·内科·内科汤方》）

即半夏泻心汤去黄芩加桂枝。

诸泻心之法，皆治心胃之间寒热不调，全属里证。此方以黄芩易桂枝，去泻心之名而曰黄连汤，乃表邪尚有一分未尽，胃中邪气尚当外连，故加桂枝一味以和表里，则意无不到矣。

（清·徐大椿《伤寒论类方·泻心汤类七》）

胸中蓄热上形，寒邪从胃侵逆，是寒格于中，热不得降，故上炎作呕吐也。胃阳不舒，故腹中痛。此病在焦腑之半表里，故以黄连泻胸中蓄热，姜、桂散胃中寒逆，甘草缓中止腹痛，半夏除呕，人参益虚。虽无寒热往来于外，实有寒热相持于中，仍不离寒热两调之治法。

寒邪格热，腹痛呕吐，因于伤寒，不得不审其表也。虽无寒热相持于外，实有寒热相搏于中，故以黄连泻胸中之热，干姜逐胃中之寒，桂枝散胃口之滞，甘草缓腹中之痛，半夏除呕，人参益虚，且以调平格逆之气，以和其寒热耳。

（清·徐大椿《伤寒约编·黄连汤证》）

当归六黄汤

【原文】

当归　生地黄　熟地黄　黄柏　黄芩　黄连各等分　黄芪加倍

上为粗末，每服五钱，水二盏，煎至一盏，食前服，小儿减半服之。

（金·李东垣《兰室秘藏·自汗门》）

【方论】

寤而汗出曰自汗，寐而汗出曰盗汗。阴盛则阳虚不能外固，故自汗。阳盛则阴虚不能中守，故盗汗。若阴阳平和之人，卫气昼则行阳而寤，夜则行阴而寐，阴阳既济，病安从来？惟阴虚有火之人，寐则卫气行阴，阴虚不能济阳，阳火因盛而争于阴，故阴液失守外走而汗出；寤则卫气复行出于表，阴得以静，故汗止矣。用当归以养液，二地以滋阴，令阴液得其养也。用黄芩泻上焦火，黄连泻中焦火，黄柏泻下焦火，令三火得其平也。又于诸寒药中加黄芪，庸者不知，以为赘品，且谓阳盛者不宜，抑知其妙义正在于斯耶！盖阳争于阴，汗出营虚，则卫亦随之而虚。故倍加黄芪者，一以完已虚之表，一以固未定之阴。经曰：阴平阳秘，精神乃治。此之谓欤！

（清·吴谦等《医宗金鉴·删补名医方论》）

火炎汗出六黄汤，醒而汗出曰自汗，寐而汗出曰盗汗。二地芩连柏与当，生地黄、熟地黄、黄柏、黄芩、黄连、当归各等分，黄芪加倍。倍用黄芪偏走表，苦坚妙用敛浮阳。

阴虚火扰之汗得当归、生地、熟地之滋阴，又得黄芩、黄连之泻火，治汗之本也。然此方之妙，则在于苦寒，寒则胜热，而苦复能坚之。又恐过于苦寒，伤其中气。中者，阴之守也；阴愈虚则火愈动，火愈动则汗愈出，尤妙在大苦大寒队中倍加黄芪，俾黄芪领苦寒之性尽达于表，以坚汗孔，不使留中而为害。此旨甚微，注家向多误解，特表而出之。

（清·陈修园《时方歌括·涩可固脱》）

治阴虚有火，盗汗发热等证。夫心之所藏于内者，为血；发于外者，为汗。汗乃心之液也。醒而汗出者，为自汗，因卫阳虚而不固也；睡而汗出者，为盗汗，营阴虚而火扰也。然阴虚火扰，何以寐则汗出而寤则无汗？以卫气者，寐则行于阴分而卫虚，故汗出；寤则卫气仍出之阳，而卫复固矣。二地之益阴补血，用当归引之入心。三黄之苦，以泻阴中之伏火，火邪宁息，营血静而汗自不出矣。然火静汗止，恐卫气不能永固于表，故加用黄芪以固之耳。

（清·张秉成《成方便读·收涩之剂》）

青蒿鳖甲汤

【原文】

青蒿三钱　知母二钱　桑叶二钱　鳖甲五钱　丹皮二钱　花粉二钱

水五杯，煮取二杯。疟来前，分二次温服。

（清·吴瑭《温病条辨·中焦篇·湿温》）

【方论】

少阳切近三阴，立法以一面领邪外出，一面防邪内入为要领。小柴胡汤以柴胡领邪，以人参、大枣、甘草护正；以柴胡清表热，以黄芩、甘草苦甘清里热；半夏、生姜两和肝胃，蠲内饮，宣胃阳，降胃阴，疏肝；用生姜、大枣调和营卫。使表者不争，里者内安，清者清，补者补，升者升，降者降，平者平，故曰和也。青蒿鳖甲汤，用小柴胡法而小变之，却不用小柴胡之药也，小柴胡原为伤寒立方，疟缘于暑湿，其受邪之源，本自不同，故必变通其药味，以同在少阳一经，故不能离其法。青蒿鳖甲汤以青蒿领邪，青蒿较柴胡力软，且芳香逐秽，开络之功则较柴胡有独胜。寒邪伤阳，柴胡汤中之人参、甘草、生姜皆护阳者也；暑热伤阴，故改用鳖甲护阴，鳖甲乃蠕动之物，且能入阴络搜邪。柴胡汤以胁痛、干呕为饮邪所致，故以姜、半通阳降阴而清饮邪；青蒿鳖甲汤以邪热伤阴，则用知母、花粉以清热邪而止渴，丹皮清少阳血分，桑叶清少阳络中气分。宗古法而变古方者，以邪之偏寒偏热不同也，此叶氏之读古书，善用古方，岂他人之死于句下者，所可同日而语哉！

（清·吴瑭《温病条辨·中焦篇·湿温》）

邪气深伏阴分，混处气血之中，不能纯用养阴，又非壮火，更不得任用苦燥。故以鳖甲蠕动之物，入肝经至阴之分，既能养阴，又能入络搜邪；以青蒿芳香透络，从少阳领邪外出；细生地清阴络之热；丹皮泻血中之伏火；知母者，知病之母也，佐鳖甲、青蒿而成搜剔之功焉。再此方有先入后出之妙，青蒿不能直入阴分，有鳖甲领之入也；鳖甲不能独出阳分，有青蒿领之出也。

（清·吴瑭《温病条辨·下焦篇·风温、温热、温疫、温毒、冬温》）

治脉左弦，暮热早凉，汗解渴饮，少阳疟偏于热重营不足者，此汤主之。夫疟邪固皆伏于肝胆者为多，但尚辨其气分血分之异。如小柴胡汤治邪在肝胆气分者也，若肝胆营血不足者，则邪乘虚入而为前证矣。故以鳖甲入肝胆，养阴退热，搜其经络之结邪；丹皮凉其血热；知母安其肾水；热邪内发，津液耗伤，故用花粉清热而止渴；青蒿入肝胆血分，疏邪出表；然邪之由营达卫，气分未有不经扰攘者，故用桑叶之入少阳气分，行经达络，以尽肝胆之余邪耳。

（清·张秉成《成方便读·治疟之剂》）

黄连阿胶汤

【原文】

黄连四两　黄芩一两　芍药二两　鸡子黄二枚　阿胶三两

上五味，以水五升，先煮三物，取二升，去滓，内阿胶烊尽，小冷，内鸡子黄，搅令相得，温服七合，日三服。

（汉·张仲景《金匮玉函经·方药炮制》）

【方论】

议曰：少阴三日以上，心中烦不得卧者，乃寒极热变也，热烦于内而然。故用黄连为君，黄芩为臣，以除内热而阳有余；以阿胶、鸡子黄之甘，以补阴不足为佐；芍药之酸，以敛阴气而泄邪热为使也。

（明·许宏《金镜内台方议》）

寒邪径中三阴者，名曰阴证，始终只是一经，不复再传。今自三阳经传来，虽至三阴，犹曰阳证，所以有传有不传者，以阴静阳动也。少阴病者，有舌干口燥、欲寐诸证也。欲寐而不得寐，故曰心烦不得卧也。少阴者，水脏，水为热灼，不足以济火，故心烦。阳有余者，泻之以苦，故用黄芩、黄连之苦；阴不足者，补之以甘，故用鸡黄、阿胶之甘；阴气耗者敛之以酸，故复佐以芍药之酸。

（明·吴崑《医方考·伤寒门第二》）

黄连、黄芩，清膈，以除风拥之里热；鸡黄、阿胶，和血，以益不足之真阴。然阿胶者，黑驴皮之膏液也，故能逐阴经之邪风；鸡黄者，巽木禽之诞卵也，故能定邪风于少阴。芍药下气以和阴，所以为少阴风热之佐使也。

（明·方有执《伤寒论条辨·辨少阴病脉证并治第七》）

芩、连，泻心也；阿胶、鸡子黄，养阴也。各举一味以名其汤者，当相须为用也。少阴病烦，是君火热化为阴烦，非阳烦也，芩、连之所不能治，当与阿胶、鸡子黄交合心肾，以除少阴之热。鸡子黄色赤，入通于心，补离中之气；阿胶色黑，入通于肾，补坎中之精。第四者沉阴滑利，恐不能留恋中焦，故再佐芍药之酸涩从中收阴，而后清热止烦之功得建。

（清·王子接《绛雪园古方选注·伤寒科·和剂》）

此少阴传经之热邪扰动少阴之气，故以降火养阴为治，而以鸡子黄引药下达。

（清·徐大椿《伤寒论类方·杂法方类十二》）

伤寒后，热伤心液，心火不降，故二三日便心中烦，不得卧也。需此少阴之泻心汤，芩、连以直折心火，佐芍药以收敛神明，非得气血之属交合心肾，苦寒之味安能使水升火降？阴火终不归，则少阴之热不除。鸡子黄入通于心，滋离宫之火；黑骡皮入通于肾，益坎宫之精，与阿井水相溶成胶，配合作煎，是降火归原之剂，为心虚火不降之专方。

（清·徐大椿《伤寒约编·黄连阿胶汤证》）

故以芩、连直折其火为君，以鸡子黄混沌未凿之元阴，阿井乃天地尾闾之真水，挟黑骡皮润燥驱风而为胶者，育其阴之本，复以芍药之酸寒收摄其外亡之微阴，较之四逆等汤，一水一火，天地悬隔，此治少阴大分别、大关键也，不可草草略过。此汤本治少阴温热之证，以其阳邪暴虐，伤犯真阴，故二三日已上，便见心烦不得卧，所以始病之际，即用芩、连大寒之药，兼芍药、阿胶、鸡子黄以滋养阴血也。然伤寒六七日后，热传少阴，伤其阴血者亦可取用。与阳明腑实用承气汤，法虽虚实补泻悬殊，而祛热救阴之意则一耳。

（清·吴仪洛《伤寒分经·诸方全篇·少阴后篇论列方》）

春温内陷，其为热多湿少明矣。热必伤阴，故立法以救阴为主。救阴之法，岂能出育阴、坚阴两法外哉！此黄连之坚阴、阿胶之育阴，所以合而名汤也。

（清·吴瑭《温病条辨·中焦篇·湿温》）

其有阴既亏而实邪正盛，甘草即不合拍。心中烦，阴邪挟心阳独亢于上，心体之阴无容留之地，故烦杂无奈；不得卧，阳亢不入于阴，阴虚不受阳纳，虽欲卧得乎！此证阴阳各自为道，不相交互，去死不远，故以黄芩从黄连，外泻壮火而内坚真阴；以芍药从阿胶，内护真阴而外捍亢阳。名黄连阿胶汤者，取一刚以御外侮，一柔以护内主之义也。其交关变化、神明不测之妙，全在一鸡子黄，前人训鸡子黄，金谓鸡为巽木，得心之母气，色赤入心，虚则补母而已，理虽至当，殆未尽其妙。盖鸡子黄有地球之象，为血肉有情，生生不已，乃奠安中焦之圣品，有甘草之功能，而灵于甘草；其正中有孔，故能上通心气，下达肾气，居中以达两头，有莲子之妙用；其性和平，能使亢者不争，弱者得振；其气焦臭，故上补心；其味甘咸，故下补肾；再释家有地、水、风、火之喻，此证大风一起，荡然无余，鸡子黄镇定中焦，通彻上下，合阿胶能预息内风之震动也。然不知人身阴阳相抱之义，必未能识仲景用鸡子黄之妙，谨将人身阴阳、生死、癥瘕图形开列于后，以便学者入道有阶也。

（清·吴瑭《温病条辨·下焦篇·风温、温热、温疫、温毒、冬温》）

黄连阿胶之法，开于仲景。但阿胶一味，所重者在井水，而不在驴皮。因济水伏流，惟阿井通于济，故有平肝滋肾之功。后来射利之徒，更将牛、羊、猪、犬杂皮一概入胶，败人脾胃，不如不用为佳。

（清·费伯雄《医方论·和解之剂》）

治少阴病，得之二三日，心中烦，不得卧者。此病发于阴，热为在里。夫少阴属肾，肾藏精，主闭藏，今为阳邪内扰，则阴精不能闭藏，何以上交于心主？故心烦不寐，所由来也。此方以阿胶色黑入肾者，填补阴精；鸡子黄之色赤入心者，奠安君主。且驴皮黑而居外，鸡子黄赤而居内，得阴阳互交之理。更加芍药以护阴而和阳，然后以芩、连从阴中直泄其阳邪，庶不复伤其阴耳。

（清·张秉成《成方便读·清火之剂》）

三才封髓丹

【原文】

天门冬去心　熟地黄　人参各半两　黄柏三两　砂仁一两半甘草炙，七钱半

上六味为末，麸糊丸如桐子大，每服五十丸。苁蓉半两切片作片子，酒一盏，浸一宿，次日煎三四沸，去粗。空心食前送下。

（元·罗天益《卫生宝鉴·泻热门》）

【方论】

妄梦遗精封髓丹，砂仁黄柏草和丸，砂仁一两、黄柏三两、炙甘草七钱，蜜丸。每服三钱，淡盐汤送下。一本用肉苁蓉五钱，切片洗淡，酒浸一宿，次日煎三四沸，食前送下。大封大固春长在，巧夺天工造化玄。

此方，庸医每疑其偏寒少补而不敢用，而不知大封大固之妙，实夺造化之权，视金锁固精，奚啻天渊之隔？《宝鉴》合三才汤料名为三才封髓丸，则板实不灵矣！赵羽皇方论最妙，宜熟读之。赵羽皇曰：经云肾者主水，受五脏六腑之精而藏之。又曰肾者主蛰，封藏之本，精之处也。盖肾为牝脏，多虚少实，因肝木为子，偏喜疏泄母气，厥阴之火一动，精即随之外溢。况肝又藏魂，神魂不摄，宜其夜卧思交，精泄之症出矣。封髓丹为固精之要药，方用黄柏为君，以其味性苦寒，苦能坚肾，肾职得坚，则阴水不虞其泛滥；寒能清肃，秋令一至，则龙火不至于奋扬；水火交摄，精有不安于其位者乎？佐以甘草，以甘能缓急，泻诸火与肝火之内烦，且能使水土合为一家，以妙封藏之固。若缩砂者，以其味辛性温，善能入肾，肾之所恶在燥，而润之者唯辛，缩砂通三焦，达精液，能纳五脏六腑之精而归于肾，肾家之气纳，肾中之髓自藏矣。

（清·陈修园《时方歌括·涩可固脱》）

封髓丹一方，乃纳气归肾之法，亦上中下并补之方也。夫黄柏味苦入心，禀天冬寒水之气而入肾，色黄而入脾。脾也者，调和水火之枢也。独此一味，三才之义已具。况西砂辛温，能纳五脏之气而归肾；甘草调和上下，又能伏火，真火伏藏，则人身之根蒂永固，故曰封髓。其中更有至妙者，黄柏之苦合甘草之甘，苦甘能化阴；西砂之辛合甘草之甘，辛甘能化阳。阴阳合化，交会中宫，则水火既济，而三才之道其在斯矣。此一方不可轻视，余常亲身阅历，能治一切虚火上冲，牙疼、咳嗽、喘促、面肿、喉痹、耳肿、目赤、鼻塞、遗尿、滑精诸症，屡获奇效，实有出人意外、令人不解者。余仔细揣摩，而始知其制方之意重在调和水火也，至平至常，至神至妙，余经试之，愿诸公亦试之。

（清·郑钦安《医理真传·阳虚症门问答》）

卷五 清暑剂

香 薷 饮

【原文】

白扁豆微炒　厚朴去粗皮，姜汁炙熟，各半斤　香薷去土，一斤

上粗末。每三钱，水一盏，入酒一分，煎七分，去滓，水中沉冷，连吃二服，有神效，随病不拘时。

（宋·太平惠民和剂局《太平惠民和剂局方·治伤寒》）

【方论】

叶仲坚曰：饮与汤稍有别：服有定数者名汤，时时不拘者名饮。饮因渴而设，用之于温暑，则最宜者也。然胃恶燥，脾恶湿，多饮伤脾，反致下利。治之之法：心下有水气者，发汗；腹中有水气者，利小便。然与其有水患而治之，曷若先选其能汗能利者用之。香薷芳草辛温，能发越阳气，有彻上彻下之功，故治暑者君之，以解表利小便。佐厚朴以除湿，扁豆以和中，合而用之为饮；饮入于胃，热去而湿不留，内外之暑悉除矣。若心烦口渴者，去扁豆，加黄连，名黄连香薷饮。加茯苓、甘草名五物。加木瓜、参、芪、橘、术名十味。随症加减，尽香薷之用也。然劳倦内伤，必用清暑益气；内热大渴，必用人参、白虎；若用香薷，是重虚其表，而反济其内热矣。香薷及夏月解表之药，如冬月之麻黄，气虚者尤不可服。今人不知暑伤元气，概用以代茶，是开门揖盗也。

（清·陈修园《时方歌括·轻可去实》）

此手少阴、手足太阴、足阳明药也。香薷辛温香散，能入脾肺气分，发越阳气，以散皮肤之蒸热；厚朴苦温，除湿散满，以解心腹之凝结；扁豆甘淡，能消脾胃之暑湿，降浊而升清；黄连苦寒，能入心脾清热而除烦也。

（清·汪昂《医方集解·清暑之剂第十一》）

治夏月伤暑感冒，呕逆泄泻等证。此因伤暑而兼感外寒之证也。夫暑必挟湿，而湿必归土，乘胃则呕，乘脾则泻，是以夏月因暑感寒，每多呕、泄之证，以湿盛于内，脾胃皆困也。此方以香薷之辛温香散能入脾肺气分，发越阳气，以解外感之邪；厚朴苦温，宽中散满，以祛脾胃之湿；扁豆和脾利水，寓匡正御邪之意耳。

本方加黄连姜汁炒三钱，名四物香薷饮。治暑热上盛，口渴心烦，或见吐血、下血等证。以暑必伤心，心热炽盛，则必伤肺，且心主血，热则逼血妄行，故见以上诸证，不得不用黄连苦寒入心以直折之。

本方去黄连，加茯苓、甘草，名五物香薷饮。治前证中虚湿盛者。故以甘草助扁豆而补中，茯苓协厚朴而祛湿。

本方用香薷、厚朴、扁豆、甘草、香附、陈皮、紫苏，名二香散，治外感内伤、身热腹胀等证。但此之外感，不过风寒，此之内伤，亦不离湿浊，故加香附、陈皮以理气燥湿，紫苏、甘草以温中散寒。此四味即为香苏散。或用木瓜者，惟恐湿热不攘，有伤筋脉耳。

（清·张秉成《成方便读·清暑之剂》）

新加香薷饮

【原文】

香薷二钱　银花三钱　鲜扁豆花三钱　厚朴二钱　连翘二钱。

水五杯，煮取二杯。先服一杯，得汗止后服；不汗再服；服尽不汗，再作服。

（清·吴瑭《温病条辨·上焦篇·暑温》）

【方论】

按香薷辛温芳香，能由肺之经而达其络。鲜扁豆花，凡花皆散，取其芳香而散，且保肺液，以花易豆者，恶其呆滞也。夏日所生之物，多能解暑，惟扁豆花为最，如无花时，用鲜扁豆皮，若再无此，用生扁豆皮。厚朴苦温，能泄食满，厚朴皮也，虽走中焦，究竟肺主皮毛，以皮从皮，不为治上犯中。若黄连、甘草，纯然里药，暑病初起，且不必用，恐引邪深入，故易以连翘、银花，取其辛凉达肺经之表，纯从外走，不必走中也。

温病最忌辛温，暑病不忌者，以暑必兼湿，湿为阴邪，非温不解，故此方香薷、厚朴用辛温，而余则佐以辛凉云。下文湿温论中，不惟不忌辛温，且用辛热也。

按伤寒非汗不解，最喜发汗；伤风亦非汗不解，最忌发汗，只宜解肌，此麻、桂之异其治，即异其法也。温病亦喜汗解，最忌发汗，只许辛凉解肌，辛温又不可用，妙在导邪外出，俾营卫气血调和，自然得汗，不必强责其汗也。若暑温、湿温则又不然，暑非汗不解，可用香薷发之，发汗之后，大汗不止，仍归白虎法，固不比伤寒伤风之漏汗不止，而必欲桂、附护阳实表，亦不可屡虚其表，致令厥脱也，观古人暑门有生脉散法，其义自见。

（清·吴瑭《温病条辨·上焦篇·暑温》）

治暑风外感，发热无汗。夫夏月暑热炎蒸，人在气交之中，似乎得风则爽，何得有暑风之证？然风有虚邪贼风，从克贼之方来者，皆能致病，故感之者即见发热无汗之表证。香薷辛温芳香，能由肺之经而达其络，以解外感之风邪。扁豆花产于夏月，凡夏月所生之物均能解暑，又凡花皆散，且轻清入肺，又能保液存阴。连翘、银花辛凉解散，以清上焦之暑热。厚朴辛温苦降，能散能宣，燥湿而除满，以暑必兼湿，故治暑方中每加厚朴相须佐使，用其廓清胸中之湿，使暑热自离而易解耳，决无治上犯中、治热用温之害也。

（清·张秉成《成方便读·清暑之剂》）

清 燥 汤

【原文】

黄连去须　酒黄柏　柴胡已上各一分　麦门冬　当归身　生地黄　炙甘草　猪苓　麴已上各二分　人参　白茯苓　升麻已上各三分　橘皮　白术　泽泻已上各五分　苍术一钱　黄芪一钱五分　五味子九枚

上㕮咀，入麻豆大，每服半两，水二盏半，煎至一盏，去粗，稍热，空心服。

（金·李东垣《脾胃论·湿热成痿肺金受邪论》）

【方论】

下后无汗，脉不浮而数，清燥汤主之。

麦冬五钱　知母二钱　人中黄一钱五分　细生地五钱　元参三钱

水八杯，煮取三杯。分三次服。

咳嗽胶痰，加沙参三钱、桑叶一钱五分、梨汁半酒杯、牡蛎三钱、牛蒡子三钱。

按吴又可咳嗽胶痰之证，而用苏子、橘红、当归，病因于燥而用燥药，非也，在湿温门中不禁。

无汗而脉数，邪之未解可知，但不浮，无领邪外出之路，既下之后，又无连下之理，故以清燥法，增水敌火，使不致为灾，一半日后相机易法，即吴又可下后间服缓剂之法也。但又可清燥汤中用陈皮之燥、柴胡之升、当归之辛窜，津液何堪！以燥清燥，有是理乎？此条乃用其法而不用其方。

（清·吴瑭《温病条辨·中焦篇·风温、温热、瘟疫、温毒、冬温》）

清暑益气汤与此方均治湿暑之剂。清暑益气汤，治暑盛于湿，暑伤气，所以四肢困倦，精神减少，烦渴身热，自汗脉虚，故以补气为主，清暑为兼，少佐去湿之品，从令气也。此方治湿盛于暑，湿伤形，所以李杲曰：六、七月之间，湿令大行，子能令母实，湿助热旺而刑燥金，绝其寒水生化之源，源绝则肾亏，痿厥之病作矣。故以清暑变为清燥，佐泻热利湿之药，从邪气也。是方即清暑益气汤去葛根者，以无暑外侵之肌热也。加二苓者，专去湿也。加黄连、生地，专泻热也。二苓佐二术，利水燥湿之力倍；连、地佐黄柏，救金生水之功多。中气益，则阴火息而肺清矣；湿热除，则燥金肃而水生矣。肺清水生，则湿热痿厥之病，未有不愈者也。但此方药味，性偏渗泻，若施之于冬春，水竭髓枯骨痿，或非湿热为病者，反劫津液，其病愈甚，则为谬治矣。

（清·吴谦等《医宗金鉴·删补名医方论》）

清暑益气汤

【原文】

黄芪汗少减五分　苍术泔浸，去皮　升麻已上各一钱　人参去芦　泽泻　神曲炒黄　橘皮　白术已上各五分　麦门冬去心　当归身　炙甘草已上各三分　青皮去白，二分半　黄柏酒洗，去皮，二分或三分　葛根二分　五味子九枚

上件同㕮咀，都作一服，水二大盏，煎至一盏，去粗，大温服，食远。剂之多少，临病斟酌。

（金·李东垣《脾胃论·长夏湿热胃困尤甚用清暑益气汤论》）

【方论】

此病皆由饮食劳倦，损其脾胃，乘天暑而病作也，但药中犯泽泻、猪苓、茯苓、灯心、通草、木通，淡渗利小便之类，皆从时令之旺气，以泻脾胃之客邪，而补金水之不及也。此正方已是从权而立之，若于无时病湿热脾旺之证，或小便已数，肾肝不受邪者误用之，必大泻真阴，竭绝肾水，先损其两目也，复立变证加减法于后。

心火乘脾，乃血受火邪，而不能升发，阳气伏于地中，地者，人之脾也。必用当归和血，少用黄柏以益真阴。

脾胃不足之证，须少用升麻，乃足阳明、太阴引经之药也。使行阳道，自脾胃中右迁，少阳行春令，生万化之根蒂也。更少加柴胡，使诸经右迁，生发阳明之气，以滋春之和气也。

脾虚，缘心火亢甚而乘其土也，其次肺气受邪，为热所伤，必须用黄芪最多，甘草次之，人参又次之，三者皆甘温之阳药也。脾始虚，肺气先绝，故用黄芪之甘温以益皮毛之气而闭腠理，不令自汗而损其元气也。上喘气短懒语，须用人参以补之。心火乘脾，须用炙甘草以泻火热而补脾胃中元气，甘草最少，恐资满也。若脾胃之急痛，并脾胃大虚，腹中急缩，腹皮急缩者，却宜多用。经云：急者缓之。若从权，必加升麻以引之，恐左迁之邪坚盛，卒不肯退，反行阴道，故使引之以行阳道，使清气之出地，右迁而上行，以和阴阳之气也。若中满者，去甘草；咳甚者，去人参；如口干嗌干者，加干葛。

脾胃既虚，不能升浮，为阴火伤其升发之气，荣血大亏，荣气伏于地中，阴火炽盛，日渐煎熬，血气亏少；且心包与心主血，血减则心无所养，致使心乱而烦，病名曰悗。悗者，心惑而烦闷不安也，是清气不升，浊气不降，清浊相干，乱于胸中，使周身气血逆行而乱。《内经》云：从下上者，饮而去之，故当加辛甘微温之剂生阳，阳生则阴长。已有甘温三味之论。或曰：甘温何能生血，又非血药也？仲景之法，血虚以人参补之，阳旺则能生阴血也。更加当归和血，又宜少加黄柏以救肾水。盖甘寒泻热火，火减则心气得平而安也。如烦乱犹不能止，少加生地黄补肾水，盖将补肾水，使肾水旺而心火自降，扶持地中阳气矣。

如气浮心乱，则朱砂安神丸镇固之。得烦减，勿再服，以防泻阳气之反陷也。如心下痞，亦少加黄连。气乱于胸，为清浊相干，故以橘皮理之，又能助阳气之升而散滞气，又助诸甘辛为用也。

长夏湿土客邪太旺，可以权加苍术、白术、泽泻，上下分消其湿热之气也。湿气大胜，主食不消化，故食减，不知谷味，加炒曲以消之。复加五味子、麦门冬、人参，泻火益肺气，助秋损也，此三伏中长夏正旺之时药也。

（金·李东垣《脾胃论·长夏湿热胃困尤甚用清暑益气汤论》）

时当长夏，湿热大胜，蒸蒸而炽。人感之多四肢困倦，精神短少，懒于动作，胸满气促，肢节沉痛；或气高而喘，身热而烦，心下膨痞，小便黄而少，大便溏而频，或痢出黄糜，或如泔色；或渴或不渴，不思饮食，自汗体重；或汗少者，血先病而气不病也。其脉中得洪缓，若湿气相搏，必加之以迟，迟病虽互换少差，其天暑湿令则一也。宜以清燥之剂治之，名之曰清暑益气汤主之。

《内经》云：阳气者，卫外而为固也，炅则气泄。今暑邪干卫，故身热自汗。以黄芪、人参、甘草补中益气为君；甘草、橘皮、当归身甘辛微温养胃气，和血脉为臣。苍术、白术、泽泻渗利除湿。升麻、葛根苦甘平，善解肌热，又以风胜湿也。湿胜则食不消而作痞满，故炒曲甘辛，青皮辛温，消食快气。肾恶燥，急食辛以润之，故以黄柏苦辛寒，借甘味泻热补水虚者，滋其化源；以五味子、麦门冬酸甘微寒，救天暑之伤庚金为佐也。

此病皆因饮食失节，劳倦所伤，日渐因循，损其脾胃，乘暑天而作病也。

如汗大泄者，津脱也，急止之。加五味子十枚，炒黄柏五分，知母三分。此按而收之也。

如湿热乘其肾肝，行步不正，脚膝痿弱，两脚欹侧，已中痿邪，加酒洗黄柏、知母已上各五分，令两足涌出气力矣。

如大便涩滞，隔一二日不见者，致食少，乃血中伏火而不得润也。加当归身、地黄已上各五分、桃仁泥、麻仁泥已上各一钱以润之。

夫脾胃虚弱之人，遇六、七月霖雨，诸物皆润，人汗沾衣，身重短气，更逢湿旺，助热为邪，西北二方寒清绝矣，人重感之，则骨乏无力，其形如梦寐间，朦朦如烟雾中，不知身所有也。圣人立法，夏月宜补者，补天真元气，非补热火也，夏食寒者是也。故以人参之甘补气，麦门冬苦寒泻热补水之源，五味子之酸清肃燥金，名曰生脉散。孙真人云：五月常服五味子以补五脏之气，亦此意也。

（金·李杲《内外伤辨·暑伤胃气论》）

暑令行于夏，至长夏则兼湿令矣，故此方兼而治之。暑热蒸炎，表气易泄，而中气者，又诸气之原，黄芪所以实表而固易泄之气；白术、神曲、甘草所以调中而培诸气之原；酷暑横流，肺金受病，人参、五味子、麦冬，一以补肺，一以收肺，一以清肺，此三物名曰生脉散，经所谓扶其所不胜也；火盛则水衰，故又以黄柏、泽泻滋其化源；液亡则口渴，故又以当归、干葛生其胃液；清气不升，升麻可升；浊气不降，二皮可理；苍术之用，为兼长夏之湿也。

（明·吴崑《医方考·暑门第四》）

《内经》曰：阳气者，卫外而为固也。热则气泄。今暑邪干卫，故身热自汗。以黄芪甘温补之为君。人参、陈皮、当归、甘草微温，补中益气为臣。苍术、白术、泽泻，渗利而除湿；升麻、葛根苦甘平，能解肌热，又以风胜湿也；热则食不消，而作痞满，故以炒曲甘辛、青皮辛温，消食快气；肾恶燥，急食辛以润之，故以黄柏苦寒，借其气味，泻热补水；虚者滋其化源，故以麦冬、五味子酸甘微寒，救天暑之伤庚金为佐。此病皆由饮食劳倦伤其元气，乘天暑而发也。元气不虚，暑邪从何处而入哉？

（明·赵献可《医贯·后天要论·中暑伤暑论》）

如湿胜者，加半夏、白苓。古人云未治其暑，先治其湿，此之谓也。

效情程氏曰：人知清暑，我兼益气，以暑伤气故也。益气，不独金能敌火，凡气之上腾而为津为液者，回下即肾中之水，水气足，火淫自却也。

（清·贾邦秀《思济堂方书·中暑》）

暑令行于夏，至长夏则兼湿令矣，故此方兼而治之。暑热蒸炎，表气易泄，而中气者又为诸气之原，黄芪所以实表而固易泄之气，即兼当归以统养脾之血；白术、神曲、甘草，所以调中而培诸气之原；酷暑横流，肺金受病，人参、五味、麦冬，一以补肺，一以清肺，一以收肺，此三物名为生脉也。以气虚则脉虚，伤暑之证未有脉不虚者，故用补气之药以复脉，经所谓扶其所不胜也。火盛则水伤，故又以黄柏、泽泻清其化源；液亡则口渴，故又以葛根升其胃液。清气不升，升麻可升；浊气不降，二皮可理；苍术之用，为兼长夏之湿也。

（清·张璐《伤寒绪论·杂方》）

清暑益气汤，东垣治脾胃虚衰，所生受病之方也。夏月袭凉饮冷，内伤脾胃，抑遏真阳，而外伤暑湿，上焦心肺先受之，亟宜益气，不令汗泄以亡津液。人参、黄芪、炙草之甘，补元气，退虚热。麦冬之寒，滋水源，清肺热。五味之酸，泻肝火，收肺气。白术、泽泻，上下分消其湿热。广皮、青皮，理脾气而远肝邪。升麻、葛根、苍术助辛甘之味，引清气以行阳道，俾清气出于脾，右迁上行，以和阴阳。湿胜则食不消，用炒神曲以消痞满；热胜则水涸，用黄柏补水虚，以滋化源。洁古云：暑邪属阴，当发散之，此治劳苦之人冒暑者也。若膏粱之体，饮食房劳，避暑而为暑所中者，当清解与补益兼施。

（清·王子接《绛雪园古方选注·内科·内科汤剂》）

清暑益气汤，盖谓其人元气本虚而又伤于暑湿，脾得湿而不行，肺得暑而不肃，以致四肢倦怠，精神短少，懒于动作，胸气短促，不思饮食，脉浮缓而迟者设。故用人参、黄芪、白术、甘草、归身，甘温气味，以补中益气；苍术、黄柏、泽泻，以除湿热；升麻、葛根，以除客热；而肺喜清肃，得热则烦，故以麦冬、五味清而收之；脾喜疏通，得湿则壅，故以炒曲、青皮、陈皮温而行之。此正治脾肺气虚而受暑湿，若体实脉盛，或虽虚而不甚，及津涸烦渴多火者，则不可混投也。

（清·尤怡《医学读书记·清暑益气汤、清燥汤合论》）

热伤气，参、芪益气而固表；湿伤脾，二术燥湿而强脾；火旺克金，则水亦衰，麦冬、五味保肺生津；黄柏以泻热滋水；青皮、陈皮以平肝破滞；当归和阴；神曲化食；升、葛解肌升清；泽泻泻湿；甘草和中，合之以益气强脾，除湿清暑。

（清·邵成平《伤寒正医录·暑》）

暑，热也。肺主气，热甚则气泄，如暑盛则金藏也，故清暑必益气。内伤劳倦，夏秋当服。

（宋·骆龙吉著；明·刘浴德、朱练订补；清·林儒校订《增补内经拾遗方论·伤暑第六主夏月伤暑》）

　　清暑益气草参芪，麦味青陈曲柏奇，二术葛根升泽泻，暑伤元气此当遵。人参、黄芪、甘草（炙）、当归、麦冬、五味、青皮、陈皮、神曲、黄柏、葛根、苍术、白术、升麻、泽泻，姜、枣煎。

　　参吴鹤皋《方考》：暑令行于夏，至长夏则兼湿令矣，此方兼而治之。炎暑则表气易泄，兼湿则中气不固，黄芪轻清散表气，又能领人参、五味之苦酸同达于表以实表；神曲消磨伤中气，又能佐白术、甘草之甘温，消补互用以调中；酷暑横流，肺金受病，人参、五味、麦冬，所以补肺、敛肺、清肺经，所谓扶其所不胜也；火盛则水衰，故以黄柏、泽泻滋其化源；津液亡则口渴，故以当归、干葛生其胃液；清气不升，升麻可升；浊气不降，二皮可降；苍术之用，为兼长夏湿也。

（清·陈修园《时方歌括·寒能胜热》）

　　治长夏湿热交蒸，四肢困倦，精神衰少，胸满气促，身热心烦，口渴自汗，身重，肢体疼痛，小便赤涩，大便溏黄，而脉虚者。夫长夏炎热之际，湿热蒸腾，人在气交之中，受此熏灼，其元气壮盛者，原可无病，衰弱者即不能支持，为病百出矣。其病也，皆邪少虚多、湿热交攻之象。热伤气，肺受火刑，故以参、芪、甘草培土以保肺气；麦冬、五味得人参，生脉以保肺阴。湿盛于中，故以二术燥湿安中；湿盛则气滞，故以二皮理之。脾虚湿阻，则清浊相干，故以升麻、葛根升其清，黄柏、泽泻降其浊。脾主运化，病则失其运化之权，故以神曲化之。脾为统血之脏，病则血无所统，故以当归使血各归其经，庶不为暑热所逼而妄行。用姜、枣者，因病关表里，以之和营卫、致津液也。方名清暑而不用清暑之药者，以暑为无形之邪，必据有形之湿以为依附，故去湿即所以清暑也。

（清·张秉成《成方便读·清暑之剂》）

六 一 散

【原文】

桂府腻白滑石六两　　甘草一两，炙

上为末，每服三钱蜜少许，温水调下无蜜亦得，日三服。欲冷饮者，新汲水调下。解利伤寒发汗，煎葱白豆豉汤调下四钱。

（金·刘完素《校正素问精要宣明论方·痫门》）

【方论】

六一者，方用滑石六两、甘草一两，因数而名之也。不曰一六，而曰六一，乾下坤上，阴阳交泰之道也。一名天水散，天一生水，地六成之，阴阳之义也。又名益元散，益元者，除中积热，以益一元之气也。亦名神白散，神白者，因其色白而神之也。若加辰砂，名辰砂天水散；加牛黄，名牛黄天水散；如加黄丹红色，名红玉散；加青黛令碧色，名碧玉散；加薄荷，名鸡鸣散。主治大率相同，但以回避愚人之疑侮耳。治一切热症，此神验之仙药也。惟孕妇不宜，滑胎故也。若临月服之，又能催生易产，故名滑胎散是也。

（宋·骆龙吉著；明·刘浴德、朱练订补；清·林儒校订《增补内经拾遗方论·伤暑第六主夏月伤暑》）

治伤暑感冒，表里俱热，烦躁口渴，小便不通，一切泻痢、淋浊等证属于热者。此解肌行水而为却暑之剂也。滑石气清能解肌，质重能清降，寒能胜热，滑能通窍，淡能利水。加甘草者，和其中，以缓滑石之寒滑，庶滑石之功得以彻表彻里，使邪去而正不伤，故能治如上诸证耳。

本方加辰砂少许，名益元散，以镇心神而泻丙丁之邪热。盖暑为君火之气，物从类也。河间曰：此方能统治上下表里三焦湿热。然必暑而挟湿者，用之为宜。若津液亏而无湿者，又当以生脉散之类参用之。

本方加薄荷少许，名鸡鸣散，治前证兼肺部风热者。

本方加青黛少许，名碧玉散，治前证而兼肝火者。

本方加红曲五钱，名清六散，治暑伤营而为赤痢者。

本方加干姜五钱，名温六丸，治暑湿伤于气分而成白痢者。神而明之，存乎其人，总贵于临病制宜耳。

（清·张秉成《成方便读·清暑之剂》）

清　络　饮

【原文】

鲜荷叶边二钱　鲜银花二钱　西瓜翠衣二钱　鲜扁豆花一枝　丝瓜皮二钱　鲜竹叶心二钱

水二杯，煮取一杯，日二服。凡暑伤肺经气分之轻证皆可用之。

（清·吴瑭《温病条辨·上焦篇·暑温》）

【方论】

手太阴暑温，发汗后，暑证悉减，但头微胀，目不了了，余邪不解者，清络饮主之。邪不解而入中下焦者，以中下法治之。

既曰余邪，不可用重剂明矣，只以芳香轻药清肺络中余邪足矣。倘病深而入中下焦，又不可以浅药治深病也。

咳而无痰，不嗽可知。咳声清高，金音清亮，久咳则哑，偏于火而不兼湿也。即用清络饮，清肺络中无形之热，加甘、桔开提，甜杏仁利肺而不伤气，麦冬、知母保肺阴而制火也。

寒热，热伤于表也；舌白不渴，湿伤于里也，皆在气分。而又吐血，是表里气血俱病，岂非暑瘵重证乎？此证纯清则碍虚，纯补则碍邪，故以清络饮清血络中之热，而不犯手；加杏仁利气，气为血帅故也；薏仁、滑石利在里之湿，冀邪退气宁而血可止也。

（清·吴瑭《温病条辨·上焦篇·暑温》）

来 复 丹

【原文】

硝石一两，同硫黄并为细末，入定锅内，以微火慢炒，用柳篦子不住手搅，令阴阳气相入，不可火太过，恐伤药力，再研极细，名二气末　太阴玄精石研飞　舶上硫黄用透明不夹沙石者，各一两　五灵脂须择五台山者，用水澄去沙石，日干　青皮去白　陈皮去白，各二两

上用五灵脂、二橘皮为细末，次入玄精石末及前二气末，拌匀，以好滴醋打糊为圆，如豌豆大。每服三十粒，空心，粥饮吞下，甚者五十粒，小儿三五粒，新生婴儿一粒。

（宋·太平惠民和剂局《太平惠民和剂局方·治痼冷》）

【方论】

此方本二气丹而立，以硝、黄二味大理中宫寒涩宿垢，更以元精石清镇肺金，使气化下行归就膀胱，兼二皮、五灵，以破食积痰血之滞。虽大理肠胃而不碍乎阳虚，故为治伏暑水泻之圣药，但小便赤涩不利者禁用。按仓公云：中热不溲者，不可服五石，石药精悍，不得数溲，服之将发疽。

（清·张璐《伤寒绪论·杂方》）

《易》言：一阳来复于下。在人则为少阳生气所出之脏，病上盛下虚则阳气去，生气竭。此丹能复阳于下，故曰来复。玄精石乃盐卤至阴之精，硫黄乃纯阳石火之精，寒热相配，阴阳互济，有扶危拯逆之功。硝石化硫为水，亦可佐玄、硫以降逆。灵脂引经入肝最速，能引石性内走厥阴，外达少阳，以交阴阳之枢纽。使以橘红、青皮者，内气必先利气，用以为肝胆

之向导也。

（清·王子接《绛雪园古方选注·内科·内科丸方》）

　　治伏暑阴阳乖隔，中脘不通而为霍乱等证。夫阴阳乖隔，清浊相干，以致中脘不通而为霍乱者，必用分利阴阳之品而两治之。硫黄，大热之物，火之精也；朴硝，大寒之物，水之精也。二物各禀阴阳之偏胜，皆能利大肠，以之同炒而治阴阳互结之邪，颇为得当。然病因伏暑而起，暑乃君火之气，最易伤阴。故以元精石禀太阴之精者，复其阴而退其暑。但暑必兼湿，故用青皮、陈皮疏其气而燥其湿。如五灵脂者，以其浊阴之物能引吾身中浊阴之物同归下窍，以类相从也。用火硝者，亦各有理，故药店皆用之。

（清·张秉成《成方便读·清暑之剂》）

卷六 温里剂

麻黄附子细辛汤

【原文】

麻黄二两 附子一枚，去皮破作八片，炮 细辛二两

上三味，以水一斗，先煮麻黄减二升，去上沫，内诸药煮，取三升，去滓，温服一升。

（汉·张仲景《金匮玉函经·方药炮制》）

【方论】

病发于阴者，当无热。今少阴病始得之，何以反发热也？此乃太阳经表里相传之证故耳！盖太阳膀胱经与少阴肾经相为表里，肾经虚，则太阳之邪由络直入肾脏。余邪未尽入里，故表有发热；真寒入肾，故里有脉沉。有太阳之表热，故用麻黄以发汗；有少阴之里寒，故用辛、附以温中。

（明·吴崑《医方考·伤寒门第二》）

附子、细辛，为少阴温经之药，夫人知之。用麻黄者，以其发热，则邪犹连太阳，未尽入阴，犹可引之外达。不用桂枝而用麻黄者，盖桂枝表里通用，亦能温里，故阴经诸药皆用之。麻黄则专于发表，今欲散少阴始入之邪，非麻黄不可，况已有附子足以温少阴之经矣。

（清·徐大椿《伤寒论类方·麻黄汤类二》）

沉为在里，而反发其汗，津液越出，亡阳则阴独，故用麻

黄开腠理，细辛散浮热，即以附子固元阳，则阳不外亡而寒邪自解矣。

少阴伤寒，一阳无蔽，故假借太阳之面目而反发热也。麻黄开腠理，细辛散浮热，即以附子固元阳，则汗自出而阳不亡，寒自散而精得藏，元阴可不被其扰矣。此少阴阳虚伤寒之托里解外法。

（清·徐大椿《伤寒约编·麻黄附子细辛汤证》）

三阴必以温经之药为发散，使邪出而真阳不出，故麻黄附子细辛汤，人皆知附子温经，麻黄、细辛表散，而不知寒邪必由皮毛而入，皮毛者肺之合也，麻黄为肺家专药，故以治寒所从入，非即解少阴之寒也。附子入少阴固矣，细辛虽手少阴之引经，乃足少阴本药，其气香味辛，且能驱表邪，散浮热，是从内达外，赖此以为旗鼓，故较麻黄附子甘草汤，此为重剂。然少阴病，明有脉细沉数，病为在里，不可发汗之禁，又有八九日一身手足尽热者，以热在膀胱，必便血之条，此脉沉、身热，似乎非麻黄、附子所宜，岂知阴病难于得热，脉虽沉而发热，则邪犹在表矣。况曰始得之，则客邪尚浅，非七八日邪已入里之比耶！

（清·吴仪洛《伤寒分经·诸方全篇·少阴前篇论列方》）

治少阴阳虚，寒邪外至，始得之，身发热而脉沉者。夫太阳与少阴为表里，少阴之阳虚则里不固，里不固则表益虚，故寒邪由太阳之经不传于腑竟入于脏。然虽入脏，而邪仍未离乎经，故仍发热；若全入于脏，则但恶寒而不发热矣。但虽发热，不得为太阳之表证，以太阳之表必有头项强痛、脉浮等证；此不但不头项强痛，脉亦不浮而反沉，则便知太阳之邪离经入脏之枢纽。急乘此时用附子以助少阴之阳，细辛以散少阴之邪，麻黄以达太阳之表，邪自表而及里者仍由里而还表，此亦表里相通之一理耳。

（清·张秉成《成方便读·发表之剂》）

麻黄附子甘草汤

【原文】

麻黄二两　　附子一枚，泡去皮，破作八片　甘草二两，炙

上三味，以水七升，先煮麻黄一二沸，去上沫，内诸药煮，取二升半，去滓，温服八合。

（汉·张仲景《金匮玉函经·方药炮制》）

【方论】

此较麻黄附子细辛汤，去细辛，加甘草为调停，其药势之缓多矣。因细详立方之意，言少阴病二三日，比初得之，略多一二日矣。日数虽略多，而无里证，寒邪所入尚浅，是以阴象不能骤发，故将此汤微发汗。微云者，因病情不即内入而轻为外引也。此如桂枝、麻黄二汤之有越婢，同其委曲弥缝而已。

（清·吴仪洛《伤寒分经·诸方全篇·少阴前篇论列方》）

理 中 丸

【原文】

人参　甘草炙　白术　干姜各三两

上四味，捣筛为末，蜜和圆，如鸡黄大，以沸汤数合，和一圆，研碎温服之，日三服，夜二服，腹中未热，益至三四圆，然不及汤。汤法以四物依两数切，用水八升煮，取三升，去滓，温服一升，日三服。

若脐上筑者，肾气动也，去术加桂四两。吐多者，去术加生姜三两，下多者，还用术。悸者，加茯苓二两。渴欲得水者加术，足前成四两半。腹中痛者加人参，足前成四两半。寒者加干姜，足前成四两半。腹满者去术加附子一枚。服汤后如食顷，饮热粥一升许，微自温，勿发揭衣被。

（汉·张仲景《金匮玉函经·方药炮制》）

【方论】

心肺在膈上为阳，肾肝在膈下为阴，此上下脏也。脾胃应土，处于中州，在五脏曰孤脏，属三焦曰中焦。自三焦独治在中，一有不调，此圆专治，故名曰理中圆。人参味甘温。《内经》曰：脾欲缓，急食甘以缓之。缓中益脾，必以甘为主，是以人参为君。白术味甘温。《内经》曰：脾恶湿，甘胜湿。温中胜湿，必以甘为助，是以白术为臣。甘草味甘平。《内经》曰：五味所入，甘先入脾。脾不足者，以甘补之，补中助脾，必先甘剂，是以甘草为佐。干姜味辛热，喜温而恶寒者，胃也。胃寒则中焦不治，《内经》曰：寒湿所胜，平以辛热。散寒温胃，必先辛剂，是以干姜为使。脾胃居中，病则邪气上下左右，无病不至，故又有诸加减焉。若脐下筑者，肾气动也，去白术加桂。气壅而不泄，则筑然动。白术味甘补气，去白术则气易散。桂辛热，肾气动者，欲作奔豚也，必服辛味以散之，故加桂以散肾气。经曰：以辛入肾，能泄奔豚气故也。

（金·成无己《伤寒明理论·诸药方论》）

议曰：霍乱者，乃一时之间挥霍闷乱，上吐下泄者是也。若头痛发热，身疼痛，热多欲饮水者，邪生于阳也，属五苓散，与《外台》和中汤以散之。若脉微小，寒多不用水者，邪发于阴也，属理中丸汤，甚者加附子主之。经曰：脾欲缓，急食甘以缓之。故用人参为君，补中正气，以甘草为臣辅之也；以白术为佐，正气固中；以干姜为使，温脾散寒。经曰寒淫所胜，平以辛热是也。

（明·许宏《金镜内台方议》）

病因于寒，故用干姜之温；邪之所凑，其气必虚，故用人参、白术、甘草之补。

（明·吴崑《医方考·伤寒门第二》）

加减法：

若脐上筑者，肾气动也，去术，加桂四两。

脐上筑者，脐上筑筑然跳动，肾气上而之脾也。脾方受气，术之甘能壅脾气，故去之。桂之辛能下肾气，故加之。

吐多者，去术，加生姜三两。

吐多者，气方上壅。甘能壅气，故去术；辛能散气，故加生姜。

下多者，还用术；悸者，加茯苓二两。

下多者，脾气不守，故须术以固之；悸者，肾水上逆，故加茯苓以导之。

渴欲得水者，加术，足前成四两半。

渴欲得水者，津液不足，白术之甘足以生之。

腹中痛者，加人参，足前成四两半。

腹中痛者，里虚不足，人参之甘，足以补之。

寒者，加干姜，足前成四两半。

寒者，腹中气寒也，干姜之辛足以温之。

腹满者，去术，加附子一枚。服汤后，如食顷，饮热粥一升许，微自温，勿发揭衣被。

腹满者，气滞不行也。气得甘则壅，得辛则行，故去术加附子。

（清·尤怡《伤寒贯珠集·太阳篇下·太阳类病法第五》）

理中者，理中焦之气，以交于阴阳也。上焦属阳，下焦属阴，而中焦则为阴阳相偶之处。仲景立论，中焦热，则主五苓以治太阳，中焦寒，则主理中以治太阴。治阳用散，治阴用丸，皆不及于汤，恐汤性易输易化，无留恋之能，少致和之功耳。人参、甘草甘以和阴也，白术、干姜辛以和阳也。辛甘相辅以处中，则阴阳自然和顺矣。

（清·王子接《绛雪园古方选注·伤寒科·温剂》）

理中丸与汤本属一方。急则用汤，即欲作奔豚，桂枝加桂之法。桂枝汤之饮热粥，欲其助药力以外散。此饮热粥，欲其助药力以内温。

按：霍乱之症，皆由寒热之气不和，阴阳拒格，上下不通，水火不济之所致。五苓所以分其清浊，理中所以壮其阳气，皆中焦之治法也。

（清·徐大椿《伤寒论类方·理中汤类十一》）

伤寒，脾土不能制湿，而湿伏不化，脾病则胃亦病，故食不下而腹痛吐利也。白术培脾土之虚，人参益中宫之气，炮姜暖胃脘之寒，甘草缓三焦之急。且干姜得白术，能除满而止吐；人参得甘草，能疗痛而止利。或汤或丸，随病酌宜。

（清·徐大椿《伤寒约编·太阴病提纲》）

胃阳不伤不吐，脾阳不伤不泻，邪正不争不痛，营卫不乖不寒热。以不饮水之故，知其为寒多；主以理中汤（原文系理中丸，方后自注云：然丸不及汤，盖丸缓而汤速也；且恐丸药不精，故直改从汤），温中散寒。人参、甘草，胃之守药；白术、甘草，脾之守药；干姜能通能守，上下两泄者，故脾胃两守之；且守中有通，通中有守，以守药作通用，以通药作守用。

（清·吴瑭《温病条辨·中焦篇·寒湿》）

理中汤以参、草补阴，姜、术补阳，和平之药，以中焦为主，上交于阳，下交于阴，为吐泻等症之立法。原方无加附子之法，若加附子，则偏重下焦，不可名为理中矣。然脾肾俱寒，吐后而大泻不止，须用附子回其真阳，而门户始固，必重加此一味而后效。但既加附子，而仍名理中，命名不切，此所以为时方也。又有再加肉桂，名桂附理中汤，则立方不能无弊矣！盖以吐泻，阴阳两脱，若用肉桂宣太阳之腑气、动少阴之脏气，恐致大汗，为亡阳之坏症也。

（清·陈修园《时方歌括·时方歌括卷下·热可制寒》）

寒有外感、有传经、有直中、有痼冷。外感之寒，先病在表，后传入里，必发热而恶寒，此伤寒之寒病也；直中之寒，手足厥冷，并不发热；痼冷在内，遇寒而发，暴猝厥逆，其势尤重，此中寒门之寒病也。施治之法，伤寒一门，在表者宜辛散，传里者宜辛温。中寒一门，则每用辛热回阳急救之法。此伤寒、中寒治法之分也。理中汤，治伤寒太阴病腹痛、便溏等症，亦通治中脘虚寒。惟云治结胸吐蛔，感寒霍乱，此两条则宜去人参、甘草，量加厚朴、砂仁等味为妥。

（清·费伯雄《医方论·祛寒之剂》）

附子理中汤一方，乃先后并补之方也。仲景之意，原为中土太寒立法，故以姜、术温燥中宫之阳；又恐温燥过盛，而以人参之微寒继之，有刚柔相济之意；甘草调和上下，最能缓中。本方原无附子，后人增入附子而曰附子理中，觉偏重下焦，不可以理中名。余谓先后并补之方，因附子之功在先天，理中之功在后天也。此病既是真气欲竭在中宫之界，非附子不能挽欲绝之真阳，非姜、术不足以培中宫之土气，用于此病，实亦妥切。考古人既分三焦，亦有至理，用药亦不得混淆。上焦法天，以心肺立极；中焦法地，以脾胃立极；下焦法水，以肝肾立极。上阳、中阳、下阳，故曰三阳。其实下阳为上中二阳之根，无下阳，即是无上中二阳也。下阳本乎先天所生，中阳却又是先天所赖，中阳不运，上下即不相交，故曰中也者，天下之大本也。后天既以中土立极，三焦亦各有专司，分之为上中下，合之实为一元也。用药者，须知立极之要，而调之可也。

（清·郑钦安《医理真传·阳虚症门问答》）

　　治伤寒太阴病，自利不渴，寒多而呕，腹痛便溏，脉沉无力，或厥冷拘急，或结胸吐蛔，及寒感霍乱等证。此脾阳虚而寒邪伤内也。夫脾阳不足，则失其健运之常，因之寒凝湿聚。然必其为太阴寒湿方可用此方法，否则自利、呕、痛等证，亦有火邪为患者，故医者当望、闻、问、切四者合阐，庶无差之毫厘，谬以千里之失。若表里、寒热、虚实既分，又当明其病之标本。如以上诸病，虽系寒凝湿聚，皆因脾阳不足而来，则阳衰为本，寒湿为标。是以方中但用参、术、甘草大补脾元，加炮姜之温中、守而不走者，以复其阳和，自然阳长阴消，正旺邪除耳。

　　如寒邪盛者，本方加附子一枚，名附子理中汤。因干姜之守而不走不足以祛散其寒，故加附子之性刚善行者以协济之。

　　本方加茯苓、枳实各一两，名枳实理中汤。治寒实结胸，胸膈高起，手不可近者。夫寒为无形之邪，温之自去，若挟身中有形之痰湿，互结不散，则为实矣。故必以枳实之破气下痰，茯苓之分消利湿，乃为得当耳。

　　　　　　　　　　　（清·张秉成《成方便读·祛寒之剂》）

白　通　汤

【原文】

白通汤方第九十三

葱白四茎　干姜一两　附子一枚，生用，去皮，破

上三味，以水三升煮，取一升，去滓，分温再服。

白通加猪胆汁汤方第九十四

葱白四茎　干姜一两　附子一枚，生　人尿五合　猪胆汁一合

上以水三升，煮一升，去滓，内人尿胆汁，和相得，分温再服，无胆亦可。

　　　　　　　　　　（汉·张仲景《金匮玉函经·方药炮制》）

【方论】

治形寒饮冷，大便自利，完谷不化，腹脐冷痛，足胫寒逆。《内经》云：寒淫于内，治以辛热；湿淫于内，治以苦热，以苦发之。以附子大辛热，助阳退阴，温经散寒，故以为君。干姜、官桂，辛甘大热，亦除寒湿；白术、半夏苦辛，温胃燥脾湿，故为臣。草豆蔻、炙甘草、人参，甘辛大温，温中益气；生姜辛大温，能除湿之邪；葱白辛温，以通上焦阳气，故以为佐。又云：补下治下制以急，急则气味厚，故大作汤剂投之，不数服而止痛减，足胫渐温，调饮食数次平复。

（金·张元素《医学启源·六气方治》）

议曰：少阴者，肾水也。若脉沉微，下利无热症者，乃少阴客寒，不能制肾水，故自利也。以附子为君，温经散寒，加干姜之辛热，温中益阳；加葱白之辛，而通阳气也。以此三味之剂而治下利，若非内寒阴胜者不可用也。

议曰：少阴病，下利脉微者，与白通汤，服之利当止。若利不止，厥逆无脉，干呕烦者，乃寒气太甚，内为格拒，使阳气逆乱也。故加猪胆汁、童便二物以和其阴。《内经》曰：逆而从之，则格拒解也。

（明·许宏《金镜内台方议》）

葱白，所以通阳气也；姜、附，所以散阴寒也。是方也，能散阴而通阳，故即葱白而名曰白通。

（明·吴岜《医方考·伤寒门第二》）

白通者，姜、附性燥，肾之所苦，须藉葱白之润以通于肾，故名。若夫《金匮》云，面赤者加葱白，则是葱白通上焦之阳，下交于肾，附子启下焦之阳，上承于心，干姜温中土之阳，以通上下，上下交，水火济，利自止矣。按脉之生，原下起于肾，由肾而中归于胃，由胃而上出于心，由心而大会于肺，外出于经脉。三者能交通于上下，亦由是也。

（清·王子接《绛雪园古方选注·伤寒科·温剂》）

少阴伤寒，下利厥冷，是火虚不能鼓舞以逐邪也。干姜、附子振动元阳，佐葱白以通阳气，俾水精四布，而厥利自除矣。此扶阳散寒之剂，为阳虚不能施化之专方。

（清·徐大椿《伤寒约编·白通汤、白通加猪胆汁二汤证》）

言少阴病，则既无热，脉沉细，但欲寐矣。因而下利，是阴寒凝结，统摄无主，并无疑似之阳证。凝结之寒，漫无欲散之机，故以生附配干姜，辛热而迅发，从朔雪中鼓动一阳，以成开泰之功。其用葱白者，隆冬凛冽，百草皆萎，患不在虚，而在阳气之不通，故以葱白之最通阳界者主汤之名，谓阳春布德，必先葭管飞灰，东风透谷，而后冻解晖生。否则单恃辛热不足以引有脚之阳，适足以益丹鼎之燥耳。

（清·吴仪洛《伤寒分经·诸方全篇·少阴前篇论列方》）

四逆汤类方

【原文】

四逆汤方第一百四

甘草二两，炙　干姜一两半　附子一枚，生，去皮，破

上三味，以水三升煮，取一升二合，去滓，分温再服。强人可大附子一枚，干姜三两。

通脉四逆汤方第一百五

干姜三两，强人四两　甘草二两，炙　附子大者一枚，生用，破

上三味，以水三升煮，取一升二合，去滓，分温再服。其脉即出者愈。

面色赤者加葱九茎；腹中痛者加芍药二两；呕者加生姜二两；咽痛者加桔梗二两；利止脉不出者加人参二两。

人参四逆汤方第一百六
人参一两　甘草二两，炙　干姜一两半　附子一枚，生
上四味，以水三升煮，取一升二合，去滓，分温再服。

茯苓四逆汤方第一百七
茯苓四两　人参一两　甘草二两，炙　干姜一两半　附子一枚，生
上五味㕮咀，以水五升煮，取一升二合，去滓，分温再服。

当归四逆汤方第一百九
当归　桂枝　芍药各二两　细辛一两　大枣二十五枚　甘草炙　通草各二两
上七味㕮咀，以水八升煮，取三升，去滓，温服一升，日三服。

（汉·张仲景《金匮玉函经·方药炮制》）

【方论】

四逆者，四肢逆而不温也。四肢者，诸阳之本。阳气不足，阴寒加之，阳气不相顺接，是致手足不温而成四逆也。此汤申发阳气，却散阴寒，温经暖肌，是以四逆名之。甘草味甘平。《内经》曰：寒淫于内，治以甘热。却阴扶阳，必以甘为主，是以甘草为君。干姜味辛热。《内经》曰：寒淫所胜，平以辛热。逐寒正气，必先辛热，是以干姜为臣。附子味辛大热。《内经》曰：辛以润之。开发腠理，致津液通气也，暖肌温经，必凭大热，是以附子为使。此奇制之大剂也。四逆属少阴，少阴者肾也，肾肝位远，非大剂则不能达。《内经》曰：

远而奇偶，制大其服。此之谓也。

（金·成无己《伤寒明理论·诸药方论》）

议曰：病在于表之阳者，葛根汤、麻黄汤可汗之；病在于表之阴者，桂枝汤、麻黄附子细辛汤可汗之。病在于里之阳者，大小承气汤、大柴胡汤皆可下之；病在于里之阴者，四逆汤、白通汤、真武汤皆可温之。今此四逆汤，乃治病在于里之阴者用也，且下利清谷，脉沉无热，四肢厥逆，脉微，阳气内虚，恶寒脉弱，大吐大下，元气内脱，若此诸症，但是脉息沉迟微涩，虚脱不饮水者，皆属于阴也。必以附子为君，以温经济阳；以干姜为臣，辅甘草为佐为使，以调和二药而散其寒也。《内经》曰：寒淫于内，治以甘热。又曰：寒淫所胜，平以辛热。乃附子之热，干姜之辛，甘草之甘是也。

议曰：阴血内虚，则不能荣于脉；阳气外虚，则不能温于四末，故手足厥寒，脉细欲绝也。故用当归为君，以补血；以芍药为臣，辅之而养营气；以桂枝、细辛之苦，以散寒温气为佐；以大枣、甘草之甘为使，而益其中，补其不足；以通草之淡，而通行其脉道与厥也。

议曰：手足厥寒者，阳气外虚，不温四末；脉细欲绝者，阴血内虚，不荣于脉，故与当归四逆汤以养血固阳。若内有久寒之症者，加茱萸以散气、生姜以温经行阳气也。

议曰：下利清谷，手足厥逆，脉微欲绝，为里寒也；身热不恶寒，面色赤，为外热。此阴盛于内，格阳于外，不能相通，故用四逆汤中加干姜以通内外之阳气也。

问曰：四逆汤加减者共七方，皆用干姜、附子为主，独当归四逆汤皆不用姜、附，何耶？

答曰：诸四逆汤中用姜、附者，皆治其阳虚阴盛之证，独当归四逆汤治阴血虚甚，手足厥寒，脉微欲绝者。故用当归为主，不用姜、附，此乃自阳而传阴厥逆者之用也。

（明·许宏《金镜内台方议》）

经曰：寒淫于内，治以甘热。故用甘草、姜、附大热之剂申发阳气，祛散阴寒，能温经暖肌而回四逆，因以名汤焉。然必凉服者，经曰治寒以热，凉而行之是也。否则戴阳者反增上燥，耳目口鼻皆血者有矣。药之难用也有如此。

阳气外虚，故用桂枝、细辛以温其表；阴血内弱，故用当归、芍药以调其里；通草通其阴阳；大枣、甘草和其营卫。是证也，自表入里，虽曰传至厥阴，始终只是阳证，与寒邪直中三阴不同，故不用吴萸、姜、附辈，而用桂枝汤加当归、细辛、通草尔！明者自得之。

（明·吴崑《医方考·伤寒门第二》）

四肢者，诸阳之本。阳气不能充布，故四肢逆冷，是方专主是症，故名四逆也。脾主四肢，甘为土味，是以甘草为君；寒淫所胜，平以辛热，是以干姜为臣；温经回阳，非纯阳而健悍者无此大作用，是以附子为使。太阴与少阴，俱受阳和之煦而真气充周于肢节矣。

（明·李士材《伤寒括要·太阳篇七十三方》）

加减法：面色赤者，加葱九茎；腹中痛者，去葱，加芍药二两；呕者，加生姜二两。咽痛者，去芍药，加桔梗一两；利止脉不出者，去桔梗，加人参二两。

此即四逆汤而另作汤名，重在加减也。倍干姜以壮温暖之气，加甘草一两以大调和之用；面赤为戴阳，加葱之辛以通阳气；腹痛加芍药之酸，通寒而利腹中痛；呕为气不散，加生姜辛以散之；咽痛、咽中如结，桔梗散之；利止脉不出，经谓脉微而利亡血也，加人参以补之。

（清·史以甲《伤寒正宗·少阴经本经宜温之证》）

四逆者，四肢厥逆也。再加干姜二两，即通脉四逆汤。

此足少阴药也。寒淫于内，治以甘热，故以姜、附大热之剂伸发阳气，表散寒邪附子生用亦能发表；甘草亦补中散寒之品，又以缓姜、附之上僭也甘草为君，干姜为臣，附子为使；必冷服者，寒盛于中，热饮则格拒不纳，经所谓热因寒用，又曰治寒以热，凉而行之是也此奇制大师也。肝肾位远，非大剂不能达。

（清·汪昂《医方集解·祛寒之剂第十》）

通脉四逆，即四逆加干姜一倍，为阴内阳外，脉绝不通，故增辛热以逐寒邪，寒去则阳复反，而脉复出耳，故曰其脉即出者愈。

面色赤者，加葱九茎。

面色赤，阳格于上也。葱中空，味辛，能通阳气。

腹中痛者，去葱，加芍药二两。

腹中痛，阴滞于里也。芍药味酸，能利阴气止腹痛，故加之；葱通阳而不利阴，故去之。

呕者，加生姜二两。

呕者，阴气上逆也。生姜之辛，可散阴而降逆。

咽痛者，去芍药，加桔梗一两。

咽痛者，阳气上结也。桔梗之辛，可开阳结；去芍药者，恶其收也。

利止脉不出者，去桔梗，加人参二两。

利止脉不出，亡血也。故不利桔梗之散，而利人参之甘而能补也。

（清·尤怡《伤寒贯珠集·卷七少阴篇·少阴诸法》）

四逆者，四肢逆冷，因证以名方也。凡三阴一阳证中，有厥者皆用之。故少阴用以救元海之阳；太阴用以温脏中之寒；厥阴薄厥，阳欲立亡，非此不救。至于太阳误汗亡阳亦用之者，以太、少为水火之主，非交通中土之气不能内复真阳。故以生附子、生干姜彻上彻下，开辟群阴，迎阳归舍，交接于十二经。反复以炙草监之者，亡阳不至于大汗，则阳未必尽亡，故可缓制留中，而为外召阳气之良法。

通脉四逆，少阴格阳，面赤，阳越欲亡，急用干姜、生附夺门而入，驱散阴霾；甘草监制姜、附烈性，留顿中宫，扶持太和元气；藉葱白入营通脉，庶可迎阳内返。推仲景之心，只取其脉通阳返，了无余义矣。

茯苓四逆汤，即真武汤之变方。太阳篇中汗出烦躁，禁用大青龙，即以真武汤救之。何况烦躁生于先汗后下，阳由误下而欲亡，能不救下元之真阳乎？故重用茯苓六两渗泄，人参、甘草下行以安欲失之真阳，生用干姜、附子以祛未尽之寒邪。阳和躁宁，不使其手足厥逆，故亦名四逆。

（清·王子接《绛雪园古方选注·伤寒科·温剂》）

白通、四逆，俱用姜、附，俱为扶阳抑阴之剂。而白通意在通阳，故用葱白，凡厥而下利脉微者用之；四逆意在救里，故用甘草；凡厥而清谷不止者用之。若通脉四逆，则进而从阳，以收外散之热；白通加人尿猪胆汁，则退而就阴，以去格拒之寒也。

（清·尤怡《医学读书记·白通四逆》）

厥阴为藏血之脏，血为邪伤，则脉细。细至欲绝，则非补心益血不足以助阳生阴而通营气，故用当归辛温血中之气药为君；散逆必去血中之邪，故以桂枝散太阳血分之风；细辛散少阴血分之寒为佐；营卫和而后脉通，故以芍药、甘、枣调和营卫；通草藉以利关节而破阻滞。

四逆之名多矣。四逆散和解之寒剂，为阳邪入里也；四逆汤是回阳，以少阴重在真阳也；当归四逆汤全是养血通脉，以厥阴专司藏血也。养血者，忌劫其阴而血愈耗，故不用干姜、附子。

素有久寒，必脏腑有积冷，非热药不可为功。然只用吴茱萸、生姜者，茱萸走肝，使之自上而达下；生姜辛散，使之由内以宣外，仍加于当归四逆者，认清厥阴之血受伤，虽极厥寒，而干姜、附子，有必不可用者。

（清·邵成平《伤寒正医录·厥阴上篇》）

桂枝为内外感伤之原，遇沉、迟、结、代之脉，一变而为新加，再变而为炙甘草，总不离桂枝之法。而当归四逆治厥阴脉微欲绝，则倍用大枣以滋肝血，扩桂枝之义以宏大枣之功，而大枣之能事始尽。其伟绩殊效，备见于仲景诸方矣。

（清·黄元御《长沙药解·大枣》）

按：方名四逆，必以之治厥逆。《论》云：厥者，阴阳气不顺接，手足逆冷是也。凡《论》中言脉沉微迟弱者，则厥冷不待言而可知，此方温中散寒，故附子用生者。四逆、理中，皆温热之剂，而四逆一类总不离干姜，以通阳也，治宜下焦；理中一类，总不离白术，以守中也，治宜中焦。余药皆相同，而功用迥别。

（清·徐大椿《伤寒论类方·四逆汤类十》）

少阴伤寒，虚阳不归，而胃气不化，故下利清谷，表热里寒也。附子补火回阳，干姜温中散寒，炙草缓三焦之急，必得人参大补元气，则阳可回而里寒自解，外热亦退矣。凡治虚证以里为重，夹热下利，脉微弱者，便用人参。此脉迟，而利至清谷，不烦不渴，是中气大虚，元气将脱，但温不补，何以救逆乎？必因本方之脱落，而抄录者仍之耳。

阳亡则卫外不密，犹赖胃阳犹存，故利虽止而恶寒未罢也。当于四逆汤中倍用人参，则阳回而恶寒自罢。人参、附子补火回阳，干姜、炙草暖胃温中，洵为扶元补火之剂，乃亡阳阴竭之主方。

阳虚于里，寒盛于中，则虚阳郁而不伸，阴寒伏而不化，故里寒外热，下利清谷，而厥逆戴阳也。四逆之剂，恐不足起下焦元阳，而续欲绝之脉，故加葱之通之。葱禀东方之色，能行少阳生发之机；葱白入肺，以行营卫之气，率领姜、附、甘、参，奏捷于经脏之间，而气自通、脉自复，虚阳得归，则里寒自化，而外热亦解矣。

少阴伤寒，虚阳夹水气不化，故内扰而烦，欲脱而躁，厥冷脉细，危斯剧矣。茯苓理先天无形之气，安虚阳内扰之烦；人参配茯苓，补下焦之元气；干姜同附子，回虚阳欲脱之燥；缓以甘草，而烦躁自宁，允为清神回阳之良剂也。

（清·徐大椿《伤寒约编·四逆汤证》）

厥阴伤寒，内寄相火，故虽手足厥冷，而厥深热深，不可遽投姜、附也。但用桂枝解外，而以当归为君者，厥阴主肝，为藏血之室，肝苦急，甘、枣以缓之；肝欲散，细辛以散之；通草通窍，利一身之关节；芍药敛阴，防相火之逆上。此厥阴驱寒发表之剂，为养营平肝之专方。

（清·徐大椿《伤寒约编·当归四逆汤证》）

此汤通治三阴脉沉、恶寒、手足逆冷之证。取附子之生者，上行头项，外彻肌表，以温经散寒；干姜亦用生者，以内温脏腑；甘草独用炙者，以外温营卫，内补中焦也。阴盛而格阳于上者，宜凉服。所以变加葱之制，恐阳气之欲散未散者，因葱而上越耳。

故以甘草合干姜、生附之大辛热者主之，经曰：寒淫于内，治以辛热。此皆主纯乎阴寒者，而以此申发其阳气也。

（清·吴仪洛《伤寒分经·诸方全篇·太阴全篇论列方》）

通脉四逆汤加减法：

面色赤者格阳于上也，加葱九茎以通阳。腹中痛者真阴不足也，去葱加芍药二两以敛阴。呕者，加生姜二两以散逆。咽痛者气结也，去芍药之聚气，加桔梗二两以利咽。利止，脉不出者阳气未复，阴气未和也，去桔梗之散气，加人参二两以生阳而和阴也。

寒见寒证，热见热证，此其常也。寒热证并见，受阴寒隔阳于外，不能内返也，故少阴病下利清谷、厥逆、脉微、腹痛，寒也；而反外热，不恶寒、面赤、干呕、咽痛，则为阴阳相暌，而元阳飞散之机。即于四逆加葱，以入阴而迎阳；又倍干姜，以壮温暖之气；加甘草一两，以大和调之用。盖通之于外，正摄之于内也。甚至戴阳汗出者，亦用之。合甘草、干姜大甘大热之间，有妙用焉，虽汗出而不忌葱，可知此证之急务，妙在通之也。已故药同四逆，而另作汤名，重在加减也。至于利止脉不出，正经所谓脉微而利，亡血也，又非一通可愈，故更加以人参。然观面色赤，加葱九茎，则知格阳之证，当以戴阳为确矣。

（清·吴仪洛《伤寒分经·诸方全篇·少阴前篇论列方》）

当归四逆汤，脉主血，虚细主亡血，至细而欲绝，则血虚已甚，不但不可下，并不可温，故以桂枝全汤，君以当归以大和其阴阳，细辛、通草以通其心肾，不用姜、附以劫其阴。谓脉之虚细，本是阳气衰微，而阴血更为不足，但宜用此以调和其阴阳，宜通其心肾而已。

（清·吴仪洛《伤寒分经·诸方全篇·厥阴全篇论列方》）

仲景一百一十三方，用人参只有一十八方，皆因汗、吐、下之后亡其津液，取其甘寒以救阴；惟吴茱萸汤、理中汤、附子汤三方刚燥之中，借其养阴以配阳。盖人参非补阳药也。读《神农本草经》者，自知景岳学浅心粗，惑于李时珍能回阳气于无何有之乡之说，遂视为神丹，每于救危之一法必用之，以致新定回阳二饮用至一二两之多，误人无算。景岳四味回阳饮即仲景四逆加人参汤，特别附子只用二三钱，干姜泡透，人参用一二两，则荒唐甚矣。且四逆汤以生附配干姜，取其开辟群阴，迎阳归舍，交接十二经，为斩旗夺关之良将；而以甘草为主者，从容筹画所以尽其将将之能，此峻剂中之缓剂也。若倍加干姜则为通脉四逆汤，以此时生气已离，亡在顷刻，若以柔缓之甘草为君，岂能疾呼散阳而使返耶？故倍用干姜而仍不减甘草者，恐散涣之余不能当干姜之猛，还藉甘草以收全功也。二方俱不加人参者，虑阴柔之品反减姜、附之力；而论中有四逆加人参汤者，以其利止亡血而加之也。茯苓四逆汤亦少佐以人参者，以其烦躁在汗下之后也。景岳不明此理，妄立四味回阳饮以误人。余姑置弗辩，只明四逆汤为回阳正法，弗辩深于辩也。

（清·陈修园《景岳新方砭·热阵》）

凡人将死之顷，阳气脱而阴气必盛。其时大汗不止，为水泄于外；痰涎如涌，为水泛于上。水，阴气也。阳主生而阴主死，人将死全是阴气用事，或见冷痰，或见冷汗。故仲景于汗不止症必用茯苓以泄水，泄水即所以抑阴也。真武汤、茯苓桂枝白术甘草汤、茯苓甘草汤，皆因汗出而同用茯苓，当悟其不言之妙。而痰多加茯苓，师有明训，无庸余之再论也。景岳不知回阳之义法在抑阴，反用胶黏之熟地、甘寒之人参大助阴气，令一线残阳顷刻为群阴剥灭而死。人与尔何仇？必欲置之死地乎！即云方中亦有姜、附，其实数钱之姜、附安能敌数两之地黄哉？仲景四逆汤、姜附汤、白通汤等皆回阳法，人参且不轻加，况地黄乎？

（清·陈修园《景岳新方砭·热阵》）

太阴腹满常腹痛，仲景云：太阴之为病，腹满而吐，食不下，自利益甚，时腹自痛，若下之，必胸下结硬。食不下咽吐益涌，喻嘉言云：腹痛自利，太阴之本证也。吐而食不下，则邪迫于上。利甚而腹痛，则邪迫于下。上下交乱，胃中空虚，此但可行温散。设不知而误下之，其在下之邪可去，而在上之邪陷矣。故胸下结硬与结胸之变颇同。胃中津液上结，胸中阳气不布，卒难开也。自利脏寒口渴无，仲景云：自利不渴者，属太阴，以其脏有寒故也，当温之，宜四逆辈。喻嘉言曰：注谓自利不渴，温之也，故用四逆辈。以燠土燥湿，此老生腐谈，非切要也。仲景大意，以自利不渴者，属太阴；以自利而渴者，属少阴。分经辨证，所关甚钜。盖太阴属湿土，热邪入而蒸动其湿，则显有余，故不渴而多发黄。少阴属肾水，热邪入而消耗其水，则显不足，故口渴而多烦躁。若不全篇体会，徒博注释之名，其精微之蕴不能阐发者多矣。程效情曰：三阴俱寒脏，少阴、厥阴有渴症，太阴独不渴者，以其寒在中焦，与龙雷之火无涉。少阴中有龙火，底寒极则龙升，故自利而渴。厥阴中有雷火，故有消渴，太阳一照，雷雨收声，故发热则利止，见厥复利。罗紫尚曰：渴与不渴之辨，喻、程二说虽各不同，均有至理，学者宜并参之。沈尧封云：自利者，不因攻下而自利也。凡利，津液下注，外证多渴。其不渴者，属太阴之寒病也。以不渴两字认太阴，此是辨寒热利之金针。常须识此，勿令误也。宜温四逆汤投送。附子、干姜、甘草，即仲景四逆汤。

（清·毛世洪《医学三信编·感证类要·伤寒六经正治法》）

　　四逆汤为四肢厥逆而设。仲景立此方，以治伤寒之少阴症。若太阴之腹痛下利、完谷不化，厥阴之恶寒不汗、四肢厥冷者亦宜之。盖阴惨之气深入于里，真阳几几欲绝，非此纯阳之品不足以破阴气而发阳光。又恐姜、附之性过于燥烈，反伤上焦，故倍用甘草以缓之。立方之法，尽美尽善。后人分传经为热厥，直中为寒厥，程郊倩讥之。然亦有未可尽非者。仲景曰：伤寒一二日至四五日而厥者，必发热，应下之。此明明说厥逆在前，发热在后，及至发热则不复厥冷，乃伤寒失下之症，故涤荡邪滞，则发热自退，本非为厥而不热者言也。程氏又云：下之者，下其热，非下其厥也，遇发热则可下，遇厥则万不可下。此数语最为明白了当，可见传经之邪亦自有当下者，但不可概谓之热厥耳。四逆者，必手冷过肘、足冷过膝、脉沉细无力、腹痛下利等象咸备，方可用之，否则不可轻投。

　　仲景又曰：其人素有久寒者加吴茱萸二升、生姜半斤、酒六升，和煮，名四逆加吴茱萸生姜汤。

厥阴为藏血之经，故当归四逆汤以和营为主，加桂枝、细辛以和卫荣，卫和则厥自解矣。虽有寒而不加姜、附者，恐燥烈太过，劫阴耗血也。

（清·费伯雄《医方论·祛寒之剂》）

四逆汤一方，乃回阳之主方也。世多畏惧，由其不知仲景立方之意也。夫此方既列于寒入少阴，病见爪甲青黑、腹痛下利、大汗淋漓、身重畏寒、脉微欲绝、四肢逆冷之候，全是一团阴气为病，此际若不以四逆回阳，一线之阳光即有欲绝之势。仲景于此专主回阳以祛阴，是的确不易之法。细思此方既能回阳，则凡世之一切阳虚阴盛为病者皆可服也，何以定要见以上病情而始放胆用之，未免不知几也。夫知几者，一见是阳虚症，而即以此方在分两轻重上斟酌，预为防之，万不致酿成纯阴无阳之候也。酿成纯阴无阳之候，吾恐立方之意固善，而追之不及，反为庸庸者所怪也。怪者何？怪医生之误用姜、附，而不知用姜、附之不早也。仲景虽未一一指陈，凡属阳虚之人亦当以此法投之，未为不可。

所可奇者，姜、附、草三味即能起死回生，实有令人难尽信者。余亦始怪之而终信之，信者何？信仲景之用姜、附而有深义也。考古人云热不过附子，可知附子是一团烈火也。凡人一身全赖一团真火，真火欲绝，故病见纯阴。仲景深通造化之微，知附子之力能补先天欲绝之火种，用之以为君；又虑群阴阻塞，不能直入根蒂，故佐以干姜之辛温而散，以为前驱。荡尽阴邪，迎阳归舍，火种复兴，而性命立复，故曰回阳；阳气既回，若无土覆之，光焰易息，虽生不永，故继以甘草之甘，以缓其正气，缓者即伏之之意也，真火伏藏，命根永固，又得重生也。此方胡可忽视哉？迩来世风日下，医者不求至理，病家专重人参。医生入门，一见此等纯阴无阳之候，开口以人参回阳，病家却亦深信。全不思仲景为立法之祖，既能回阳，何为不重用之？概不用之，可知非回阳之品也。查人参性甘微寒，主补五脏，五脏为阴，是补阴之品，非回阳之品也明甚。千古混淆，实为可概。

（清·郑钦安《医理真传·阳虚症门问答》）

治三阴伤寒，身痛腹痛，下利清谷，恶寒无汗，四肢厥冷，或反不恶寒，面赤烦躁，里寒外热，或干呕，或咽痛，脉沉微细欲绝之证。此治直中寒邪之证也。理中汤因中焦阳虚，寒凝湿聚，其来也渐，其治亦可从缓，且其见证虚象居多，故用药亦纯归温补。此为寒邪直中，其来也骤，所见之证，自表至里，皆寒邪充彻之象，此时无暇固本，不得不用急则治标之法。盛则逼阳于外，而见假热等证，故以生附子之大辛大热解散表里之寒邪，不留纤芥，仍以干姜之守而协济之。用甘草者，一则恐姜、附之僭，一则寓补正安中之意耳。煎成冷服者，寒盛于中，逼阳于上，热饮则格拒不纳，所谓热因寒用，治寒以热，凉而行之也。

治厥阴伤寒，手足厥冷，脉细欲绝者。柯韵伯云：此治厥阴伤寒，发散表邪之剂也。厥阴居两阴交尽，名曰阴之绝阳。外伤于寒，则阴阳之气不相顺接，故手足厥冷，脉微欲绝。然相火居于厥阴之位，虽寒伤于外，里仍有热，故先厥者后必发热。因厥阴为藏血之地，故以当归为君，养血之中仍寓辛苦温宣之意，协桂枝达表以散寒邪。肝苦急，以甘缓之，故用甘草、大枣之甘。肝欲散，以辛散之，故用细辛之辛。内有相火，故用芍药、木通之寒，且行且泄。况桂枝得归、芍生血于营，细辛同甘草行气于卫，如是则营气得至于手太阴，而脉自不绝，卫气行于四末，则手足自温矣。

若其人内有久寒，则相火亦不足，故加吴萸之辛热通达厥阴之脏，生姜之辛散自里达表，清酒以温经络。此又治厥阴内外两伤于寒之一法也。

（清·张秉成《成方便读·祛寒之剂》）

通脉四逆汤，即四逆汤倍加干姜，脉不出又加人参，似干姜与人参皆能通脉，功不止于温中矣。不知壅遏营气令无所避是谓脉。营出中焦，中焦泌糟粕蒸津液。下利则中焦失职，焉得不脉微欲绝？欲脉之出，自非温中止利不可。必利止而脉不出，则其故不在中焦而在主脉之心。然后加以补心通血脉之人参，非干姜不通脉，非通脉不关温中也。

诸四逆汤治少阴病而用干姜，似干姜亦所以温下，不知少阴寒甚，必上侮及脾，用附子以斩将搴旗，犹当佐干姜以储粮坚壁。理中丸干姜用三两，以温中固干姜责也。四逆汤干姜用两半，以温少阴有附子任之，干姜为附子后殿也。更观肾著汤病属下焦，而方中有脾药无肾药，益以见温下之必当温中矣。

四逆汤重在厥逆，下利是兼证，有干姜不必有葱白。白通汤治少阴下利，是正病无兼证，不升其阴气以与阳通，则利终不止，故君葱白而协以姜、附。桃花汤干姜止一两，则少而又少矣，且无附子无葱白，何以为解？曰：此非少阴纯寒之证也，以石脂、粳米固下和中，略施干姜，使就温化，不利其便、不清其血而但止其利，法之至超至妙者也。

（清·周岩《本草思辨录·干姜》）

真 武 汤

【原文】

茯苓　芍药　生姜各三两　白术二两　附子一枚，炮

上五味，以水八升煮，取三升，去滓，温服七合，日三服。

若咳者，加五味子半升，细辛、干姜各一两；若小便利者，去茯苓；若下利者，去芍药加干姜二两；若呕者，去附子，加生姜，足前成半斤。

（汉·张仲景《金匮玉函经·方药炮制》）

【方论】

真武，北方水神也，而属肾，用以治水焉。水气在心下，外带表而属阳，必应发散，故治以真武汤。青龙汤主太阳病，真武汤主少阴病。少阴，肾水也，此汤可以和之，真武之名得矣。茯苓味甘平，白术味甘温。脾恶湿，腹有水气，则脾不治。脾欲缓，急食甘以缓之。渗水缓脾，必以甘为主，故以茯苓为君，白术为臣。芍药味酸微寒，生姜味辛温。《内经》曰：湿淫所胜，佐以酸辛。除湿正气，是用芍药、生姜酸辛为佐也。附子味辛热。《内经》曰：寒淫所胜，平以辛热。温经散湿，是以附子为使也。水气内渍，至于散则所行不一，故有加减之方焉。若咳者加五味子、细辛、干姜。咳者，水寒射肺也。肺气逆者，以酸收之，五味子酸而收也；肺恶寒，以辛润之，细辛、干姜辛而润也。若小便利者，去茯苓。茯苓专渗泄者也。若下利者，去芍药，加干姜。酸之性泄，去芍药以酸泄也；辛之性散，加干姜以散寒也。呕者去附子，加生姜。气上逆则呕，附子补气，生姜散气，两不相损，气则顺矣。增损之功，非大智孰能贯之。

（金·成无己《伤寒明理论·诸药方论》）

议曰：少阴者，肾也。真武者，北方之正气也。肾气内虚，不能制水，故以此方主之。其病腹痛者，寒湿内胜也；四肢沉重疼痛者，寒湿外甚也；小便不利，又自下利者，湿胜而水谷不化也；或咳或呕者，水气在中也。故用茯苓为君，白术为臣，二者入脾走肾，逐水祛湿；以芍药为佐，而益脾气；以附子、生姜之辛为使，温经而散寒也。又，发汗，汗出不解，其人仍发热，邪气未解也；心下悸，头眩身𥆧动，振振欲擗地者，为真气内虚而亡其阳。亦用此汤，正气温经，而复其阳也。

（明·许宏《金镜内台方议》）

真武，北方之神，司水火者也。今肾气陵心，虚邪内动，有水火奔腾之象，故名此汤以主之。茯苓、白术，补土利水之物也，可以伐肾而疗心悸；生姜、附子，益卫回阳之物也，可以壮火而祛虚邪；芍药之酸，收阴气也，可以和荣而生津液。

（明·吴崑《医方考·伤寒门第二》）

病变剧矣，亡阳虚甚矣，大敌在前，良将重选，是故茯苓行水，术性导湿，湿导水行，祖龙归海也；芍药收阴，附子回阳，阳回阴收，铁甲当关也；生姜以醒其昏，为救厥逆之剧。盖龙之为龙，方其旱也，固奋然升天行雨以显诸仁。及其涝也，则又幡然蹈海潜渊以藏诸用。行雨者，致水也；潜渊者，伏水也。然则水也者，龙之所以神其变化者也。而真武者，则又专位乎北，而为司水之神也。龙既不能外水以自神，水又必由真武以神其主。大哉青龙，吾知其不能不降于真武矣。

（明·方有执《伤寒论条辨·辨太阳病脉证并治上篇第一》）

真武者，北方阴精之宿，职专司水之神。以之名汤，义取之水。然阴寒甚而水泛滥，由阳困弱而土不能制伏也。是故术与茯苓燥土胜湿；芍药、附子利气助阳；生姜健脾以燠土，则水有制而阴寒退。药与病宜，理至必愈。

（明·方有执《伤寒论条辨·辨少阴病脉证并治第七》）

真武，北方水神也，水在心下，外带表而属阳，必应辛散，故治以真武汤。真武生少阴之水，亦治太阳之悸。夫脾恶湿，腹有水气则不治。脾欲缓，甘以缓之，则土调。故以茯苓甘平为君，白术甘温为臣。经曰湿淫所胜，佐以酸辛，故以芍药、生姜为佐。经曰寒淫所胜，平以辛热，故以附子为使。

（明·李士材《伤寒括要·太阳篇七十三方》）

盖真武乃北方司水之神，龙惟藉水可能变化，而水者，真武之所司也。设真武不与之以水，青龙之不能奋然升天可知矣。故方中用茯苓、白术、芍药、附子行水收阴，醒脾崇土之功多于回阳。名之曰真武汤，乃收拾分驰离绝之阴阳，互镇于少阴北方之位。其所收拾者，全在收拾其水，使龙潜而不能见也。

（清·喻嘉言《尚论篇·太阳经下篇》）

真武汤主少阴病。少阴，肾水也，此汤可以和之。脾恶湿，腹有水气，渗水缓脾以甘为主，故以茯苓甘平为君，白术甘温为臣。《内经》曰湿淫所胜，佐以酸辛，故以芍药酸寒、生姜辛温为佐。寒淫所胜，平以辛热，故以附子辛热为使。水气内渍，散行不一，故立加减法。气逆咳者，五味子之酸以收逆气。水寒相搏则咳，细辛、干姜之辛以散水寒也。小便利，无伏水矣，故去茯苓下利，去芍药以泄气也，加干姜以散寒也。气逆则呕，附子补气故去之，生姜散气故加之。

（清·史以甲《伤寒正宗·太阳经风寒两伤之证》）

阳虚者，但须四逆以复阳。此兼水饮，故必真武以镇水，方用白术、茯苓之甘淡，以培土而行水；附子、生姜之辛，以复阳而散邪；芍药之酸，则入阴敛液，使泛滥之水尽归大壑而已耳。

（清·尤怡《伤寒贯珠集·太阳篇上·太阳斡旋法第三》）

三服后加减法

若咳者，加五味子半升，细辛、干姜各一两。

咳者，水寒射肺，气逆而不下也。成氏曰：五味子之酸，以收逆气；细辛、干姜之辛，以散水寒。

若小便利者，去茯苓。

小便利者，水已下趋，不必更利其水。故去茯苓。

若下利者，去芍药，加干姜二两。

下利者，寒盛于内也，故去芍药加干姜，避寒而救温也。

若呕者，去附子加生姜，足前成半斤。

呕者，气逆于上也。故去附子加生姜，二物辛热则同，而生姜善降逆，附子能行而不能下，则不同也。

（清·尤怡《伤寒贯珠集·少阴篇·少阴诸法》）

术、苓、芍、姜，脾胃药也。太阳、少阴，水脏也。用崇土法镇摄两经水邪，从气化而出，故名真武。茯苓淡以胜白术之苦，则苦从淡化，便能入肾胜湿。生姜辛以胜白芍之酸，则酸从辛化，便能入膀胱以摄阳。然命名虽因崇土，其出化之机，毕竟重在坎中无阳，假使肾关不利，不由膀胱气化，焉能出诸小便？故从上不宁之水，全赖附子直走下焦以启其阳，则少阴水邪必从阳部注于经而出矣，非但里镇少阴水泛，并可外御太阳亡阳。

（清·王子接《绛雪园古方选注·伤寒科·温剂》）

太阳病，乃桂枝证也，其发汗当取微似汗，则卫气泄而不伤营。若发汗太过，动其营血，大汗虽出，而卫邪反内伏，所以病仍不解。观前桂枝汤条下服法，可推而知也。表邪仍在，下焦肾水因心液不足随阳而上犯，阳气泄则虚浮无依着，此方镇伏肾水，挽回阳气。

此方因发汗不合法，上焦之津液干枯，肾水上救，以此镇肾气，治逆水，不专为汗多亡阳而设。治亡阳之方，诸四逆汤，乃正法也。

（清·徐大椿《伤寒论类方·理中汤类十一》）

少阴伤寒，水气不散，故腹痛、小便不利、四肢沉重疼痛而下利也。附子壮坎中之阳，芍药收炎上之气，茯苓清肺利水之用，白术培土制水之溢，生姜散四肢之水。五品成方，洵为壮火崇土、散水安肾之剂。加五味、细辛以治咳；去芍药、茯苓，加干姜以治下利，而小便自利；去附子倍生姜以治呕，皆是随证救治之法。

（清·徐大椿《伤寒约编·真武汤证》）

若咳者水寒相搏也，加五味子半升酸以收之，细辛、干姜各一两辛以散水寒也。小便利者，去茯苓不须淡渗利窍也。若下利者阴邪下走也，去芍药之阴降，加干姜二两以散水寒而燠土，土暖则水有所制也。若逆者气逆也，去附子之固气，加生姜，足前成四两半以散逆气也。

熟附能补，配以生姜之辛，则补中有宣发之意；兼以芍药之酸，则宣中又有收敛之能；复加苓、术者，盖水本坎止，唯挟外邪而横流逆射，今有姜、附、芍药以温经而调剂之矣。苓、术复能摄水下入，故少阴病至四五日，有水气者用之。水既下趋，则不复上逆也。此之误汗而亡阳，心悸、头眩、身瞤者亦用之。水既内入，则不复外溢也。程郊倩曰：水气唯太阳与少阴有之，以二经同司夫水也。然太阳从表得之，肤腠不宣，水气为玄府所遏，故以小青龙发之；少阴由下焦有寒，不能制服本水，客邪得深入而动其本气，缘胃阳衰而堤防不及也，故用真武汤温中镇水，收摄其阴气。按：小青龙主太阳表水，十枣主太阳里水，真武主少阴里水。一举而扶土制水，共成温经之功，故曰真武，取其能镇北方之水也。盖肾虽属水，父母媾精时，一点真阳实伏藏于中，以为发扬之本，正如北陆藏冰，一阳内伏，春夏敷荣，赖此而发。但位居北极，阴之至也，更加客寒，孤阳欲铲，故必以姜、附为主剂，阳得热而不散耳。但邪之凝结者，非引之不出；邪之阻遏者，非畅之不遂。故有时汗下后、无表证、脉沉微者，干姜、生附独用，取其急温也。其四逆汤，干姜、生附合甘草，调停以化其逆也；其白通汤，干姜、生附合葱白，宣发以通其势也；其附子汤及真武汤，皆兼苓、术、芍药，敛外以固其内也。但附子汤用生附，比真武又加人参而去生姜，则有直补、驱邪之不同矣。通脉四逆，即四逆汤增甘草倍干姜，另加葱九茎，则有隔逆、浅深之不同矣。且每以熟附配生姜、干姜配生附，总取宣补相济已耳。

（清·吴仪洛《伤寒分经·诸方全篇·太阳下篇论列方》）

北方曰幽都，乃阴寒湿浊之地，赖真武之神，运用水火以镇摄之，浊阴方渐得解散。此方取名真武，乃专治肾脏之剂。坎之为象，一阳居二阴之中。水中之火是为真火，此火一衰，则肾水泛滥，停于下焦，则腹痛自利；水气犯中焦，则作哕，欲吐不吐；水气犯上焦，则咳嗽、心悸、头眩。方中姜、附以助真阳，用苓、术以制二阴，水气一收，则上中下三焦俱无病矣。

（清·费伯雄《医方论·祛寒之剂》）

真武者北方之神，似必补水之品，乃称厥称。以益火培土者而当之，其义何与？不知北方者，似乎中央以成其德者也。戊癸合化，而后微温之气常存，封蛰之司弥固，故益火以培土，培土以制水。真武乃安其为真武焉，是以太阳之治，必顾少阴，水不足而烦躁者宜青龙，火不足而误治者宜真武，故曰一物而二气也。古方惟此与青龙、白虎及四承气皆特立之名而各有深义，故并取而论之。

（清·与樵山客《平法寓言·正名上篇·论真武汤》）

治少阴伤寒，腹痛，小便不利，四肢沉重疼痛，自下利者，此为有水气，或咳，或呕，或小便不利等证。另有加减之法。夫肾象为坎，一阳居于二阴之中，人之真阴真阳皆寓于此。若人之真阴耗竭，阴虚火动，即真火化为邪火，龙雷之势莫可抵止。或真阳衰微，阳虚阴盛，即真水亦化为邪水，其汪洋之势浩浩难当，况可更加外寒侵夺者哉！故水动于里，而见腹痛下利、小便不利；水溢于表，而见四肢沉重疼痛。真武，北方水神，能镇摄真阳，祛除邪水。故君以大辛大热之附子直入肾经，奠安阴中之阳。水本润下，逆则上行，故用白芍之酸苦以收炎上之气。然后以生姜之辛散之于外，茯苓之淡渗之于下，白术之扶土胜湿宣之于中，使少阴之枢机有主，则开阖得宜，小便得利，下利自止，腹中、四肢之邪均解矣。

（清·张秉成《成方便读·祛寒之剂》）

附 子 汤

【原文】

附子二枚，炮　茯苓三两　人参二两　白术四两　芍药三两

上五味，㕮咀，以水八升煮，取三升，去滓，温服一升，日三服。

（汉·张仲景《金匮玉函经·方药炮制》）

【方论】

阴邪稍久，每致变热，而为上下攻冲之证，便须曲为酌量回护。若但背恶寒，乃阳弱阴胜之常，更口中和，则与咽干、烦渴者异矣，故灸之，而又以此汤温补其中。若身体痛、手足寒、骨节痛、脉沉，亦寒邪内中之证，故亦以此汤温补之，而无所回护。取附子、茯苓下温其经，不用干姜之刚燥；更以芍药监之，而附子之力，乃更柔缓；且以参、术培其中土，而附子特为镇摄之主。羽扇纶巾，难以状其从容决胜之度矣！附子汤与真武汤，只互换一味，何真武汤主行水收阴、附子汤主回阳峻补耶？盖真武汤内生姜佐熟附，不过取辛热之力，以走散经中之水饮；附子汤中人参助生附，纯用其温补之力，以恢复涣散之真阳。且附子汤中，参、术皆倍于真武，其分两亦自不同，所以主治迥异。岂可比例而观乎？

（清·吴仪洛《伤寒分经·诸方全篇·少阴前篇论列方》）

按：白虎加人参汤，亦有背微恶寒之症，乃彼用寒凉，此用温热，何也？盖恶寒既有微甚之不同，而其相反处全在口中和与口燥渴之迥别。故欲知里证之寒热，全在渴、不渴辨之。此伤寒之要诀也。

（清·徐大椿《伤寒论类方·理中汤类十一》）

少阴伤寒，阳虚不能鼓邪外出，故阴寒切体，而身痛骨痛也。附子壮火，火以御寒，人参补元气以固本，白术培太阴之土，白芍敛厥阴之木，茯苓清治节以利少阴之水。水利则土厚木荣，火自生，寒自解，骨节诸痛无不自除矣。此扶阳御寒、益阴固本之剂，为少阴虚寒证之第一要方。

（清·徐大椿《伤寒约编·附子汤证》）

黑 锡 丹

【原文】

沉香镑　附子炮，去皮、脐　葫芦巴酒浸，炒　阳起石研细，水飞　茴香舶上者，炒　破故纸酒浸，炒　肉豆蔻麸裹，煨　金铃子蒸，去皮、核　木香各一两　肉桂去皮，只须半两　黑锡去滓称硫黄透明者结砂子，各二两

上用黑盏，或新铁铫内，如常法结黑锡、硫黄砂子，地上出火毒，研令极细，余药并杵罗为细末，都一处和匀入研，自朝至暮，以黑光色为度，酒糊圆如梧桐子大。阴干，入布袋内，擦令光莹。每服三四十粒，空心姜盐汤或枣汤下，妇人艾醋汤下。

（宋·太平惠民和剂局《太平惠民和剂局方·治痼冷》）

【方论】

此方用黑锡水之精、硫黄火之精，二味结成砂子为君，诸香燥纯阳之药为臣，以金铃子苦寒一味为反佐，用沉香引入至

阴之分为使，凡遇阴火逆冲、真阳暴脱、气喘痰鸣之急证用以镇固其阳，使坎离交于顷刻，真续命神丹也。

（清·张璐《伤寒绪论·杂方》）

此方一派辛温之中杂以金铃子之苦寒为导，妙不可言。

（清·陈修园《时方歌括·重可镇怯》）

治真元虚惫，阳气不固，膀胱冷气逆冲，夜多小便，男子精冷遗泄，妇人白带虚寒，以及一切阴证、阴毒。服之能升降阴阳，坠痰定喘。夫肾为坎象，一阳居于二阴之间，人之真阴真阳皆寓于此，一有偏胜，则病变百出矣。如真阳虚乏者不特寒从外来，且寒自内生，盛则逼阳于上，或遗脱于下，种种变证，莫可枚举。然欲补真阳之火必先回护真阴，故硫黄、黑铅两味皆能入肾，一补火而一补水，以之同炒，使之水火交恋、阴阳互根之意，而后一派补肾壮阳之药暖下焦，逐寒湿，真阳返本，阴液无伤。寒则气滞，故以木香理之。虚则气泄，故以肉果固之。用川楝者，以肝肾同居下焦，肝有相火内寄，虽寒盛于下，恐肝家内郁之火不净耳，故此方治寒疝一证，亦甚得宜。

（清·张秉成《成方便读·祛寒之剂》）

理 阴 煎

【原文】

熟地三、五、七钱或一、二两　当归二、三钱或五、七钱　炙甘草一、二钱　干姜炒黄色，一、二、三钱　或加肉桂一、二钱
水二盅，煎七八分，热服。

（明·张介宾《景岳全书·新方八阵·热阵》）

【方论】

景岳自注治法云：通治真阴虚弱。此方颇有一二味合处。

又云胀满、呕哕、痰饮恶心、吐泻腹痛等句,与真阴虚弱句不相连贯,总是要用熟地、当归,不得不瞑目混说也。且云为理中汤之变方,宜刚燥者当用理中,宜湿润者当用此方更谬。夫上焦属阳,下焦属阴,而中焦则为阴阳相偶之处。参、草甘以和阴,姜、术辛以和阳,辛、甘相辅以处中,则阴阳自然和顺。不曰温中而曰理中,明非刚燥之剂也。景岳以庸耳俗目论药,不识刚柔燥湿之本素喜柔润,故以归、地易人参、白术而改其名曰理阴煎。服之数剂则阴气内壅而为胀满,阴气上逆而为呕哕,阴水泛滥而为痰饮恶心,阴盛于中则上、下不交而吐泻,阴凝于内则阳不通而腹痛,阴盛于下则关元不暖而血滞经迟。不但不能治病,且以增病。又云真阴不足或素多劳倦之辈,因而忽感寒邪不能解散者,用此温补阴分,使阴气渐充则汗从阴达,而寒邪不攻自散等语,更属无知妄作。夫太阳主表,为心君之藩篱,犹京都之有边关也。寒邪初感先入太阳之界,仲景麻、桂诸方汲汲以扶阳抑阴为事,法在发汗。汗为心液,发之所以行君主之令也,以君主之阳内发则寒水之邪外散矣。若从景岳之说,以阴药助阴邪,不犹入井而下之石耶?吾不解庸医惯用此方,日误数人而仍不改辙者,岂尽天良之斫丧?抑亦惑于景岳夸大之言,归咎于病之深而莫救?不自知其术之谬而杀人也。

(清·陈修园《景岳新方砭·热阵》)

治营阴虚弱,寒气内乘,或腹痛呕吐,或久虚泻痢,以及妇人经迟血滞等证。此理中汤之变方也。理中者,理中焦之阳,故用参、术;此则理中焦之阴,故用归、地。凡人之脏腑,各有阴阳,倘二气不能两协其平,则有胜负而为病矣。中焦阳气不足而受寒者,固前人论之屡矣,中焦阴血不足而受寒者,其方未多见,故景岳理阴煎一方实为最切于时用者也。方中用归、地补养阴血,即以炮姜温中逐寒,然恐其刚燥太盛,故以甘草之和中补土,缓以监之。且归、地得炮姜,不特不见其滞，而补阴之力愈见其功。故凡血虚之盛者，若用一派阴柔腻药，非惟血不能生，即阳气亦从兹败坏。是以温补一法得阳生阴长之理，为万世之准绳也。

（清·张秉成《成方便读·祛寒之剂》）

卷七　补益剂

独　参　汤

【原文】

大人参二两，去芦

上每服水二盏，枣五枚，煎一盏，细呷之，服后熟睡一觉，后服诸药除根。

（元·葛可久《十药神书·丙字独参汤》）

【方论】

若病兼别因，则又当随机应变，于独参汤中或加熟附补阳而回厥逆，或加生地凉阴而止吐衄，或加黄芪固表之汗，或加当归救血之脱，或加姜汁以除呕吐，或加童便以止阴烦，或加茯苓令水化津生治消渴泄泻，或加黄连折火逆冲上治噤口毒痢。是乃相得相须以有成，亦何害其为独哉？如薛己治中风，加人参两许于三生饮中以驾驭其邪，此真善用独参者矣。

（清·吴谦等《医宗金鉴·删补名医方论·卷一》）

《神农本草经》云：人参气味甘、微寒，无毒。主补五脏，安精神，定魂魄，止惊悸，除邪气，明目，开心，益智，久服轻身延年。经文只此三十七字，其提纲云：主补五脏，以五脏属阴也。精神不安、惊悸不止、目不明、心智不足，皆阴虚为亢阳所扰也。今五脏得甘寒之助，则安之定之，止之明之，开之益之之效矣。曰邪气者，非指外邪而言，乃阴虚而壮火食气，火即邪气也。今五脏得甘寒之助，则邪气除矣。细味经文无一字言及温补回阳，何后人信从宋元无稽之说，而反疑开天明道之圣经耶？此症用至二两，以失血之后脏阴太虚，阴虚则不能维阳，阳亦随脱，故用二两，任专力大，可以顷刻奏功。但人参虽有补虚之功，而咳嗽者忌之。乘此大血甫止之际，咳嗽未作，急急饮之。若得熟睡一夜，则血从心脏而生，沛然莫之能御，即所失成升成斗，周时补之而有余矣；若睡未足而惊醒之，则血亦停而不生矣；若血止一二三日而始服之，不徒无益而有害。周氏旧注亦超，但以人参为补气之品，未免囿于俗见。然人参补阴，与地黄、龟板之一于补阴者不同。按其字义，参者，叁也，其功与天、地、人并立为三，且能入肺，肺为一身之橐籥，谓之益气，却亦近道。程山龄谓贫血者以归脾汤代之，然不如取当归补血汤二剂，入童便二茶碗，隔汤炖二炷香，取汁顿服之。

（清·陈修园《十药神书注解·全卷·丙字独参汤》）

　　功建三才得令名，参者，叁也。其功与天、地、人并立为三，故名参。脉微血脱可回生，人参煎取稠黏汁，专任方知气力宏。

　　阴虚不能维阳，致阳气欲脱者，用此方救阴以留其阳。若阳气暴脱，四肢厥冷，宜用四逆汤辈；若用此汤，反速其危。故古人多用于大汗、大下之后，及吐血、血崩、产后血晕诸症。今人以人参大补阳气，皆惑于元人邪说及李时珍《纲目》等书。不知人参生于上党山谷、辽东、幽冀诸州，背阳向阴，其味甘中带苦，其质柔润多液，置于日中，一晒便变色而易蛀，其为阴药无疑，读《神农本经》者自知。

（清·陈修园《时方歌括·补可扶弱》）

　　独参汤一方，乃补阴之第一方也。今人用为补阳回阳，大悖经旨，由其不知水火立极之妙，药性功用之专。余为活人计，不得不直切言之。夫人身所恃以立命者，惟此水火而已，水火即气血，即阴阳。然阳之根在乎坎，天一生水，一点元阳含于二阴之中是也；阴之根在乎离，地二生火，一点元阴藏于二阳之内是也。水火互为其根，乾坤颠倒，各有妙用，故经云善补阳者，于阴中求阳；善补阴者，于阳中求阴。今人罕明此理，一见阳虚症，用药即着重心，而不知着重肾；一见阴虚症，用药即着重肾，而不知着重心。究其所用药品，阳虚重在人参，阴虚重在熟地。查熟地甘寒补阴，尚不为错；而人参甘寒，近来所出洋参味苦，苦寒之品皆补阴之品，非补阳之品。故仲景不用参于回阳，而用参于大热亡阴之症以存阴，如人参白虎汤、小柴胡汤之类是也。大凡药品，性具苦、寒、酸、涩、咸味者，功专在阴；具甘、温、辛、淡、辣味者，攻专在阳。今人着重在后天坎离之阴阳，而不知着重坎离中立极之阴阳，故用药多错误也。

仲景一生学问，即在这先天立极之元阴元阳上探求盈虚消长，揭六经之提纲，判阴阳之界限。三阳本乾元一气所分，三阴本坤元一气所化，五脏六腑，皆是虚位，二气流行，方是真机。阴阳盈缩，审于何部，何气所干，何邪所犯。外感由三阳而入内，六客须知；内伤由三阴而发外，七情贵识。用药各用实据，如六经主方是也。然补坎阳之药，以附子为主；补离阴之药，以人参为先；调和上下，权司中土，用药又以甘草为归。此皆立极药品，奈人之不察何！

余细维世之用人参以补心即为补阳也，不知心虽属阳，外阳而内阴，功用在阴，周身阴血俱从火化得来，故色赤。经云心生血，又曰火味苦，以苦补心，即是补离中之阴也，而非补真阳也。千古以来，用参机关，惟仲景一人知之，而时珍《本草》云能回元气于无何有之乡，推斯意也，以为水火互为其根。经云阳欲脱者，补阴以留之，独参汤是也；阴欲脱者，补阳以挽之，回阳饮是也。至于阴盛逼阳于外者，用参实以速其阳亡也；阳盛灼阴将尽者，回阳实以速其阴亡也。凡用参以冀回阳，总非至当不易之理，学者宜知。若此症所现，乃阳旺阴虚之甚，正当用参以扶立极之元阴，元阴盛而周身之阴血自盛，血盛而虚者不虚，病者不病矣。

（清·郑钦安《医理真传·阴虚症门问答》）

四君子汤

【原文】

人参去芦　甘草炙　茯苓去皮　白术各等分

上为细末。每服二钱，水一盏，煎至七分，通口服，不拘时，入盐少许，白汤点亦得。

（宋·太平惠民和剂局《太平惠民和剂局方·治一切气》）

【方论】

人参吐血用秋石，或青盐制；泻利不止，土炒；呕逆，姜汁制一钱五分，虚者倍用　白术脾胃虚，饭上蒸数次用；泄泻，土蒸炒焦；湿痰，姜汁拌，生用；燥咳或便难，蜜水拌蒸透　茯苓小便不利，肉桂酒拌；胃燥而噎膈，人乳拌蒸；吐痰呕逆，姜汁拌　甘草补虚炙用；痞满，砂仁汁制；呕吐，姜汁制；小水不利，生用。各一钱

本方加陈皮，名异功散。

本方加陈皮、半夏、生姜，名六君子汤。更加木香、砂仁，名香砂六君子汤。妇人香附易木香，气虚多热痰，加姜制川连，多寒痰加炮姜，血不调加当归。

气虚者补之以甘。参、苓、术、草，甘温益胃，有健运之功，具冲和之德，故为君子。

若合之以二陈，则补中微有消导之意，宜乎功用之多也。至于加减，不可枚举。盖人之一身，以胃气为本，胃气旺，则五脏受荫，胃气伤，则百病丛生。故凡病久不愈，诸药不效者，惟有益胃、补肾两途，故用四君子随证加减。无论寒热补泻，先培中土，使药引津液四迄，则周身之机运流通，水谷之精微敷布，何患其药之不效哉！是知四君、六君为司命之本也。

（清·张璐《伤寒绪论·杂方》）

　　汤以君子名，功专健脾和胃，以受水谷之精气而输布于四脏，一如君子有成人之德也。入太阴、阳明二经，然其主治在脾，故药品分两皆用偶数。白术健脾阳，复人参保脾阴，炙草和胃阴，复茯苓通胃阳，大枣悦脾，生姜通胃，理运阴阳，刚柔相济，诚为生化良方。加广皮、半夏名六君子，不特为脾经治痰，而半夏入胃，有交通上下阴阳之神妙。

　　　　　（清·王子接《绛雪园古方选注·内科·内科汤方》）

　　本方加陈皮，名五味异功散，治气虚而兼气滞者；再加半夏，名六君子汤，治气虚而兼痰饮者；再加砂仁、藿香，名香砂六君子汤，治气虚而兼呕吐者。此皆补中有消导之意也。

　　　　　（清·吴谦等《医宗金鉴·删补名医方论》）

　　四君子，气分之总方也。人参致冲和之气，白术培中宫，茯苓清治节，甘草调五脏，诸气既治，病从何来！然拨乱反正，又不能无为而治，必举夫行气之品以辅之，则补品不至泥而不行。故加陈皮以利肺金之逆气，半夏以疏脾土之湿气，而痰饮可除也；加木香以行三焦之滞气，砂仁以通脾肾之元气，而臌郁可开也。四君得四辅，而补力倍宣；四辅有四君，而元气大振，相须而益彰者乎！

　　　　　　　　（清·陈修园《时方歌括·补可扶弱》）

　　本方加陈皮，名异功散，再加半夏，名橘半六君子汤。加香附、砂仁，名六君子汤。本方加木香、藿香、干葛，名七味白术散。本方除人参加白芍，名三白汤。本方合四物，名八珍汤，又加黄芪、肉桂，名十全大补汤。四君子汤中正和平，为补方中之金科玉律。至加减有法也，如异功散之理气，橘半六君子之去痰，香砂六君子之温胃，加竹沥、姜汁之治半身不遂，七味白术散之去热治泻，均极妥善。三白汤治内伤尚可，若谓治外感亦为奇方，则吾不信也。至于合四物为八珍，增黄芪、肉桂为十全大补，用各有当，皆不可磨灭之良方也。

（清·费伯雄《医方论·补养之剂》）

异 功 散

【原文】

人参切去顶　茯苓去皮　白术　陈皮锉　甘草各等分，炒

上为细末，每服二钱，水一盏，生姜五片，枣两个，同煎至七分，食前，温服，量多少与之。

（宋·钱乙著；阎孝忠编集《小儿药证直诀·诸方》）

【方论】

五味异功散，健脾进食，为病后调补之良方。

苓术参甘四味同，人参、茯苓、白术各二钱，炙甘草一钱，加姜、枣同煎，名四君子汤。方名君子取谦冲，增来陈夏痰涎涤，前方加陈皮一钱顺气，半夏二钱除痰，名六君子汤。再入香砂痞满通。六君子汤加木香、砂仁各八分，以行气消胀，名为香砂六君子汤。水谷精微阴以化，饮食增则津液旺，充血生津，以复其真阴之不足。阳和布护气斯充。食入于阴，气长于阳，昼夜循环，周于内外。若删半夏六君内，钱氏书中有异功。六君子汤内去半夏，名五味异功散。

陈修园曰：胃气为生人之本，参、术、苓、草从容和缓，补中宫土气，达于上下四旁，而五脏六腑皆以受气，故一切虚证皆以此方为主。若加陈皮，则有行滞、进食之效；再加半夏，即有除痰、宽胀之功；再加木香、砂仁，则行气之药多于补守，凡肿满、痰饮、结聚等症无不速除，此犹人所易知也。而为数方之主，则功在人参。人皆曰：人参补气补阳，温药藉之以尽其力量。而余则曰：人参补阴养液，燥药得之，则臻于和平。故理中汤中姜、术二味，气胜于味以扶阳，参、草二味，味胜于气以和阴。此汤以干姜易茯苓，去其辛而取其淡，

亦阴阳兼调之和剂也。凡医家病家俱重人参，全未识人参之性，皆不读《神农本草经》之过也。今录《本草经》原文而释之，或数百年之误，于兹而一正也乎！

按：《神农本草经》云：人参气味甘、微寒，无毒；主补五脏，安精神，定魂魄，止惊悸，除邪气；明目，开心益智，久服轻身延年。原文只此三十七字。其提纲云：主补五脏，以五脏属阴也。精神不安、魂魄不定、惊悸不止、目不明、心智不足，皆阴虚为亢阳所扰也。今五脏得甘寒之助，则有安之、定之、止之、明之、开之、益之之效矣！曰邪气者，非指外邪而言，乃阴虚而壮火食气。火气即邪气也。今五脏得寒甘之助，则邪气除矣。余细按经文，无一字言及温补回阳之性。仲景于汗、吐、下阴伤之症用之以救津液，而一切回阳方中绝不加此。阴柔之品反缓姜、附之功，故四逆汤、通脉四逆汤为回阳第一方，皆不用人参。而四逆加人参汤，以其利止亡血而加之也。茯苓四逆汤用之者，以其烦躁在汗下之后也。今人辄云以人参回阳，此说倡自宋元以后，而大盛于薛立斋、张景岳、李士材辈，而李时珍《本草纲目》浮泛杂沓，愈乱经旨，学者必于此等书焚去，方可与言医道。

仲景一百一十三方中，用人参者只有一十八方：新加汤、小柴胡汤、柴胡桂枝汤、桂枝人参汤、半夏泻心汤、四逆加人参汤、茯苓四逆汤、生姜泻心汤、黄连汤、旋覆代赭石汤、干姜黄连黄芩人参汤、厚朴生姜半夏人参汤、白虎加人参汤、竹叶石膏汤、炙甘草汤，皆因汗、吐、下之后，亡其津液，取其甘寒以救阴也；抑或辛刚剂中取其养阴以配阳，即理中汤、吴萸汤、附子汤三方之法也。

（清·陈修园《时方歌括·补可扶弱》）

六，六味也。药性和平，故有君子之称。

（宋·骆龙吉著；明·刘浴德、朱练订补；清·林儒校订
《增补内经拾遗方论·鼓胀第二十九主胃病》）

升阳益胃汤

【原文】

黄芪二两　半夏洗，此一味脉涩者用　人参去芦　甘草炙，已上各一两　独活　防风以秋旺，故以辛温泻之　白芍药何故秋旺用人参、白术、芍药之类反补肺，为脾胃虚则肺最受邪，故因时而补，易为力也　羌活已上各五钱　橘皮四钱　茯苓小便利不渴者勿用　柴胡　泽泻不淋勿用　白术已上各三钱　黄连一钱

上㕮咀，每服称三钱，水三盏，生姜五片，枣二枚，煎至一盏，去柤，温服，早饭后。或加至五钱。

服药后如小便罢而病加增剧，是不宜利小便，当少去茯苓、泽泻。

若喜食，一二日不可饱食，恐胃再伤，以药力尚少，胃气不得转运升发也，须薄味之食或美食助其药力，益升浮之气而滋其胃气，慎不可淡食以损药力，而助邪气之降沉也。

可以小役形体，使胃与药得转运升发；慎勿太劳役，使气复伤，若脾胃得安静尤佳。若胃气稍强，少食果以助谷药之力，经云五谷为养、五果为助者也。

（金·李东垣《脾胃论·肺之脾胃虚方》）

【方论】

湿淫于内者，脾土虚弱不能制湿，而湿内生也。湿流百节，故令体重节痛；脾胃虚衰，不能运化精微，故令口干无味；中气既弱，则传化失宜，故令大便不调、小便频数而饮食不消也；洒淅恶寒者，湿邪胜也，湿为阴邪，故令恶寒；面色不乐者，阳气不伸也。是方也，半夏、白术能燥湿；茯苓、泽泻能渗湿；羌活、独活、防风、柴胡能升举清阳之气，而搜百节之湿；黄连苦而燥，可用之以疗湿热；陈皮辛而温，可用之以平胃气；乃人参、黄芪、甘草，用之以益胃；而白芍药之酸

收，用之以和荣气，而协羌、防、柴、独辛散之性耳。仲景于桂枝汤中用芍药，亦是和荣之意。古人用辛散，必用酸收，所以防其峻厉，犹兵家之节制也。

（明·吴崑《医方考·脾胃门第二十八》）

升阳益胃汤，东垣治所生受病，肺经之方也。盖脾胃虚衰，肺先受病，金令不能清肃下行，则湿热易攘，阳气不得伸而为诸病。当以羌活、柴胡、防风升举三阳经气，独活、黄连、白芍泻去三阴郁热，佐以六君子调和脾胃。其分两独重于人参、黄芪、半夏、炙草者，轻于健脾而重于益胃。其升阳之药，铢数少则易升，仍宜久煎以厚其气。用于早饭、午饭之间，藉谷气以助药力，才是升胃中之阳耳。至于茯苓、泽泻，方后注云：小便利、不淋勿用，是渗泄主降，非升阳法也。

（清·王子接《绛雪园古方选注·内科·内科汤方》）

六君子助阳益胃，补脾胃之上药也。加黄芪以补肺而固卫，芍药以敛阴而调营，羌活、独活、防风、柴胡以除湿痛羌活除百节之痛而升清阳，茯苓、泽泻以泻湿热而降浊阴，少佐黄连以退阴火，补中有散，发中有收，使气足阳生，自正旺而邪服矣。

（清·吴仪洛《成方切用·治气门》）

参苓白术散

【原文】

莲子肉去皮　薏苡仁　缩砂仁　桔梗炒令深黄色，各一斤　白扁豆姜汁浸，去皮，微炒，一斤半　白茯苓　人参去芦　甘草炒　白术　山药各二斤

上为细末。每服二钱，枣汤调下，小儿量岁数加减服。

（宋·太平惠民和剂局《太平惠民和剂局方·治一切气》）

【方论】

方用人参以补脾，白茯苓以渗湿，白术以胜湿，故特名焉。散者，散也，去急病用之。

（宋·骆龙吉著；明·刘浴德、朱练订补；清·林儒校订《增补内经拾遗方论·洞泄第一主风伤肝》）

仲景实本于此而作建中汤，治诸虚不足为一切虚劳之祖方。李东垣又从此化出补中益气、升阳益气、清暑益气等汤，皆甘温除大热法，究不若建中之纯。盖建中以德胜，而补中以才胜者也。调以甘药者，十二经皆秉气于胃，胃复则十二经之诸虚不足皆可复也。叶氏治虚多脉弦之噤口痢，仿古之参苓白术散而加之者，亦同诸虚不足调以甘药之义，又从仲景、东垣两法化出，而以急复胃气为要者也。

加味参苓白术散方本方甘淡微苦法，加则辛甘化阳，芳香悦脾，微辛以通，微苦以降也

人参二钱　白术一钱五分，炒焦　茯苓一钱五分　扁豆二钱，炒　薏仁一钱五分　桔梗一钱　砂仁七分，炒　炮姜一钱　肉豆蔻一钱　炙甘草五分

共为极细末，每服一钱五分，香粳米汤调服，日二次。

方论：参苓白术散原方兼治脾胃，而以胃为主者也，其功但止土虚无邪之泄泻而已。此方则通宣三焦，提上焦，涩下焦，而以醒中焦为要者也。参、苓、白术加炙草，则成四君矣。按四君以参、苓为胃中通药，胃者腑也，腑以通为补也；白术、炙草为脾经守药，脾者脏也，脏以守为补也。茯苓淡渗，下达膀胱，为通中之通；人参甘苦，益肺胃之气，为通中之守；白术苦能渗湿，为守中之通；甘草纯甘，不兼他味，又为守中之守也，合四君为脾胃为两补之方。加扁豆、薏仁以补肺胃之体，炮姜以补脾肾之用；桔梗从上焦开提清气，砂仁、肉蔻从下焦固涩浊气，二物皆芳香能涩滑脱，而又能通下焦之郁滞，兼醒脾阳也。为末，取其留中也；引以香粳米，亦以其

芳香悦土，以胃所喜为补也。上下斡旋，无非冀胃气渐醒，可以转危为安也。

（清·吴瑭《温病条辨·下焦篇·湿温》）

黄芪桂枝五物汤

【原文】

黄芪三两　芍药三两　桂枝三两　生姜六两　大枣十二枚

上五味，以水六升，煮取二升，温服七合，日三服。

（汉·张仲景《金匮要略·血痹虚劳病脉证并治第六》）

【方论】

血痹不仁，则荣卫不利。黄芪走卫，芍药走荣，得桂枝宣导，则能出入阴阳而调荣卫。辛以散风邪，甘以缓肌肉，姜、枣辛甘，佐诸药以逐风邪而和肌肉。

（清·程林《金匮要略直解·血痹虚劳病脉证并治第六》）

上方以黄芪、人参之甘温治虚劳，为君。甘草之甘平承接和协，升麻之苦平微寒行手阳明、足阳明、足太阴之经，为臣。葛根之甘平、蔓荆子之辛温皆能升发，为佐。芍药之酸微寒补中焦顺血脉，黄柏之苦寒治肾水膀胱之不足，为使。酒制又炒者，因热用也。或有热，可渐加黄柏，春夏加之，盛暑倍加之，加多则不效，脾胃虚者去之。热倍此者，泻热黄连汤主之。

（清·赵双璧《银海精微补·治目第一方》）

经曰：虚邪偏客于身半，其人深者，内居营卫，营卫衰则真气去，邪气独留，发为偏枯；其邪气浅者，脉偏痛。此谓虚邪贼风之中人也。营卫虚则其入深，久留发为偏枯、半身不遂也。营卫实则其入浅，即作经脉偏痛、风痹病也。八风、五痹之病，营卫实者，则以续命汤、换骨丹发其营卫之邪。风痱、偏枯之病，是营卫虚，则当以此汤补其营卫之虚也。故君黄芪以补卫，臣桂、芍以补营，佐姜、枣补而兼通以和营卫也。此方乃小建中汤之变制，加黄芪减甘草、饴糖者，是其意在补外而不在补中也。若左半身不遂，则加当归以补血；若右半身不遂，则倍黄芪以补气，手软倍桂枝，足软加牛膝，筋软加木瓜，骨软加虎骨，元气虚加人参，阳气虚加附子，在临证者消息之。久久服之，无不应也。如外风邪盛，则又当从事乎羌活愈风汤，补而散之可也。

（清·吴谦等《医宗金鉴·删补名医方论》）

大 建 中 汤

【原文】

蜀椒二合，去汗　干姜四两　人参二两

上三味，以水四升，煮取二升，去滓，内胶饴一升，微火煎取一升半，分温再服；如一炊顷，可饮粥二升，后再服，当一日食糜，温覆之。

（汉·张仲景《金匮要略·腹满寒疝宿食病脉证治第十》）

【方论】

此以下皆治寒痛之法也。谓心胸中本阳气治事，今有大寒与正气相阻则痛，正气欲降而阴寒上逆则呕，胃阳为寒所痹则不能饮食，更腹中亦寒气浮于皮肤而现假热之色，乃上下俱痛而手不可近，此寒气挟虚满于上下内外。然而过不在肾，故以干姜、人参合饴糖，以建立中气，而以椒性下达者并温起下焦之阳，为温中主方。

（汉·张机著，清·徐彬注《四库全书·金匮要略论注·腹满寒疝宿食》）

阳受气于胸中，阳虚则阴邪得以中之，阴寒之气逆而上冲，横格于中焦，故见高起不可触近之证。寒乘于脾，脾冷弱不能消水谷，故痛而呕，复不能饮食也。蜀椒暖胃散寒，干姜助阳逐冷，人参大补脾肺之气，饴糖甘能补土，缓可和中，盖人以中气为主，用辛辣甘热之药大建其中脏之阳，以祛其逆上之浊阴也。

（清·吴仪洛《伤寒分经·引证金匮方治十二首》）

非人参不能大补心脾，非姜、椒不能大祛寒气，故曰大建中。又有饴糖之甘缓以杀姜、椒之辛燥，非圣于医者，不辨有此。

（清·费伯雄《医方论·祛寒之剂》）

治心胸中大寒痛，呕不能饮食，腹中寒气，上冲皮起，出见有头足，上下痛而不可触近者。夫阳受气于胸中，胸中之阳不足，则阴寒得以乘之，为痛为呕所由来也。然寒为无形之邪，必赖有形之物，或痰、或血、或食、或虫以为依附，否则虽满痛而决不拒按，以至手不可近也。但痰、血、虫、食均有见证可察，如此证之上冲皮起、出见有头足之形，可见非痰、非血、非食，其为虫痛也无疑。而蛔动入膈者，皆因脏寒而来，故治法必先温建其中脏，而后蛔可安，寒可除。用人参、饴糖补中；以干姜之热守而不走，以复其阳；更用蜀椒之大辛大热，上至肺而下至肾，逐寒暖胃，散积杀虫，自然虫去正安，法之尽善者也。

（清·张秉成《成方便读·祛寒之剂》）

小建中汤

【原文】

桂枝三两，去皮　甘草三两，炙　大枣十二枚　芍药六两　生

姜二两　胶饴一升

上六味，以水七升，煮取三升，去渣，内胶饴，更上微火消解，温服一升，日三服。呕家不可用建中汤，以甜故也。

（汉·张仲景《金匮要略·血痹虚劳病脉证并治第六》）

【方论】

《内经》曰：肝生于左，肺藏于右，心位在上，肾处在下。左右上下，四脏居焉。脾者土也，应中央，处四脏之中，为中州，治中焦，生育荣卫，通行津液。一有不调，则荣卫失所育，津液失所行，必以此汤温建中脏，是以建中名焉。胶饴味甘温，甘草味甘平。脾欲缓，急食甘以缓之。建脾者，必以甘为主，故以胶饴为君，甘草为臣。桂辛热。辛，散也，润也。荣卫不足，润而散之。芍药味酸微寒。酸，收也，泄也。津液不逮，收而行之。是以桂、芍药为佐。生姜味辛温，大枣味甘温。胃者，卫之源；脾者，荣之本。《黄帝针经》曰：荣出中焦，卫出上焦是矣。卫为阳，不足者益之必以辛；荣为阴，不足者补之必以甘。辛甘相合，脾胃健而荣卫通，是以姜、枣为使。或谓桂枝汤解表，而芍药数少；建中汤温里，而芍药数多。殊不知二者远近之制，皮肤之邪为近，则制小其服也，桂枝汤芍药佐桂枝同用散，非与建中同体尔；心腹之邪为远，则制大其服也，建中汤芍药佐胶饴以建脾，非与桂枝同用尔。《内经》曰：近而奇偶，制小其服；远而奇偶，制大其服。此之谓也。

（金·成无己《伤寒明理论·诸药方论》）

议曰：建中者，建其脾也。脾欲缓，急食甘以缓之，建中之味甘也。阳脉涩，阴脉弦者，为中虚内寒也。心中悸者为气虚，烦者为血虚。故用胶饴为君，甘草、大枣为臣，以甘佐甘缓之也；白芍药之酸，能收敛脾气而益其中，故用之为佐；桂枝、生姜之辛，以散余邪而益其气也。

加减法：建中汤，治虚痛者，加黄芪；治心痛者，加延胡索；治血虚者，加当归、川芎；治盗汗多者，加小麦、茯神；治虚中生热，加北柴胡、地骨皮。

问曰：建中汤方与桂枝汤同，只多胶饴，所主治病全不同，何也？

答曰：桂枝汤中桂枝、芍药等分，以芍药佐桂枝而治卫气也；建中汤中芍药多半，而桂枝减半，以桂枝佐芍药而益其荣气也，是以大有不同。

（明·许宏《金镜内台方议》）

小建中者，桂枝汤倍芍药而加胶饴也。桂枝汤扶阳而固卫，卫固则荣和。倍芍药者，酸以收阴，阴收则阳归附也；加胶饴者，甘以润土，土润则万物生也。建，定法也，定法惟中，不偏不党，王道荡荡，其斯之谓乎。

（明·方有执《伤寒论条辨·辨太阳病脉证并治中篇第二》）

脾居四脏之中，生育营卫，通行津液，一有不调，则营卫失育，津液失行。此汤甘温，善为中州培养，有建立之气，故曰建中。脾欲缓，急食甘以缓之，故以胶饴甘温为君，甘草甘平为臣；脉弦木旺，土之仇也，以桂与芍药制之为佐；益卫宜辛，补营宜甘，故以姜、枣为使。

（明·李士材《伤寒括要·太阳篇七十三方》）

《内经》曰：脾为中央土，以灌四旁，故能生万物而法天地。失其职，则不能为胃行其津液，五脏失所养，亦从而病也。建中者必以甘，甘草、大枣、胶饴之甘，所以建中而缓诸急。通行卫气者必以辛，姜、桂之辛，用以走表而通卫。收敛荣血者必以酸，芍药之酸用以走里而收营。营卫流行，则五脏不失权衡，而中气斯建矣。

（清·程林《金匮要略直解·血痹虚劳病脉证并治第六》）

建中者，建中气也。名之曰小者，酸甘缓中，仅能建中焦营气也。前桂枝汤是芍药佐桂枝，今建中汤是桂枝佐芍药，义偏重于酸甘，专和血脉之阴。芍药、甘草有戊己相须之妙，胶饴为稼穑之甘，桂枝为阳木，有甲己化土之义。使以姜、枣助脾与胃行津液者，血脉中之柔阳皆出于胃也。

（清·王子接《绛雪园古方选注·伤寒科·和剂》）

是方也，即桂枝汤倍芍药加胶饴。名曰小建中，谓小小建立中气，以中虽已虚，表尚未和，不敢大补也。故以桂枝汤仍和营卫，倍芍药加胶饴调建中州，而不啜稀粥温服令汗，盖其意重在中虚，而不在伤寒之表也。中虚建立，营卫自和，津液可生，汗出乃解，烦悸可除矣。伤寒浮得脉涩，营卫不足也；沉得脉弦，木入土中也。营卫不足则表虚，木入土中则里急，表虚里急，故亦以此汤主治也。呕家不可用，谓凡病呕者不可用，恐甜助呕也。

（清·吴谦等《医宗金鉴·删补名医方论》）

桂枝汤原方加胶饴一升。中宫之阳气虚，则木来乘土，故阳涩而阴弦也。胶饴大甘，以助中宫。治太阴不愈，变而治少阳，所以疏土中之木也，以脉弦故用此法。悸而烦，其为虚烦可知，故用建中汤以补心脾之气。盖栀子汤治有热之虚烦，此治无热之虚烦。

（清·徐大椿《伤寒论类方·桂枝汤类一》）

伤寒二三日，无阳明、少阳之表，但心中悸而烦，是少阳中枢受寒，木邪夹相火为患，非辛甘助阳、酸苦维阴，则中气立亡矣。故用桂枝通心散寒，甘、枣、饴糖助脾安悸，白芍泻火除烦，生姜佐金平木。此虽桂枝汤加饴倍芍，即名建中，寓发汗于不发之中。曰小者，以半为解表，不全固中也。

建中汤证，即桂枝汤加饴倍芍。取酸苦以平厥阴之火，辛甘以缓脾家之急，有安内攘外、泻中寓补之功，故名曰建。外证未除，尚资姜、桂以解表，不全主中，故名曰小耳。

（清·徐大椿《伤寒约编·小建中汤证》）

证本伤寒，而借用桂枝汤，君以饴糖，又加倍芍药，则桂枝特和表而建功于中矣。其所以先建中者，谓寒邪与风邪不同，风邪顷刻外热，寒邪值中气虚寒之人，留连胸中，虽只二三日，邪气在表未当传里之时即为悸者，阳气内虚也。烦者，阴火内动也，将来邪与虚搏，必至危困，故乘寒邪未尽变热之前建立中气，则邪不易入，即入亦易以御之也。如腹痛，亦宜倍芍药，故阳涩阴弦、腹中急痛者，亦用之。桂枝汤芍药、桂枝等分，是用芍药佐桂枝，以治卫气；小建中汤加倍芍药，是用桂枝佐芍药，以治营气。更加胶饴，以缓其脾，故名之曰建中，则其功用大有不同耳！

（清·吴仪洛《伤寒分经·诸方全篇·太阳中篇论列方》）

建，立也。中，脾也。溲而出白液，乃脾风传肾所致，故建立脾土耳。大者，言其力之大也。

（宋·骆龙吉著；明·刘浴德、朱练订补；清·林儒校订《增补内经拾遗方论·蛊病第十五主真精不守》）

肝木太强，则脾土受制。脾阳不运，虚则寒生，阴气日凝，阳气日削，故兼肠鸣、泄泻、腹痛等症。小建中汤之义，全在抑木扶土。当从吴氏之说，用肉桂而不用桂枝。肉桂温里，桂枝解表，用各有当也。且肉桂性能杀木，合芍药以制肝，又用姜、枣、甘草、饴糖之甘温以补脾，斯中州之阳气发舒而阴寒尽退矣。

（清·费伯雄《医方论·祛寒之剂》）

桂枝辛温，能扶心阳；生姜辛散，能散滞机；熟附子大辛大热，足壮先天元阳。合甘草、大枣之甘，辛甘能化阳也。阳气化行，阴邪即灭，气机自然复盛，仍旧能耐寒也。但辛热太过，恐伤阴血，方中芍药苦平，饴糖味甘，合之苦甘能化阴也。此病重在阳不足一面，故辛热之品多，而兼化阴，亦是用药之妙也。此方乃仲景治阳虚之总方也，药味分两，当轻当重，当减当加，得其旨者，可即此一方，而治百十余种阳虚症候，无不立应。

黄芪建中汤一方，乃桂枝汤加饴糖、黄芪耳。夫桂枝汤乃协和营卫之祖方也，复得黄芪，能固卫外之气；饴糖一味，有补中之能。若久病恶风之人，皆原中气不足，卫外气疏，今得桂枝汤调和阴阳，黄芪、饴糖卫外守中，而病岂有不愈者乎？

（清·郑钦安《医理真传·阳虚症门问答》）

治伤寒阳脉涩，阴脉弦，腹中急痛，以及伤寒二三日，心悸而烦。《金匮》又治虚劳里急，悸，衄，腹中痛，梦失精，四肢酸痛，手足烦热，咽干口燥等证。合三条观之，则知此方之治中虚木贼之病可知。然前二条既冠以伤寒二字，则知其肝脾虽病于里，而外寒仍留于表之意。后一条则纯是肝脾为患，肝有相火，故现出总总诸证。桂枝得生姜，可以散表；桂枝得白芍，可以平肝。是以仲景桂枝汤一方，外散风邪而救表，内伐肝木以防脾，足见仲景之方并不拘定用法。但此方因土虚木克起见，故治法必以补脾为先。脾欲缓，急食甘以缓之，故以饴糖、大枣、甘草之甘缓，小小建其中脏。然后桂枝、生姜、白芍出表入里，随病势而各奏其长。况生姜、大枣有协和营卫之妙，白芍、甘草具安脾止痛之神，立方之意，真亦神化极矣。

（清·张秉成《成方便读·祛寒之剂》）

土爱稼穑作甘，饴糖乃稼穑精华中之精华。脾土位居中央，若虚乏而当建中，建中而不旁骛者，唯饴糖为然。故仲圣方凡名建中，必有饴糖，否则不与以是名。

邹氏谓桂枝加芍药汤主腹满痛，小建中汤主腹急痛，盖芍药酸而破阴，饴糖甘而缓急，此言是矣。

邹氏于建中大小之分，创为势合势分、力专力薄二说，而断之以君尊而臣从命，君卑而臣擅命。实则终无一当也。何以言之？小建中所治不一，而其扼要在建中。以云建中，犹建中之小者耳。若大建中则专治中脏虚寒，不兼顾他经之证。腹中寒句是主，余皆腹寒之所波及。周扬俊云：中气虚则阳气不布，故所积者为寒饮，所冲者为寒气。尤在泾云：阴凝成象，腹中虫物乘之而动。二说极当。温脾无过干姜，补脾无过人参、胶饴。椒能由脾达肾，以消饮而杀虫，亦温脾之要药。此四物大温大补，不出中宫，建中有大于是者乎？观于大建中唯入腹满一门，小建中则分隶于《伤寒论》，与《金匮》之血痹、黄瘅、妇人杂病各门，仲圣制剂标名之意，更灼然可见。

（清·周岩《本草思辨录·饴糖》）

补中益气汤

【原文】

黄芪病甚，劳倦热甚者一钱　甘草炙，已上各五分　人参去芦，有嗽去之，三分。已上三味，除湿热烦热之圣药也　当归身酒焙干，或日干，以和血脉，二分　橘皮不去白，以导滞气，又能益元气，得诸甘药乃可，若独用，泻脾胃。二分或三分　升麻引胃气上腾而复其本位，便是行春升之令。二分或三分　柴胡引清气，少阳之气上升，二分或三分　白术除胃中热，利腰脐间血。三分

上件药㕮咀，都作一服，水二盏，煎至一盏，量气弱、气盛，临病斟酌水盏大小，去粗，食远稍热服。如伤之重者，不过二服而愈。若病日久者，从权立加减治之。

如腹中痛者，加白芍药五分、炙甘草三分。

如恶寒冷痛者，加去皮中桂一分或三分，桂心是也。

如恶热喜寒而腹痛者，于已加白芍药、甘草二味中，更加生黄芩三分或二分。

如夏月腹痛而不恶热者亦然，治时热也。

如天凉时，恶热而痛，于已加白芍药、甘草、黄芩中，更少加桂。

如天寒时腹痛，去芍药，味酸而寒故也。加益智仁三分或二分，或加半夏五分、生姜三片。

如头痛加蔓荆子二分或三分。

如顶痛脑痛加藁本三分或五分。如痛甚者，加川芎二分。

如苦痛者，加细辛二分华阴者。

诸头痛者，并用此四味足矣。

如头上有热，则此不能治，别以清空膏主之。

如脐下痛者，加真熟地五分，其痛立止。如不已者，乃大寒也，更加肉桂去皮二分或三分。《内经》所说少腹痛皆寒证，从复法相报中来也。经云：大胜必大复，从热病中变而作也。非伤寒厥阴之证也。仲景以抵当汤并丸主之，乃血结下焦膀胱也。

如胸中气壅滞加青皮二分，如气促、少气者去之。

如身有疼痛者，湿；若身重者，亦湿，加去桂五苓散一钱。

如风湿相搏，一身尽痛，加羌活、防风、藁本根，已上各五分，升麻、苍术，已上各一钱。勿用五苓，所以然者，为风药已能胜湿，故别作一服与之。如病去，勿再服，以诸风之药损人元气而益其病故也。

如大便秘涩，加当归梢一钱；闭涩不行者，煎成正药，先用一口，调玄明粉五分或一钱，得行则止。此病不宜下，下之恐变凶证也。

如久病痰嗽者，去人参；初病者，勿去之。冬月或春寒、或秋凉时，各宜加去根节麻黄五分。

如春令大温，只加佛耳草三分、款冬花一分。

如夏月病嗽，加五味子三十二枚、麦门冬去心二分或三分。

如舌上白滑苔者，是胸中有寒，勿用之。

如夏月不嗽，亦加人参三分或二分，并五味子、麦门冬各等分，救肺受火邪也。

如病人能食而心下痞，加黄连一分或三分。

如胁下痛或胁下急缩，俱加柴胡三分，甚则五分。

　　　　（金·李杲《脾胃论·饮食劳倦所伤始为热中论》）

【方论】

夫脾胃虚者，因饮食劳倦、心火亢甚而乘其土位，其次肺气受邪，须用黄芪最多，人参、甘草次之。脾胃一虚，肺气先绝，故用黄芪以益皮毛而闭腠理，不令自汗损其元气。上喘气短，人参以补之。心火乘脾，须炙甘草之甘以泻火热，而补脾胃中元气；若脾胃急痛并大虚，腹中急缩者，宜多用之，经云急者缓之。白术苦甘温，除胃中热，利腰脐间血。胃中清气在下，必加升麻、柴胡以引之，引黄芪、人参、甘草甘温之气味上升，能补卫气之散解而实其表也，又缓带脉之缩急。二味苦平，味之薄者，阴中之阳，引清气上升也。气乱于胸中，为清浊相干，用去白陈皮以理之，又能助阳气上升，以散滞气，助诸甘辛为用。

　　　　（金·李杲《内外伤辨·饮食劳倦论》）

《内经》曰：胃为水谷之海。又云：肠胃为市，无物不包，无物不入，寒热温凉皆有之。其为病也不一，故随时证于补中益气汤中权立四时加减法于后。

以手扪之而肌表热者，表证也，只服补中益气汤一二服，得微汗则已。非正发汗，乃阴阳气和，自然汗出也。

若更烦乱，如腹中或周身有刺痛，皆血涩不足，加当归身五分或一钱。

如精神短少，加人参五分、五味子二十个。

头痛加蔓荆子三分，痛甚加川芎五分。

顶痛脑痛，加藁本五分、细辛三分。诸头痛，并用此四味足矣。

如头痛有痰、沉重懒倦者，乃太阴痰厥头痛，加半夏五分、生姜三分。

耳鸣、目黄、颊颔肿、颈肩臑肘臂外后廉痛、面赤、脉洪大者，以羌活一钱、防风、藁本已上各七分、甘草五分，通其经血；加黄芩、黄连已上各三分消其肿；人参五分、黄芪七分，益元气而泻火邪。另作一服与之。

嗌痛颔肿、脉洪大、面赤者，加黄芩、甘草已上各三分、桔梗七分。

口干嗌干者，加葛根五分，升引胃气上行以润之。

如夏月咳嗽者，加五味子二十五个、麦门冬去心五分。

如冬月咳嗽，加不去根节麻黄五分。

如秋凉亦如。

如春月天温，只加佛耳草、款冬花已上各五分。

若久病痰嗽，肺中伏火，去人参，以防痰嗽增益耳。

食不下，乃胸中胃上有寒，或气涩滞，加青皮、木香已上各三分、陈皮五分。此三味为定法。

如冬月，加益智仁、草豆蔻仁已上各五分。

如夏月，少加黄芩、黄连已上各五分。

如秋月，加槟榔、草豆蔻、白豆蔻、缩砂已上各五分。

如春初犹寒，少加辛热之剂，以补春气之不足，为风药之佐，益智、草豆蔻可也。

心下痞，夯闷者，加芍药、黄连已上各一钱。

如痞腹胀，加枳实、木香、缩砂仁已上各三分、厚朴七分。如天寒，少加干姜或中桂桂心也。

心下痞，觉中寒，加附子、黄连已上各一钱。不能食而心下痞，加生姜、陈皮已上各一钱。能食而心下痞，加黄连五分、枳实三分。脉缓有痰而痞,加半夏、黄连已上各一钱。脉弦,四肢满,便难而心下痞,加黄连五分、柴胡七分、甘草三分。

腹中痛者,加白芍药五分、甘草三分。如恶寒觉冷痛,加中桂五分。

如夏月腹中痛,不恶寒,不恶热者,加黄芩、甘草已上各五分、芍药一钱,以治时热也。

腹痛在寒凉时,加半夏、益智、草豆蔻之类。

(金·李杲《内外伤辨·四时用药加减法》)

升麻气平,味微苦,足阳明胃、足太阴脾引经药。若补其脾胃,非此为引用不能补。若得葱白、香芷之类,亦能走手阳明、太阳,能解肌肉间热,此手足阳明经伤风之的药也。《主治秘要》云:性温味辛,气味俱薄,浮而升,阳也。其用有四:手足阳明引经药一也,升阳于至阴之下二也,阳明经分头痛三也,去风邪在皮肤及至高之上四也。又云:甘苦,阳中之阴,脾痹非升麻不能除。刮去黑皮腐烂者用,里白者佳。

人参气温味甘,治脾肺阳气不足及肺气喘促、短气少气,补中缓中,泻肺脾胃中火邪,善治短气,非升麻为引用不能补上升之气,升麻一分、人参三分,可为相得也。若补下焦元气,泻肾中之火邪,茯苓为之使。甘草梢子生用为君,善去茎中痛。或加苦楝、酒煮玄胡索为主,尤妙。《主治秘要》云:性温味甘,气味俱薄,浮而升,阳也。其用有三:补元气一也,止渴二也,生津液三也。肺实忌之。又云:甘苦,阳中之阳也,补胃嗽喘勿用,短气用之。去芦。

(金·张元素《医学启源·用药备旨》)

世间发热,症类伤寒者数种,治各不同,外感、内伤乃大关键。张仲景论伤寒、伤风,此外感也。因风寒之邪感于外,自表入里,故宜发表以解散之,此麻黄、桂枝之义也。

若夫饮食劳倦,为内伤元气,则真阳下陷,内生虚热,故东垣发补中益气之论，用甘温之药，大补其气而提其下陷，此用气药以补气之不足也。

（明·王纶《明医杂著·发热论》）

疟疾经年不愈者，名曰痎疟，宜此方主之。痎，老也。经年不愈，则气血皆虚，疟邪深入矣。气虚，则有参、芪、术、草以补气；血虚，则有当归以养血；疟邪深入，则有柴胡、升麻以举之，邪气可渐出之表也；方内有陈皮，可以消痰泄气，能助升、柴而成功。若疟发于夜者，丹溪所谓入阴分、血分也，宜于本方倍入当归，或兼四物可也。

（明·吴崑《医方考·疟门第十》）

劳倦伤脾，中气不足，懒于言语，恶食溏泄，日渐瘦弱者，此方主之。脾主四肢，故四肢勤动不息，又遇饥馁，无谷气以养，则伤脾，伤脾故令中气不足，懒于言语；脾气不足以胜谷气，故恶食；脾弱不足以克制中宫之湿，故溏泄；脾主肌肉，故瘦弱。五味入口，甘先入脾，是方也，参、芪、归、术、甘草，皆甘物也，故可以入脾而补中气。中气者，脾胃之气也，人生与天地相似，天地之气一升，则万物皆生，天地之气一降，则万物皆死，故用升麻、柴胡为佐，以升清阳之气，所以法象乎天地之升生也。用陈皮者，一能疏通脾胃，一能行甘温之滞也。

（明·吴崑《医方考·虚损劳瘵门第十八》）

困乏劳倦，伤其中气者，此方主之。中，脾也，坤也，万物之母；气，阳也，乾也，万物之父。过于困乏劳倦，则百骸皆虚；百骸既虚，必盗父母以自养，而中气大伤矣。不有以补之，则形气不几于绝乎？故用白术、甘草之平补者以补中；用人参、黄芪之峻补者以益气；土欲燥，则当归随以润之；气欲滞，则陈皮随以利之；而升麻、柴胡者，所以升乎甲胆乙肝之气也。盖甲乙者，东方生物之始，甲乙之气升，则木、火、土、金、水次第而生生矣。

（明·吴崑《医方考·气门第二十》）

饥困劳倦，中气虚弱者，此方主之。中气者，脾胃之气也。五脏六腑、百骸九窍，皆受气于脾胃而后治，故曰土者万物之母。若饥困劳倦，伤其脾胃，则众体无以受气而皆病，故东垣谆谆以脾胃为言也。是方也，人参、黄芪、甘草，甘温之品也，甘者中之味，温者中之气，气味皆中，故足以补中气；白术甘而微燥，故能健脾；当归质润辛温，故能泽土；术以燥之，归以润之，则不刚不柔，而土气和矣。复用升麻、柴胡者，升清阳之气于地道也，盖天地之气一升，则万物皆生，天地之气一降，则万物皆死，观乎天地之升降，而用升麻、柴胡之意，从可知矣。或曰：东垣谓脾胃一虚，肺气先绝，故用黄芪以益皮毛，不令自汗而泄肺气，其辞切矣，予考古人之方而更其论，何也？余曰：东垣以脾胃为肺之母故耳！余以脾胃为众体之母，凡五脏六腑、百骸九窍，莫不受其气而母之，是发东垣之未发，而广其意耳，岂曰更论！

（明·吴崑《医方考·脾胃门第二十八》）

凡四时伤寒，通宜补散。故丹溪治伤寒，多用补中益气汤；气虚者四君子加发散药，血虚者四物汤加发散药。东垣治风湿，用补中益气加羌活、防风、升麻、藁本、苍术。

（明·王肯堂《证治准绳·类方证治准绳》）

内伤不足之病，苟误认作外感有余之证，而反泻之，则虚其虚也。实实虚虚，如此死者，医杀之耳。然则奈何，唯当以辛甘温剂补其中而升其阳，甘寒以泻其火则愈矣。经曰：劳者温之，损者温之。又曰：温能除大热。大忌苦寒之药，损其脾胃，今立补中益气汤主之。夫脾胃虚者，因饮食劳倦，心火亢甚而乘其土位，其次肺气受邪，须用黄芪最多，人参、甘草次之。

劳者温之，损者温之。以人参甘温补气不足，当归辛温补血不足，故以为臣。白术、橘皮甘苦温，除胃中客热，以养胃气为佐。升麻、柴胡苦平，味之薄者，阴中之阳，为脾胃之气下溜，上气不足，故从阴引阳以补之，又以行阳明之经为使也。

（明·王肯堂《杂病证治准绳·诸伤门·伤劳倦》）

脾胃一虚，肺气先绝，用黄芪以益皮毛，不令自汗也；上喘气短，损其元气，用人参以补之；心火乘脾，用炙甘草以泻火热、补胃中元气，若脾胃急痛、腹中急缩者多用之。此三味，除湿热、烦热之圣药也。白术苦甘温，除胃中热，利腰脐间血。升麻、柴胡苦平，味之薄者，升胃中之清气；又引黄芪、甘草之甘温，补卫气之散解而实其表；又缓带脉之缩急。用当归以和血脉。橘红以理胸中之气，又能助阳气上升以散滞气。表热者，一二服气和微汗而愈。咽痛，加干葛。心刺痛，加当归。精神短少，加人参、五味。头痛，加蔓荆子；痛甚，加川芎五分；顶痛脑痛，加藁本五分、细辛三分。有痰，加半夏、生姜。咳嗽，夏加五味、麦冬，秋加连根麻黄，春加款冬花。久嗽，去人参。食不下，加青皮、木香，倍陈皮。寒月更加草蔻、益智，夏月更加芩、连，秋更加槟榔、砂仁。心下痞，加枳实、芍药、黄连。腹胀，加枳实、厚朴、木香、砂仁。天寒，加姜、桂。腹痛，加白芍药、甘草。有寒，加桂心，夏加芩、连、干葛，冬加益智、草蔻、半夏。胁痛，倍柴胡，加青皮。脐下痛，加熟地、肉桂。大便秘，倍当归，加酒大黄。脚无力，加酒柏、防己。气浮心乱，加朱砂末一二分调服，或另服朱砂安神丸。

（明·殷之屏《医方便览·内伤二十八·劳役伤》）

如阳气下陷者，用味薄气轻之品，若柴胡、升麻之类，举而扬之，使地道左旋而升于九天之上；阴气不降者，用感秋气肃杀而生，若瞿麦、蓄之类，抑而降之，使天道右迁而入于九地之下。此东垣补中益气汤万世无穷之利。不必降也，升清浊自降矣。

（明·赵献可《医贯·玄元肤论·阴阳论》）

读伤寒书，而不读东垣书，则内伤不明，而杀人多矣；读东垣书，而不读丹溪书，则阴虚不明，而杀人多矣；读丹溪书，而不读薛氏书，则真阴真阳不明，而杀人亦多矣。

东垣《脾胃论》，与夫《内伤外感辨》，深明饥饱、劳役、发热等证俱是内伤，悉类伤寒，切戒汗、下。以为内伤多而外感少，只须温补，不必发散；外感多内伤少，温补中少加发散，以补中益气汤一方为主，加减出入。如内伤兼伤寒，以本方加麻黄；兼伤风者，本方加桂枝；兼伤暑者，本方加黄连；兼伤湿者，本方加羌活。实万世无穷之利。东垣特发明阳虚发热之一门也。

（明·赵献可《医贯·主客辨疑·伤寒论》）

又有脾虚者，盖因饮食失节，伤其胃气，陷于下焦。经所谓脾胃一虚，令人九窍不通，用补中益气汤。以参、芪甘温之品，先调其胃气；以升、柴从九原之下而提之，则清升而浊降矣。清肺者，隔二之治也。补脾者，隔三之治也。东垣虚则补母之妙用类如此。

（明·赵献可《医贯·先天要论下·小便不通并不禁论》）

此方东垣所制，治内伤之方。古方只有黄芪一钱，其余各三分。薛立斋常用参、芪各半钱，白术一钱，当归一钱，陈皮七分，升、柴各五分，进退加减，神应无穷。如病甚者，参、芪或三钱五钱，随症加用。凡脾胃喜甘而恶苦，喜补而恶攻，喜温而恶寒，喜通而恶滞，喜升而恶降，喜燥而恶湿，此方得之。

或问曰：古今称补中益气汤为万世无穷之利，其义云何？曰：此发前人之所未发，继仲景、河间而立，意义深远也。世人一见发热，便以为外感风寒暑湿之邪，非发散邪从何处解？又不能灼见风寒暑湿对症施治，乃通用解表之剂，如九味羌活汤、败毒散、十神汤之类。甚则凉膈、白虎，杂然并进，因致毙者多矣。东垣深痛其害，创立此方。以为邪之所凑，其气必虚；内伤者多，外感者间有之；纵有外邪，亦是乘虚而入，但补其中、益其气，而邪自退听，不必攻邪。心肺在上，肾肝在下，脾胃处于中州，为四脏之主气者。中焦无形之气，所以蒸腐水谷，升降出入，乃先天之气，又为脾胃之主。后天脾土，非得先天之气不行。是方盖为此气因劳而下陷于肾肝，清气不升，浊气不降。故用升麻，使由右腋而上；用柴胡，使由左腋而上。非藉参芪之功，则升提无力。是方所以补益后天中之先天也。

东垣先生独会其宗，而以补中益气方中用柴胡、升麻者，正以升发先天之气于脾土之中，真万世无穷之利，余所以谆谆为言也。盖人身以脾胃为主，人皆知之。而先天隐于无形者，举世置而弗论。故予既立《先天要论》矣，复于《后天论》中发明东垣《脾胃论》，亦用先天无形者为主。

脾胃一虚，肺气先绝，故用黄芪以益皮毛而闭腠理，不令自汗损其元气。上喘气短，人身以补之。心火乘脾，须炙甘草之甘以泻火热，而补脾胃中元气。若脾胃急痛，并大虚腹中急缩者，宜多用之。经曰：急者缓之。白术苦甘温，除胃中热，利腰脐间血。胃中清气在下，必加升麻、柴胡以引之，引黄芪、甘草甘温之气味上升，皆补卫气之散解而实其表也，又缓带脉之缩急。二味皆苦平，味之薄者，阴中之阳，引胃中清气升于阳道，及诸经生发之气以滋春气之和也。气乱于胸中，为清浊相干，用去白陈皮以理之，清升而浊自降矣。胃气虚不能升浮，为阴火伤其生发之气。荣血大亏，荣气不营，阴火炽起，日渐熬煎，血气日减。心主血，减则心无所养，致使心乱而烦，故以当归和之。如烦犹未止，加服地黄丸以补肾水，水旺而心火自降。以手扪之而肌表热者，表证也，只服补中益气汤一二服，得微汗则已。非正发汗，乃阴阳气和，自然汗出也。

如精神短少，倍加人参、五味子。如头痛，加蔓荆子。如头痛、有痰、沉重，乃太阴痰厥头痛，加半夏、天麻。如腹中痛者，加白芍；如恶寒、冷痛，更加桂心；如恶热、喜寒、热痛，更加黄连。如腹中痛、恶寒而脉弦者，是木来克土也，小建中汤主之。盖芍药味酸，于土中泻木，为君。如脉沉细、腹痛，以理中汤主之。干姜味热，于土中泻水，以为主也。脐下痛者，加熟地黄；如不已，乃大寒也，更加肉桂。凡小腹痛，多属肾气奔豚，惟桂泄奔豚，故加之。如胁痛，或胁下缩急，俱加柴胡、芍药。如体重、肢节痛，或腹胀、自利，脉来濡缓者，湿胜也，加苍术、厚朴主之。如风湿相搏，一身尽痛，加羌活、防风、藁本，别作一服。病去勿再服，以诸风药损人元气也。如冬月恶寒、发热、无汗、脉浮而紧，本方加麻黄、桂枝。加麻黄五分，用参、芪各一钱。如冬月恶寒、发热、有汗、脉浮而缓，加桂枝、芍药。

（明·赵献可《医贯·后天要论·补中益气汤》）

周慎斋曰：脾气者，上升则为元气，下行则为邪气。内伤中虚表热，或潮热自汗，补中正方，表热加羌、防，腹中满加附子。凡用补中，病热已退，升、柴不用可也。若浑身拘急作胀，系风寒，宜加羌、防，但作胀不拘急，为内寒，加附子。凡用补中，下体痿软或虚弱者，不可用，当以八味丸治之。凡内伤作泻，藏附子于白术中，令其守中以止泻也；表热，藏附子于黄芪中，欲其走表以助阳也。凡内伤调理脾胃，必用羌活散其肝邪，此为正治。

陆丽京曰：东垣之定此方也，其言曰：脾胃既虚，则下流于肾肝，阴火得以乘其土位。夫脾胃之气，不上行而下流，则并于肝肾，是脾肾原是无病，而承脾胃之下流，即其气愈盛矣。盛满者泻之，此升、柴之所以必用也。然此方为下实而清阳下陷者言之，非为下虚而清阳不升者言之也。倘人之两尺虚微者，或是癸水销竭，或是命门火衰，若再一升提，则如大木将摇，而先拨其本实，枯条垂落，而更拨其根荄，寿命难期，危亡立至也。

（清·张璐《伤寒绪论·杂方》）

柯韵伯曰：仲景有建中、理中二法。风木内干中气，用甘草、饴、枣培土以御风，姜、桂、芍药祛风而泻木，故名曰建中。寒水内凌于中气，用参、术、甘草补土以制水，佐干姜而生土以御寒，故名曰理中。至若劳倦，形气衰少，阴虚而生内热者，表症颇同外感，惟东垣知其为劳倦伤脾，谷气不盛，阳气下陷阴中而发热，制补中益气之法。谓风寒外伤其形为有余，脾胃内伤其气为不足，遵《内经》劳者温之、损者益之之义，大忌苦寒之药，选用甘温之品，升其阳以行春生之令。凡脾胃一虚，肺气先绝，故用黄芪护皮毛而闭腠理，不令自汗；元气不足，懒言，气喘，人参以补之；炙甘草之甘以泻心火而除烦，补脾胃而生气。此三味除烦热之圣药也。佐白术以健脾；当归以和血；气乱于胸，清浊相干，用陈皮以理之，且以散诸甘药之滞；胃中清气下沉，用升麻、柴胡，气之轻而味之薄者，引胃气以上腾，复其本位，便能升浮以行生长之令矣。补中之剂，得发表之品而中自安；益气之剂，赖清气之品而气益倍。此用药有相须之妙也。是方也用以补脾，使地道卑而上行；亦可以补心肺，损其肺者益其气，损其心者调其营卫也；亦可以补肝木，郁则达之也。惟不宜于肾，阴虚于下者不宜升，阳虚于下者更不宜升也。凡东垣治脾胃方，俱是益气。去当归、白术，加苍术、木香，便是调中；加麦冬、五味辈，便是清暑。此正是医不执方，亦正是医必有方。

（清·罗美《古今名医方论》）

　　附补方药杂论十七条中张景岳云：补中益气一汤，允为东垣独得之心法。本方以升、柴助升气，以参、术、归、芪助阳气，此意诚尽善矣。然补阳之义，亦有宜否？如治劳倦内伤发热，为助阳也，非发汗也。然有不散而散之意，故于劳倦感寒，或阳虚痎疟，及脾气下陷等症最宜。若全无表邪寒热，而中气亏甚者，则升、柴大非所宜。盖升、柴之味兼苦寒，升、柴之性兼疏散，唯有邪者，可因升而散之，若无邪大虚者，即纯用培补，犹恐不及，再兼疏散，安望成功？凡补阳之剂，无不能升，正以阳主升也。寇宗奭极言五劳七伤，大忌柴胡，而李时珍以为不然。要之能散者，断不能聚；能泄者，断不能补；性味苦寒者，断非扶阳之物。故表不固而汗不敛者，不可用；外无表邪，而阴虚发热者，不可用；阳气无根，而格阳戴阳者，不可用；脾肺虚甚，而气促似喘者，不可用；命门火衰，而虚寒泄泻者，不可用；水亏火亢，而衄血吐血者，不可用；四肢厥，而阳虚欲脱者，不可用。总之，元气虚极者，不可泄；阴阳下竭者，不可升。人但知补中益气可以补虚，不知几微关系，判于举指之间，纤微不可紊，误者正此类也。

（清·罗美《古今名医方论》）

　　此足太阴、阳明药也。肺者气之本，黄芪补肺固表为君；脾者肺之本，人参、甘草补脾益气、和中泻火为臣；白术燥湿强脾、当归和血养阴为佐；升麻以升阳明清气，柴胡以升少阳清气，阳升则万物生，清升则阴浊降；加陈皮者，以通利其气；生姜性温、大枣甘温，用以和营卫，开腠理，致津液。诸虚不足，先建其中，中者何？脾胃是也。

　　如血不足加当归；精神短少加人参、五味；肺热咳嗽去人参；咽干加葛根；头痛加蔓荆子，痛甚加川芎；脑痛加藁本、细辛；风湿相搏，一身尽痛，加羌活、防风；有痰加半夏、生姜；胃寒气滞加青皮、蔻仁、木香、益智；腹胀加枳实、厚朴、木香、砂仁；腹痛加白芍、甘草，热痛加黄连；能食而心下痞加黄连；咽痛加桔梗；有寒加肉桂；湿胜加苍术；阴火加黄柏、知母；阴虚去升、柴，加熟地、山萸、山药；大便秘加酒煨大黄，咳嗽；春加旋覆、款冬，夏加麦冬、五味，秋加麻黄、黄芩，冬加不去根节麻黄；天寒加干姜；泄泻去当归，加茯苓、苍术、益智。

（清·汪昂《医方集解·理气之剂第七》）

人有饮食失节，伤其胃气，遂至小便不通，人以为肺气之虚也，谁知是胃气下陷于下焦，不能升举之故乎。夫膀胱必得气化而始出，气升者，即气化验也。气之升降，全视乎气之盛衰，气盛则清气升，而浊气降；气衰则清气不升，而浊气不降矣。若胃者，多气之腑也，群气皆统之。胃气之盛衰，尤为众气之盛衰也。所以胃气一虚，各经众气多不能举，故脾胃虚而九窍皆为之不通，岂独前阴之闭水哉。治法必须提其至阳之气，而提气必从胃始也。方用补中益气汤。

此方用参、芪甘温之味，补其胃气；以升麻、柴胡从化源之下而升提之，则清升浊降而肺气不虚，自能行其清肃之令，何至有闭结之患哉。

（清·陈士铎《辨证录·小便不通门六则》）

气者，专言后天之气，出于胃，即所谓清气、卫气、谷气、营气、运气、生气、阳气、春升之气、后天三焦之气也。分而言之则异，其实一也。东垣以后天立论，从《内经》劳者温之、损者益之。故以辛甘温之剂温足太阴、厥阴，升足少阳、阳明。黄芪、当归和营气以畅阳，佐柴胡引少阳清气从左出阴之阳；人参、白术实卫气以填中，佐升麻引春升之气从下而上达阳明。陈皮运卫气，甘草和营气。原其方不特重参、芪、归、术温补肝脾，义在升麻、柴胡升举清阳之气转运中州，故不仅名补中，而复申之曰益气。

（清·王子接《绛雪园古方选注·内科》）

补中益气用芪、术，其意在求阳也，故加升、柴以引之；补阴益气用地、药，其意在求阴也，而亦用升、柴，是将之燕而越其指也。或曰阴气必资阳气而后升，则是附子、桂心之任，而非升、柴之轻脱所得而与者已。若谓阴虚而邪留者设，则是古方柴胡四物之例，以为补阴散邪则可，以为补阴益气则不可也。

土具冲和之德，而为生物之本。冲和者，不燥、不湿、不冷、不热，乃能化生万物。是以湿土宜燥，燥土宜润，使归于平也。

（清·尤怡《医学读书记·通一子杂论辨》）

阳虚者，气多陷而不举，故补中益气多用参、芪、术、草甘温益气，而以升、柴辛平助以上升；阴虚者，气每上而不下，故六味地黄丸多用熟地、萸肉、山药味厚体重者，补阴益精，而以茯苓、泽泻之甘淡助之下降。气陷者多滞，陈皮之辛所以和滞气；气浮者多热，牡丹之寒所以清浮热。然六味之有苓、泽，犹补中之有升、柴也；补中之有陈皮，犹六味之有丹皮也。其参、芪、归、术、甘草，犹地黄、萸萸、山药也。法虽不同而理可通也。

（清·尤怡《医学读书记·补中益气汤、六味地黄汤方合论》）

原方云：治劳倦感寒，或阳虚疟疾，及脾气下陷等证。实有不散而散之意，若全无表邪寒热而但有中气亏甚者，大非所宜，何也？盖升、柴之味皆兼苦寒，升、柴之性皆专疏散，今无邪而升散之，不愈耗其中气乎？如表不固而汗不敛者、外无表邪而阴虚发热者、阳气无根而格阳戴阳者、脾肺虚甚而气促似喘者、命门火衰而虚寒泄泻者、水亏火亢而吐血衄血者、四肢厥逆而阳虚欲脱者，皆非所宜也。且凡补阳之剂无不能升，正以阳之升也，用其升而不用其散，斯得补阳之法。寇宗奭极言五劳七伤之大忌柴胡，是诚绝类之真见，而李时珍顾非之，何也？东垣所谓饮食劳倦，内伤元气，则胃脘之阳不能升举，并心肺之气陷入于中焦，而用补中益气汤治之。方中佐以柴胡、升麻，一从左旋，一从右旋，旋转于胃之左右，升举其上焦所陷之气，非自腹中而升举之矣。若阳气未必下陷，反升举其阴气干犯阳位，为变岂小哉！更有阴气素惯上干清阳，而胸中之肉隆耸为膜音嗔，肿起，胸间之气漫散为胀者，而普施此法，天翻地覆，九道皆塞，有濒于死而坐困耳。后人相传，谓此方能升清降浊，有识亦咸信之，医事尚可言哉！夫补其中气以听中气之自为升降，不用升、柴可也，用之亦可也，若以升清之药责其降浊之能，岂不痴乎！

（清·张望《古今医诗·论东垣补中益气汤》）

　　发表无汗病为逆，须审阴阳施补益。阳虚再造散如神，小建中汤生津液。东垣变用益气汤，只缘饥饱与劳役。又有无汗属阴虚，理阴归柴二方择。若宜凉解归葛煎，阳明温暑及时疫。阴阳两虚汗最难，大温中饮当考核。仲景驱外是恒经，各家内托亦上策。

　　李东垣云：伤寒无内伤者，用仲景法。夹内伤者，十居八九只用补中益气汤加减。又云：尺脉迟者，不可发汗，当与小建中汤和之。喻嘉言云：宜小建中汤生其津液，津液充，便自汗而愈。陶节庵曰：伤寒服发表药而不作汗，名无阳症，宜再造散助阳以作汗。张景岳云：阳根于阴，化于液，从补血而散，此云腾致雨之妙，则犹仲景所未及。观其自制数方，平散如归柴饮，温散如大温中饮及理阴煎，凉散如归葛饮，皆取邪从营解之义也。仲景重在驱邪，此则重在补正，驱邪是遂之于外，补正是托之于内，法虽不同，而散寒之意则一也。

（清·陈修园《医学从众录·伤寒附法》）

气也者，人之所赖以生者也。大气积于胸中，归于丹田，呼出则由心达肺，吸入则由肝纳肾，无一处不到，无一息或停。故宗气为一身之王，外护肌表，则为卫气；内统血脉，则为营气；散布于各脏腑，则为各脏腑之气。人能顺而养之，则气平而血亦和，尚何疾病之有！无如七情扰于中，六淫侵于外，斯百变丛生，而郁气、逆气、动气、滞气、痞气、燥气、寒气、痰气、湿气、水气，种种气病，指不胜屈矣。医者当细心剖析，对症施治，方免贻误。汪切庵于理气门中首选补中益气汤，诚以东垣辨内伤、外感，剀切详明，使人于阳虚发热之症不误作伤寒妄汗、妄下，保全无限民命，实为功于千古。即如此方，于主治注中，治一切清阳下陷、中气不足之症。临后二语，明白了当，本无谬讹。若使东垣，遇阴虚发热及上实下虚之症，亦断不用此方。乃不善学人，每有先入之见，胶执于中，一遇发热，无论阳虚阴虚，不论上实下实，遂谓甘温能除大热，动辄参、芪、升、柴，为害非小。《医贯》曰：读伤寒书而不读东垣书，则内伤不明而杀人多矣；读东垣书而不读丹溪书，则阴虚不明而杀人多矣。此诚持平之论也。夫学医而知宗仰东垣，不可谓非有志之士，然尚不可预有成心，又况峻烈之品、险怪之法，岂可轻试乎哉！

（清·费伯雄《医方论·理中之剂》）

治中气不足，营卫衰弱，易感风寒，头疼身热，及烦劳内伤，清阳下陷等证。人身中真阳之气虽藏于两肾之中，然自有生以来，莫不藉脾胃以为充长。故东垣著《脾胃论》，言之最详。若脾胃一虚，则阳气生化之源衰少，且所以为之敷布而运行者亦失其权，于是阳气下陷，卫气不固，则外邪易感。但此等寒热皆邪少虚多之候，自当补正以御邪，若因表证而仅用表药，则失之过也。方中参、术、甘草大补脾胃中气，恐补药多滞，故加陈皮以宣利之。黄芪益卫气而达表，当归和血脉而调营。升麻升脾胃之清气，从右而上，以达于表；柴胡升肝胆之清气，从左而上，以达于表。加之姜、枣和营卫，开腠理，致津液，御邪扶正，两者兼优。此东垣治劳倦内伤之法，假之以治外感者也。

（清·张秉成《成方便读·理气之剂》）

昔人用柴胡之方不胜枚举，不必皆柴胡知己，而用之而有效者，非无故也。试即东垣补中益气汤言之，少阳之火即气食少火之火。少火者，不寒不热，脾得之而升，肺得之而降，过寒过热，皆能犯胃作呕。胃岂可升其气之陷者，实少火之不足也。柴胡升少阳而使适于中，则少阳自遂其生生之性而脾肺悉受其荫，此即十一经取决于胆之谓也。东垣以柴胡为升阳明之清气，而后人遂沿其误，治本草者盍深究之。

（清·周岩《本草思辨录·柴胡》）

中气者，脾胃之气也。人身众体皆禀受于兹而后治。故《易》曰：坤厚载物，德合无疆。一为饥困劳倦所伤，则众体无以资其生，是以李东垣谆谆以脾胃为言也。上方人参、黄芪、甘草皆甘温之品，甘者味之中，温者气之中，故曰补中；橘、术辛苦而燥，当归辛温而润，燥可刚中，润能泽土；复用升麻降浊阴于沟渎，柴胡行清阳于腠理，则宇宙太和之气长居脾胃，自然充发春荣，故又曰益气。凡劳苦伤神，复感风寒，寒热交作，目发赤肿，头痛如破，服外感散剂病愈甚。用此方获效者，盖脾胃中火以甘温养之自退。书曰：劳者温之，损者温之，甘温能除大热。此之谓也。

升麻、柴胡均属凉散之剂，而升麻味苦气腐，锐于柴胡远甚，血气虚衰人非所宜服。东垣专主内伤，奈何列入补益。盖以脾胃之症，始得则热中，继而气高身烦，头痛而渴，其脉空大，其皮肤不任风寒而生寒热，与外感风寒颇同。法当甘寒以泻火，辛温以升阳，立愈。所谓补中求行，而行不碍真元；行中求补，补无虑积滞。诚本气自病之良方也。后人不明其理，徒以是汤妙在升麻升地气于右，柴胡升天气于左，乃大力如人参、芪、术辈，绝不提起。凡阳虚下陷及中州虚损，似疟疾而类感冒，偏出参、芪，倍入此二物，害不旋踵。前注未妥，再为发明，且以警惯用升、柴杀人之不悟者。

（清·黄庭镜《目经大成·补阵》）

李东垣补中益气汤所治之证，若身热恶寒、心烦懒言，或喘，或渴，或阳虚自汗，子所治大气下陷案中，类皆有之。至其内伤外感之辨，谓内伤则短气不足以息，尤为大气下陷之明证。至其方中所用之药，又与子升陷汤相似。何以其方名为补中益气，但治中气之虚陷，而不言升补大气乎？是以东垣于大气下陷证，亦多误认为中气下陷，故方中用白术以健补脾胃，而后来之调补脾胃者，皆以东垣为法。

（张锡纯《医学衷中参西录·医方·治大气下陷方》）

玉 屏 风 散

【原文】

防风一两　黄芪蜜炙　白术各二两

上㕮咀。每服三钱，水一盏半，加大枣一枚，煎七分，去滓，食后热服。

（朝鲜·金礼蒙等《医方类聚·内科杂病证治》引《究原方》）

【方论】

黄芪甘温，补表之圣药也，得防风而功愈速，故以防风等之；白术益脾，脾主肌肉，故以白术倍之。三药者，皆补气之品，《内经》曰形不足者温之以气，此之谓也。方名曰玉屏风，亦是以其补益卫气，足以为吾身之倚袭尔！

（明·吴崑《医方考·虚损劳瘵门第十八》）

中气虚，则用黄芪建中汤；表气虚而恶寒，则用玉屏风散。本草云：黄芪得防风，其功愈大，非言补气之功，言固表之功。元气虚，加参、术；阴血虚，加归、芍。

（清·秦之桢《伤寒大白·恶寒》）

黄芪畏防风，畏者，受彼之制也。然其气皆柔，皆主乎表，故虽畏而仍可相使。不过黄芪性钝，防风性利，钝者受利者之制耳。惟其受制，乃能随防风以周卫于身而固护表气，故曰玉屏风。

（清·王子接《绛雪园古方选注·内科》）

《风论》曰：外在腠理，则为泄风。夫腠理者，谓气溢出，行之腠道纹理也。腠理为渗泄之门，风若中之，外不得入，内不得除，风搏汗泄，故名泄风。

屏风，防风之别名。玉，美之也。防风能御风，如屏障也。泄风汗出，用之如神。

（宋·骆龙吉著；明·刘浴德、朱练订补；清·林儒校订《增补内经拾遗方论·泄风第十三主风中腠理》）

玉屏风散主诸风，止汗先求絷絷通，风伤卫则汗自出，黄芪得防风，其功愈大，以二药同行走表，令絷絷微似汗，其风邪从微汗而解，则卫无邪扰，汗不再出矣！发在芪防黄芪、防风，时医误认为止汗之品，害人无算收在术，表风得黄芪、防风而解，则外无所扰；脏气得白术而安，则内有所据矣。热除风属阳邪，阳则为热湿去太阴为湿土，湿热交蒸，则为自汗发热之症主中宫。白术补中宫土气，故能止汗除热。防风、黄芪、白术各等分为末，酒调服。

以黄芪为固表药，千古贻误。前贤用之不应，所以有汗能止，无汗能发。骑墙之说，及庸辈有炙用能止，生用能发之分也。《神农本经》俱在，奈何舍而不读也？余于本条小注甚详，细心体认，如拨云见日，明者自知。

（清·陈修园《时方歌括·涩可固脱》）

此固表去风药，用以实表则可。若云加减即可代桂枝、麻黄等汤，则表实而邪无出路，断断不可。此等议论，误人不浅，必不可从。

（清·费伯雄《医方论·补养之剂》）

玉屏风之止汗，非如圬者之于墙然也。其谓汗之因风得之者，恒至虚其卫气而久恋，卫虚则不收，风恋则不纯，以不纯乘不收，则汗出自易。故必以防风从外发之，白术从中守之，而黄芪则居其间而托之。芪之为言致也，推致卫气使风不得留，则卫自收而汗自止。方义如此。人见其汗止也，而以为黄芪固表，亦盍观其方下有治风邪久留不散、自汗不止两语乎？《本草经》曰：黄芪治大风。此方本之，故其义与《金匮》血痹、黄汗诸用黄芪方不同而同，以彼症亦由卫虚挟风故也。其防、术并用，取诸《金匮》桂芍知母汤方中，亦以彼症由风汗之故。以彼证此，断可知已，必其人之症如方下所云始可用之。倘其汗不由于风，或微有风，而属在表虚里实之体，即不可服；服之则卫以被托而益虚，表虚而里益形其实。诸气不和，虽本无汗，且可使有汗，奈何忌汗而藉此止汗耶？且屏风之名，兼有屏绝、屏挡之义。若专以屏藩、屏蔽为言，则艳其名而没其实矣。大抵古今名方，苟得仲景之一端，即非望文而可晓，读者当以意而逆志焉。

（清·莫牧士《研经言·玉屏风散方义解》）

大凡表虚不能卫外者，皆当先建立中气，故以白术之补脾建中者为君，以脾旺则四脏之气皆得受荫，表自固而邪不干；
而复以黄芪固表益卫，得防风之善行善走者，相畏相使，其功
益彰，则黄芪自不虑其固邪，防风亦不虑其散表。此散中寓
补，补内兼疏，顾名思义之妙，实后学所不及耳。

（清·张秉成《成方便读·补养之剂》）

当归补血汤

【原文】

黄芪一两　当归酒洗，二钱

上件㕮咀，都作一服，水二盏，煎至一盏，去粗，温服，
空心食前。

（金·李杲《内外伤辨·暑伤胃气论》）

【方论】

治血必先理气，血脱益气，故有补血不用四物汤之论。如
血虚发热，立补血汤一方，以黄芪一两为君，当归四钱为臣，
气药多而血药少，使阳生阴长。斯时也，有形之血不能速生，
几微之气所当急固，使无形生出有形。

（明·赵献可《医贯·玄元肤论·阴阳论》）

古方纯用补气，不入血药何也？盖有形之血不能速生，无
形之气所当急固，无形自能生有形也。

凡失血之后，必大发热，名曰血虚发热。古方立当归补血
汤，用黄芪一两、当归六钱。名曰补血，而以黄芪为君，阳旺
能生阴血也。

（明·赵献可《医贯·绛雪丹书·论血症》）

气虚则身寒，血虚则身热，故用当归调血为主。然方中反
以黄芪三倍当归者，以血之肇始本乎营卫也，每见血虚发热，

服发散之药则热转剧，得此则浃然自汗而热除者，以营卫和则热解，热解则水谷之津液皆化为精血矣。

（清·张璐《伤寒绪论·杂方》）

血虚心热有奇方，古有当归补血汤，五倍黄芪归一分，分，去声。黄芪一两，当归二钱五分，水煎服。真阴濡布主之阳。

凡轻清之药，皆属气分；味甘之药，皆能补中。黄芪质轻而味微甘，故略能补益。《神农本草经》以为主治大风，可知其性矣。此方主以当归之益血，倍用黄芪之轻清走表者为导，俾血虚发热郁于皮毛而不解者，仍从微汗泄之。故症象白虎，不再剂而热即如失也。元人未读《本经》，此方因善悟暗合，其效无比，究之天之仁爱斯民，特出此方，而假手于元人，非元人识力所可到也。吴鹤皋以阳生阴长为解，亦是庸见，故特详之。

（清·陈修园《时方歌括·补可扶弱》）

当归补血汤，黄芪多于当归五倍，以之专治气分，尚恐满中。若云养血，则轻重尚宜斟酌。

（清·费伯雄《医方论·理血之剂》）

补血汤一方，乃活血行气之方，实补气补血之方也。夫当归味苦入心能补心，心者生血之源也；黄芪甘温补肺，肺者正气之宗也。当归得黄芪而血有所附，黄芪得当归而气有所依，即名补血汤亦可，即名补气汤亦可。古人称为补血汤，取阳生阴长之义。余谓气血双补，欲补气者，当倍当归而轻黄芪，从阴以引阳法也；欲补血者，当倍黄芪而轻当归，从阳以引阴法也。此方倍黄芪，故名补血汤。

（清·郑钦安《医理真传·阴虚症门问答》）

四　物　汤

【原文】

当归去芦，酒浸，炒　川芎　白芍药　熟干地黄酒洒，蒸，各等分

上为粗末。每服三钱，水一盏半，煎至八分，热服，空心，食前。

（宋·太平惠民和剂局《太平惠民和剂局方·治妇人诸疾》）

【方论】

四物汤，物，类也。四者相类，而仍各具一性，各建一功，并行不悖。芎、归入少阳主升，芍、地入厥阴主降。川芎郁者达之，当归虚者补之，芍药实者泻之，地黄急者缓之，能使肝胆血调，阴阳气畅，故为妇人专剂。

（清·王子接《绛雪园古方选注·女科·女科汤方》）

八珍汤固是阴阳平补之剂，然人禀受不同，岂无偏胜偏虚？则知少补一分之阳，不足以配阴，少补一分之阴，不足以配阳；多补一分之阳，则阴气耗竭一分，多补一分之阴，则阳气牵滞一分。此调理不足之症，最为棘手。况乎体虚之人，外淫易犯，内情易起，饮食易停，痰血易滞，尤不可仅责其所无，而不求其所有也。

（明·盛寅《医经秘旨·疏其血气令其调达而致和平》）

四物汤皆钝滞之品，不能治血之源头；即八珍汤气血双补，亦板实不灵，必善得加减之法者，方效。

（清·陈修园《时方歌括·补可扶弱》）

十全大补汤为气血双补之剂。柯韵伯病其补气而不用行气

之品，则气虚之甚者，无气以受其补；补血而仍用行血之药于其间，则血虚之甚者，更无血以流行，正非过贬语。而人参养荣汤之妙，从仲景小建中汤、黄芪建中汤套出。何以知之？以其用生芍药为君知之也。芍药苦平破滞，本泻药，非补药也。若与甘草同用，则为滋阴之品；若与生姜、大枣、肉桂同用，则为和荣卫之品；若与附子、干姜同用，则能急收阳气，归根于阴，又为补肾之品；虽非补药，昔贤往往取为补药之主，其旨微矣。此方以芍药为君，建中汤诸品俱在，恶饴糖之过甜动呕，故以熟地、当归、白术、人参诸种甘润之品代饴糖，以补至阴。然饴糖制造，主以麦蘖，麦为心谷，心者化血而奉生身也，故又代以远志之入心。麦造为蘖，能疏达而畅气也，故又代以陈皮之行气。建中汤中原有胸满去枣加茯苓之例，故用茯苓。细思其用意，无非从建中套来，故气血两虚变见诸症者皆可服也。其以养荣名汤奈何？心主荣而苦缓，必得五味子之酸以收之，使营行于脉中，而流于四脏，非若十全、八珍之泛泛无归也。按《神农本草》云：芍药气味平、苦，无毒，主治邪气腹痛，除血痹，破坚积、寒热，止痛，利小便，益气。原文只此二十九字。后人妄改圣经，而曰微酸，是没其苦泄攻坚之性，而加以酸敛和阴之名，而芍药之真面目掩矣！不知古人用法，或取其苦以泄甘，或取其苦以制辛，或取其攻利以行补药之滞，皆善用芍药以为补，非以芍药之补而用之也。但芍药之性略同大黄，凡泄泻必务去之，此圣法也。本经不明，宋元以后无不误认为酸敛之药，不得不急正之。

（清·陈修园《时方歌括·补可扶弱》）

凡药之补气血者，非以药汁入腹即为人血，药气入腹即为人气也，不过视此经之空虚，引他经之气血注之耳。若依景岳五福饮之说，则不论何脏之血虚，归、地可以补之；不论何脏之气虚，参、术可以补之；无论诸药性用何如，甘草可以和之。又自注分五脏补之，试问五脏之气血从何处而来？渠反昧昧。即果如其说，独不犯《内经》久而增气、气增而夭之戒乎？

（清·陈修园《景岳新方砭·补阵》）

血之取义，一为荣。荣者，发荣也，非血则无以润脏腑、灌经脉、养百骸，此滋长之义也。一为营。营者，营垒也，非血则无以充形质、实腠理、固百脉，此内守之义也。水谷之精，聚于中焦，受气变化，然后成血，日生几何？不知调养，而反行耗散，血病多多矣。或目睛流血，耳中出血，鼻中衄血，口中吐血，舌痛出血，牙宣出血，毛窍出血，小溲溺血，大便泻血，或崩漏，或痔漏，或蓄血如狂，或血痞作胀，或经闭不通，或妄行血脱，以致跌扑之伤血、疮疡之溃血。病既种种不同，治病之法，或补之，或养之，或凉之，或温之，或散之，或破之，立方须一一对症。理血门以四物汤为主方，药虽四味，而三阴并治。当归甘温养脾，而使血有统；白芍酸寒敛肝，而使血能藏；生地甘寒滋肾，而益血；川芎辛温通气，而行血。调补血分之法，于斯着矣，乃或有誉之太过，毁之失实者，不可以不辨也。誉之过者，谓能治一切亡血及妇人经病。夫亡血之症，各有所由起，此专于补血滋肾而已，无他手眼。不溯其源，而逐其流，岂能有济！至妇人经病，多有气郁、伏寒、痰塞等，正未可以阴寒之品一概混投，此誉之太过也。毁之失实者，谓川芎一味辛散太过，恐血未生而气先耗。殊不知亡血之人脾胃必弱，若无川芎为之使，则阴寒之品未能滋补而反以碍脾，此毁之失实也。至精求之，以为凡治血症当宗长沙法，兼用补气之药，无阳则阴无以生，此论最确。又恐执定有形之血不能速生，无形之气所当急固，遂至补气之药多于补血，是又矫枉过正，反坐抛荒本位之失矣！此愈不可不知也。

（清·费伯雄《医方论·理血之剂》）

归 脾 汤

【原文】

白术　当归　白茯苓　黄芪炙　龙眼肉　远志　酸枣仁炒，各一钱　木香五分　甘草炙，三分　人参一钱

上姜枣水煎服。加柴胡、山栀，即加味归脾汤。

（明·薛己《正体类要·方药》）

【方论】

凡治血证，前后调理须按三经用药：心主血，脾统血，肝藏血。归脾汤一方，三经之方也。远志、枣仁补肝以生心火，茯神补心以生脾土，参、芪、甘草补脾以固肺气。木香者，香先入脾，总欲使血归于脾，故曰归脾者。有郁怒伤脾、思虑伤脾者尤宜。其火旺者加山栀、丹皮，火衰者加丹皮、肉桂。

（明·赵献可《医贯·绛雪丹书·论血症》）

补中益气与归脾同出保元，并加归、术，而有升举胃气、滋补脾阴之不同。此方全以龙眼之甘平，佐归、芪滋养心脾，更以枣仁、远志鼓动少火而生胃土，茯苓、生姜转运水谷，木香调畅诸气，红枣引入心脾也。近世以木香性燥不用，服之多致痞闷，或泄泻减食者，以其纯阴无阳不能输化药力故耳。

（清·张璐《伤寒绪论·杂方》）

归脾者，调四脏之神志魂魄，皆归向于脾也。盖五味入胃，必藉脾与胃行其津液，以转输于四脏，而四脏亦必先承顺乎脾，而为气化流行之根本。假如土者，生万物而法天地，为博厚之体，然无水则燥，无火则滥，无木则实，无金则死。《阴符经》曰：生者死之根，死者生之根也。参、术、神、草四君子汤以健脾胃，佐以木香醒脾气，桂圆和脾血，先为调剂中州。复以黄芪走肺固魄，枣仁走心敛神，安固膈上二脏。当

归入肝，芳以悦其魂，远志入肾，辛以通其志，通调膈下二脏。四脏安和，其神志魂魄自然归向于脾，而脾亦能受水谷之气灌溉四旁，荣养气血矣。独是药性各走一脏，足经方杂用手经药者，以黄芪与当归、枣仁与远志有相须之理，且黄芪味入脾而气走肺，枣仁味入肝而色走心，故借用不悖。四君子汤用茯苓改用茯神者，以苓为死气，而神得松之生气耳。

（清·王子接《绛雪园古方选注·内科·内科汤剂》）

归脾汤兼补心脾，而意专治脾。观于甘温补养药中而加木香醒脾行气，可以见矣。龙眼、远志，虽曰补火，实以培土。盖欲使心火下通脾土，而脾益治，五脏受气以其所生也，故曰归脾。

（清·尤怡《医学读书记·归脾汤方论》）

此方汇集补药，虽无深义，然亦纯而不杂。浙江、江苏市医加入熟地黄一味，名为黑归脾汤，则不通极矣。《内经》阴阳二字，所包甚广，而第就脏腑而言。言阳盛阳衰者，指阳明而言；言阴盛阴衰者，指太阴而言。太阴者，脾也。《神农本经》补阴与补中二字互用，盖以阴者，中之守也。阴虚即是中虚，中虚即是阴虚。后人错认其旨，谓参、芪、白术为气药，补阳；归、地、芍药为血药，补阴；谓姜、桂、附子为热药，补阳；谓知、柏、生地为寒药，补阴。满腔都是李士材、薛立斋、张景岳之庸论，则终身为误人之庸医矣。今即以此方言之，方中诸品甘温补脾，即是补阴之剂，而命方不为补而为归者，归还其固有也。妙在远志入心，以治其源，即《内经·痿论》所谓心主身之血脉，《生成篇》所谓诸血者皆属于心之旨也。木香入脾，以治其流，《本草经》名为五香，五为土数，香又入脾，藉其盛气以嘘血归脾之义也。方虽平钝，颇得《金匮要略》调以甘药，令饮食增进，渐能充血生精，以复真阴之不足。若加入熟地黄，则甘缓剂中杂以壅滞之品，恐缓者过缓，壅者增壅，脾气日困，不能输精入肾，欲补肾反以戕肾矣。又有逍遥散加入熟地黄，名为黑逍遥散，更为无知妄作。吾知数年后，必将以四君子汤、六君子汤、生脉散等方加入此味，名为黑四君子汤、黑六君子汤、黑生脉散矣，堪发一叹。

（清·陈修园《时方歌括·补可扶弱》）

归脾汤专治心脾，阴中之阳药，故不用地黄、白芍。后人加作黑归脾，殊失立方之旨矣。

（清·费伯雄《医方论·理血之剂》）

参 芍 汤

【原文】

参芍汤方辛甘为阳酸甘化阴复法

人参 白芍 附子 茯苓 炙甘草 五味子

（清·吴瑭《温病条辨·下焦篇·湿温》）

【方论】

休息痢者，或作或止，止而复作，故名休息，古称难治。所以然者，正气尚旺之人，即受暑、湿、水、谷、血、食之邪太重，必日数十行，而为胀、为痛、为里急后重等证，必不或作或辍也。其成休息证者，大抵有二，皆以正虚之故。一则正虚留邪在络，至其年月日时复发，而见积滞腹痛之实证者，可遵仲景凡病至其年月日时复发者当下之例，而用少少温下法兼通络脉，以去其隐伏之邪；或丸药缓攻，俟积尽而即补之；或攻补兼施，中下并治，此虚中之实证也。一则纯然虚证，以痢久滑泄太过，下焦阴阳两伤，气结似乎癥瘕，而实非癥瘕，舍温补其何从！故以参、苓、炙草守补中焦，参、附固下焦之阳，白芍、五味收三阴之阴，而以少阴为主，盖肾司二便也。

汤名参芍者，取阴阳兼固之义也。

（清·吴瑭《温病条辨·下焦篇·湿温》）

炙甘草汤

【原文】

甘草炙，四两　生姜三两　人参二两　生地黄一斤　桂枝三两　阿胶　麦门冬半升，去心　麻子仁半升　大枣三十枚

上九味，酒七升，水八升煮，取三升，去滓，内胶烊尽，温服一升，日三服。

（汉·张仲景《金匮玉函经·方药炮制》）

【方论】

议曰：此皆仲景所言结脉，为邪气留结，其气虚散，阴阳郁结，不能相荣也。脉来动而中止，不能自还，因而复动，名曰代结也。此真气衰极，脉不能自还，因而阳呼吸相引复动，心中悸动，因脉结代，故知为真阴气虚少，阳气虚败。故与炙甘草为君，人参、大枣为臣，以补元气之不足者；以桂枝、生姜之辛，而益正气为佐；以麦门冬、阿胶、麻子仁、地黄之甘润经益血，而补其阴为使，以清酒为引，而能通以复脉者也。

（明·许宏《金镜内台方议》）

结与代，皆止脉也，此由气血虚衰，真气不能相续，故有此脉。心动悸者，动而不自安也，亦由真气内虚所致。补虚可以去弱，故用人参、甘草、大枣；温可以生阳，故用生姜、桂枝；润可以滋阴，故用阿胶、麻仁；而生地、麦冬者，又所以清心而宁悸也。

（明·吴崑《医方考·伤寒门第二》）

人参、甘草、麦冬，益虚以复结代之脉；地黄、阿胶、麻

仁，生血以宁动悸之心；桂枝和荣卫以救实；姜、枣健脾胃以调中；清酒为长血气之助。复脉乃核实义之名。然则是汤也，必欲使虚者加进，而驯至于实，则实者自退散，而还复于元之意也。

（明·方有执《伤寒论条辨·辨太阳病脉证并治中篇第二》）

人参、甘草、大枣之甘，以补不足之气；桂枝、生姜之辛，以和营卫；麻仁、阿胶、麦门冬、地黄之甘，润经益血复脉通心；清酒以助药力，内充胃气，外达肌表，不驱邪而邪自除矣。

（清·史以甲《伤寒正宗·太阳经寒伤营之证》）

脉结代者，邪气阻滞而营卫涩少也。心动悸者，神气不振而都城震惊也。是虽有邪气，而攻取之法无所施矣。故宜人参、姜、桂，以益卫气；胶、麦、麻、地、甘、枣，以益营气。营卫既充，脉复神完，而后从而取之，则无有不服者矣。此又扩建中之制，为阴阳并调之法如此。今人治病，不问虚实，概与攻发，岂知真气不立，病虽去亦必不生，况病未必去耶。

（清·尤怡《伤寒贯珠集·太阳篇上·太阳权变法第二》）

炙甘草汤，仲景治心悸，王焘治肺痿，孙思邈治虚劳，三者皆是津涸燥淫之证。《素问·至真要大论》云：燥淫于内，金气不足，治以甘辛也。第药味不从心肺而主乎肝脾者，是阳从脾以致津，阴从肝以致液，各从心肺之母以补之也。人参、麻仁之甘以润脾津，生地、阿胶之咸苦以滋肝液，重用地冬浊味，恐其不能上升，故君以炙甘草之气厚、桂枝之轻扬，载引地、冬上承肺燥，佐以清酒芳香入血，引领地、冬归心复脉，仍使以姜、枣和营卫，则津液悉上供于心肺矣。喻嘉言曰：此仲景伤寒门中之圣方也。仲景方每多通利，于此处特开门户，重用生地，再借用麦冬手经药者，麦冬与地黄、人参气味相合，而脾胃与心经亦受气相交。脉络之病，取重心经，故又名复脉。

（清·王子接《绛雪园古方选注·伤寒科·和剂》）

　　寒伤心主，热不可得泄而神明失养，故动悸也；以其人心血素亏，不能主脉，故结代也，需此滋阴和阳之剂。生地为君，麦冬为臣，炙甘草为佐，大剂峻补真阴。反以甘草名方者，取其载药入心以充血脉。然寒凉之剂无以奉发陈蕃秀之机，而寒终不散，故必须参、桂佐麦冬以通脉散寒，姜、枣佐炙草以和营达邪，胶、麻佐地黄补血，甘草不使速下，清酒引之上行，且地黄、麦冬得酒力而更优也。麻仁一味，当是枣仁。斯手厥阴心主伤寒也，寒伤心主，相火内郁，则血液枯涸，而心动悸，脉结代。制炙甘草汤，以开后学滋阴之路。盖枣仁能养心宁神、益血荣肝，若麻仁第润肠燥，以通虚闭，岂能入心主以操养血安神之任乎？此非特传写之误，抑亦古今血气不同耳。

（清·徐大椿《伤寒约编·炙甘草汤证》）

　　仲景一百一十三方，只炙甘草汤用地黄，以心下悸、脉结代，为病后津液不足用之，若初病邪盛则不用也。用人参有数方，皆汗、吐、下后取其救液，或温药中加此甘寒之品以剂和平，若初病邪盛亦不用也。即太阳篇中新加汤有用人参法，特补脉沉迟二字，以辨身痛不是余邪，乃营血凝滞作痛，故以人参借姜、桂之力，增芍药领入营分以通之，所谓通则不痛是也。且又别其名曰新加，言前此邪盛不可用，今因邪退而新加之也。病不由于水湿及太阴者，不用白术；病不关太阴吐利、少阴厥者，不用干姜；病不关于厥阴者，不用当归；病不涉于阳明中风及太阳转属少阳者，不用柴胡；病非太阳实邪无汗者，不用麻黄。圣法严密，逾之多坏。景岳未读仲景书，混以归、地补血，参、术补气，甘草和中为内托法；混以麻黄大发汗，柴胡轻发汗，姜、桂温经发汗为外攻法，竟以想当然之说饰出阳根于阴、汗化于液、云腾致雨等语，大言欺人，以乱圣法，景岳真医中之利口也。

（清·陈修园《景岳新方砭·散阵》）

夫心为君主，义不受邪，于象为离，为阳中之太阳。然离中有阴，一阴居于二阳之中。心虽牡脏，而主血、主脉者，皆属于心也。若心中阴血不足而为寒邪所伤，故见以上之证矣。方中生地、阿胶、麦冬补心之阴，人参、甘草益心之阳，桂枝、生姜、清酒以散外来之寒邪，麻仁、大枣以润内腑之枯槁。

（清·张秉成《成方便读·润燥之剂》）

六味地黄丸

【原文】

熟地黄炒，秤八钱　山萸肉　干山药各四钱　泽泻　牡丹皮　白茯苓去皮，各三钱

上为末，炼蜜丸，如梧子大，空心，温水化下三丸。

（宋·钱乙《小儿药证直诀·诸方》）

【方论】

肾虚不能制火者，此方主之。肾中非独水也，命门之火并焉。肾不虚，则水足以制火；虚则火无所制，而热证生矣。名之曰阴虚火动，河间氏所谓肾虚则热是也。今人足心热、阴股热、腰脊痛，率是此证，乃咳血之渐也。熟地黄、山萸肉，味厚者也。经曰味厚为阴中之阴，故能滋少阴、补肾水。泽泻味咸，咸先入肾。地黄、山药、泽泻，皆润物也。肾恶燥，须此

润之。此方所补之水，无形之水，物之润者亦无形，故用之。丹皮者，牡丹之根也。丹者，南方之火色，牡而非牝属阳，味苦、辛，故入肾而敛阴火，益少阴，平虚热。茯苓味甘而淡者也，甘从土化，土能防水，淡能渗泄，故用之以制水脏之邪，且益脾胃而培万物之母。壮水之主，以镇阳光，即此药也。

（明·赵献可《医贯·先天要论上·六味丸说》）

六味，苦、酸、甘、咸、辛、淡也。《阴阳应象论》曰：精不足者，补之以味。五脏之精皆赖肾气闭藏，故以地黄名其丸。地黄味苦入肾，固封蛰之本，泽泻味咸入膀胱，开气化之源，二者补少阴、太阳之精也。萸肉味酸入肝，补罴极之劳，丹皮味辛入胆，清中正之气，二者补厥阴、少阳之精也。山药味甘入脾，健消运之机，茯苓味淡入胃，利入出之器，二者补太阴、阳明之精也。足经道远，故制以大；足经在下，故治以偶。钱仲阳以肾气丸裁去桂、附，治小儿纯阳之体，始名六味。后世以六味加桂，名七味；再加附子，名八味，方义昧矣。

（清·王子接《绛雪园古方选注·内科·内科丸方》）

五行皆一，惟火有二，君火、相火也。君火为心经之火，君主一身之火也。相火为肾中之火，宣布一身之火也。使君火无相火，则不能宣布诸火以奉生身之本；相火无君火，则不能君主诸火以制其妄行之灾。故李杲立内伤劳倦、火乘土位之论，以心火有余，用升阳气、泻阴火朱砂安神等药，而未及心火之不足者，以前人已有归脾、养心等方也。震亨立阳常有余、阴常不足之论，以肾火有余，用补阴、补天等药，而未及肾水之不足者，以前人已有肾气、桂附地黄汤丸也。依本方加附子、肉桂，名桂附地黄丸，治两尺脉弱，相火不足，虚羸少气，王冰所谓益火之原以消阴翳者是也。加黄柏、知母，名知柏地黄丸，治两尺脉旺，阴虚火动，午热骨痿，王冰所谓壮水之主以制阳光者是也。经云：阴平阳秘，精神乃治。若阴阳偏胜，则疾病丛生。夫肾取象乎坎，阳藏于阴之脏也。不独阴盛阳衰，阳畏其阴而不敢附，即阴衰阳盛，阴难藏阳亦无可依，虽同为火不归原，而其为病则异也。故于肾药中加桂、附，壮阳胜阴，使阳无所畏而自归原矣。加知、柏补阴秘阳，使阳有所贮而自归藏矣。世人但知以桂、附引火归原，不知以知、柏平阴秘阳，举世皆蒙其误，故震亨特立补阴之论，以辟以火济火之非。而未达其旨者，从而诽之，良可叹也。

（清·吴谦等《医宗金鉴·删补名医方论》）

此为补阴之主方，补五脏之阴以纳于肾也。脏阴亏损，以熟地大滋肾阴，壮水之主以为君。用山萸肉之色赤入心，味酸入肝者，从左以纳于肾。山药之色白入肺，味甘入脾者，从右以纳于肾。又用三味通腑者，恐腑气不宣，则气郁生热，以致消烁脏阴，故以泽泻清膀胱，而后肾精不为相火所摇；又以丹皮清血分中热，则主血之心、藏血之肝俱不为火所烁矣。又以茯苓清气分之热，则饮食之精由脾输肺以下降者，亦不为火所烁矣。夫然后四脏之真阴无所耗损，得以摄纳精液归入肾脏，肾受诸脏之精液而藏之矣。从来囫囵看过，未识此方之元妙，至于此极。今将萸肉、山药二味分看，一入心肝，一入肺脾，既极分明，而气味又融洽。将熟地、萸肉、山药三味总看，既能五脏兼入，不致偏倚，又能将诸脏之气尽行纳入肾脏，以为统摄脏阴之主而不致两歧。至泽泻、茯苓、丹皮与三补对看，其配合之妙亦与三补同法。制方妙义，周备若此，非臻于神化者，其孰能之？惟其兼补五脏，故久服无虞偏胜，而为万世不易之祖方也。

（清·唐笠山《吴医汇讲·六味地黄丸方解》）

六味丸补肾水，八味丸补肾气，而其妙则在于利水。凡肾中之真水不足、真火衰微者，其尿必多。二方非补肾正药，不可因薛立斋之臆说而信之。近效白术附子汤，极佳。其方列于热剂，宜细玩之。肾气丸，《金匮要略》凡五见：一见于第五篇，云治脚气上入小腹不仁；再见于第六篇，云治虚劳腰痛、小便不利；三见于第十二篇，云夫气短有微饮，当从小便去之，肾气丸主之；四见于第十三篇，云治男子消渴，小便反多，饮一斗，小便一斗；五见于第二十二篇，云治妇人转胞不得尿，但利小便则愈。观此五条，皆泻少腹、膀胱之疾为多，不可以通治火衰之证。且此方《金匮》不入于五水之门。今人谓治水通用之剂，更为奇怪。

（清·陈修园《时方歌括·补可扶弱》）

此方非但治肝肾不足，实为三阴并治之剂。有熟地之腻补肾水，即有泽泻之宣泄肾浊以济之；有萸肉之温涩肝经，即有丹皮之清泻肝火以佐之；有山药收摄脾经，即有茯苓之淡渗脾湿以和之。药止六味，而大开大合，三阴并治，洵补方之正鹄也。

（清·费伯雄《医方论·补养之剂》）

大补阴丸

【原文】

黄柏炒褐色　知母酒浸，炒，各四两　熟苄酒蒸　龟板酥炙，各六两

上为末，猪脊髓蜜丸，服七十丸，空心，盐白汤下。

（金·朱丹溪《丹溪心法·痿五十六》）

【方论】

丹溪补阴立法，义专重于黄柏，主治肾虚劳热，水亏火炎，以之治虚火呃逆，亦为至当。《难经》言：逆气而里急，冲之为病也。以冲为阴脉之海，并足少阴之脉行乎幽门、通

谷，夹巨阙而上，故丹溪谓呃逆属于肝肾之虚者，其气必从脐下直冲，上出于口，断续作声。第肝肾之气在下相凌，左肾属水，不能自逆，而右肾为相火所寓，相火炎上，挟其冲气，乃能逆上为呃。主之以黄柏，从其性以折右肾之相火，知母滋肾水之化源，熟地固肾中之元气，龟板潜通奇脉，伏藏冲任之气，使水不妄动。治虚呃用参术汤下之者，人之阴气依胃为养，胃土损伤，则相火直冲清道而上，此土败于相火之贼，当崇土以制龙雷之火也。

（清·王子接《绛雪园古方选注·内科·内科丸方》）

朱震亨云：阴常不足，阳常有余，宜常养其阴，阴与阳齐，则水能制火，斯无病矣。今时之人，过欲者多，精血既亏，相火必旺，真阴愈竭，孤阳妄行，而劳瘵、潮热、盗汗、骨蒸、咳嗽、咯血、吐血等证悉作。所以世人火旺致此病者，十居八九，火衰成此疾者，百无二三。震亨发明先圣千载未发之旨，其功伟哉！是方能骤补真阴，承制相火，较之六味功效尤捷。盖因此时以六味补水，水不能遽生，以生脉保金，金不免犹燥。惟急以黄柏之苦以坚肾，则能制龙家之火；继以知母之清以凉肺，则能全破伤之金。若不顾其本，即使病去犹恐复来，故又以熟地、龟板大补其阴，是谓培其本、清其源矣。虽有是证，若食少便溏，则为胃虚，不可轻用。

（清·吴谦等《医宗金鉴·删补名医方论》）

知、柏寒能除热，苦能降火；苦者必燥，故用猪脊髓以润之，熟地以滋之，此治阴虚发热之恒法也。然除热只用凉药，犹非探源之治，方中以龟板为主，是介以潜阳法。丹溪此方，较六味地黄丸之力更优，李士材、薛立斋、张景岳辈，以苦寒而置之，犹未参透造化阴阳之妙也。

（清·陈修园《时方歌括·补可扶弱》）

益 胃 汤

【原文】

沙参三钱　麦冬五钱　冰糖一钱　细生地五钱　玉竹炒香，一钱五分

水五杯，煮取二杯，分二次服，渣再煮一杯服。

（清·吴瑭《温病条辨·中焦篇·风温、温热、瘟疫、温毒、冬温》）

【方论】

温热本伤阴之病，下后邪解汗出，汗亦津液之化，阴液受伤，不待言矣，故云当复其阴。此阴指胃阴而言，盖十二经皆禀气于胃，胃阴复而气降得食，则十二经之阴皆可复矣。欲复其阴，非甘凉不可。汤名益胃者，胃体阳用阴，取益胃用之义也。

（清·吴瑭《温病条辨·中焦篇·风温、温热、瘟疫、温毒、冬温》）

治阳明温病，汗、下后病已解，当复其阴，此汤主之。夫伤寒传入阳明，首虑亡津液，而况温病传入阳明，更加汗、下后者乎！故虽邪解，胃中之津液枯槁已盛，若不急复其阴，恐将来液亏燥起、干咳身热等证，有自来矣。阳明主津液，胃者，五脏六腑之海，凡人之常气皆禀于胃，胃中津液一枯，则脏腑皆失其润泽。故以一派甘寒润泽之品，使之饮入胃中以复其阴，自然输精于脾，脾气散精，上输于肺，通调水道，下输膀胱，五经并行，津自生而形自复耳。

（清·张秉成《成方便读·润燥之剂》）

生 脉 散

【原文】

夫脾胃虚弱之人，遇六、七月霖雨，诸物皆润，人汗沾衣，身重短气，更逢湿旺，助热为邪，西北二方寒清绝矣，人重感之，则骨乏无力，其形如梦寐间，朦朦如烟雾中，不知身所有也。圣人立法，夏月宜补者，补天真元气，非补热火也，夏食寒者是也。故以人参之甘补气，麦门冬苦寒泻热补水之源，五味子之酸清肃燥金，名曰生脉散。

（金·李杲《内外伤辨·暑伤胃气论》）

【方论】

凡曰散者，留药于胃，徐行其性也。脉者，主于心，而发原于肺。然脉中之气所赖以生者，尤必资藉于肾阴。故《内经》言：君火之下，阴精承之也。麦冬清肺经治节之司，五味收先天癸水之原，人参引领麦冬、五味都气于三焦，归于肺而朝百脉，犹天之云雾精，白露降，故曰生脉。

（清·王子接《绛雪园古方选注·内科·内科汤剂》）

经云：大气积于胸中，则肺主之。夫暑热伤肺，肺伤则气亦伤矣。故气短、倦怠而喘咳也。肺主皮毛，肺伤则失其卫护，故汗出也。热伤元气，气伤则不能生津，故口渴也。是方君人参以补气，即所以补肺。臣麦冬以清气，即所以清肺。佐五味以敛气，即所以敛肺。吴琨云：一补一清一敛，养气之道备矣。名曰生脉，以脉得气则充，失气则弱。李杲谓：夏月服生脉饮，加黄芪、甘草，名生脉保元汤，令人气力涌出；更加当归白芍，名人参饮子，治气虚喘咳、吐血衄血，亦虚火可补之例也。

（清·吴谦等《医宗金鉴·删补名医方论》）

暑伤于气，所以脉虚，故方用人参以补肺气，麦门冬以清肺气，五味子以敛肺气。一补一清一敛，养气之道毕矣。名曰生脉者，以脉得气则充，失气则弱，故以名之。

（宋·骆龙吉著；明·刘浴德、朱练订补；清·林儒校订《增补内经拾遗方论·伤暑第六主夏月伤暑》）

汗多而脉散大，其为阳气发泄太甚，内虚不司留恋可知。生脉散酸甘化阴，守阴所以留阳，阳留，汗自止也。以人参为君，所以补肺中元气也。

（清·吴瑭《温病条辨·上焦篇·暑温》）

生脉冬味与参施，暑热刑金脉不支，若认脉危通共剂，操刀之咎属伊谁？人参五分，麦冬八分，五味子九分，水煎服。

脉资始于肾，资生于胃而会于肺。仲景于手足冷、脉微欲绝症，取通脉四逆汤以扶少阴之真阳；于心下悸、脉结代，取复脉汤以滋阳明之津液，皆救危之方也。孙真人制生脉散，为暑热伤肺，肺伤则脉渐虚散为足虑；宜于未伤之前取人参、麦冬之甘润，五味子之酸敛，无病之时，预服以保之。除暑月之外，不可以此为例也。今人惑于生脉之名，凡脉绝之症，每投立死，亦孙真人命名不正之贻祸也。一本作参麦散，较妥。

（清·陈修园《时方歌括·湿可润燥》）

治热伤元气，气短倦怠，口渴多汗，肺虚而咳等证。夫肺主一身之气，为百脉所朝宗，肺气旺，则脏腑之气皆旺，精自生而形自盛，脉自不绝矣。一受暑热之气，金受火刑，肺气被灼，则以上诸证叠出矣。然暑为夏月之正邪，人之元气充实者，原可不病，故邪之所凑，其气必虚。方中但以人参保肺气，麦冬保肺阴，五味以敛其耗散，不治暑而单治其正。以暑为无形之邪，若暑中无湿，则不致留恋之患，毕竟又无大热，则清之亦无可清。故保肺一法，即所以却暑耳。此又治邪少虚多、热伤元气之一法也，在夏月肺虚者，可以服之。

（清·张秉成《成方便读·清暑之剂》）

四 神 丸

【原文】

肉豆蔻　补骨脂　五味子　吴茱萸各为末　生姜四两　红枣五十枚

上用水一碗，煮姜、枣，去姜，水干取枣肉，丸桐子大，每服五七十丸，空心，日前服。

（明·薛己《内科摘要·各症方药》）

【方论】

四神者，四种之药，治肾泄有神功也。补骨脂通癸水之真阳，肉豆蔻保戊土之真气，俾戊癸化火以运谷气。吴茱萸远肝邪而散虚寒，五味子摄肾气而固真阴，姜、枣和营卫，辛酸相辅，助阳强阴，则肾关自键固矣。

（清·王子接《绛雪园古方选注·内科·内科丸方》）

柯琴曰：泻利为腹疾，而腹为三阴之都会，一脏不调，便能泻利。故三阴下利，仲景各为立方以主之；太阴有理中、四逆，厥阴有乌梅、白头翁，少阴有桃花、真武、猪苓、猪肤、四逆汤散、白通、通脉等剂，可谓曲尽病情，诸法备矣。然只为一脏立法，若三脏相关，久留不痊，如子后作泻一证，犹未之及也。夫鸡鸣至平旦，天之阴，阴中之阳也。因阳气当至而不至，虚邪得以留而不去，故作泻于黎明。其由有四：一为脾虚不能制水，一为肾虚不能行水，故二神丸君补骨脂之辛燥，补肾以行水，佐肉果之辛温，补脾以制水，丸以姜、枣，又辛甘发生诸阳也；一为命门火衰不能生土，一为少阳气虚无以发陈，故五味子散，君五味子之酸温，以收坎宫耗散之火，使少火生气以培土也，佐吴茱萸之辛温，以顺肝木欲散之势，为水气开滋生之路，以奉春生也。此四者，病因虽异，而见证则同，皆水亢为害。二神丸是承制之剂，五味子散是化生之剂也。二方理不同而用则同，故可互用以助效，亦可合用以建功。合为四神丸是制生之剂也，制则生化，久泄自瘳矣。称曰四神，比理中、八味二丸较速软！

命门无火，不能为中宫腐熟水谷之用；肾气不固，谁复司其闭藏之职。故木气才萌，不疏泄而亦疏泄矣。虽是木邪干土，亦实肾之侮脾也。此际当脾肾双补，固涩平肝。故以补骨脂温肾，肉果补脾，五味子收涩，吴茱萸泻肝。肾暖而气蒸，肝平而脾旺，关门闭而水谷腐矣。

（清·吴谦等《医宗金鉴·删补名医方论》）

此涩少阴阴中之阳法也。肠腻滑下，知下焦之不固；纳运谷迟，在久痢之后，不惟脾阳不运，而肾中真阳亦衰矣。故用三神丸温补肾阳，五味兼收其阴，肉果涩自滑之脱也。

（清·吴瑭《温病条辨·下焦篇·湿温》）

用大枣百枚、生姜八两，切片同煮烂，去姜，取枣肉捣丸。每服二钱，临卧盐汤下。

命门为日用之火，所以熏蒸脾胃，运化谷食。若肾泻者，宜二神丸。脾泻者，若由木旺克土，则吴茱萸能散厥阴之气，用以抑木则可；非此则不如去五味子、吴萸，加茴香、木香者之为佳也。

（清·费伯雄《医方论·祛寒之剂》）

金匮肾气丸

【原文】

干地黄八两　　薯蓣四两　　山茱萸四两　　泽泻三两　　茯苓三两

牡丹皮三两　桂枝　附子炮，各一两

上八味，末之，炼蜜和丸梧子大，酒下十五丸，加至二十五丸，日再服。

（汉·张仲景转《金匮要略·妇人杂病脉证并治第二十二》）

【方论】

肾中一水一火，地黄壮水之主，桂、附益火之原，水火既济之道。盖阴虚火动者，若肾中寒冷，龙宫无可安之穴宅，不得已而游行于上，故血亦随火而妄行。今用桂、附二味纯阳之火加于六味纯阴水中，使肾中温暖，如冬月一阳来复于水土之中，龙雷之火自然归就于原宅。不用寒凉而火自降，不必止血而血自安矣。若阴中水干而火炎者，去桂、附而纯用六味，以补水配火，血亦自安，亦不必去火。总之保火为主，此仲景二千余年之玄秘，岂后人可能笔削一字哉！

（明·赵献可《医贯·绛雪丹书·论血症》）

八味丸乃张仲景所制之方也，《圣惠》云能伐肾邪，皆君主之药，宜加减用。加减不依易老，亦不效。今人有加人参者，人参乃是脾经药，到不得肾经。有加黄柏、知母者，有欲减泽泻者，皆不知立方本意也。

六味加五味子，名都气丸，述类象形之意也。

钱氏减桂、附，名曰六味地黄丸，以治小儿。以小儿纯阳，故减桂、附。

杨氏云：常服去附子，加五味，名曰加减八味丸。

丹溪有三一肾气丸，独此方不可用。

仲景有金匮肾气丸。

益阴地黄丸，治目病火衰者；滋阴地黄丸，治目病有火者。二方见《原机启微》。

易老云：八味丸治脉耗而虚，西北二方之剂也。金弱木胜，水少火亏，或脉鼓按之有力，服之亦效，何也？答曰：诸紧为寒，火亏也，为内虚水少，为木胜金弱，故服之亦效。

（明·赵献可《医贯·先天要论上·八味丸方》）

张仲景八味丸用泽泻，寇宗奭《本草衍义》云：不过接引桂、附等归就肾经，别无他意。王海藏韪之。愚谓八味丸以地黄为君，而以余药佐之，非止为补血之剂，盖兼补气也。若专为补肾而入肾经，则地黄、山茱萸、白茯苓、牡丹皮皆肾经之药，固不待用泽泻之接引而后至也。其附子乃右命门之药，浮、中、沉无所不至，又谓通行诸经引用药。官桂能补下焦相火不足，是亦右肾命门药也。然则桂、附亦不待夫泽泻之接引而后至肾矣。且泽泻虽曰咸以泻肾，乃泻肾邪，非泻肾之本也。故五苓散用泽泻者，讵非泻肾邪乎？白茯苓亦伐肾邪，即所以补正耳。是则八味丸之用泽泻者，非但为接引诸药、泻肾邪，盖取其养五脏、益气力、起阴气、补虚损五劳之功。寇氏又何疑焉？且泽泻固能泻肾，然从于诸补药之中虽欲泻之，而力莫能施矣。

余所以谆谆于此方者，盖深知仲景为立方之祖，的认此方为治肾之要，毫不敢私意增减。今人或以脾胃药杂之，或以寒凉加之，皆不知立方之本意也。余特将仲景立意之奥旨，阐发于各条门下。

（明·赵献可《医贯·先天要论上·张仲景八味丸用泽泻论》）

君子观象于坎，而知肾中具水火之道焉。夫一阳居于二阴为坎，此人生与天地相似也。今人入房盛而阳事易举者，阴虚火动也；阳事先痿者，命门火衰也。真水竭则隆冬不寒，真火息则盛夏不热。是方也，熟地、山萸、丹皮、泽泻、山药、茯苓皆濡润之品，所以能壮水之主；肉桂、附子辛润之物，能于水中补火，所以益火之原。水火得其养，则肾气复其天矣。益火之原，以消阴翳，即此方也。盖益脾胃而培万物之母，其利溥矣。

（明·赵献可《医贯·先天要论上·八味丸说》）

节斋论痰而首揭痰之本于肾，可为发前人所未发。惜乎启其端而未竟其说，其所制之方皆治标之药，而其中寒凉之品甚多，多致损胃。惟仲景先生云：气虚有痰，用肾气丸补而逐之。吴茭山《诸证辨疑》又云：八味丸，治痰之本也。此二公者，真开后学之蒙聩，济无穷之夭枉。盖痰者，病名也，原非人身之所有。非水泛为痰，则水沸为痰，但当分有火、无火之异耳。肾虚不能制水，则水不归原，如水逆行，洪水泛滥而为痰。是无火者也，故用八味丸，以补肾火。阴虚火动，则水沸腾。动于肾者，犹龙火之出于海，龙兴而水附；动于肝者，犹雷火之出于地，疾风暴雨，水随波涌而为痰。是有火者也，故用六味丸以配火。此不治痰之标，而治痰之本者也。

（明·赵献可《医贯·先天要论上·痰论》）

中满之病，原于肾中之火气虚，不能行水。此方内八味丸为主，以补肾中之火，则三焦有所禀命，浩然之气塞乎天地，肾气不虚而能行水矣。内有附子、肉桂辛热之品，热则流通，又火能生土，土实而能制水矣。内加牛膝、车前子二味，最为切当。考之本草云：车前子虽利小便而不走气，与茯苓同功，强阴益精，令人有子。牛膝治老人失溺，补中续绝，壮阳益精。病人虚损，加而用之。方见《金匮要略》，故名金匮肾气丸。

（明·赵献可《医贯·先天要论下·气血中满论》）

本方去桂枝换肉桂，名崔氏八味丸。

本方去桂、附，名六味地黄丸。

本方去桂枝换肉桂二两，茯苓用六两，余各二两，加牛膝、车前各二两，名济生肾气丸。

天一生水，而水未生之先即有氤氲之气，是谓肾气。肾不藏，非但真阴竭，氤氲之气皆化而为火矣。尝考金匮方，有男子消渴小便多，妇人转胞不得溺，并用肾气丸主之。详二条，病机迥异，而主治则一者，总由肾虚关门失守，肝火扰乱不宁，所以开阖皆失其宜。仲景即于八味丸中除去肉桂之益肝壮火，取用桂枝之分解阴邪，令从外泄，附子收摄肾气，使之内藏，俾地黄辈得以留恋成既济之功，则肾气复得主持关隘，开阖自有常度，此八味丸易桂枝之妙用也。若夫虚劳腰痛，少腹拘急，阴寒精自出，酸削不能行，及脚气上入、少腹不仁等，肝肾俱虚之证，又当推原益火之意，非肾气丸桂枝所能胜任耳。

（清·张璐《伤寒绪论·杂方》）

肾气丸乃上古之圣方，藏之金匮，故名金匮方。夫人秉先天之阴阳水火，而生木火土金之五行。此方滋补先天之精气，而交通于五脏，故名肾气丸。用熟地黄八两，以滋天乙之精，八者，男子所得之阴数也。用附子一枚重一两者，以资地二之火，两为阴数之终，一乃生阳之始，助阴中所生之阳。盖两肾之水火互交，阴阳相合，是以用地黄、附子以助先天之水火精气者也。用桂通肾气以生肝，桂色赤，而为百木之长，肝主血而属木也。用牡丹皮通肾气，上交于心脾，丹属火而主血，牡乃阴中之阳升也。夫肾与肺，皆积水也。泽泻能行水上，复能泻水下行，主通水天之一气，是以配肉桂、丹皮、泽泻者，导肾脏之水火上交于四脏者也。茯苓归伏心气以下交，山药培养脾土以化水，山茱萸乃木末之实，味酸色赤，复能导肝气交通于肾，是以配茯苓、山药、山萸、泽泻者，导四脏之气而下交于肾也。心肺为阳，故用三两之奇；肝脾为阴，故用四两之偶。此培养精神气血，交通五脏五行之神，方不可缺一者也。宋钱仲阳以为阳常有余，阴常不足，去桂、附而改为六味地黄丸。夫精血固宜补养，而神气可不资生乎？后人因而有加知母、黄柏者，有加枸杞、菊花者，有加麦冬、五味者，竟失本来面目矣。夫加减之法，因阴虚火盛之人以之治病则可，若欲调摄阴阳，存养精气，和平水火，交通五行，益寿延年，神仙不老，必须恒服此金丹矣。元如曰：精生于五脏，而下藏于肾，肾气上升，以化生此精，是以五脏交通而后精气充足。

（清·张志聪《侣山堂类辩·金匮肾气丸论》）

因此悟得仲景用八味肾气丸，补水中之火，补天一生水。用真武汤，补土中之火，补地二成之也。

（清·秦之桢《伤寒大白·恶寒》）

肾气丸者，内气归肾也。地黄、萸肉、山药补足三阴经，泽泻、丹皮、茯苓补足三阳经。脏者，藏精气而不泄，以填塞浊阴为补；腑者，如府库之出入，以通利清阳为补。复以肉桂从少阳内气归肝，复以附子从太阳内气归肾。金匮再复以牛膝导引入肝，车前导引入肾，分头导内，丝丝不乱。独取名肾气者，虽曰乙癸同源，意尤重于肾也。

（清·王子接《绛雪园古方选注·内科·内科丸方》）

熟地滋阴补肾，萸肉秘气涩精，丹皮泻君相伏火，泽泻泻膀胱水邪，山药退虚热、健脾益阴，茯神渗湿热、通肾交心，更加桂、附，以导引虚阳归纳真气，则阳回而咽痛自止，汗出吐利无不除矣。

（清·徐大椿《伤寒约编·少阴病脉》）

《金匮》用崔氏八味丸成方，治脚气上入、少腹不仁者。脚气即阴气，少腹不仁，即攻心之渐，故用之以驱逐浊阴也。其虚劳腰痛，少腹拘急，小便不利，则因过劳其肾，阴气逆于少腹，阻遏膀胱之气化，小便自不能通利，故用之以收摄肾气也。其短气有微饮者，饮亦阴类，阻其胸中空旷之阳，自致短气，故用之引饮下出，以安胸中也。乃消渴病，饮水一斗，小便亦一斗，而亦用之者，何耶？此不但肾气不能摄水，反从小便恣出，源泉有立竭之势，故急用之，以逆折其水，不使顺趋也。夫肾水下趋则消，肾气不上腾则可，舍此安从治哉？后人谓八味丸，为治消渴之圣药，得其旨矣。然今世以为壮水益火、两肾平补之套药，曾不问其人小便之利与不利、口之渴与不渴，一概施之，总于《金匮》之义，有未悉耳。

（清·吴仪洛《伤寒分经·补卒病论大意·引证金匮方论十二首》）

　　此方用附子、肉桂补两肾之阳，非补两肾中之命门也。附子补气中之阳，由肺以入于肾，故阳虚肺气喘急者，服之即止，乃右肾之阳药也。肉桂补血中之阳，由肝以入于肾，故阳虚肝火上浮者，服之则纳，乃左肾之阳药也。夫从左从右，非两肾之中，可知命门居中，是以一而神，非以两而化。附子、肉桂一气一血，两相对待，故非命门药也。如以附为补命门，则以命门属气，桂不得为补命门矣；以桂为补命门，则以命门属血，附不得为补命门矣。总之，命门为先天之气，本于始生，为生气、生血之根本，非草根树皮所能补者；药饵入口，从胃气敷布，然后输入肾脏，即系后天饮食之气所化，但能补益脏腑，不能补益先天。故前人加入地黄丸者，不特附、桂一气一血，即车前、牛膝亦是一气一血，知母、黄柏亦是一气一血。一气一血者，俱入两肾，而非命门也。以命门为阳者，此命门与两肾分阴阳，则命门为阳，两肾为阴。命门为始生之根本，即是万物资始之乾元，故为元阳，象坎中之一画也，非以火为阳也。如以两肾分析而论，则左血为阴，右气为阳，亦非以水火分也。如专以一肾而论，则左肾不独有精，气亦有之，右肾不独有气，精亦有之，精即为阴，气即为阳，此两肾各有阴阳，故八味地黄丸各补其阴阳也。

（清·唐笠山《吴医汇讲·八味地黄丸方解》）

附桂八味为治命肾虚寒之正药，亦导龙归海之妙法。然虚阳上浮，火无所附者，必于脉象细参，或脉洪大，而重按甚弱；或寸关洪大，而两尺独虚细者宜之。否则抱薪救火，必成燎原之势矣。

（清·费伯雄《医方论·补养之剂》）

夫利小便者，仲圣之明文，实本经之遗训，断不必以止消渴滋学者之惑。顾谓利小便足尽其长乎，而不然也。试更即仲圣方核之，肾气丸主小便不利，并消渴，小便反多。盖小便不利者，肾中阴气之壅也，以茯苓与桂、附消其阴，则由壅得通；小便反多者，肾中阳气之弱也，以茯苓与桂、附扶其阳，则转弱为强。且用以祛表湿，如防己茯苓汤；用以解咽窒，如半夏厚朴汤；用以开胸痹，如茯苓杏仁甘草汤；用以下癥痼，如桂枝茯苓丸；用于补剂，如薯蓣丸；用于风剂，如侯氏黑散。盖唯茯苓以甘淡之味、温和之性，能于气中消水，水中化气，随他物而膺繁剧者，胥不出乎此旨?! 若非制剂得宜，则茯苓之真不见，而亦未必无害矣。

（清·周岩《本草思辨录·茯苓》）

吴茱萸汤

【原文】

吴茱萸一升，洗　人参三两　生姜六两　大枣十二枚

上四味，以水七升煮，取二升，去滓，温服七合，日三服。

（汉·张仲景《金匮玉函经·方药炮制》）

【方论】

议曰：干呕，吐涎沫，头痛，厥阴之寒气上攻也。吐利、手足逆冷者，寒气内甚也；烦躁欲死者，阳气内争也；食谷欲呕者，胃寒不受食也。此以三者之症，共用此方者，以吴茱萸能下三阴之逆气为君；生姜能散气为臣；人参、大枣之甘缓能和调诸气者也，故用之为佐使，以安其中也。

（明·许宏《金镜内台方议》）

阳明，胃也，为仓廪之官，主纳水谷，有寒，故令食谷欲呕，吴茱萸汤温之宜矣；若得汤反剧，便非胃中寒，乃是上焦火，宜用凉剂，而吴茱萸非宜矣。少阴犯真寒者，足少阴肾脏中寒，与传来阳证不同也。肾间阴寒盛，则上格乎阳而为吐。经曰：肾主二便。故肾寒则大便不禁而为利。手足得阳而温，受气于内者也；内有阴寒，故令手足厥逆而冷。烦躁者，阴盛格阳，阳气内争，故令阳烦而阴躁，斯其为证亦危矣，故欲死。厥阴者，肝也，寒气内格，故干呕吐沫；厥阴与督脉会于巅，故头痛。吴茱萸辛热而味厚，经曰味为阴，味厚为阴中之阴，故走下焦而温少阴、厥阴；佐以生姜，散其寒也；佐以人参、大枣，补中虚也。虽然，张机氏立是方以治少阴、厥阴之寒也固矣，不又曰少阴病吐利烦躁四逆者死乎？厥逆之与四逆，无相违也。临病之工，乌可不慎！

（明·吴崑《医方考·伤寒门第二》）

吴茱萸汤，厥阴、阳明药也。厥阴为两阴交尽而一阳生气实寓于中，故仲景治厥阴以护生气为重。生气一亏，则浊阴上干阳明，吐涎沫、食谷欲呕、烦躁欲死，少阴之阳并露矣。故以吴茱萸直入厥阴，招其垂绝之阳，与人参震坤合德，以保生气。仍用姜、枣调其营卫，则参、茱因之以承宣中下二焦，不治心肺而涎沫得摄、呕止烦宁。

（清·王子接《绛雪园古方选注·伤寒科·温剂》）

少阴伤寒，木火内郁，则中气大伤，故手足厥冷，烦躁欲死也。吴茱入肝，能温中降逆而散寒；佐以人参，固助元气而止呕吐，则烦躁可宁；姜、枣调和营卫，则阳得敷于四末而手足自温，何危剧之有哉？此拨乱反正之剂，为少阴伤寒、木火郁伏之专方。

（清·徐大椿《伤寒约编·吴茱萸汤证》）

凡治病因食作楚者，概作阳明，此大法也。故食难用饱，饱则微烦之阳明即为谷瘅。呕属太阳，食谷而呕即似阳明受寒，故以吴茱萸治胸中逆气满塞，然而增剧，则仍是因火，故云属上焦也。明非下焦寒逆之比，所以用吴茱萸为误也。若吐利厥逆，至于烦躁欲死，方是肾中之阴气上逆，故以吴茱萸下逆气，人参、姜、枣培土，肾气自不能上凌，虽亦温中，实下其逆耳。若干呕、吐涎沫，是寒侵厥阴，肝木乘脾土，而阴气逆上，亦用吴茱萸汤泄逆，好古所谓冲脉为病，逆气里急，宜此主之，盖肾肝同一治也。按：东垣曰，浊阴不降，厥气上逆，咽膈不通，食则令人口开目瞪，阴寒膈塞，气不得上下。此病不已，令人寒中腹满膨胀下利，宜以吴茱萸之苦热泄其逆气，用之如神。则知肝肾浊阴上逆，自能致病于阳明，中即不寒，尚能使寒，况原有虚寒者乎？中气固强，自能镇安肾肝，使其不逆。病分上下，实则联贯。一物而兼治之，惟吴茱萸为能，故以为君而名汤。观此而仲景一方两用之意，不晓然哉！

（清·吴仪洛《伤寒分经·诸方全篇·少阴前篇论列方》）

石斛夜光丸

【原文】

石斛五钱，酒洗　人参　生熟地黄酒洗　天麦冬去心　白茯苓　防风　草决明　黄连各一两　犀角　羚羊角　川芎　炙甘草　枳壳炒　青葙子炒　五味子炒　苁蓉酒洗，各五钱　怀牛膝

酒洗　白蒺藜去刺，炒　菟丝子　菊花　山药　杏仁去皮　枸杞
酒洗，各七钱

　　将石斛熬膏和药末，炼蜜为丸，如桐子大。每服三十五
丸，盐汤下。

　　　　　　　　　　　　　　（元·萨谦斋《重订瑞竹堂经验方》）

【方论】

　　上方羡补药也。补上治下，利以缓，利以久，不利以速
也。故君以天门冬、人参、菟丝子之通肾安神、强阴填精也，
臣以五味子、麦门冬、杏仁、茯苓、枸杞子、牛膝、生熟地黄
之敛气除湿、凉血补血也，佐以甘菊花、蒺藜、石斛、肉苁
蓉、川芎、甘草、枳壳、山药、青葙子之治风疗虚、益气祛毒
也，使以防风、黄连、草决明、羚羊角、生乌犀之散滞、解结
明目也。阴弱不能配阳之病，并宜服之，此从则顺之治法也。

　　　　　　　　　　　（清·赵双璧《银海精微补·治目第一方》）

　　治神光散大，昏如雾露，眼前黑花，睹物成二，久而光不
收敛，及内障瞳神淡白绿色。观以上诸证，皆气血内亏、风热
郁滞所致。方中参、药、苓、草皆补养元气，使之运行；地、
冬、苁、味内能培益真阴，冀其润泽。防风、菊花、青葙、草
决等以搜其风，犀角、羚羊角、黄连、石斛以清其热。气滞
者，以杏、枳破之；气散者，以五味子收之。其余牛膝、菟
丝、枸杞之类，皆所以益肾补肝，固其本脏也。然药味庞杂，
学者不可执一用之。

　　　　　　　　　　　　（清·张秉成《成方便读·治目之剂》）

冬地三黄汤

【原文】

　　麦冬八钱　黄连一钱　苇根汁半酒杯，冲　元参四钱　黄柏

一钱　银花露半酒杯，冲　细生地四钱　黄芩一钱　生甘草三钱

水八杯，煮取三杯，分三次服，以小便得利为度。

（清·吴瑭《温病条辨·中焦篇·风温、温热、瘟疫、温毒、冬温》）

【方论】

阳明温病，无汗，实证未剧，不可下，小便不利者，甘苦合化，冬地三黄汤主之。

大凡小便不通，有责之膀胱不开者，有责之上游结热者，有责之肺气不化者。温热之小便不通，无膀胱不开证，皆上游指小肠而言热结，与肺气不化而然也。小肠火腑，故以三黄苦药通之；热结则液干，故以甘寒润之；金受火刑，化气维艰，故倍用麦、地以化之。

此用苦寒之禁也。温病有余于火，不用淡渗犹易明，并苦寒亦设禁条，则未易明也。举世皆以苦能降火、寒能泻热，坦然用之而无疑，不若苦先入心，其化以燥，服之不应，愈化愈燥。宋人以目为火户，设立三黄汤，久服竟至于瞎，非化燥之明征乎？吾见温病恣用苦寒，津液干涸不救者甚多，盖化气比本气更烈。故前条冬地三黄汤，甘寒十之八九，苦寒仅十之一二耳。至茵陈蒿汤之纯苦，止有一用，或者再用，亦无屡用之理。吴又可屡诋用黄连之非，而又恣用大黄，惜乎其未通甘寒一法也。

（清·吴瑭《温病条辨·中焦篇·风温、温热、瘟疫、温毒、冬温》）

治阳明温病，实证未剧，湿热相兼，不可下，小便不利，阴津不足者，此汤主之。夫温病一证，与伤寒迥异。伤寒虑在亡阳，及至寒邪化热，传入胃腑，证见燥实，乃成下证。温病虑在伤阴，内多湿热，即使邪入阳明而成可下之证，其黏腻交固之气又非下法可以去者，而阴气愈热愈伤，势不得不两顾而

治，故以生地、元参、麦冬之养阴津，三黄之化湿热。银花露、芦根汁皆系甘凉清润之品，一可解温邪于外，一可清温邪于中。用甘草者，缓病之急，和药之性耳。

（清·张秉成《成方便读·润燥之剂》）

虎 潜 丸

【原文】

黄柏半斤，酒炒 龟板四两，酒炙 知母二两，酒炒 熟苄陈皮 白芍各二两 锁阳一两半 虎骨一两，炙 干姜半两

上为末，酒糊丸或粥丸。

（金·朱丹溪《丹溪心法·补损五十一》）

【方论】

虎，阴兽。潜，伏藏也。脏阴不藏，内热生痿者，就本脏分理，以伏藏其阴也。故用龟甲为君，专通任脉，使其肩任三阴；臣以虎骨息肝风，丸以羊肉补精髓。三者皆有情之品，能恋失守之阴。佐以地黄味苦补肾，当归味辛补肝；使以牛膝行血，陈皮利气，芍药约阴下潜，知柏苦以坚之，锁阳涩以固之，其阴气自然伏藏而内守矣。

（清·王子接《绛雪园古方选注·内科·内科丸方》）

虎潜丸，治痿神方。即前方加味。黄柏、知母、熟地各三两，龟板四两，白芍、当归、牛膝各二两，虎胫骨、锁阳、陈皮各一两五钱，干姜五钱，酒煮羯羊肉为丸，如桐子大。每服五六十丸，姜汤、盐汤或黄酒送下。

加味虎潜丸，治诸虚不足，腰腿疼痛，行步无力，壮元气，滋肾水。即前方再加味。照虎潜丸方再加人参、黄芪、杜仲、菟丝子、茯苓、破故纸、山药、枸杞，去羊肉、干姜，以猪脊髓蒸熟，同炼蜜为丸，如桐子大，服法照前。

观此二方，可知苦寒之功用神妙，非薛立斋、张景岳辈所可管窥。喻嘉言《寓意草》谓苦寒培生气，诚见道之言也。

（清·陈修园《时方歌括·补可扶弱》）

虎潜丸，息肝肾之虚风。风从虎，虎潜则风息也。惟知柏苦寒，用以泄肾经之邪火则可。若谓补肾滋阴，则予不以为是，不如用枸、菟等类为佳。

（清·费伯雄《医方论·补养之剂》）

卷八　理气剂

越　鞠　丸

【原文】

戴云：郁者，结聚而不得发越也，当升者不得升，当降者不得降，当变化者不得变化也。此为传化失常，六郁之病见矣。气郁者，胸胁痛，脉沉涩；湿郁者，周身走痛，或关节痛，遇阴寒则发，脉沉细；痰郁者，动则即喘，寸口脉沉滑；热郁者，瞀，小便赤，脉沉数；血郁者，四肢无力，能食，便红，脉沉；食郁者，嗳酸，腹饱不能食，人迎脉平和，气口脉紧盛者是也。

气血中和，万病不生；一有怫郁，诸病生焉。

气郁：香附子、苍术、川芎。

湿郁：苍术、川芎、白芷。

痰郁：海石、香附、南星、瓜蒌。

热郁：青黛、香附、苍术、川芎、栀子。

血郁：桃仁、红花、青黛、川芎、香附。

食郁：苍术、香附、针沙醋炒、山楂、神曲炒。

春加芎，夏加苦参，秋冬加吴萸。

越鞠丸，解诸郁。又名芎术丸。

苍术　香附　抚芎　神曲　栀子

等分为末，水丸如绿豆大。

凡郁，皆在中焦，以苍术、抚芎开提其气以升之。假如食在气上，提其气则食自降，余皆仿此。

（元·朱震亨撰，明·戴原礼校补《金匮钩玄·六郁》）

【方论】

夫人以气为本，气和则上下不失其度，运行不停其机，病从何生？若饮食不节，寒温不适，喜怒无常，忧思无度，使冲和之气升降失常，以致胃郁不思饮食，脾郁不消水谷，气郁胸腹胀满，血郁胸膈刺痛，湿郁痰饮，火郁为热，及呕吐恶心、吞酸吐酸、嘈杂嗳气，百病丛生。故用香附以开气郁，苍术以除湿郁，抚芎以行血郁，山栀以清火郁，神曲以消食郁。此朱震亨因五郁之法而变通者也。五药相须，共收五郁之效。然当问何郁病甚，便当以何药为主。至若气虚加人参，气痛加木香，郁甚加郁金，懒食加谷蘖，胀加厚朴，痞加枳实，呕痰加姜夏，火盛加黄、连，则又存乎临证者之详审也。

（清·吴谦等《医宗金鉴·删补名医方论》）

诸病起于郁者难医。时医第以郁金统治之，是徇名之误也。此药本草不载，唐本有之。唐本云：气味苦寒无毒，主血积，下气生肌，止血，破恶血，血淋，尿血，金疮。原文只此二十四字，大抵破血下气及外敷之品，无一字言及解郁，录此以为误用者戒。

（清·陈修园《时方歌括·宣可决壅》）

凡郁病必先气病，气得流通，郁于何有！此方注云：统治六郁。岂有一时而六郁并集者乎！须知古人立方，不过昭示大法。气郁者，香附为君；湿郁者，苍术为君；血郁者，川芎为君；食郁者，神曲为君；火郁者，栀子为君。相其病在何处，酌量加减，方能得古人之意，而不泥古人之方。读一切方书，皆当作如是观。

（清·费伯雄《医方论·理中之剂》）

治诸般郁结，胸膈痞闷，吞酸呕吐，饮食不消等证。越鞠者，发越郁鞠之意也。郁者，抑郁不伸之谓也。《内经》本有五郁之治，此特以五运而言。然五运六气之郁皆属无形之邪，故虽郁而易愈。若夫湿、痰、瘀血、食积等物有形者，一有郁遏，则为患多矣。而治郁邪必先理气，以气行则郁行，气阻则郁结耳。故首以香附流行气分之品为君，而以苍术燥湿郁，川芎行血郁，神曲消食郁，三者皆能调有形之郁而致平和。但郁则必热，所谓瘕坚之处必有伏阳，故以山栀之降火，化阴中之伏热，使之屈曲下行，而合之香附开气郁，山栀降火郁，亦仿《内经》五郁之治。此丹溪之大法，学者尤当临证变通，观病之所在，加减可也。

（清·张秉成《成方便读·和解之剂》）

橘皮竹茹汤

【原文】

赤茯苓去皮　橘皮去白　枇杷叶拭去毛　麦门冬去心　青竹茹　半夏汤泡七次，各一两　人参　甘草炙，各半两

上㕮咀，每服四钱，水一盏半，姜五片，煎至八分，去滓，温服，不拘时候。

（南宋·严用和《重辑严氏济生方·五脏门·脾胃虚实论治》）

【方论】

中焦者，脾胃也。土虚则在下之木得以乘之，而谷气因之不宜，变为哕逆。用橘皮理中气而升降之；人参、甘草，补土之不足；生姜、大枣，宣发谷气，更散其逆；竹茹性凉，得金之正，用之以降胆木之风热耳。

（元·赵以德《金匮方论衍义·呕吐哕下利病脉证治第十七》）

橘皮汤治呕哕，橘皮竹茹汤治哕逆。呕者，张口有物有声。哕者，撮口有声无物。若呕哕、四肢厥冷，乃胃中虚冷，阴凝阳滞，主之以陈皮、生姜辛香温散、开发胃阳，而呕哕自

止。若哕逆无寒证，明是胃虚，虚阳上逆，病深声哕，当重用橘皮通阳下气，臣以竹茹清胃中虚火，又不涉寒凉，佐以参、甘、姜、枣奠安胃气，御逆止哕。病有虚实，治有浅深，勿谓病深声哕为难治之候也。

（清·王子接《绛雪园古方选注·内科·内科汤剂》）

治久病胃虚，气火上逆，而成呕呃等证。夫人之常气，皆禀于胃。胃者，五脏六腑之海，其气常下行，虚则逆而上行，所谓气有余即是火，火蒸津液则为痰，于是呕呃之证所由来矣。故呕呃一证，无论其寒热虚实，悉因胃病而起也。如此方之治胃虚呕呃病因虚而起者，仍以治虚为先，故以参、甘之助胃气，麦冬之养胃阴；二陈除痰散逆，竹茹和胃清烦；然虚火上逆，肺必受戕，故以枇杷叶之清金降气者助胃气以下行；用姜、枣者，以胃乃卫之源，脾乃营之本，营卫和则脾胃自不失其常度耳。

（清·张秉成《成方便读·和解之剂》）

苏子降气汤

【原文】

紫苏子　半夏汤洗七次，各二两半　川当归去芦，两半　甘草熴，二两　前胡去芦　厚朴去粗皮，姜汁拌炒，各一两　肉桂去皮，一两半

上为细末。每服二大钱，水一盏半，入生姜二片、枣子一个、紫苏五叶，同煎至八分，去滓热服，不拘时候。

（宋·太平惠民和剂局《太平惠民和剂局方·治一切气》）

【方论】

此等方施之于湿痰壅塞、中脘不舒者，尚嫌其太燥。乃注中主治虚阳上攻、喘嗽呕血等症，是益火加薪，吾见其立

败也。

（清·费伯雄《医方论·理中之剂》）

　　降气汤中苏半归，橘前沉朴草姜依，风寒咳嗽痰涎喘，暴病无妨任指挥。苏子、橘皮、半夏、当归、前胡、厚朴各一钱，沉香、炙甘草各五分，加姜煎。一方无沉香，加肉桂。苏子、前胡、橘皮、半夏降气，气行则痰行也。风寒郁于皮毛，则肺气逆而为喘，数药妙能解表。气以血为家，喘则流荡而忘返，故用当归以补血；喘则气急，故用甘草以缓其急。然出气者肺也，纳气者肾也，故用沉香之纳气入肾或肉桂之引火归元为引导。

　　仲景云：喘家作桂枝汤，加厚朴、杏子佳。苏子降气汤即从此汤套出，时医皆谓切于时用，然有若似圣人，唯曾子以为不可耳。

（清·陈修园《时方歌括·重可镇怯》）

　　治风痰上盛，喘嗽不宁，大便不利，或虚阳上攻，气升不降，以致上盛下虚，而为呕血等证。夫风邪外来，必先犯肺，于是肺中之气壅而不行，肺中之津液郁而为痰，故喘嗽不宁。肺与大肠相表里，肺津虚则大肠不润，故大便不利，甚则引动下焦虚阳上逆而为呕血等证。先哲有见痰休治痰、见血休治血之论，虽证见痰、血，仍必究其受病之源。方中苏子、前胡、厚朴皆降气之品，有疏邪之能，半夏、橘红化其痰。火载血上，故以肉桂引火归元，当归导血归经。上下交病者治其中，故以甘草培中补土。加姜煎者，病因风邪而来，仍不离辛散之意耳。

（清·张秉成《成方便读·理气之剂》）

旋覆代赭石汤

【原文】

旋覆花三两　　代赭石一两　　人参二两　　大枣十二枚　　生姜五

两　半夏半升　甘草二两

上七味，以水一斗煮，取六升，去滓再煎，取三升，温服一升，日三服。

（汉·张仲景《金匮玉函经·方药炮制》）

【方论】

汗、吐、下而解，则中气必虚，虚则浊气不降而上逆，故作痞硬；逆气上干于心，心不受邪，故噫气不除，《内经·宣明五气篇》曰五气所病，心为噫是也。旋覆之咸，能软痞硬而下气；代赭之重，能镇心君而止噫；姜、夏之辛，所以散逆；参、草、大枣之甘，所以补虚。或曰：汗、吐中虚，肺金失令，肝气乘脾而作上逆，逆气干心，心病为噫，此方用代赭石固所以镇心，而亦所以平肝也。亦是究理之论。

（明·吴崑《医方考·伤寒门第二》）

旋覆、半夏，蠲饮以消痞鞕；人参、甘草，养正以益新虚；代赭以镇坠其噫气；姜、枣以调和其脾胃。然则七物者，养正散余邪之要用也。

（明·方有执《伤寒论条辨·辨太阳病脉证并治中篇第二》）

噫气留饮致痞，痞之过不在饮而责之土虚，土虚肝木乘之，因假其气而为逆，故以人参补虚为君；代赭苦寒入肝，领人参下行以镇安逆气为臣；旋覆咸温，合姜、半开痞为佐；甘草、大枣调胃为使。

外感阳邪挟痞气而在下，素具之阴邪挟热势而居上，阴阳悖逆，格拒而不入，故病危笃，治宜调其阴阳使之相入，则热邪外散，寒气内消，脏结自愈，小柴胡主之。

（清·史以甲《伤寒正宗·太阳经寒伤营之证》）

旋覆代赭石汤，镇阴宣阳方也，以之治噫。噫者，上焦病声也。脾失升度，肺失降度，阴盛走于胃，属于心而为声。故用旋覆咸降肺气，代赭重镇心包络之气，半夏以通胃气，生姜、大枣以宣脾气，而以人参、甘草奠安阳明，不容阴邪复遏。则阴宁于里，阳发于表，上中二焦皆得致和矣。

（清·王子接《绛雪园古方选注·伤寒科·和剂》）

旋覆降气而软坚，代赭镇重而下达，得人参、甘草，协力以纳气归元，则姜、夏之涤饮散邪，自能胜任矣。

（清·邵成平《伤寒正医录·痞》）

病久治多，未必皆属误治。《灵枢·口问篇》云：寒气客于胃，厥逆从下上散，复出于胃，故为噫。俗名嗳气，皆阴阳不和于中之故。此乃病已向愈，中有留邪在于心胃之间，与前诸泻心法大约相近。本草云：旋覆治结气胁下满，代赭治腹中邪毒气。加此二物以治噫，余则散痞补虚之法也。

（清·徐大椿《伤寒论类方·泻心汤类七》）

伤寒，心主汗，吐下后，心气大虚，邪乘虚结，故心下痞硬。心气不降，故嗳逆不除也。旋覆、姜、夏之辛咸，善能消痞散结；人参、代赭之温重，足以镇逆补虚。更需甘、枣之甘和胃益气，嗳有不退者乎？

气虚邪逆，心气不降，故心下痞硬，嗳气不除，非此泻心之变剂不能分解虚中之留结也。旋覆咸能补心而软痞硬，半夏辛能散结而止嗳逆，甘草之甘以缓之，生姜之辛以散之。虚气逆上，代赭石以镇之，人参、大枣以补之也。

（清·徐大椿《伤寒约编·旋覆代赭石汤证》）

邪因汗、吐、下而解矣，然且心下痞硬，噫气不除，不问而知为胃气虚逆。其痞硬者，虚逆则津不得下，而聚为饮，以致痞也；其噫者，逆气溢出，不必有声，有声则为呃矣。前云干噫食臭，此但云噫气，比食臭则无滞而虚也。故治法但以补虚镇逆为主，而兼消饮。惟噫气而饮留致痞，痞之故，不在饮，而在虚也。土虚则肝木乘之，因假其气而为逆，故以人参补虚为君；代赭石之苦寒镇重而入肝，领人参下行以镇安其逆气为臣；旋覆花之咸温能软坚行水下气，合生姜、半夏开痞为佐；甘草、大枣味甘，调胃之主药，故以为使。方中用代赭石领人参、甘草下行以镇胃中之逆气，更用旋覆花领半夏、姜、枣而涤膈上之风痰，俱非寻常思意所及。设非此法承领上下，将何以转否为泰耶？

（清·吴仪洛《伤寒分经·诸方全篇·太阳中篇论列方》）

汗吐下后，中虚气逆，不可再攻。故用重以镇之，甘以缓之，辛以散之之法。

（清·费伯雄《医方论·理中之剂》）

治伤寒发汗，若吐、若下解后，心下痞硬，噫气不除之证。夫伤寒既云解后，则无邪可知，但既经发汗、吐、下，则正虚亦可知。正虚无邪而心下痞硬者，其必因素有痰涎虚而不化，遏郁气道而不通，故时欲噫气以伸之。旋覆花能斡旋胸腹之气，软坚化痰，而以半夏之辛温散结者协助之。虚则气上逆，故以代赭之重以镇之。然治病必求其本，痞硬、噫气等疾皆由正虚而来，故必以人参、甘草补脾而安正，然后痰可消，结可除，且旋覆、半夏之功益彰其效耳。用姜、枣者，病因伤寒汗、吐、下后而得，则表气必伤，藉之以和营卫也。

（清·张秉成《成方便读·理气之剂》）

卷九　理血剂

抵当丸（汤）

【原文】

抵当圆方第八十二

水蛭二十个，熬　虻虫二十五个　桃仁三十个，去皮尖　大黄三两

上四味，杵分为四圆，以水一升煮一圆，取七合服之，晬时当下血，若不下，更服。

抵当汤方第八十三

水蛭三十个，熬　虻虫三十个，熬，去翅、足　桃仁二十个，去皮尖　大黄三两，酒浸

上四味为末，以水五升煮，取三升，去滓，温服一升，不下再服。

（汉·张仲景《金匮玉函经·方药炮制》）

【方论】

人之所有者，气与血也。气为阳气，流而不行者，则易散，以阳病易治故也。血与阴血，蓄而不行者，则难散，以阴病难治故也。血蓄于下，非大毒驶剂则不能抵当其甚邪，故治蓄血曰抵当汤。水蛭味咸苦微寒。《内经》曰：咸胜血。血蓄于下，胜血者，必以咸为主，故以水蛭为君。虻虫味苦微寒。苦走血，血结不行，破血者必以苦为助，是以虻虫为臣。桃仁味苦甘平。肝者，血之源，血聚则肝气燥。肝苦急，急食甘以

缓之。散血缓急，是以桃仁为佐。大黄味苦寒。湿气在下，以苦泄之。血亦湿类也，荡血逐热，是以大黄为使。四物相合，而方剂成。病与药对，药与病宜，虽苛毒重疾，必获全济之功矣。

（金·成无己《伤寒明理论·诸药方论》）

问曰：大柴胡汤、大小承气汤、调胃承气汤、桃仁承气汤、抵当汤、大陷胸汤、十枣汤，此皆伤寒下泄之剂，各何所用？

答曰：大柴胡汤治表邪生内实者，下之急也；小承气汤治里邪生内实者，下之缓也；大承气汤治里邪生内实者，下之急也；调胃承气汤乃缓其中而下之缓也；桃仁承气汤治小腹急结，血证者之急也；抵当汤乃破血症之峻者；大陷胸汤乃通开破结之峻者；十枣汤乃破停饮、下水积之骏烈者也。

（明·许宏《金镜内台方议》）

以大黄、芒硝下之者，为大承气汤、小承气汤、桃仁承气、调胃承气、大柴胡，若此数者，乃下其大满、大实、大热者也。至若十枣汤、大陷胸汤二者，乃下其大邪所结水气伏饮也。

（明·许宏《金镜内台方议》）

议曰：抵当汤治症之急者用之，抵当丸乃治症之缓者用之。今此虽是血症，为无身黄屎黑，喜忘发狂，未至于甚，故只用抵当丸，减水蛭为末，作丸予之，取其性之缓也。

（明·许宏《金镜内台方议》）

自经而言，则曰太阳；自腑而言，则曰膀胱。阳邪由经而入，结于膀胱，故曰随经。瘀热在里，热结血燥，是瘀血也。经曰：苦走血，咸胜血。虻虫、水蛭之咸苦，所以除畜血；滑能利肠，苦能泻热，桃仁、大黄之苦滑，所以利血热。

（明·吴崑《医方考·伤寒门第二》）

里，膀胱也，腑也，故曰随经。瘀，血气壅秘也。抵，至也。水蛭虻虫，攻坚而破瘀；桃仁大黄，润滞而推热。四物者，虽曰比上则为较剧之重剂，然亦至当不易之正法也。

（明·方有执《伤寒论条辨·辨太阳病脉证并治上篇第一》）

然名虽丸也，犹煮汤焉。夫汤，荡也。丸，缓也。变汤为丸而犹不离乎汤，其取欲缓不缓，不荡而荡之意欤。

（明·方有执《伤寒论条辨·辨太阳病脉证并治下篇第三》）

伤寒太阳病不解，从经传腑，热结膀胱，其人如狂，血自下者愈。血结不行者，宜抵当汤。今温疫起无表证，而惟胃实，故肠胃蓄血多，膀胱蓄血少。然抵当汤行瘀逐蓄之最者，无分前后二便，并可取用。然蓄血结甚者，在桃仁力所不及，宜抵当汤，盖非大毒猛厉之剂不足以抵当，故名之。然抵当证所遇亦少，此以备万一之用。

（明·吴有性《温疫论·蓄血》）

气不行者易散，血不行者难通，血蓄于下，非大毒驶剂不能抵当其邪，故名抵当汤。经曰咸胜血，去血必以咸，是以水蛭咸寒为君；经曰苦走血，散血必以苦，是以虻虫苦寒为臣；血结则干燥，以桃仁之润滑为佐；血结则凝泣，以大黄之荡涤为使。

（明·李士材《伤寒括要·太阳篇七十三方》）

然蓄血而至于发狂，则热势攻心，桃仁承气不足以动其血，桂枝不足以散其邪，非用单刀直入之将，必不能斩关取胜，故名其汤为抵当。抵者，至也，乃至当不易之良法也。奈何圣人以为至当，愚人以为非常，讵知邪结于胸则用陷胸以涤饮，邪结少腹则用抵当以逐血！设非此一法，少腹中所结之血，既不附气而行，更有何药可破其坚垒哉！所以一峻攻，斯血去而邪不留，并无藉桂枝分解之力耳。

（清·喻嘉言《尚论篇·太阳经上篇》）

即抵当汤变而为丸，盖寒为阴邪，风为阳邪。汤者，荡也，阳邪入阴，一荡涤之即散。丸者，缓也，阴邪入阴，恐荡涤之而不尽，故缓而攻之，因热甚血坚也。

（清·史以甲《伤寒正宗·太阳经寒伤营之证》）

太阳，经也；膀胱，腑也。太阳之邪随经入里，与血俱结于膀胱，所谓经邪入腑，亦谓之传本是也。抵当汤中水蛭、虻虫食血去瘀之功倍于芒硝，而又无桂枝之甘辛、甘草之甘缓，视桃仁承气汤为较峻矣。盖血自下者，其血易动，故宜缓剂以去未尽之邪；瘀热在里者，其血难动，故须峻药以破固结之势也。

愚按：此条证治与前条大同，而变汤为丸，未详何谓？尝考其制，抵当丸中水蛭、虻虫减汤方三分之一，而所服之数又居汤方十分之六，是缓急之分，不特在汤丸之故矣。此其人必有不可不攻而又有不可峻攻之势，如身不发黄，或脉不沉结之类。仲景特未明言耳，有志之士当不徒求之语言文字中也。

（清·尤怡《伤寒贯珠集·太阳篇上·太阳斡旋法第三》）

此亦热结膀胱之症。前桃核承气乃治瘀血将结之时，抵当乃治瘀血已结之后也。

热而小腹满，又小便利，必兼三者，乃为血证谛。不可余药，谓此症须缓下其血，用丸使之徐下。

（清·徐大椿《伤寒论类方·承气汤类六》）

误下热入，入于血必结，故小腹硬满。病在血分，故小便自利。非此下血之峻剂不能破其坚垒也。蛭，昆虫之巧于取血者；虻，飞充之猛于吮血者；佐桃仁以推陈致新；大黄以荡涤邪热。名之曰抵当，谓直抵当瘀结当攻之所。

（清·徐大椿《伤寒约编·抵当汤证》）

有热即表证仍在，小腹满而未硬，其人未发狂，只以小便自利，预知其有蓄血，故小其制而丸以缓之。

血蓄小腹，满而不硬，其人不发狂，故变汤药为丸，是以峻剂作缓剂也。取水陆之善取血者，佐桃仁、大黄而丸以缓之，使膀胱之蓄血无不潜消默夺矣。

（清·徐大椿《伤寒约编·抵当丸证》）

表邪在，脉宜浮，而反沉；脉沉，胸宜结，而反不结，证极可疑。乃少腹硬满，小便自利而人反发狂，然后知上焦之表，证脉相反，盖经腑本通，总是太阳之邪相为留恋，不足虑也。且前如狂，而此发狂，则热邪已攻心矣；前血自下，此小腹硬满，则血蓄更坚矣。桃仁承气自不足以动其血，且小便因气化而出，而血不自下，是少腹中所结之血，既不附气而行，更有何药可破其坚垒哉？所以用抵当汤之峻单刀直入，斯血去而邪不留，并无藉桂枝分解之力耳。然抵当汤为重剂，当用而不用，与不当用而用，为害匪浅。故复以身黄一证，如脉沉结、少腹硬、小便不利为无血申辨之。见小便不利，乃热瘀膀胱，无形之气病为发黄之候也。小便自利，则膀胱之气化行，然又小腹满者，允为有形之血耳。表证仍在，脉微而沉，是有表证而无表脉，热在下焦可知，非桂枝所能散、桃仁所能攻，缘热结膀胱，与瘀热在里，邪有浅深，故桃仁承气与抵当汤攻有缓急。

（清·吴仪洛《伤寒分经·诸方全篇·太阳上篇论列方》）

此症虽瘀热结于少腹极阴之处，不得以里症名之。盖膀胱乃太阳本经之病，非由太阳传里之症。但水蛭、虻虫二味，人不敢用，即代抵当丸，尚嫌其太峻。

（清·费伯雄《医方论·理血之剂》）

治伤寒太阳病，热在下焦，经病传腑，少腹硬满，小便自利，其人如狂，以太阳随经，瘀热在里，必有蓄血，用此方以代仲景抵当汤、丸峻攻之一法。夫太阳为多血之经，故热在下焦，传入膀胱之腑者，最多蓄血。此方与桃仁承气所异者，一则膀胱之热已传入于胃，而有谵语等证，故用承气，表未解，故用桂枝。一则瘀热在里，未传于胃，表证已解，故用抵当。原方但用水蛭、虻虫、桃仁、大黄四味，后人恐其太峻，故制此方以代之。大黄、元胡粉推荡瘀热宿垢，行于大肠，有热除血散之意，而以桃仁、归尾、生地润以通之，肉桂热以动之，穿山甲引之以达瘀所，而成其功，使所结之邪或消或解，或导归大肠，或出自膀胱，病去则已耳。

（清·张秉成《成方便读·理血之剂》）

小蓟饮子

【原文】

生地黄洗，四两　小蓟根　滑石　通草　蒲黄炒　淡竹叶
藕节　当归去芦，酒浸　山栀子仁　甘草炙，各半两

上㕮咀，每服四钱，水一盏半，姜五片，煎至八分，去滓，温服，空心食前。

（南宋·严用和《重辑严氏济生方·小便门·淋利论治》）

【方论】

治下焦结热而成血淋。夫淋之为病，或膏，或砂，或石，或气，或劳，种种不同。血者，亦其一也，必小便闭涩，淋沥而下。治此者，固当分别，然治病必求其本，疏流必清其源，

若不清其源，而徒治其流，无益也。大抵血淋一证，无不皆自心与小肠积热而来。心为生血之脏，小肠为传导之腑，或心移热于小肠，小肠移热于膀胱，有不搏血下渗而为淋者乎？山栀、木通、竹叶清心火下达小肠，所谓清其源也；滑石利窍，分消湿热从膀胱而出，所谓疏其流也。但所瘀之血，决不能复返本原，瘀不去前病终不能瘳，故以小蓟、藕节退热散瘀。然恐瘀去则新血益伤，故以炒黑蒲黄止之、生地养之。当归能使瘀者去而新者生，引诸血各归其所当归之经。用甘草者，甘以缓其急，且以泻其火也。

（清·张秉成《成方便读·理血之剂》）

十　灰　散

【原文】

　　大蓟　小蓟　荷叶　扁柏叶　茅根　茜根　山栀　大黄
牡丹皮　棕榈皮各等分

　　上各烧灰存性，研极细末，用纸包，碗盖于地上一夕，出火毒。用时先将白藕捣汁，或萝卜汁，磨京墨半碗，调服五钱，食后服下。如病势轻，用此立止；如血出成升斗者，用后药止之。

（元·葛可久《十药神书·甲字十灰散》）

【方论】

　　前散自注云：烧灰存性。今药肆中止知烧灰，则色变为黑，而不知存性二字大有深义。盖各药有各药之性，若烧之太过，则成死灰无用之物矣。唯烧之初燃，即速放于地上，以碗覆之，令灭其火，俾各药一经火炼，色虽变易，而本来之真性俱存，所以用之有效。人以为放地出火气，犹其浅焉者也。然余治证四十余年，习见时医喜用此药，效者固多，而未效者亦复不少。推原其故，盖因制不如法，亦因轻药不能当此重任，必须深一步论治。审其脉洪面赤、伤于酗醉恼怒者，为火载血而上行症，余制有惜红丸，日夜三四服，但须以麻沸汤泡服，不可煮服为嘱。审其素能保养，脉沉而细、面赤淡白、血来时外有寒冷之状者，为阳虚阴必走症，余制有惜红散加鲜竹茹，日夜服三剂。

（清·陈修园《十药神书注解·甲字十灰散》）

治一切吐血、咯血不止，先用此遏之。夫吐血、咯血，固有阳虚、阴虚之分，虚火、实火之别，学者固当预为体察，而适遇卒然暴起之证，又不得不用急则治标之法以遏其势。然血之所以暴涌者，姑无论其属虚实，莫不皆由气火上升所致，丹溪所谓气有余即是火。即不足之证，亦成上实下虚之势。火者，南方之色。凡火之胜者，必以水济之，水之色黑，故此方汇集诸凉血涩血、散血行血之品，各烧灰存性，使之凉者凉、涩者涩、散者散、行者行，由各本质而化为北方之色，即寓以水胜火之意。用童便调服者，取其咸寒下行，降火甚速，血之上逆者以下行为顺耳。

（清·张秉成《成方便读·理血之剂》）

四 乌 汤

【原文】

四乌汤

治血气滞，小腹急痛。

四物汤加乌药、香附、甘草。

（清·张璐《张氏医通·祖方·四物汤》）

【方论】

治血中气滞，小腹急痛。小腹者，肝脏所居之所，肝经所到之处，为藏血之地。但血阴而气阳，阳动而阴静，血因气行，气为血帅，由是知血中有气，然后可以调和于五脏，洒陈于六腑，而后入于脉也。若血中之气一滞，则血亦不流，为痛、为疝、为癥瘕，诸药均由来矣。治法仍宜于血中行气。故以四物汤之养血活血、能补能宣者，以之为君；而以乌药、香附通行十二经之气，上下表里，无所不到，引领四物，为之先声；用甘草者，缓其急而和其中，使气血各复其常也。

（清·张秉成《成方便读·理血之剂》）

槐 花 散

【原文】

皂角去皮，烧令烟绝 白矾煅 槐花炒黄黑色 甘草炙

上四味等分，为末。每服二钱，白汤调下。

（南宋·许叔微《普济本事方·翻胃呕吐霍乱》）

【方论】

陈修园云：五脏各有守经之血，六腑无血，试看猪、羊肠胃中，岂有一丝一点之血？世人谓巨口吐红为胃血者，妄也。此说颇有识解，惜其但见得一层，尚遗漏一层。予特申明之，夫五脏主藏，故各有守脏之血；六腑主传，故无守腑之血。方其无病之时，胃中纳水谷，大小肠传糟粕。肠胃中本无血也，血但流灌于腑外，以荣养之。经所谓洒陈六腑，此一语不得滑口读过。迨至火势冲激，或湿热熏蒸，逼血入于腑中，腑不能容，随受亦随出矣。故血淋、尿血，血之由小肠而出者也；泻血、痔血，血之由大肠而出者也。大小肠既有血症，而胃独无血症，有是理乎？胃经之血随火上升，直从食管而出，往往盈碗盈盆。至内伤之血，则由肺经气管而出，自是两途。故胃血易治，肺血难治。数千年来，从未有将无血而有血之故彻底发明者，予故因论槐花散一方，而详及之。槐花散，寒凉太过，肠风下血，中气必虚，再用阴寒，血更凝结。方中去柏叶，加

参、术、当归、陈皮、甘草，庶有瘳乎！

（清·费伯雄《医方论·理血之剂》）

治肠风、脏毒下血之证。肠风者，下血新鲜，直出四射，皆由便前而来。或风客肠中，或火淫金燥，以致灼伤阴络，故血为之逼入肠中而疾出也。脏毒者，下血瘀晦，点滴而下，无论便前便后皆然。此皆由于湿热蕴结，或阴毒之气久而酿成，以致守常之血因留着之邪溃裂而出，则渗入肠中而泄矣。然二者之血与痔漏之血各有不同。肠风、脏毒之血，出于肠脏之间；痔漏之血，出于肛门蚀孔之处。治法亦稍有异同也。槐花禀天地至阴之性，疏肝泻热，能凉大肠；侧柏叶生而向西，禀金兑之气，苦寒芳香，能入血分，养阴燥湿，最凉血分之热；荆芥散瘀搜风；枳壳宽肠利气。四味所入之处，俱可相及，宜乎肠风、脏毒等病，皆可治耳。

（清·张秉成《成方便读·理血之剂》）

秦艽白术丸

【原文】

秦艽去芦　桃仁汤浸，去皮尖，另研　皂角仁烧存性，已上各一两　当归梢酒浸　泽泻　枳实麸炒黄　白术已上各五钱　地榆三钱

上为细末，和桃仁泥研匀，煎熟汤打面糊为丸，如鸡头仁大，令药光滑，焙干，每服五七十丸，白汤下，空心服，待少时，以美膳压之。忌生冷、硬物、冷水、冷菜之类，并湿面、酒及辣、辛热大料物之类，犯之则药无验也。

（金·李东垣《兰室秘藏·痔漏门》）

【方论】

凡痔漏之疾多起于湿热下注，然又有本体阴虚者。一味去

风燥湿，反致劫阴。况服皂角子者，令人每发眩晕。此方立意虽佳，然阴虚者未可轻投也。

（清·费伯雄《医方论·理血之剂》）

治痔漏脓血杂出，大便燥结，痛不可忍之证。经云：饱食远行，经脉横解，肠澼为痔。或醉饱入房，酒热留着，或忍精不泄，流注篡间，病乃作矣。初起者，谓之痔。其证有或内或外之不同，大抵皆由郁结之气蕴酿肠间，湿蒸热瘀，其毒留着肛门而生诸痔也，宜内服散瘀解毒、外敷凉血消肿之品。即不然，溃久不愈，则成漏管矣。正气日虚，遇劳则发，管不去则漏终不除。治法与初起者略有分别。此方以秦艽入阳明，润燥宣风，能行能散；白术健脾胜湿，不特能利腰脐之血结，且可使离经之血仍统于脾；而协之以归尾、桃仁之破血润燥，枳实、皂角之导滞宽肠，泽泻以渗湿，地榆以凉瘀。丸以缓之，亦不欲其速化之意。立方之法，不愧为四大家之一耳。外用地榆炭炒黑和冰片研末掺之，极效。

（清·张秉成《成方便读·理血之剂》）

花蕊石散

【原文】

硫黄上色明净者，捣为粗末，四两　花蕊石捣为粗末，一两

上二味相拌令匀，先用纸筋和胶泥固济瓦罐子一个，内可容药，候泥干入药内，密泥封口了，焙笼内焙干，令透热，便安在四方砖上，砖上书八卦五行字，用炭一称，笼迭周匝，自巳、午时，从下生火，令渐渐上彻，有坠下火，旋夹火上，有至经宿，火冷炭消尽。又放经宿，罐冷定，取出细研。

（宋·太平惠民和剂局《太平惠民和剂局方·治疮肿伤折》）

【方论】

治阳虚血凝，瘀积壅聚，胸膈作痛，以及妇人产后血逆血晕，胞衣不下，或子死腹中，俱宜用此重剂竭之，使瘀血化为黄水，然后以独参汤调之。夫花蕊石散为破血之峻剂，功专化血为水，而世畏其峻，罕能用之。葛可久言：暴血成升斗者，宜花蕊石散。若病久涉虚，及肝肾二家之血，非其所宜。与前之十灰散寒热天渊，不可不别，当知十灰散专主火炎上涌之血，倘误用以治阴邪迫激之证，为害犹轻；若误用花蕊石散治血热妄行之病，为患莫测。况血热妄行者，十常八九；阴邪迫激者，十仅一二。所以举世医者、病者，俱畏之如蝎，遂致置而不讲，乃致一切阴邪暴涌之血悉皆委之莫救，岂其命耶！此方以花蕊石化其既瘀之血；硫黄补下焦之火，以祛阴邪；童便有降下之功，且以制二石之悍性耳。

（清·张秉成《成方便读·理气之剂》）

黄 土 汤

【原文】

甘草　干地黄　白术　附子炮　阿胶　黄芩各三两　灶中黄土半斤

上七味，以水八升，煮取三升，分温二服。

（汉·张仲景《金匮要略·呕吐哕下利病脉证治第十七》）

【方论】

若欲崇土以求类，莫如黄土，黄者，土之正色也；更以火烧之，火乃土之母，土得母燥而不湿，血就温化，则所积者消，所溢者止。阿胶益血，以牛是土畜，亦是取物类；地黄补血，取其象类；甘草、白术，养血、补胃、和中，取其味类；甘草缓附子之热，使不僭上。是方之药，不惟治远血而已，亦可治久吐血、胃虚脉迟细者，增减用之。盖胃之阳不化者，非附子之善走不能通诸经脉，散血积也；脾之阴不理者，非黄芩之苦不能坚其阴，以固其血之走也；黄芩又制黄土、附子之热，不令其过，故以二药为使。

（元·赵以德《金匮方论衍义·惊悸吐衄下血胸满瘀血脉证并治第十六》）

《金匮》云：下血，先血后便，此近血也，赤小豆当归散主之。明指脾络受伤，日渗肠间，瘀积于下，故大便未行而血先下，主之以赤小豆利水散瘀，当归和脾止血。若先便后血，此远血也，黄土汤主之。明指肝经别络之血，因脾虚阳陷生湿，血亦就湿而下行，主之以灶心黄土，温燥而去寒湿；佐以生地、阿胶、黄芩，入肝以治血热，白术、附子、甘草扶阳补脾以治本虚。近血内瘀，专力清利；远血因虚，故兼温补。治出天渊，须明辨之。

（清·王子接《绛雪园古方选注·内科·内科汤剂》）

黄土汤一方，乃先后并补之方也。夫先便后血，是脾阳之衰，补脾必先助火，故用附子以壮元阳而补脾阳；又以白术、甘草、黄土，专助脾中之气；最妙在地黄、阿胶、黄芩，甘寒、苦寒以滋脾中之阴。水土合德，火土生成，不寒不燥，乃温和之妙方，可使脾阴立复，而无漏血之虞，何忧此病之不除哉？

（清·郑钦安《医理真传·杂问》）

《金匮》治下血，先便后血，此远血也，黄土汤主之。夫下血一证，其源各自不同。《金匮》虽有远血、近血之分，而总不出虚实两途与寒热之分而已。然热者多实，寒者多虚，又为确切。凡人身之血，皆赖脾脏以为主持，方能统御一身，周行百脉。若脾土一虚，即失其统御之权，于是得热则妄行，得寒则凝涩，皆可离经而下，血为之不守也。此方因脾脏虚寒不能统血，其色或淡白，或瘀晦，随便而下，故以黄土温燥入脾，合白术、附子以复健行之气，阿胶、地黄、甘草以益脱竭之血；而又虑辛温之品转为血病之灾，故又以黄芩之苦寒防其太过，所谓王者之师，贵有节制也。

（清·张秉成《成方便读·理血之剂》）

本经干姜主止血，《仁斋直指》云：血遇热则宣行，故止血多用凉药，然亦有气虚挟寒，阴阳不相为守，营气虚散，血亦错行者。窃谓血统于脾，有出中焦，营气虚散之证，非温中不可。《金匮》胶艾汤无干姜，而《千金方》有之。黄土汤虽无干姜，而灶中黄土其用与干姜无二。干姜温中，自有止血之理，虽然不能无佐使之品也。大抵吐血而至不止，则在上者宜抑之；漏血而至不止，则在下者宜举之。凡用柏叶、阿胶之类为佐使者，所以导血归经；用黄芩、童便之类为佐使者，所以养阴和阳，非能抑之、能举之也。独柏叶汤之用马通，有匪夷所思者。马之气最盛者，能使血随汗出，而一身之物，非性寒即有毒，唯通温而无毒，虽秽滓乎，固化气、化血、行脉络之余而性能下行者也。此佐干姜，以抑为止者也。妇人陷经，漏下黑不解，胶姜汤主之。黑多由于热，而虚寒之人，血出络而凝，渐渐变紫变黑，亦未尝无之，胶姜汤之姜，其为干姜无疑。乃陈修园以此二味治是证，一再用之不差，后易干姜为生姜，并加阿胶、大枣，煎服立止，谓生姜散寒升气，合陷者举之之义，此与马通一抑一举，可为对待。然先服之干姜未必无功，或如仲圣法以生、干并用，当收效尤捷耳。

（清·周岩《本草思辨录·干姜》）

卷十　祛风剂

川芎茶调散

【原文】

薄荷叶不见火，八两　川芎　荆芥去梗，各四两　香附子炒，八两　防风去芦，一两半　白芷　羌活　甘草爁，各二两

上件为细末。每服二钱，食后，茶清调下。

（宋·太平惠民和剂局《太平惠民和剂局方·治伤寒》）

【方论】

此足三阳药也。羌活治太阳头痛，白芷治阳明头痛，川芎治少阳头痛，细辛治少阴头痛，防风为风药卒徒，皆能解表散寒，以风热在上，宜于升散也。头痛必用风药者，以巅顶之上，惟风可到也。薄荷、荆芥，并能消风散热，清利头目，故以为君辛香轻清，能入肝经气分而搜风热，肝风散则头目清明；同诸药上行，以升清阳而散郁火清阳不升则浊阴上干，故头痛；加甘草者，以缓中也；用茶调者，茶能上清头目也《汤液》云：茶苦寒下行，如何是清头目？陈嘉谟曰：火下降则上自清矣；凡头痛用羌、防、芎、芷辛温等药，由风木虚、土寡于畏、壅塞而成痛，故用此助肝以升散之也，若服辛散药反甚者，则宜用酸涩收而降之乃愈。

（清·汪昂《医方集解·发表之剂第二》）

轻扬解表，三阳并治，兼用细辛，并能散寒。惟虚人宜去此一味，盖细辛善走，诚恐重门洞开，反引三阳之邪内犯少

阴，此不可以不虑也。

（清·费伯雄《医方论·发表之剂》）

　　治风邪上攻，留而不去，则成头风，或偏或正，作止无时，盛则憎寒壮热，或肝风上乘，头目晕眩等证。夫头痛久而不愈，即为头风；头风久必害眼者，以目为肝窍，风气通于肝。若风热相灼，则肝肾所聚之精华渐致耗损，故目亦渐致失明。斯时如不先去风热，徒与滋水柔肝，无益也。故以薄荷之辛香，能清利头目、搜风散热者，以之为君；川芎、荆芥，皆能内行肝胆，外散风邪，其辛香走窜之性用之治上，无往不宜，故以为臣；羌、防散太阳之风，白芷散阳明之风，以病在于巅，惟风可到也，以之为佐；细辛宣邪达窍，甘草和药缓中，茶性苦寒，能清上而降下，以之为使也。食后服者，欲其留恋于上，勿使速下耳。

（清·张秉成《成方便读·发表之剂》）

小续命汤

【原文】

　　麻黄　桂枝　当归　人参　石膏　干姜　甘草各三两　芎劳一两　杏仁四十枚

　　上九味，以水一斗，煮取四升，温服一升，当小汗。薄覆脊，凭几坐，汗出则愈，不汗更服。无所禁，勿当风。

（汉·张仲景《金匮要略·血痹虚劳病脉证并治第六》）

【方论】

　　古人以此方混治中风，未详其证。昆谓麻黄、杏仁，麻黄汤也，仲景以之治太阳证之伤寒；桂枝、芍药，桂枝汤也，仲景以之治太阳证之中风。如此言之，则中风而有头疼、身热、脊强者，皆在所必用也。人参、甘草，四君子之二也，《局方》用之以补气；芍药、川芎，四物汤之二也，《局方》用之以养血。如此言之，则中风而有气虚、血虚者，皆在所必用也。风淫末疾，故佐以防风；湿淫腹疾，故佐以防己；阴淫寒疾，故佐以附子；阳淫热疾，故佐以黄芩。盖病不单来，杂揉而至，故其用药，亦兼该也。

热者，去附子，用白附子；筋急语迟、脉弦者，倍人参，加薏苡、当归，去黄芩、芍药以避中寒；烦躁、不大便，去附、桂，倍加芍药、竹沥；日久大便不行、胸中不快，加枳壳、大黄；语言謇涩、手足颤掉，加石菖蒲、竹沥；口渴，加麦门冬、瓜蒌、天花粉；身疼、发搐，加羌活；烦渴、多惊，加犀角、羚羊角；汗多，去麻黄；舌燥，加石膏，去附、桂。

（明·吴崑《医方考·中风第一》）

痹者，痹之别名也。因荣卫素虚，风入而痹之，故外之荣卫痹，而身体不能自收持，或拘急不得转侧。内之荣卫痹，而口不能言，冒昧不知痛处。因从外感来，故以麻黄汤行其荣卫，干姜、石膏调其寒热，而加芎、归、参以养其虚，必得小汗者，使邪仍从表出也。

（清·徐彬注《四库全书·金匮要略论注·中风历节》）

《古今录验》者，其方录于竹简，从古至汉，始刊于《金匮》附方中。续命者，有却病延年之功。按《十六国春秋》，有卢循遗刘裕益智粽，裕乃答以续命汤。又欧阳修有细为续命丝之句，可征二字之谓延年矣。药品同于大青龙汤，借川芎佐桂枝以治风痹，干姜佐麻黄以治寒痹，杏仁佐石膏以治热痹。独桂枝、人参并用，仲景谓之新加，以之治真中风，似乎不宜实表。然真中风虽有客邪，仍以内因为重，邪风中人身痹，必由表虚，络脉弛纵，必由里热。故气宜固，血宜活，风寒宜散，脉络宜凉，自当内外施治，以辟邪风，非处方之冗杂也。

（清·王子接《绛雪园古方选注·内科·内科汤剂》）

续命者，言药之功，起死回生，如断而复续也。言小则有大矣。

（宋·骆龙吉著；明·刘浴德、朱练订补；清·林儒校订《增补内经拾遗方论·寒热第十主风藏》）

天地之噫气为风，和风则生长万物，疾风则摧折成物。风之伤人者，皆带严寒肃杀之气，故此方为桂、芍、姜、草，即《伤寒论》之桂枝汤；麻、杏、甘草即《伤寒论》之麻黄汤。二方合用，立法周到。然风动则火升，故用黄芩以降火；风胜则液伤，故用人参以生液；血行风自灭，故用芎、芍以行血。防风驱周身之风，为拨乱反正之要药；附子补肾命之根，为胜邪固本之灵丹；防己纹如车辐，有升转循环之用，以通大经小络。药品虽多，而丝丝入扣，孙真人询仲景下之一人也。

（清·陈修园《时方歌括·轻可去实》）

天地之气，郁而必宣。风也者，乃大块噫气、鼓荡万物者也。然有和风，有烈风，有怪厉之风，有微柔之风。和风，则不疾不徐，人纵感之，不为大害；烈风，则咸知畏避，受者反少；怪厉之风本不常有；惟微柔之风，最易中人，微则难防，柔则善人。虚人腠理不密，外风乘隙而投，由表及里，病亦由浅入深。前于《医醇剩义》中已将中络、中经、中腑、中脏之症，缕析条分，兹不复赘。但于各方后，窃附管见。小续命汤乃治六经中风之通剂，方中补气血、去风寒、清湿热之药俱备，非各分门类之专方。易老加减法，亦不过示人以用药之大凡。至于入腑、入脏之症，则固未尝议及也。

（清·费伯雄《医方论·祛风之剂》）

治中风卒起，或不醒人事，神气溃乱，或筋脉拘急，半身不遂，或语言謇涩，口眼㖞斜，以及刚、柔二痉，一切中风之属于表实而无里证者，皆可增损用之。夫风之中人也，虽有从前、从后所中之不同，太阳、阳明经络之各异，然太阳主一身之表，为寒水之经，且风中有寒，物从其类，故中经必多始自太阳，中腑必归于胃，中脏必归于心也。但大风之来，无不营卫皆受，此时只可分其在经、在腑、在脏，三者之间，又不必拘拘乎在营、在卫而论。如此方所治之不省人事、神气溃乱者，乃邪气骤加，正气不守之象；筋脉拘急者，筋得寒则收引也；半身不遂者，乘人所禀阴阳之偏胜、气血之盈亏，以致虚邪客于身半也；语言謇涩者，风中于络而舌本强也；口眼㖞斜者，受邪之处反缓，正气为邪所引而急也；方中用麻黄、桂枝、防风、防己大队入太阳之经、祛风逐湿者，以开其表。邪壅于外，则里气不宣，里既不宣，则郁而为热，故以杏仁利之、黄芩清之。而邪之所凑，其气必虚，故以人参、甘草益气而调中，白芍、川芎护营而和血。用附子者，既可助补药之力，又能济麻黄以行表也。姜、枣为引者，亦假之以和营卫耳。

（清·张秉成《成方便读·祛风之剂》）

防风通圣散

【原文】

防风　川芎　当归　芍药　大黄　芒硝　连翘　薄荷　麻黄不去节。各半两　石膏　桔梗　黄芩各一两　白术　山栀子　荆芥穗各二钱半　滑石三两　甘草二两

上为粗末，每服一两，生姜同煎，温服，日再服。

（金·刘完素《素问病机气宜保命集·中风论第十》）

【方论】

劳汗当风，寒薄为齄，郁乃痤。劳汗出于玄府，脂液所凝，去芒硝，倍加芍药、当归，发散玄府之风，当调其营卫，俗云风刺。或生瘾疹，或赤或白，倍加麻黄、盐豉、葱白，出

其汗，麻黄去节，亦去芒硝。咸走血而内凝，故不能发汗。
罢，依前方中加四物汤、黄连解毒，三药合而饮之，日二服。
故《内经》曰以苦发之，谓热在肌表，连内也。小便淋闭，
去麻黄，加滑石、连翘，煎药汤，调木香末二钱。麻黄主表，
不主于里，故去之。腰胁痛，走注疼痛者，加硝石、当归、甘
草，一服各二钱，调车前子末、海金沙各二钱。《内经》曰：
腰者，肾之府。破伤风者，如在表，则辛以散之，在里，则苦
以下之，无散之。汗下后，通利血气，祛逐风邪，每一两内加
荆芥穗、大黄各二钱，调全蝎末一钱、羌活末一钱。诸风潮
搐，小儿急慢惊风，大便秘结，邪热暴甚，肠胃干燥，寝汗咬
牙，上窜睡语，筋转惊悸，肌肉蠕动，每一两加大黄二钱、栀
子二钱，调茯苓末二钱，如肌肉蠕动，调羌活末一钱。故经
曰：肌肉蠕动，命曰微风。风伤于肺，咳嗽喘急，每一两加半
夏、桔梗、紫苑各二钱。如打扑伤损，肢节疼痛，腹中恶血不
下，每一两加当归、大黄各三钱半，调没药、乳香末各二钱。
解利四时伤寒，内外所伤，每一两内加益元散一两、葱白十
茎、盐豉一合、生姜半两，水一碗，同煎至五七沸，或煎一小
碗，令冷，服一半，以箸探之，即吐，吐罢后，服一半，稍热
服，汗出立解。如饮酒中风，身热，头痛如破者，加黄连须二
钱、葱白十茎，依法立愈，慎勿用桂枝、麻黄解之。头旋脑
热，鼻塞，浊涕时下，每一两加薄荷、黄连各二钱半。《内
经》曰：胆移热于脑，则辛颊鼻渊。鼻渊者，浊涕不下已也。
王注曰：胆移热于脑，胆液下澄，则为浊涕，下不已，如水
泉，故曰鼻渊也。此为足太阳脉与阳明脉俱盛也。如气逆者，
调木香末一钱。

（金·刘完素《素问病机气宜保命集·中风论第十》）

防风、麻黄，解表药也，风热之在皮肤者，得之由汗而
泄；荆芥、薄荷，清上药也，风热之在巅顶者，得之由鼻而
泄；大黄、芒硝，通利药也，风热之在肠胃者，得之由后而

泄；滑石、栀子，水道药也，风热之在决渎者，得之由溺而泄。风淫于膈，肺胃受邪，石膏、桔梗清肺胃也，而连翘、黄芩又所以祛诸经之游火；风之为患，肝木主之，川芎、归、芍和肝血也，而甘草、白术又所以和胃气而健脾。刘守真氏长于治火，此方之旨，详且悉哉！

（明·吴崑《医方考·中风门第一》）

　　方中有大黄、芒硝、甘草，乃伤寒门调胃承气汤也，所以泻肠胃之实热；加连翘、栀子、黄芩、薄荷，乃火门之凉膈散也，所以散胸膈之热邪。全方除芒硝、大黄，名曰双解散；解表有防风、麻黄、薄荷、荆芥、川芎；解里有石膏、滑石、黄芩、栀子、连翘；复有当归、芍药以和血，桔梗、白术、甘草以调气。营卫皆和，表里俱畅，故曰双解。本方名曰通圣散，极言其用之妙也。

（明·吴崑《医方考·癍疹门第九》）

　　此药虽繁杂，实有至理。盖麻黄、防风，解表药也，风热之在皮肤者，由汗而解。薄荷、荆芥穗，清上药也，风热之在颠顶者，得之由鼻而解。大黄、芒硝，通里药也，风热之在肠胃者，由便而泄。滑石、栀子，水道药也，风热之在决渎者，由溺而泄。风热伤膈，肺胃受邪，桔梗、石膏，清肺胃也；而连翘、黄芩，所以祛诸经之游火。风之为患，肝木主之，归、芍、川芎和肝血也；而甘草、白术，调脾气也。荣卫既和，表里通畅，有何风气之不除哉？

（清·贾邦秀《思济堂方书》）

　　此足太阳、阳明表里血气药也。防风、荆芥、薄荷、麻黄轻浮升散，解表散寒，使风热从汗出而散之于上；大黄、芒硝破结通幽，栀子、滑石降火利水，使风热从便出而泄之于下；风淫于内，肺胃受邪，桔梗、石膏清肺泻胃；风之为患，肝木受之，川芎、归芍和血补肝；黄芩清中上之火，连翘散气聚血凝，甘草缓峻而和中，白术健脾而燥湿，上下分消，表里交治，而能散泻之中犹寓温养之意，所以汗不伤表、下不伤里也。

本方再加人参补气，熟地益血，黄柏、黄连除热，羌活、独活、天麻、细辛、全蝎祛风。蜜丸，弹子大，每服一丸，茶酒任下，名祛风至宝丹。本方除大黄、芒硝，名双解散麻黄、防风、荆芥、薄荷、川芎以解表，黄芩、栀子、连翘、石膏、滑石以解里，复有当归、芍药以和血，桔梗、甘草、白术以调气，故曰双解。

（清·汪昂《医方集解·表里之剂第五》）

双解通圣合六一，四时温热正伤寒，两许为剂葱姜豉，汗下兼行表里宣，强者加倍弱减半，不解连进自然安，若因汗少麻倍入，便硬消黄加倍添。

名曰双解者，以其能发表攻里，即防风通圣散、六一散二方合剂也。河间制此，解利四时冬温春温、夏热秋热，正令伤寒。凡邪在三阳表里不解者，以两许为剂，加葱、姜、淡豆豉煎服之，候汗下兼行，表里即解。形气强者，两半为剂，形气弱者，五钱为剂。若初服因汗少不解，则为表实，倍加麻黄以汗之。因便硬不解，则为里实，倍加硝、黄以下之，连进二三服，必令汗出下利而解也。今人不知其妙，以河间过用寒凉，仲景伤寒初无下法，弃而不用，深可惜也。不知其法神捷，莫不应手取效，从无寒中痞结之变，即有一二不解者，非未尽法之善，则必已传阳明，故不解也。

（清·吴谦等《医宗金鉴·伤寒心法·伤寒附法》）

防风通圣治风热，郁在三焦表里中，气血不宣经络壅，栀翘芩薄草归芎，消黄芍术膏滑石，麻黄桔梗共防荆，利减消黄呕姜半，自汗麻去桂枝增。

此方治一切风火之邪郁于三焦表里经络，气血不得宣通。

初感发热头痛、肤疹传经、斑黄抽搐、烦渴不眠、便秘尿涩，皆可服之，功效甚奇，用之自知其妙也。

（清·吴谦等《医宗金鉴·伤寒心法要诀·伤寒附法》）

目之病内障者，昏暗不明而不肿痛，得之于内，七情动中，劳伤心肾也；外障者，赤肿而痛，睛不昏暗，得之于六淫所袭，热蕴经络也。故内障多虚，外障多实。子和曰：眼无火不病，非止内障，正指外障而立言也。外障赤肿而痛者，或散外邪，或泻内热，或并解之，可立愈也。其有风火上攻，留而不散，凝结云翳，掩其光明者，又非或散或下所能即愈也。洗刀散方既可以攻风热，又可以去云翳，是一方而兼擅其长也。方中用防风通圣散全剂，是主以去风热也。倍归尾、赤芍，是治风先治血，血行风自灭也。加羌、独活、蔓荆子，倍防风，是祛风而专在太阳表也。太阳之里，少阴也，故又加细辛直走少阴，加元参下安肾火，是治表而顾及其里也。其加木贼、蝉蜕、草决明、白蒺藜、菊花者，是佐诸祛风清热之群药以消风热骤壅之云翳也。

（清·吴谦等《医宗金鉴·删补名医方论·洗刀散》）

此本凉膈合通解而易白术，加芎、归、芍药、荆、防、桔梗，即通圣合益元之制也。按通圣为中风门中专方，而中风多是邪乘虚入，万无表里俱实之证。即大便燥结，亦属血枯风秘，用此甚难。惟温病热病，内外邪甚者，乃为合宜。盖防风、麻黄解表药也，风热之在皮肤者，得之由汗而泄；荆芥、薄荷清上药也，风热之在巅顶者，得之由鼻而泄；大黄、芒硝通利药也，湿热之在肠胃者，得之由后而泄；滑石、栀子水道药也，湿热之在决渎者，得之由溺而泄；热淫于膈，肺胃受邪，石膏、桔梗清肺胃也；而连翘、黄芩，又所以祛诸经之游火；风热为患，肝木主之，川芎、归、芍，和肝血以息风热；而甘草、白术，又所以和胃气以健运脾土，能胜湿热御风火故也。方中倍用益元者，以伏气所蒸之湿热，使半从肌表而泄，半从渗道而利也。故大便通者，硝、黄自可勿用；有微汗者，麻黄即可勿施。而湿热郁发，未有小便不黄赤者，双解之义实在发汗利小便耳。昔人但知守真长于治火，不知实开温热病之法门也。

（清·张璐《伤寒绪论·杂方》）

虽云通治一切内外诸邪，然必如注中表里三焦俱实者方可用。否则硝、黄之峻烈，石膏、滑石之沉寒，寻常之症岂能堪此！双解散已除去大黄、芒硝，而石膏、滑石二味，予意尚以为过当，不如一并除去，加木通、青皮二味为妥也。至祛风至宝丹，则为治中风之善剂矣。

（清·费伯雄《医方论·表里之剂》）

千金三黄汤

【原文】

麻黄五分　独活四分　细辛二分　黄芪二分　黄芩三分

上五味，以水六升，煮取二升，分温三服，一服小汗，二服大汗。心热加大黄二分，腹满加枳实一枚，气逆加人参三分，悸加牡蛎三分，渴加瓜蒌根三分，先有寒加附子一枚。

（汉·张仲景《金匮要略中风历节病脉证并治第五》）

【方论】

此风入荣卫肢节之间，扰乱既久，因而邪袭肾府，手足拘急，阳不运也；百节疼痛，阴不通也；烦热心乱，热收于心也；恶寒经日，不欲饮食，肾家受邪，不能交心关胃也。故以麻黄通阳开痹，而合黄芪以走肌肉，合黄芩以清邪热，独活、细辛专攻肾邪为主，而心热腹满、气逆悸渴及先有寒，各立加法，为邪入内者治法之准绳也。

（清·徐彬注《四库全书·金匮要略论注·中风历节》）

石顽曰：此方，《千金》云仲景三黄汤治恶寒经日不止，不欲饮食，全似内外虚寒之候，而方中反用黄芩之苦寒，岂不碍麻黄辈之温散乎？既用麻黄，复用黄芪，岂不碍表气之闭拒乎？曷知恶寒经日不止，虽有似乎虚寒，而实卫虚不能胜邪所致；不欲饮食，亦是风热内蕴之故，观烦热心乱一语，病情灼然。故方中虽以麻黄、独活、细辛开发腠理于外，即以黄芩清解风热于内，更虑卫虚难于作汗，乃以大剂黄芪助之，与黄芪建中之义不殊。其用黄芪之意有二：一以佐麻黄开发之权，一以杜虚风复入之路也。方后复云心热加大黄，言服前、药后心中烦热不除，知黄芩不能祛之外散，即以本方加大黄以引之下泄也。其加枳实，加人参，加牡蛎，加瓜蒌等法，或治旺气，或助本元，各随标本而施。加附子者，专佐麻黄之蒸发，助黄芪温经，殊非阴寒之谓，与麻黄附子细辛汤同源异流。详《金匮》以千金二字名方，珍重之也。《千金》祖《金匮》之意而衍其集曰《备急千金方》，不忘祖述之本也。

（清·张璐《张氏医通·专方》）

侯 氏 黑 散

【原文】

菊花四十分　白术十分　细辛三分　茯苓三分　牡蛎三分桔梗八分　防风十分　人参三分　矾石三分　黄芩三分　当归三分　干姜三分　芎䓖三分　桂枝三分

上十四味，杵为散，酒服方寸匕，日一服，初服二十日，温酒调服，禁一切鱼、肉、大蒜，常宜冷食，六十日止，即药积在腹中不下也。热食即下矣，冷食自能助药力。

（汉·张仲景《金匮要略·中风历节病脉证并治第五》）

【方论】

心主血,阳脏也。荣卫不布,内无所养,则心中恶寒,不足生焉。是以菊花为君,治风兼治湿,治风以防风佐,治湿以白术佐;桔梗亦能治风痹,通膈气,舟楫诸药;细辛、桂枝助防风;矾石、茯苓助白术;黄芩、干姜、牡蛎开利内外寒热痹气;参、归更与干姜、牡蛎治心中恶寒不足者。初治欲开其痹著,则用温酒以行药势;禁诸热物、宜冷食者,为矾石能固涩诸药,助其久效。而矾石性得冷即止,得热即下故也。

（元·赵以德《金匮方论衍义·中风历节病脉证并治第五》）

此为中风家夹寒而未变热者,治法之准则也。谓风从外入,夹寒作势,此为大风,证见四肢烦重,岂非四肢为诸阳之本,为邪所痹而阳气不运乎?然但见于四肢,不犹愈体重不胜乎?证又见心中恶寒不足,岂非渐欲凌心乎?然燥热犹未乘心,不犹愈于不识人乎?故侯氏黑散用参、苓、归、芎补其气血为君;菊花、白术、牡蛎养肝脾肾为臣;而加防风、桂枝以行痹着之气,细辛、干姜以驱内伏之寒,兼桔梗、黄芩以开提肺热为佐;矾石所至却湿解毒,收涩心气,酒力运行周身为使,庶旧风尽出,新风不受,且必为散,酒服至六十日止。又常冷食,使药积腹中不下,盖邪渐侵心不恶热而恶寒,其由阴寒可知。若胸中之阳不治,风必不去,故先以药填塞胸中之空窍,壮其中气而邪不内入,势必外消,此即《内经》所谓塞其空窍,是为良工之理。若专治其表,里风邪非不外出,而重门洞开,出而复入,势将莫御耳。

（清·徐彬注《四库全书·金匮要略论注·中风历节》）

此手太阴、少阴、足厥阴药也。菊花秋生,得金水之精,能制火而平木,木平则风息,火降则热除,故以为君;防风、细辛以祛风,当归、川芎以养血,人参、白术以补气,黄芩以清肺热,桔梗以利膈气,茯苓通心气而行脾湿,姜、桂助阳分而达四肢，牡蛎、白矾酸敛涩收，又能化顽痰，加酒服者，以行药势也。

（清·汪昂《医方集解·祛风之剂第九》）

大风四肢烦重，脾土受风水之制，土气内结，不能敷布于四末也，心中恶寒不足者，胸中为浊气填塞，心火内蕴，不得发越，热极反兼寒化也。方中用菊花为君，以解心下之蕴热；防、桂、辛、桔以升发腠理，参、苓、白术以实脾杜风，芎、归以润燥息火，牡蛎、矾石以固涩肠胃，使参、术之性留积不散，助其久功；干姜、黄芩一寒一热，寒为风之向导，热为火之反间也。用温酒服者，令药性走表以开其痹也。冷食而禁诸热者，恐矾得热而下，不能尽其药力，以矾石性得冷即止，得热则下也。郭雍曰：黑散本为涤除风热，方中反用牡蛎、矾石止涩之味，且令冷食使药积腹中，然后热食，则风热痰垢与药渐次而下也。

（清·张璐《张氏医通·专方·中风门》）

陈云来云：《金匮》侯氏黑散，系宋人校正附入唐人之方，因逸之。其辨论颇详，而喻嘉言独赞其立方之妙，驱风补虚、行堵截之法，良非思议可到。方中取用矾石以固涩，诸药冷服四十日使之留积不散，以渐填其空窍，则风自息而不生矣。此段议论，独开千古之秘，诚为治中风之要旨。余读是方，补气养血，散表驱风，入走经络，殊觉溷乱。顾以黑名意者，药多炒黑，不从气而从味，取其苦涩以走于空窍耳。再读方下云，初服二十日，用温酒调，是不欲其遽填也。后服六十日，并禁热食，则一任填空窍矣。夫填窍本之《内经》久塞其空，是谓良工之语，煞有来历，余故选之。

（清·王子接《绛雪园古方选注·内科》）

清 空 膏

【原文】

川芎五钱　柴胡七钱　黄连炒　防风去芦　羌活已上各一两
炙甘草一两五钱　细挺子黄芩三两，去皮，锉，一半酒制，一半炒

上为细末，每服二钱匕，热盏内入茶少许，汤调如膏，抹在口内，少用白汤送下，临卧。

如苦头痛，每服加细辛二分。

如太阴脉缓有痰，名曰痰厥头痛，减羌活、防风、川芎、甘草，加半夏一两五分。

如偏头痛，服之不愈，减羌活、防风、川芎一半，加柴胡一倍。

如发热恶热而渴，此阳明头痛，只与白虎汤加好吴白芷。

（金·李东垣《兰室秘藏·头痛门》）

【方论】

如少阴头痛，加细辛；太阴头痛，脉缓，有痰，去羌活、防风、川芎、甘草，加半夏；如偏头痛，服之不愈，减羌活、防风、川芎一半，加柴胡一倍；如自汗，发热，恶热而渴，此阳明头痛，只与白虎汤，加白芷。此则寓清凉于升散中，为治风热之大法。若阳明头痛、少阴厥痛、血虚头痛，又当别用方法矣。

（清·费伯雄《医方论·祛风之剂》）

治偏正头痛，年深不愈，及风湿热上壅头目，脑中苦痛不止，而成头风病。夫头风一证，有新久之不同、偏正之各异，且病情有因风、因寒、因火、因湿、因痰、因血虚、因气血之分，而治法亦当各因而别。大抵浅而近者名头痛，深而远者为头风；新者多寒多实，久者多火多虚。总之，此病之始，无不因风而来，以风气通于肝，肝之气最易上升。故治此者，无论

何因，皆不能不用风药，以高巅之上，惟风可到也。然肝有相火内寄，一召外风，即风火相燃，随气而升，不待久郁，而火已成也。故无论何因，苦降之药亦不可少。是以东垣此方，用羌、防、柴、芎之入肝搜风者，上行而解散其邪，即以酒炒芩、连之苦寒，先升后降，以逐其火。甘草缓急调中，协和各药。用茶者，取其禀至清之气，能除上焦之浊垢下行耳。

（清·张秉成《成方便读·祛风之剂》）

卷十一 息风剂

镇肝熄风汤

【原文】

怀牛膝一两　代赭石一两，轧细　生龙骨五钱，捣碎　生牡蛎五钱，捣碎　生龟板五钱，捣碎　生杭芍五钱　玄参五钱　天冬五钱　川楝子二钱，捣碎　生麦芽二钱　茵陈二钱　甘草钱半

心中热甚者，加生石膏一两。痰多者，加胆星二钱。尺脉重按虚者，加熟地八钱、净萸肉五钱。大便不实者，去龟板、赭石，加赤石脂一两。

（张锡纯《医学衷中参西录·医方·治内外中风方》）

【方论】

治内中风证，其脉弦长有力，或上盛下虚，头目时常眩晕，或脑中时常作疼发热，或目胀耳鸣，或心中烦热，或时常噫气，或肢体渐觉不利，或口眼渐形歪斜，或面色如醉，甚或眩晕，至于颠仆，昏不知人，移时始醒，或醒后不能复原，精神短少，或肢体痿废，或成偏枯。

（张锡纯《医学衷中参西录·医方·治内外中风方》）

特是证名内中风，所以别外受之风也。乃自唐、宋以来，不论风之外受、内生，浑名曰中风。夫外受之风为真中风，内生之风为类中风，其病因悬殊，治法自难从同。若辨证不清，本系内中风，而亦以祛风之药发表之，其脏腑之血必益随发表之药上升，则脑中充必益甚，或至于血管破裂，不可救药。此

关未透，诚唐、宋医学家一大障碍也。迨至宋末刘河间出，悟得风非皆由外中，遂创为五志过极动火而猝中之论，此诚由《内经》诸风掉眩皆属于肝句悟出。盖肝属木，中藏相火，木盛火炽，即能生风也。大法，以白虎汤、三黄汤沃之，所以治实火也；以逍遥散疏之，所以治郁火也；以通圣散、凉膈散双解之，所以治表里之邪火也；以六味汤滋之，所以壮水之主，以制阳光也；以八味丸引之，所谓从治之法，引火归源也。细审河间所用之方，虽不能丝丝入扣，然胜于但治中风不知分内外者远矣。且其谓有实热者宜治以白虎汤，尤为精确之论。愚治此证多次，其昏仆之后能自苏醒者多，不能苏醒者少。其于苏醒之后三四日间现白虎汤证者，恒十居六七。因知此证，多先有中风基础，伏藏于内，后因外感而激发，是以从前医家，统名为中风。不知内风之动虽由于外感之激发，然非激发于外感之风，实激发于外感之因风生热，内外两热相并，遂致内风暴动。此时但宜治外感之热，不可再散外感之风，此所以河间独借用白虎汤以泻外感之实热，而于麻、桂诸药概无所用。盖发表之药，皆能助血上行，是以不用，此诚河间之特识也。

风名内中，言风自内生，非风自外来也。《内经》谓诸风掉眩，皆属于肝。盖肝为木脏，木火炽盛，亦自有风。此因肝木失和风自肝起。又加以肺气下降，肾气不摄，冲气胃气又复上逆，于斯，脏腑之气化皆上升太过，而血之上注于脑者亦因之太过，致充塞其血管而累及神经。其甚者，致令神经失其所司，至昏厥不省人事。是以方中重用牛膝以引血下行、此为治标之主药。而复深究病之本源，用龙骨、牡蛎、龟板、芍药以镇息肝风，赭石以降胃降冲，玄参、天冬以清肺气，肺中清肃之气下行，自能镇制肝木。至其脉之两尺虚者，当系肾脏真阴虚损，不能与真阳相维系。其真阳脱而上奔，并挟气血以上冲脑部，故又加熟地、萸肉以补肾敛肾。从前所拟之方，原止此数味。后因用此方效者固多，间有初次将药服下转觉气血上攻而病加剧者，于斯加生麦芽、茵陈、川楝子即无斯弊。盖肝为将军之官，其性刚果，若但用药强制，或转激发其反动之力。茵陈为青蒿之嫩者，得初春少阳生发之气，与肝木同气相求，泻肝热兼舒肝郁，实能将顺肝木之性。麦芽为谷之萌芽，生用之亦善将顺肝木之性使之不抑郁。川楝子善引肝气下达，又能折其反动之力。方中加此三味而后用此方者，自无他虞也。心中热甚者，当有外感，伏气化热，故加石膏。有痰者，恐痰阻气化之升降，故加胆星也。

（张锡纯《医学衷中参西录·医方·治内外中风方》）

大定风珠

【原文】

生白芍六钱　阿胶三钱　生龟板四钱　干地黄六钱　麻仁二钱　五味子二钱　生牡蛎四钱　麦冬连心，六钱　炙甘草四钱　鸡子黄生，一枚　鳖甲生，四钱

水八杯，煮取三杯，去滓，再入鸡子黄，搅令相得，分三次服。喘加人参，自汗者加龙骨、人参、小麦，悸者加茯神、人参、小麦。

（清·吴瑭《温病条辨·下焦篇·风温、温热、温疫、温毒、冬温》）

【方论】

此邪气已去八九，真阴仅存一二之治也。观脉虚苔少可知，故以大队浓浊填阴塞隙，介属潜阳镇定。以鸡子黄一味，从足太阴下安足三阴，上济手三阴，使上下交合，阴得安其位，斯阳可立根基，俾阴阳有眷属一家之义，庶可不致绝脱欤！

（清·吴瑭《温病条辨·下焦篇·风温、温热、温疫、温毒、冬温》）

小 定 风 珠

【原文】

鸡子黄生用，一枚　真阿胶二钱　生龟板六钱　童便一杯
淡菜三钱

水五杯，先煮龟板、淡菜得二杯，去滓，入阿胶，上火烊
化，纳鸡子黄，搅令相得，再冲童便，顿服之。

（清·吴瑭《温病条辨·下焦篇·风温、温热、温疫、温
毒、冬温》）

【方论】

温邪久踞下焦，烁肝液为厥，扰冲脉为哕，脉阴阳俱减则
细，肝木横强则劲，故以鸡子黄实土而定内风；龟板补任而镇
冲脉；阿胶沉降，补液而息肝风；淡菜生一咸水之中而能淡，
外偶内奇，有坎卦之象，能补阴中真阳，其形翕阖，故又能潜
真阳之上动；童便以浊液仍归浊道，用以为使也。名定风珠
者，以鸡子黄宛如珠形，得巽木之精，而能息肝风，肝为巽
木，巽为风也。龟亦有珠，具真武之德而镇震木。震为雷，在
人为胆，雷动未有无风者，雷静而风亦静矣。亢阳直上巅顶，
龙上于天也，制龙者，龟也。古者豢龙御龙之法失传已久，其
大要不出乎此。

（清·吴瑭《温病条辨·下焦篇·风温、温热、温疫、温
毒、冬温》）

三甲复脉汤

【原文】

炙甘草六钱　干地黄六钱　生白芍六钱　麦冬不去心，五钱
阿胶三钱　麻仁三钱　生牡蛎五钱　生鳖甲八钱　生龟板一两

水八杯，煮取八分三杯，分三次服。

（清·吴瑭《温病条辨·下焦篇·风温、温热、温疫、温毒、冬温》）

【方论】

前二甲复脉，防痉厥之渐；即痉厥已作，亦可以二甲复脉止厥。兹又加龟板名三甲者，以心中大动，甚则痛而然也。心中动者，火以水为体，肝风鸱张，立刻有吸尽西江之势，肾水本虚，不能济肝而后发痉；既痉而水难猝补，心之本体欲失，故憺憺然而大动也。甚则痛者，阴维为病主心痛，此证热久伤阴，八脉丽于肝肾，肝肾虚而累及阴维故心痛，非如寒气客于心胸之心痛，可用温通。故以镇肾气、补任脉、通阴维之龟板止心痛，合入肝搜邪之二甲，相济成功也。

（清·吴瑭《温病条辨·下焦篇·风温、温热、温疫、温毒、冬温》）

卷十二　祛湿剂

羌活胜湿汤

【原文】

羌活　独活已上各一钱　甘草炙　藁本　防风已上各五分
蔓荆子三分　川芎二分

上件㕮咀，都作一服，水二盏，煎至一盏，去楂，温服，
食后。

如身重，腰沉沉然，乃经中有湿热也，更加黄柏一钱、附
子半钱、苍术二钱。

如腿脚沉重无力者，加酒洗汉防己半钱，轻则附子，重则
川乌头少许，以为引用而行经也。

如卧而多惊，小便淋溲者，邪在少阳、厥阴，亦用太阳经
药，更加柴胡半钱。如淋，加泽泻半钱。此下焦风寒二经合病
也。经云，肾肝之病同一治，为俱在下焦，非风药行经不可
也。

如大便后有白脓，或只变白脓者，因劳役气虚，伤大肠
也，以黄芪人参汤补之；如里急频见者，血虚也，更加当归。

如非肺胀，膨膨而喘咳，胸高气满，壅盛而上奔者，多加
五味子，人参次之，麦门冬又次之，黄连少许。如甚则交两手
而瞀者，真气大虚也。若气短，加黄芪、五味子、人参。气
盛，加五味子、人参、黄芩、荆芥穗；冬月，去荆芥穗，加草
豆蔻。

如嗌痛颔肿，脉洪大，面赤者，加黄芩、桔梗、甘草各五
分。

如耳鸣目黄，颊颔肿，颈、肩、臑、肘、臂外后廉痛，面赤，脉洪大者，以羌活、防风、甘草、藁本通其经血；加黄芩、黄连消其肿；以人参、黄芪益其元气而泻其火邪；如脉紧者，寒也，或面白善嚏，或面色恶，皆寒也，亦加羌活等四味，当泻足太阳，不用连、芩，少加附子以通其脉；面色恶，多悲恐者，更加桂、附。

如便白脓，少有滑，频见汗衣者，气脱，加附子皮，甚则加米壳；如气涩者，只以甘药补气，当安卧不语，以养其气。

（金·李东垣《脾胃论·分经随病制方》）

【方论】

脾胃虚弱，湿从内生者，二陈、平胃之类主之；水停于膈，湿盛濡泻者，六一、五苓之类主之；水渗皮肤，肢肿黄胀者，五皮、茵陈之类主之。今湿流关节，非上件所宜矣。经曰风胜湿，故用羌、防、藁、独、芎、蔓诸风药以治之。以风药而治湿，如卑湿之地，风行其上，不终日而湿去矣。又曰无窍不入，惟风为能，故凡关节之病非风药不可。用甘草者，以风药悍燥，用以调之，此之谓有制之兵也。

（明·吴崑《医方考·湿门第五》）

本方去独活、川芎、蔓荆、甘草，加升麻、柴胡、苍术，名除湿羌活汤。

湿上甚为热，汗之则易，下之则难，故当变常法而为表散。此方得之，若周身关节尽痛，即当去巅顶之药，专除肉腠间风湿为务也。

（清·张璐《伤寒绪论·杂方》）

神 术 汤

【原文】

苍术米泔浸一宿，切，焙，五两　藁本去土　香白芷　细辛去叶土　羌活去芦　川芎　甘草炙，各一两

上为细末。每服三钱，水一盏，生姜三片，葱白三寸，煎七分，温服，不拘时。如觉伤风鼻塞，只用葱茶调下。

（宋·太平惠民和剂局《太平惠民和剂局方·治伤寒》）

【方论】

谷气通于脾，故山谷之气感则伤人脾。罗太无用茅山苍术以理脾，故称神术。

（宋·骆龙吉著；明·刘浴德、朱练订补；清·林儒校订《增补内经拾遗方论·寒热第九主露主风》）

按：神术汤纯用风药，与羌活胜湿相去不远，如何可治泄利下血？盖火淫阳明之血，则燥金受伤，只合清凉，最嫌风燥。若风乘太阴之血，则湿土被郁，法当升散，切戒寒凉。当知阳明来者，色必鲜明，太阴来者，色必清稀，其源各异，故其治亦迥乎不侔。究其旨，不越风能胜湿之义。苍术专主木邪乘土，故能治外内诸邪。以风木之邪内干土脏，故用羌、藁、芷、辛等风药，兼川芎以引入血分，甘草以调和胃气，胃气敷布有权，泄利下血自止。盖汗即血之液，夺其汗则血中之湿热邪气悉从外泄而无内滞之患矣。

（清·张璐《张氏医通·专方·湿门》）

术防甘草湿家尝，苍术三钱，防风二钱，甘草一钱，加葱白、生姜同煎。据云：无汗用苍术，以代麻黄汤，有汗用白术，以代桂枝汤。神术名汤得意方，自说法超麻桂上，可知全未梦南阳。仲景居南阳。王海藏以此方代麻黄汤、桂枝汤，可知南阳之法未尝梦见也。

仲景麻、桂及葛根、柴胡等汤，步步是法，而大旨在养津液三字。王海藏此方，燥烈伤阴，先涸汗源，多致留邪发热，正与仲景法相反。据云用代麻、桂诸汤，平稳可法，其实贻祸匪轻也。须知此方与三阳之症无涉，唯太阴之风湿可用。《内经》谓春伤于风，邪气流连而洞泄，至夏而飧泄肠澼者，宜此燥剂，否则不可沾唇。

（清·陈修园《时方歌括·燥可去湿》）

平 胃 散

【原文】

苍术去粗皮，米泔水浸二日，五斤　厚朴去粗皮，姜汁制，炒香 陈皮去白，各三斤二两　甘草炒，三十两

上为细末。每服二钱，以水一盏，入生姜二片，干枣二枚，同煎至七分，去姜、枣，带热服，空心，食前入盐一捻，沸汤点服亦得。

（宋·太平惠民和剂局《太平惠民和剂局方·治一切气》）

【方论】

此湿土太过之证，经曰敦阜是也。苍术味甘而燥，甘则入脾，燥则胜湿；厚朴味温而苦，温则益脾，苦则燥湿，故二物可以平敦阜之土。陈皮能泄气，甘草能健脾，气泄则无湿郁之患，脾强则有制湿之能，一补一泄，又用药之则也。是方也，惟湿土太过者能用之，若脾土不足及老弱、阴虚之人，皆非所宜也。

（明·吴崑《医方考·湿门第五》）

胃为水土之脏，长生于申。水谷之入于胃也，分为三隧，其糟粕一隧，下入小肠，传于大肠，全赖燥火二气变化传送。若火不温而金不燥，失其长生之气，上虽有心阳以扶土，而下

焦川渎失利，则胃中泛滥而成卑湿之土，为湿满，为濡泻。治以苍术辛温，助胃行湿，升发谷气；厚朴苦温，辟阴去浊，温胃渗湿；甘草调和小肠；橘红通理大肠。胃气安常，大小肠处顺，故曰平胃。相传出自龙宫禁方，俟君子正之。

（清·王子接《绛雪园古方选注·内科·内科汤剂》）

治脾胃土湿太过，胸腹痞满，或呕，或泻，以及宿食不消，山岚瘴雾，不服水土等证。夫土曰稼穑，不及为之卑监，太过则敦阜。平胃者，平胃中之敦阜也。然土无成位，湿无专主，皆从化而来，从化而去，随人之脏气使然。阴虚者化为湿热，阳虚者化为寒湿。故治此者，当因其未化而化之，乃无后患。故用苍术辛温燥湿、辟恶强脾、可散可宣者，为化湿之正药；厚朴苦温，除湿而散满；陈皮辛温，理气而行痰，以佐苍术之不及；但物不可太过，过刚则折，当如有制之师能戡祸乱而致太平，故以甘草中州之药能补能和者赞辅之，使湿去而土不伤，致于平和也。

（清·张秉成《成方便读·利湿之剂》）

胃 苓 丸

【原文】

苍术米泔水浸，去里皮，焙干，五钱　陈皮五钱　厚朴姜汁炒，五钱　白术五钱　粉草炙，二钱　猪苓三钱　泽泻三钱　白茯苓三钱　草果仁二钱　官桂一钱

共为末，水糊丸，如粟米大，炒米汤下。

（明·万密斋《片玉新书·秘传十三方》）

【方论】

苍术、厚朴、陈皮、甘草，平胃散也，所以燥湿；白术、茯苓、猪苓、泽泻、桂，五苓散也，所以利湿。脾胃强健者，

宜主此方；怯弱者，宜主前方（白术茯苓汤）。

（明·吴崑《医方考·泄泻门第十二》）

治湿邪内伤，胸痞腹满，以及伤暑泄泻等证。故以平胃宣散上中之湿，五苓分利下焦之邪。凡泄泻，则水谷并入大肠，其小便必少，今分利其水归于前阴，自然小便多而泄泻止矣。

（清·张秉成《成方便读·利湿之剂》）

不换金正气散

【原文】

厚朴去皮，姜汁制　藿香去枝、土　甘草燀　半夏煮　苍术米泔浸　陈皮去白

上等分为锉散。每服三钱，水一盏半，生姜三片，枣子二枚，兼至八分，去滓，食前稍热服。忌生冷、油腻、毒物。若四方人不服水土，宜服之。

（宋·太平惠民和剂局《太平惠民和剂局方·治伤寒》）

【方论】

山岚瘴气，谷气也。《内经》曰：谷气通于脾，故令人不服水土而坏腹。是方也，苍术、厚朴、陈皮、甘草，前之平胃也，可以平湿土敦阜之气而消岚瘴；乃半夏之燥，所以醒脾；藿香之芬，所以开胃。方名曰正气者，谓其能正不正之气故尔！

（明·吴崑《医方考·湿门第五》）

正气之功，虽金不换也。一名正气清肌饮。正气，正不正之气也；清肌，清肌表之热也。在呕吐门中，又名藿香安胃散，以藿香大能安胃也。

（宋·骆龙吉著；明·刘浴德、朱练订补；清·林儒校订《增补内经拾遗方论·寒热第九主露主风》）

藿香正气散

【原文】

大腹皮　白芷　紫苏　茯苓去皮，各一两　半夏曲　白术　陈皮去白　厚朴去粗皮，姜汁炙　苦梗各二两　藿香去土，三两　甘草炙，二两半

上为细末。每服二钱，水一盏，姜钱三片，枣一枚，同煎至七分，热服。如欲出汗，衣被去，再煎并服。

（宋·太平惠民和剂局《太平惠民和剂局方·治伤寒》）

【方论】

治伤寒头疼，憎寒壮热，上喘咳嗽，五劳七伤，八般风痰，五般膈气，心腹冷痛，反胃呕恶，气泻霍乱，脏腑虚鸣，山岚瘴疟，遍身虚肿；妇人产前、产后，血气刺痛；小儿疳伤，并宜治之。

（宋·太平惠民和剂局《太平惠民和剂局方·治伤寒》）

风寒客于皮毛，理宜解表。四时不正之气由鼻而入，不在表而在里，故不用大汗以解表，但用芳香利气之品以主之。白芷、紫苏、藿香、陈皮、腹皮、厚朴、桔梗，皆气胜者也，故足以正不正之气；白术、茯苓、半夏、甘草，则甘平之品耳，所以培养中气而树中营之帜者也。

（明·吴崑《医方考·感冒门第三》）

正之为言，正也。凡气春温、夏热、秋凉、冬寒，此四时之正气也；若春应暖而反大寒，夏应热而反大凉，秋应凉而反大热，冬应寒而反大温，此非其时而有其气，病斯作矣。藿香理气和中，用以为君，所以正气之不正也。

（宋·骆龙吉著；明·刘浴德、朱练订补；清·林儒校订《增补内经拾遗方论·寒热第九主露主风》）

此本不换金正气散而立，方中腹皮乃传写之误，当遵古方用苍术为是。专治一切不正之气，非正伤寒药也。太阳病恶寒发热、头疼骨节痛用之。先虚正气，虽汗出亦不解，故元气虚人并挟阴伤寒、发热、脉沉、足冷者，禁服。

（清·张璐《伤寒绪论·杂方》）

三焦湿郁，升降失司，脘连腹胀，大便不爽，一加减正气散主之。

一加减正气散方

藿香梗二钱　厚朴二钱　杏仁二钱　茯苓皮二钱　广皮一钱　神曲一钱五分　麦芽一钱五分　绵茵陈二钱　大腹皮一钱

水五杯，煮二杯，再服。

正气散本苦辛温兼甘法，今加减之，乃苦辛微寒法也。去原方之紫苏、白芷，无须发表也。去甘、桔，此证以中焦为扼要，不必提上焦也。只以藿香化浊，厚朴、广皮、茯苓、大腹泻湿满，加杏仁利肺与大肠之气，神曲、麦芽升降脾胃之气，茵陈宣湿郁而动生发之气。藿香但用梗，取其走中不走外也；茯苓但用皮，以诸皮皆凉，泻湿热独胜也。

湿郁三焦，脘闷便溏、身痛舌白、脉象模糊，二加减正气散主之。

上条中焦病重，故以升降中焦为要。此条脘闷便溏，中焦证也，身痛舌白、脉象模糊，则经络证矣，故加防己急走经络中湿郁；以便溏不比大便不爽，故加通草、薏仁，利小便所以实大便也；大豆黄卷从湿热蒸变而成，能化蕴酿之湿热，而蒸变脾胃之气也。

二加减正气散苦辛淡法

藿香梗三钱　广皮二钱　厚朴二钱　茯苓皮三钱　木防己三钱　大豆黄卷二钱　川通草一钱五分　薏苡仁三钱

水八杯，煮三杯，三次服。

秽湿着里，舌黄脘闷，气机不宣，久则酿热，三加减正气散主之。

前两法，一以升降为主，一以急宣经隧为主。此则以舌黄之故，预知其内已伏热，久必化热，而身亦热矣，故加杏仁利肺气，气化则湿热俱化；滑石辛淡而凉，清湿中之热，合藿香所以宣气机之不宣也。

三加减正气散方苦辛寒法

藿香连梗叶，三钱　茯苓皮三钱　厚朴二钱　广皮一钱五分杏仁三钱　滑石五钱

水五杯，煮二杯，再服。

秽湿着里，邪阻气分，舌白滑，脉右缓，四加减正气散主之。

以右脉见缓之故，知气分之湿阻，故加草果、楂肉、神曲，急运坤阳，使足太阴之地气不上蒸手太阴之天气也。

四加减正气散方苦辛温法

藿香梗三钱　厚朴二钱　茯苓三钱　广皮一钱五分　草果一钱　楂肉炒，五钱　神曲二钱

水五杯，煮二杯，渣再煮一杯，三次服。

秽湿着里，脘闷便泄，五加减正气散主之。

秽湿而致脘闷，故用正气散之香开；便泄而知脾胃俱伤，故加大腹运脾气、谷芽升胃气也。以上二条，应入前寒湿类中，以同为加减正气散法，欲观者知化裁古方之妙，故列于此。

五加减正气散苦辛温法

藿香梗二钱　广皮一钱五分　茯苓块三钱　厚朴二钱　大腹皮一钱五分　谷芽一钱　苍术二钱

水五杯，煮二杯，日再服。

按：今人以藿香正气散统治四时感冒，试问四时止一气行令乎？抑各司一气，且有兼气乎？况受病之身躯脏腑，又各有不等乎？历观前五法均用正气散，而加法各有不同，亦可知用药非丝丝入扣不能中病，彼泛论四时不正之气，与统治一切诸

病之方，皆未望见轩岐之堂室者也，乌可云医乎！

（清·吴瑭《温病条辨·中焦篇·湿温》）

四时不正之气，由口鼻而入，与邪伤经络者不同。故不用大汗以解表，只用芳香利气之品，俾其从口鼻入者仍从口鼻出也。苏、芷、陈、腹、朴、梗皆以气胜，韩昌黎所谓气胜则大小毕浮，作医等于作文也。茯、半、术、草皆甘平之品，培其中气，孟子所谓正己而物正，医道通于治道也。若邪伤经络，宜审六经用方，不可以此混用杀人。

夏月吐泻，多是伏阴在内，理中汤为的方。时医因此汤有治霍乱吐泻之例，竟以为夏月吐泻通剂，实可痛恨。

（清·陈修园《时方歌括·轻可去实》）

辟秽祛邪，兼治瘴气，由其芳烈之性足以胜之，而又兼用化痰利湿之品以顾脾胃，中州一和，则客邪自解矣。

（清·费伯雄《医方论·和解之剂》）

治外感风寒，内伤湿滞，寒热头痛，胸膈满闷，及伤冷、伤暑、伤湿、疟疾、霍乱吐泻，凡感岚瘴不正之气者，并宜增减用之。夫四时不正之气与岚瘴、疟疾等症，无不皆由中气不足者方能受之。而中虚之人，每多痰滞，然后无形之气挟有形之痰，互结为患。故此方以白术、甘草补土建中者，即以半夏、陈皮、茯苓化痰除湿继之。但不正之气从口鼻而入者居多，故复以桔梗之宣肺、厚朴之平胃，以鼻通于肺而口达乎胃也；藿香、紫苏、白芷皆为芳香辛散之品，俱能发表宣里，辟恶祛邪；大腹皮独入脾胃，行水散满，破气宽中；加姜、枣以和营卫，致津液，和中达表。如是则邪有不退、气有不正者哉！

（清·张秉成《成方便读·和解之剂》）

三 仁 汤

【原文】

杏仁五钱　飞滑石六钱　白通草二钱　白蔻仁二钱　竹叶二钱　厚朴二钱　生薏仁六钱　半夏五钱

甘澜水八碗，煮取三碗，每服一碗，日三服。

（清·吴瑭《温病条辨·上焦篇·湿温、寒湿》）

【方论】

华岫云曰：今观先生治法，若湿阻上焦者，用开肺气，佐淡渗，通膀胱，是即启上闸、开支河，导水势下行之理也。若脾阳不运，湿滞中焦者，用术、朴、姜、半之属以温运之，以苓、泽、腹皮、滑石等渗泄之。亦犹低窊深处，必得烈日晒之，或以刚燥之土培之，或开沟渠以泄之耳，其用药总以苦辛寒治湿热，以苦辛温治寒湿，概以淡渗佐之，或再加风药，甘酸腻浊，在所不用。

（清·叶天士《临证指南医案·湿》）

头痛恶寒，身重疼痛，有似伤寒，脉弦濡，则非伤寒矣。舌白不渴，面色淡黄，则非伤暑之偏于火者矣。胸闷不饥，湿闭清阳道路也。午后身热，状若阴虚者，湿为阴邪，阴邪自旺于阴分，故与阴虚同一午后身热也。湿为阴邪，自长夏而来，其来有渐，且其性氤氲黏腻，非若寒邪之一汗而解，温热之一凉则退，故难速已。世医不知其为湿温，见其头痛恶寒、身重疼痛也，以为伤寒而汗之，汗伤心阳，湿随辛温发表之药蒸腾上逆，内蒙心窍则神昏，上蒙清窍则耳聋、目暝、不言。见其中满不饥，以为停滞而大下之，误下伤阴，而重抑脾阳之升，脾气转陷，湿邪乘势内渍，故洞泄。见其午后身热，以为阴虚而用柔药润之，湿为胶滞阴邪，再加柔润阴药，二阴相合，同气相求，遂有锢如而不可解之势。惟以三仁汤轻开上焦肺气，盖肺主一身之气，气化则湿亦化也。湿气弥漫，本无形质，以重浊滋味之药治之，愈治愈坏。伏暑湿温，吾乡俗名秋呆子，悉以陶氏《六书》法治之，不知从何处学来。医者呆，反名病呆，不亦诬乎！再按：湿温较诸温，病势虽缓而实重，上焦最少，病势不甚显张，中焦病最多，详见中焦篇，以湿为阴邪故也，当于中焦求之。

（清·吴瑭《温病条辨·上焦篇·湿温、寒湿》）

栀子柏皮汤

【原文】

肥栀子十五枚，擘　甘草一两　黄柏二两

上三味，以水四升，煮取一升半，去滓，分温再服。

（汉·张仲景《伤寒论·辨阳明病脉证并治》）

【方论】

今此身发黄热者，为表里有热，其热未宣，不可汗之。故与栀子为君，能泻相火，去胃热，利小便；黄柏为臣，能去郁滞之热；甘草为佐为使，能缓其中，以泻经中之热也。

（明·许宏《金镜内台方议》）

栀子、柏皮，表剂也，以寒胜热，以苦燥湿，已得治黄之要矣，而乃缓以甘草者，黄必内合太阴之湿化。若发热者，热已不瘀于里，有出表之势，故汗、下皆所不必，但当奠安脾土，使湿热二邪不能复合，其黄自除。栀子厚朴汤言热，栀子干姜汤言寒，治皆在里，此章之治，则在表也。

（清·王子接《绛雪园古方选注·伤寒科·寒剂》）

内热蒸腾，表气怫郁，则热瘀经络而汗不得出、热不得越，故发黄也。栀子以治内烦，柏皮以泄外热，甘草和中，则热解气调而黄自退矣。

（清·徐大椿《伤寒约编·栀子柏皮汤证》）

仲景凡见发黄而有阳明证，标之为阳明病，谓证见阳明，即从阳明治例而变通之，此其常也。其有未见阳明证而发黄者，特变其法曰：于寒湿中求之。谓证出寒湿之变，即不得以太阳例治之也。栀子柏皮汤，此其一也，故首揭曰，伤寒身黄、发热者，已别异于阳明病矣。既太阳表邪，即不可妄行攻下，使邪乘虚陷入阳明中土，况热已发出，自与内瘀者不同，即当随热势清解其黄，故以栀子柏皮解散之。盖寒湿之证，难以得热，热则其势外出而不内入，故驱之为易也。此太阳原有寒湿，因伤寒发汗气蒸而变热，故得发出于外，原非表邪发热之谓，故以栀子清肌表之湿热，黄柏去膀胱之湿热，甘草和其中外也。

（清·吴仪洛《伤寒分经·诸方全篇·太阳中篇论列方》）

阳明温病，不甚渴，腹不满，无汗，小便不利，心中懊恼者，必发黄，黄者栀子柏皮汤主之。

此湿淫于内，以苦燥之，热淫于内，佐以甘苦法也。栀子清肌表，解五黄，又治内烦；黄柏泻膀胱，疗肌肤间热；甘草协利内外。三者其色皆黄，以黄退黄，同气相求也。按：又可但有茵陈大黄汤而无栀子柏皮汤，温热发黄，岂皆可下者哉！

（清·吴瑭《温病条辨·中焦篇·风温、温热、瘟疫、温毒、冬温》）

有以杏仁辅麻黄发汗而可用于寒剂者。《伤寒论》治黄疸之方凡三：茵陈蒿汤使湿热从小便去，以小便不利、腹微满，阳明病之宜下解者也。栀子柏皮汤身黄发热非太阳发热比，柏皮为阳明经腑之药，故以清肌表之湿热《别录》疗肌肤热赤起，邹氏谓柏皮之用正在表里之间，而佐以栀子、甘草，亦下行利小便之轻剂也。此皆于杏仁无与者。麻黄连翘赤小豆汤，云瘀热在里，身必发黄，而无小便不利与发热等证，则其里为太阳之里，太阳瘀热非汗不解，但发表不远热，而阳黄之湿热则非热药所宜。唯以连翘、梓皮、赤小豆彻热利湿，当治里之巨任，而后麻黄、杏仁散之于表，湿热得以汗解。此治太阳瘀热发黄，非治头痛发热身疼骨痛，故麻黄、杏仁视麻黄汤减少其数，而用于寒剂，亦不以掣寒剂之肘也。

（清·周岩《本草思辨录·杏仁》）

杏仁滑石汤

【原文】

杏仁三钱　滑石三钱　黄芩二钱　橘红一钱五分　黄连一钱郁金二钱　通草一钱　厚朴二钱　半夏三钱

水八杯，煮取三杯，分三次服。

（清·吴瑭《温病条辨·中焦篇·暑温、伏暑》）

【方论】

暑温伏暑，三焦均受，舌灰白，胸痞闷，潮热呕恶，烦渴自利，汗出溺短者，杏仁滑石汤主之。

舌白胸痞、自利呕恶，湿为之也；潮热烦渴、汗出溺短，热为之也。热处湿中，湿蕴生热，湿热交混，非偏寒偏热可治，故以杏仁、滑石、通草先宣肺气，由肺而达膀胱以利湿，厚朴苦温而泻湿满，芩、连清里而止湿热之利，郁金芳香走窍而开闭结，橘、半强胃而宣湿化痰以止呕恶，俾三焦混处之邪各得分解矣。

（清·吴瑭《温病条辨·中焦篇·暑温、伏暑》）

湿为阴邪，其伤人之阳气也，得理之正，故多而常见。其伤人之阴也，乃势之变，故罕而少见。治湿者必须审在何经何脏、兼寒兼热、气分血分，而出辛凉、辛温、甘温、淡渗、苦渗之治，庶所投必效。若脾病治胃，胃病治脾，兼下焦者，单治中焦，或笼统混治，脾胃不分，阴阳寒热不辨，将见肿胀、黄疸、洞泄、衄血、便血，诸证蜂起矣。惟在临证者细心推求，下手有准的耳。盖土为杂气，兼证甚多，最难分析，岂可泛论湿气而已哉！

（清·吴瑭《温病条辨·中焦篇·寒湿》）

三　香　汤

【原文】

瓜蒌皮三钱　桔梗三钱　黑山栀二钱　枳壳二钱　郁金二钱香豉二钱　降香末三钱

水五杯，煮取二杯，分二次温服。

（清·吴瑭《温病条辨·中焦篇·湿温》）

【方论】

湿热受自口鼻，由募原直走中道，不饥不食，机窍不灵，三香汤主之。

按此证由上焦而来，其机尚浅，故用蒌皮、桔梗、枳壳微苦微辛开上，山栀轻浮微苦清热，香豉、郁金、降香化中上之秽浊而开郁。上条以下焦为邪之出路，故重用；此条以上焦为邪之出路，故用轻；以下三焦均受者，则用分消。彼此互参，可以知叶氏之因证制方、心灵手巧处矣！惜散见于案中而人多不察，兹特为拈出，以概其余。

（清·吴瑭《温病条辨·中焦篇·湿温》）

黄芩滑石汤

【原文】

黄芩三钱　滑石三钱　茯苓皮三钱　大腹皮二钱　白蔻仁一钱　通草一钱　猪苓三钱

水六杯，煮取二杯，渣再煮一杯，分温三服。

（清·吴瑭《温病条辨·中焦篇·湿温》）

【方论】

脉缓身痛，舌淡黄而滑，渴不多饮，或竟不渴，汗出热解，继而复热，内不能运水谷之湿，外复感时令之湿，发表攻里，两不可施，误认伤寒，必转坏证，徒清热则湿不退，徒祛湿则热愈炽，黄芩滑石汤主之。

脉缓身痛，有似中风，但不浮，舌滑，不渴饮，则非中风矣。若系中风，汗出则身痛解而热不作矣；今继而复热者，乃湿热相蒸之汗，湿属阴邪，其气留连，不能因汗而退，故继而复热。内不能运水谷之湿，脾胃困于湿也；外复受时令之湿，经络亦困于湿矣。倘以伤寒发表攻里之法施之，发表则诛伐无过之表，阳伤而成痉；攻里则脾胃之阳伤，而成洞泄寒中，故必转坏证也。湿热两伤，不可偏治，故以黄芩、滑石、茯苓皮清湿中之热，蔻仁、猪苓宣湿邪之正，再加腹皮、通草，共成宣气利小便之功，气化则湿化，小便利则火腑通而热自清矣。

（清·吴瑭《温病条辨·中焦篇·湿温》）

茵陈蒿汤

【原文】

茵陈蒿六两　栀子十四枚，擘　大黄二两，去皮

上三味，以水一斗，先煮茵陈蒿减六升，内二味煮，取三升，去滓，分温三服，小便当利，尿如皂角汁状，色正赤，一

宿腹减，黄从小便去也。

（汉·张仲景《金匮玉函经·方药炮制》）

【方论】

王冰曰：小热之气，凉以和之；大热之气，寒以取之。发黄者，热之极也，非大寒之剂则不能彻其热。茵陈蒿味苦寒，酸苦涌泄为阴，酸以涌之，苦以泄之，泄甚热者，必以苦为主，故以茵陈蒿为君。心法南方火而主热。栀子味苦寒，苦入心而寒胜热，大热之气必以苦寒之物胜之，故以栀子为臣。大黄味苦寒，宜补必以酸，宜下必以苦，推除邪热，必假将军攻之，故以大黄为使。苦寒相近，虽甚热，大毒必祛除，分泄前后，复得利而解矣。

（金·成无己《伤寒明理论·诸药方论》）

盖茵陈蒿治热结发黄，佐栀子去胃热、通小便，更以大黄为使荡涤之。虽然，治疸不可不分轻重，如栀子柏皮汤解身热发黄，内热之未实者；麻黄连翘赤小豆汤治表寒湿，内有瘀热而黄者；大黄硝石汤下内热之实者，栀子大黄汤次之，茵陈蒿汤又次之。

（元·赵以德《金匮方论衍义·黄疸病脉证并治第十五》）

议曰：阳明者，为胃之土，其色黄，若发热汗出者，为热气得越，不能发黄也；但头上汗出，齐颈而还者，乃热气不得越也；小便不利，渴饮水浆者，乃热甚于胃，津液内瘀，结为黄也。故用茵陈为君，能治黄；栀子为臣，栀能治黄，寒以治热；以大黄为佐使，以下泄瘀热，而除其黄也。

（明·许宏《金镜内台方议》）

头汗出者，只是头有汗，齐颈而还皆无汗也。内有实热，故渴饮水浆；升降不交，故小便不利；湿热郁于中而不得越，故必发黄。经曰大热之气,寒以取之,故用茵陈;苦入心而寒胜热,故用栀子;推除邪热,必假将军,故用大黄。又曰:茵陈、栀子能导湿热由小便而出,故用之。

（明·吴崐《医方考·伤寒门第二》）

茵陈逐湿郁之黄;栀子除胃家之热;大黄推壅塞之瘀。三物者苦以泄热,热泄则黄散也。

（明·方有执《伤寒论条辨·辨阳明病脉证并治第四》）

茵陈为治疸退黄之专药。今以病证较之,黄因小便不利,故用山栀除小肠屈曲之火,瘀热既除,小便自利。当以发黄为标,小便不利为本。及论小便不利,病原不在膀胱,乃系胃家移热,又当以小便不利为标,胃实为本。是以大黄为专功,山栀次之,茵陈又其次也。设去大黄而服山栀、茵陈,是忘本治标,鲜有效矣。或用茵陈五苓,不惟不能退黄,小便间亦难利。

（明·吴有性《温疫论·发黄》）

茵、栀以导之,则湿热行矣;大黄以下之,则宿谷去矣,苦以泄之之剂也。

（清·程林《金匮要略直解·黄疸病脉证并治第十五》）

茵陈蒿散肌表之湿,得大黄则兼泻中焦之郁热;山栀逐肉理之湿,得大黄则兼泻上焦之郁热。惟其性皆轻浮,故与大黄仅入气分,泄热利小便,建退黄之功,与调胃承气仅泻无形之热同义。无枳实、芒硝,不能疾行大便,故不得妄称为下法。

（清·王子接《绛雪园古方选注·伤寒科·寒剂》）

此纯苦急趋之方也。发黄外闭也,腹满内闭也,内外皆闭,其势不可缓,苦性最急,故以纯苦急趋下焦也。黄因热结，泻热者必泻小肠，小肠丙火，非苦不通。胜火者莫如水，茵陈得水之精；开郁莫如发陈，茵陈生发最速，高出众草，主治热结黄疸，故以之为君。栀子通水源而利三焦，大黄除实热而减腹满，故以之为佐也。

（清·吴瑭《温病条辨·中焦篇·风温、温热、瘟疫、温毒、冬温》）

阳明瘀热在里，热不得越，故腹满便难，身必发黄也。茵陈蒿历遍冬霜之气，能除瘀热留结，佐栀子以通水源而小便利；大黄荡涤胃热，令瘀热从大便泄，则小便亦快，而腹满无不减，发黄无不退矣。此亦引而竭之之法。

（清·徐大椿《伤寒约编·茵陈蒿汤证》）

发黄则邪遍周身，似乎肤腠为病，但头汗出，身无汗，齐颈而还，小便不利，渴饮水浆，则邪实有结意，比谷疸之头眩则头汗为热多，且谷疸饱而微烦不渴，则此之渴饮水浆为热盛，又身无汗、小便不利，则中之热因湿郁而气不化更可知，故以茵陈、山栀合大黄解散湿热，非下之也，欲其自内而达外也。大黄之性，速入血分，不能缓解气分之热，同栀子、茵陈则能宣湿而化热。伤寒六七日，身黄如栀子色，亦用此汤，谓茵陈合大黄，则郁去而黄退；大黄合栀子，则便利而湿行耳。若寇氏治僧之伤寒汗不彻，发黄热多，期年不愈，去大黄而加秦艽、升麻，则以外热多而全责肌表矣。且内无结聚，虽有热，非如头汗出，齐颈而还，渴饮水浆之甚也。

（清·吴仪洛《伤寒分经·诸方全篇·阳明上篇论列方》）

治伤寒阳明病，但头汗出，腹满口渴，二便不利，湿热发黄，脉沉实者。夫黄之为病，其源不同，《金匮》论之甚详。大抵不越寒热虚实四者之间，而其要皆由湿郁所致。即脾虚之真色外现，女劳瘅之内有瘀血，亦不无内兼湿浊，故虽补虚行血，而仍不可忘却治湿一端。以黄者土之正气，湿居长夏而属土，内通脾胃故也。此方纯治邪气实而不虚者，如湿热内结而成实证，则茵陈、五苓等药又属无济，非用下夺之法不足以杀其邪而导其结，故以栀子泄其前，大黄泄其后。茵陈辛苦微寒，得春初生发之气，能入太阳、阳明，发汗利水，为治黄主药。三味合而用之，前证自然奏效耳。若寒湿内郁而为阴黄者，其证则与前纯乎相反。但阴黄之色瘀而晦，阳黄之色明而鲜；阳黄则口渴、便闭，阴黄则口不渴、二便和，以此为别。姜、附大辛大热，使寒湿之邪从乎阳化，则茵陈又为治寒湿之用耳。足见一物之功，各随佐使而用，不必拘拘乎一物一用也。

（清·张秉成《成方便读·利湿之剂》）

八 正 散

【原文】

车前子　瞿麦　萹蓄亦名地萹竹　滑石　山栀子仁　甘草炙　木通　大黄麸裹，煨，去麸，切，焙，各一斤

上为散。每服二钱，水一盏，入灯心，煎至七分，去滓，温服，食后，临卧。小儿量力少少与之。

（宋·太平惠民和剂局《太平惠民和剂局方·治积热》）

【方论】

通调水道，下输膀胱，三焦之职也。受藏津液，气化能出，膀胱之职也。若水道不输，则内蓄喘胀，外泛肤肿，三焦之病也。若受藏不化，则诸淋涩痛，癃闭不通，膀胱之病也。经曰：阴无阳无以生，阳无阴无以化。故阴阳偏盛，皆不生化也。阳盛阴虚，而膀胱之气不化为病者，通关丸证也；阴盛阳虚，而膀胱之气不化为病者，肾气丸证也。此关乎气化阴阳之为病也。经曰：下虚则遗尿。又曰：膀胱不约为遗尿。经曰：胞移热于膀胱则癃。又曰：膀胱不利为癃。故虚而寒者，藏而

不能约；实而热者，约而不能出也。膀胱气虚，无气以固，则藏而不约不禁，遗失之病生，补中、固真汤证也；膀胱气热，壅结不行，则约而不出，淋涩癃闭之病生，八正、五淋证也。此不全关乎气化，而又关乎虚寒、实热之为病也。八正、五淋皆治淋涩癃闭之药，而不无轻重之别。轻者，有热未结，虽见淋涩尿赤，豆汁、砂石、膏血、癃闭之证，但其痛则轻，其病不急，宜用五淋散单清水道。故以栀、苓清热而输水，归、芍益阴而化阳，复佐以甘草调其阴阳，而用梢者，意在前阴也。重者，热已结实，不但痛甚势急，而且大便亦不通矣，宜用八正散兼泻二阴，故于群走前阴药中加大黄直攻后窍也。丹溪方加木香者，其意亦以气化者欤！

　　　　　　　　（清·吴谦等《医宗金鉴·删补名医方论》）

　　此方治实火下注小肠、膀胱者则可。若阴虚夹湿火之体，盒饭去大黄，加天冬、丹参、丹皮、琥珀等味，不可再用大黄以伤其元气。

　　　　　　　　　　　（清·费伯雄《医方论·利湿之剂》）

　　治湿热下注，咽干口渴，少腹急满，小便不通，或淋痛尿血等证。夫淋之为病，虽有多端，其辨别不过虚实两途。若有邪而实者，其来必痛，或湿热，或瘀血。有邪证邪脉可据者，悉从膀胱溺道而来。若不痛而属虚者，由肾脏精道而来。盖前阴虽一，内有两窍，一为溺窍，一为精窍，故淋之一证，无不出于肾与膀胱也。然膀胱一腑，有下口而无上口，其水皆从大小肠之分别清浊而下渗为溺，则知湿浊瘀血亦由此处而渗入膀胱为病焉。故此方以大黄导湿热直下大肠，不使其再入膀胱，庶几源清而流自洁耳。其既蓄于膀胱者，又不得不疏其流。以上诸药，或清心而下降，或导浊以分消，自然痛可止、热可蠲，湿热之邪尽从溺道而出矣。

　　　　　　　　　　　（清·张秉成《成方便读·利湿之剂》）

滋 肾 丸

【原文】

黄柏去皮，锉，酒洗，焙　知母锉，酒洗，焙干，各一两　肉桂五分

研末，蜜丸，每服三钱，开水送下。

（金·李东垣《兰室秘藏·小便淋闭门》）

【方论】

东垣滋肾丸，原名通关丸。《难经》关格论云：关则不得小便。口不渴而小便不通，乃下焦肾与膀胱阴分受热，闭塞其流，即《内经》云无阴则阳无以化也。何则？膀胱禀大寒之气，肾感寒水之运，气运窒塞，故受热而闭。治法仍须用气味俱阴之药，除其热，泄其闭。治以黄柏泻膀胱之热，知母清金水之源，一燥一润，相须为用。佐以肉桂，寒因热用，伏其所主而先其所因，则郁热从小便而出而关开矣。再议膏粱酒湿损伤肾水以致关阴者，亦能使火逆而为格阳，或为呃逆，为咽痛。东垣尝谓阴火上冲而吸气不得入，胃脉反逆，阴中伏阳，即为呃。又谓肾虚蒸热，脚膝无力，阴痿阴汗，冲脉上冲而为喘、为咽痛者，用之亦效。

（清·王子接《绛雪园古方选注·内科·内科丸方》）

尿癃不渴下焦疏，病在下焦故不渴，宜清下焦之热，疏通水道。知柏同行肉桂扶，黄柏、知母俱酒炒各二两，肉桂二钱，炼蜜丸如桐子大，每服五十丸，空心白汤下，名通关丸。丸号通关能利水，又名滋肾补阴虚。原方为肺痿声嘶、喉痹咳血、烦躁而设，东垣借用以治癃闭喘胀。

尿窍一名气门，以尿由气化而出也。气者，阳也，阳得阴则化。若热结下焦，上无口渴之症，以此丸清下焦之热，则小

便如涌矣。此症若口渴，宜《济生》肾气丸、《金匮》瞿麦丸主之。然又有巧法焉：譬之滴水之器，闭其上窍，则下窍不通，去其上窍之闭，则水自流矣。用补中益气丸或吐法甚妙。又于利水药中入麻黄之猛，能通阳气于至阴之地；配杏仁之降，俾肺气下达州都，此从高原以导之，其应如响。虚人以人参、麻黄各一两，水煎服亦妙。夏月以苏叶、防风、杏仁各三钱，水煎温服，覆取微汗亦妙。

（清·陈修园《时方歌括·通可行滞》）

当归拈痛汤

【原文】

羌活半两　防风三钱，二味为君　升麻一钱　葛根二钱　白术一钱　苍术三钱　当归身三钱　人参二钱　甘草五钱　苦参酒浸，二钱　黄芩一钱，炒　知母三钱，酒洗　茵陈五钱，酒炒　猪苓三钱　泽泻三钱

上锉如麻豆大，每服一两，水二盏半，先以水拌湿，候少时，煎至一盏，去滓温服，待少时，美膳压之。

（金·张元素《医学启源·用药备旨》）

【方论】

治湿热为病，肢节烦痛，肩背沉重，胸膈不利，遍身疼，下注于胫，肿痛不可忍。经云湿淫于内，治以苦温，羌活苦辛，透关利节而胜湿；防风甘辛，温散经络中留湿，故以为君。水性润下，升麻、葛根苦辛平，味之薄者，阴中之阳，引而上行，以苦发之也；白术苦甘温，和中除湿；苍术体轻浮，气力雄壮，能去皮肤腠理之湿，故以为臣。血壅而不流则痛，当归身辛温以散之，使气血各有所归。人参、甘草甘温，补脾养正气，使苦药不能伤胃。仲景云湿热相合，肢节烦痛，苦参、黄芩、知母、茵陈者，乃苦以泄之也。凡酒制药，以为因

用。治湿不利小便，非其治也，猪苓甘温平，泽泻咸平，淡以渗之，又能导其留饮，故以为佐。气味相合，上下分消，其湿气得以宣通矣。

（金·张元素《医学启源·用药备旨》）

羌活透关节，防风散留湿，为君；升、葛味薄，引而上行，苦以发之，白术甘温和平，苍术辛温雄壮，健脾燥湿为臣；湿热相合，肢节烦痛，苦参、黄芩、知母、茵陈苦寒以泄之，酒炒以为因用；血壅不流，则为痛，当归辛温以散之；人参、甘草甘温，补养正气，使苦寒不伤脾胃；治湿不利小便，非其治也，猪苓、泽泻甘淡咸平，导其留饮为佐。上下分消其湿，使壅滞得宣通也。

（清·吴仪洛辑《成方切用·燥湿门》）

五 苓 散

【原文】

猪苓十八铢　泽泻一两六铢　茯苓十八铢　桂半两　白术十八铢

上五味，为末，以白饮服方寸匕，日三服，多饮暖水，汗出愈。

（汉·张仲景《金匮玉函经·方药炮制》）

【方论】

苓，令也，号令之令矣。通行津液，克伐肾邪，专为号令者，苓之功也。五苓之中，茯苓为主，故曰五苓散。茯苓味甘平，猪苓味甘平，甘虽甘也，终归甘淡。《内经》曰：淡味渗泄为阳。利大便曰攻下，利小便曰渗泄。水饮内蓄，须当渗泄之，必以甘淡为主，是以茯苓为君，猪苓为臣。白术味甘温。脾恶湿，水饮内蓄，则脾气不治。益脾胜湿，必以甘为助，故以白术为佐。泽泻味咸寒。《内经》曰：咸味下泄为阴。泄饮导溺，必以咸为助，故以泽泻为使。桂味辛热。肾恶燥，水蓄不行，则肾气燥。《内经》曰：肾恶燥，急食辛以润之。散湿润燥，可以桂枝为使。多饮暖水，令汗出愈者，以辛散水气外泄，是以汗润而解也。

（金·成无己《伤寒明理论·诸药方论》）

　　五苓散为下药，乃太阳里之下药也。太阳高则汗而发之，下则引而竭之。渴者，邪入太阳本也，当下之，使从膀胱出也。

　　肾燥，膀胱热，小便不利，此药主之。小便利者，不宜用。然太阳病，热而渴，小便虽利，亦宜五苓散下之。假令太阳证，伤寒自外入，标本有二说：以主言之，膀胱为本，经络为标；以邪言之，先得者为本，后得者为标。此标先受之，即是本也；后入于膀胱，本却为标也。此乃客邪之标本也，治当从客之标本。

　　寒毒之气，从标入本，邪与手经相合，而下至膀胱，五苓散主之。桂枝，阳中之阳；茯苓，阳中之阴，相引而下，入于本道，出邪气。

（元·王好古《此事难知·太阳证》）

　　茯苓味甘，淡渗，泄水饮内蓄，故为君；猪苓味甘平，用为臣；白术味甘温，脾恶湿，水饮内蓄，则脾气不治，益脾胜湿，故为佐；泽泻味咸寒，为阴，泄泻导溺，必以咸为助，故为使；桂，味辛热，肾恶燥，水蓄不利，则肾气燥，以辛润之，故亦为使；多饮暖水，令汗出愈者，以辛散水气，外泄得汗而解也。

（元·赵以德《金匮方论衍义·痰饮咳嗽病脉证并治第十二》）

　　燥因热胜，栀子柏皮汤；因湿郁，茵陈五苓散。五苓散非惟治湿而已，亦润剂也。桂枝开腠理，致津液，通气；白术、茯苓生津，皆可润燥也。古人论黄疸，有湿黄，有热黄。湿黄者，色如熏黄；热黄者，色如橘子色。更有阳黄，有阴黄。阳黄者，大黄佐茵陈；阴黄者，附子佐茵陈。此用五苓散佐者，因湿热郁成燥也明矣。

（元·赵以德《金匮方论衍义·黄疸病脉证并治第十五》）

议曰：发汗后，烦渴饮水，脉洪大者，属白虎汤；发汗后，烦渴饮水，内热实，脉沉实者，属承气汤；今此发汗后，烦渴欲饮水，脉浮，或有表，小便不利者，属五苓散主之。五苓散乃汗后一解表药也，此以方中云覆取微汗是也。故用茯苓为君，猪苓为臣，二者之甘淡以渗泄水饮内蓄，而解烦渴也；以泽泻为使，咸味泄肾气，不令生消渴也；桂枝为使，外能散不尽之表，内能解有余之结，温肾而利小便也；白术为佐，以其能燥脾土而逐水湿也。故此五味之剂，皆能逐水而祛湿，是曰五苓散。以其苓者令也，通行津液，克伐肾邪，号令之主也。

问曰：五苓散方中皆治里症，又曰覆取汗，何也？

答曰：五苓散乃汗后一解表药也，且伤寒发汗后当解，今此不解者，为有内热，烦渴饮水，又加余表不能尽解也。若与桂枝汤，又干内热；若与白虎汤，又兼有表；故与五苓散，中用桂枝取微汗以两解也。且白虎汤亦曰汗后一解表者，乃表实自汗出、不恶风而烦渴引饮者所设也。

问曰：五苓散中有桂者，亦用桂枝者，何耶？

答曰：此两用也，若兼表者，用桂枝；若专利水饮者，却用桂也。

（明·许宏《金镜内台方议》）

伤寒太阳病脉浮，发热，渴，小便不利者，此太阳邪热传于膀胱，里病也，用五苓散利之。猪苓上，泽泻中，白术中，茯苓中，桂枝下，少用为引经可达下焦。若烦躁狂言加辰砂。若发汗后脉浮，烦渴者此汤主之。若发热泻痢，烦渴，小水不利者此汤主之。若发热六七日不解而烦，有表里证，渴欲饮水，水入即吐，名为水逆，此汤主之。

（明·陶华《伤寒全生集·辨伤寒本热例第四》）

水道为热所秘，故令小便不利；小便不利，则不能运化津液，故令渴；水无当于五味，故用淡以治水。茯苓、猪苓、泽泻、白术，虽有或润或燥之殊，然其为淡则一也，故均足以利水。桂性辛热，辛热则能化气。经曰：膀胱者，州都之官，津液藏焉，气化则能出矣。此用桂之意也。桂有化气之功，故并称曰五苓。浊阴既出下窍，则清阳自出上窍，又热随溺而泄，则渴不治可以自除。虽然，小便不利亦有因汗下之后内亡津液而致者，不可强以五苓散利之，强利之则重亡津液，益亏其阴，故曰大下之后复发汗，小便不利者，亡津液故也，勿治之，得小便利必自愈。师又曰：太阳随经之邪直达膀胱，小便不利，其人如狂者，此太阳之邪不传他经，自入其腑也。五苓散主之，亦是使阳邪由溺而泄耳！

（明·吴崐《医方考·伤寒门第二》）

泽泻长于行水，由其咸寒能走肾也；术性最善胜湿，以其苦甘而益脾也。二苓淡渗，利水以滋干；桂擅辛甘，祛风而和表。然术与泽泻，有苓事也。桂与苓者，岂非以其走阴而致师邪？谓五苓散两解表里而得汗者，里属腑，腑者，阳也，表本阳，所以一举而两得，故曰汗出愈也。

（明·方有执《伤寒论条辨·辨太阳病脉证并治上篇第一》）

太阳经也，膀胱腑也。膀胱者，溺之室也。五苓散者，利溺药也。膀胱者，津液之府。故东垣以渴为膀胱经本病，然则治渴者，当泻膀胱之热。泻膀胱之热者，利小便而已矣。淡味渗泄为阳，内蓄水饮，须渗泄之，故以三苓、泽泻为主；脾土强旺则水饮不敢停留，故以白术为佐；水蓄则肾燥，经曰肾苦燥，急食辛以润之，故用桂为向导之使。

（明·李士材《伤寒括要·太阳篇七十三方》）

五苓，利水者也。其能止渴而救津液者何也？盖胃中之邪热，既随小水而渗下，则利其小水，而邪热自消矣。邪热消，则津回而渴止，大便且自行类，正《内经》通因通用之法也。

今世之用五苓者，但知水谷偏注于大肠，用之利水而止泄；至于津液偏渗于小便，用之消热而回津者则罕。

（清·喻嘉言《尚论篇·阳明经上篇》）

《内经》曰：诸有水者，腰以下肿宜利小便，腰以上重当发汗乃愈。脐下悸，下焦有水也。咸走肾，淡渗泄，泽泻之咸、二苓之淡，所以伐肾邪，泄伏水。吐涎沫而癫眩，上焦有水也。辛能散，甘能发，桂味辛能解肌，术味甘能发汗，是以多饮暖水取汗，亦桂枝汤啜粥以助药力之法也。

（清·程林《金匮要略直解·痰饮咳嗽病脉证并治第十二》）

夫五苓散之利小便，为太阳犯本而设也。不知太阳犯本之证，舍五苓散，尚更有其法焉否乎？曰：太阳犯本，又有气分、血分之不同。何谓气分？膀胱主津液是也。何谓血分？膀胱为多血之经，下连血海是也。如太阳病，不解，热必随经入里，抟于下而不化，是为热结膀胱，其人不能宁静，必如狂。如狂而小便不利者，是气分受邪，水得热沸，而上侮心火使然。如狂而小便自利者，是血分受邪，热逼膀胱，津液被耗，心火莫制使然。倘血已自下，则热随血出，必自愈，邪火得泄故也。夫愈因于血下，在人未免亟为攻血计，不复顾及于表，不知有表，则热邪未尽传经入里，攻之早而营伤热陷，变生莫测，故解表攻里，复有次第。但小腹急结，此则血已归并下焦一处，尽属有形，此时行逐瘀软坚之法，方不犯及上中二焦气分耳。至于桃核承气汤中仍兼桂枝者，以太阳随经之热原从表邪传入，非桂枝不解耳。是则桃核承气汤与五苓散，虽同为太阳犯本之药，而一从前利，一从后攻，气分与血分主治各不同矣。

（清·程应旄《伤寒论后条辨·辨太阳病脉证第二》）

《内经》曰：淡味渗泄为阳。水饮内蓄，须渗泄之，必以甘淡为主，故以茯苓甘平为君，猪苓甘平为臣，虽甘也，终归甘淡。脾恶湿，故以白术甘温为佐，以益脾胜湿。《内经》曰：咸味渗泄为阴。泄饮导溺必以咸为助，故以泽泻为使。水蓄不行，则肾气燥，《内经》曰肾恶燥，急食辛以润之，散湿润燥必以桂枝辛热为使。

（清·史以甲《伤寒正宗·太阳经风伤卫之证》）

太阳本病脉浮，发汗表证虽解，而膀胱之热邪犹存，用之利水止渴，下取上效之法，桂性热，少加为引导。五苓能通调水道，培助土气，其中有桂枝以宣通卫阳，停水散，表里和，则火热自化，而津液得全，烦渴不治而治矣。

治太阳发汗后，表热不解，脉浮数，烦渴饮水，或水入即吐，或饮水多而小便不利者。凡中风伤寒，结热在里，热伤气分，必烦渴饮水。治之有二法：表证已罢而脉洪大，是热邪在阳明之半表里，用白虎加人参，清火以益气；表证未罢，而脉仍浮数，是寒邪在太阳之半表里，用五苓散，饮暖水利水而发汗。此因表邪不解，心下之水气亦不散，既不能为溺，更不能生津，故渴。及与之水，非上焦不受，即下焦不通，所以名为水逆。水者，肾所司也。泽泻味咸入肾，而培水之本；猪苓黑色入肾，以利水之用；白术味甘归脾，制水之逆流；茯苓色白入肺，清水之源委，而水气顺矣。然表里之邪，谅不因水利而顿解。故必少加桂枝，多服暖水，使水精四布，上滋心肺，外达皮毛，溱溱汗出，表里之烦热两除也。白饮和服，亦啜粥之微义，又复方之轻剂矣。

（清·柯琴《伤寒来苏集·伤寒附翼》）

苓，臣药也。二苓相辅，则五者之中可为君药矣，故曰五苓。猪苓、泽泻相须，藉泽泻之咸以润下；茯苓、白术相须，藉白术之燥以升精。脾精升则湿热散而小便利，即东垣欲降先升之理也。然欲小便利者，又难越膀胱一腑，故以肉桂热因热用，内通阳道，使太阳里水引而竭之，当知是汤专治留着之水渗于肌肉而为肿满。若水肿与足太阴无涉者，又非对证之方。

（清·王子接《绛雪园古方选注·伤寒科·下剂》）

五苓、猪苓，并治脉浮，发热，渴而小便不利之症。然五苓则加桂枝、白术，而治太阳；猪苓则加滑石、阿胶，而治阳明。盖太阳为开，阳明为阖，太阳为表之表，其受邪也，可以热发，可以辛散；阳明为表之里，其气难泄，其热易蓄，其发散攻取，自与太阳不同。是以五苓散加甘辛温药，假阳气以行水；猪苓汤加甘咸寒药，假阴气以利水也。

（清·尤怡《医学读书记·五苓猪苓》）

是方也，乃太阳邪热入腑，水气不化，膀胱表里药也。一治水逆，水入则吐；一治消渴，水入则消。夫膀胱者，津液之府，气化则能出矣。邪热入之，若水盛则水壅不化而水蓄于上，膀胱之气化不行，致小便不利也。若热盛则水为热耗，而水消于上，膀胱之津液告竭，致小便不利也。水入吐者，是水盛于热也；水入消者，是热盛于水也。二证皆小便不利，故均得而主之。然小便利者不可用，恐重伤津液也。由此可知五苓散非治水热之专剂，乃治水热小便不利之主方也。君泽泻之咸寒，咸走水府，寒胜热邪。佐二苓之淡渗，通调水道，下输膀胱，并泻水热也。用白术之燥湿，健脾助土，为之堤防以制水也。用桂之辛温，宣通阳气，蒸化三焦以行水也。泽泻得二苓下降，利水之功倍，小便利而水不蓄矣。白术须桂上升，通阳之效捷，气腾津化渴自止也。若发热表不解，以桂易桂枝，服后多服暖水，令汗出愈。是此方不止治停水小便不利之里，而犹解停水发热之表也。加人参名春泽汤，其意专在助气化以生津。加茵陈名茵陈五苓散，治湿热发黄，表里不实，小便不利者，无不克也。

（清·吴谦等《医宗金鉴·删补名医方论》）

中风而不为解肌，汗自出者，徒耗津液。表证则发热仍在，里证则烦渴入腑。水入吐者，素有积饮之人涌溢而拒格也。二苓甘淡，入肺而通膀胱为君；白术苦温，燥湿健脾为臣；佐以泽泻之甘咸。桂枝之辛热，引入膀胱以化其气，桂更去风以和表，使得汗而解，则内外俱平矣。表已解，邪传里而烦渴者，用白虎；表未全解而渴者，用五苓。盖太阳为经，膀胱为腑，泻膀胱之热，即所以解太阳之邪。故杂症用肉桂，伤寒用桂枝。

（清·邵成平《伤寒正医录·风伤卫》）

泽泻咸寒渗利，走水府而开闭癃，较之二苓淡渗更为迅速。五苓、八味、茯苓泽泻、当归芍药诸方皆用之，取其下达之速，善决水窦，以泻土湿也。

（清·黄元御《长沙药解·泽泻》）

服散，取其停留胸中；多饮暖水，取其气散营卫。胃中干而欲饮，此无水也，与水则愈；小便不利而欲饮，此蓄水也，利水则愈。同一渴，而治法不同，盖由同一渴，而渴之象不同，及渴之余症亦各不同也。

胸中有水，则不能容水矣。桂枝治表，余四味治里，表里俱到。

茯苓甘草汤，此方之义，从未有能诠释者。盖汗出之后，而渴不止与五苓，人所易知也。乃汗出之后，并无渴症，又未指明别有何症，忽无端而与茯苓甘草汤，此意何居？要知此处汗出二字，乃发汗后，汗出不止也。汗出不止，则亡阳在即，当与以真武汤；其稍轻者，当与以茯苓桂枝白术甘草汤；更轻者，则与此汤。何以知之？以三方同用茯苓知之。盖汗大泄，必引肾水上泛，非茯苓不能镇之，故真武则佐以附之回阳。此二方，则以桂枝、甘草敛汗，而茯苓则皆以为主药。此方之义，不了然乎！

（清·徐大椿《伤寒论类方·五苓散类九》）

表热不解，内复烦渴，是因发汗太过，反不受水者。其人平素土虚不能制水，则心下有水气，不能外输玄府、上输口舌、下输膀胱而水逆也。借四苓以培土渗水，桂枝入心化液，更伏暖水之功，多服则水津四布而烦渴解、汗自出。一汗而表里之烦热顿除矣。

发汗不解，内复烦渴，明是胸中津液越出，心下之水气不散，故需此培土渗水、发汗除烦之剂。泽泻入下焦，理水之本；猪苓入膀胱，利水之用；白术入脾，制水之逆；茯苓入肺，清水之源；表里之邪不能因水利而尽解，必少加桂枝，多服暖水。俾水精四布而上滋心肺，外达皮毛，则漐漐汗出，而表里之烦热两解，渴无不除。白饮和服，亦啜稀热粥之微义。

（清·徐大椿《伤寒约编·五苓散证》）

太阳者，膀胱也。邪尚在表，则经热，经热则身热、恶寒；邪或入里，则腑热，腑热则烦渴，或小便不利。五苓散，利水药也，而仲景用之，反以有渴为主，或胃干脉浮者，或浮数烦渴者，或渴而燥烦者，或小便不利、欲饮水者，岂不知燥渴数热，去水则失润耶？谓渴虽燥热亡津液，而燥热之由，则以膀胱为津液之府，因太阳随经之热郁于膀胱，故逆上而为燥热，为烦渴，在本经则小便不利。是燥热为渴之本，膀胱又为燥热之本，惟以五苓通调水道，则邪热自化，而津液得全，治渴之本也。然太阳之经与腑，气本相通，故有经之余邪袭入于腑，为烦渴。而经热未除者，亦有腑邪盛而牵定经络，致表未全解者。五苓中有桂枝以解表，暖水以助汗也，苓、泽以渗湿泄热，术以理脾崇土，而内外之邪顿清，所以为两解表里之首剂。若无表，则当去桂枝矣，故又有猪苓之制也。白虎汤则正治烦渴之剂，以表证已解，邪去太阳，故不责膀胱也。此逐内外水饮之首剂。《金匮》治心下支饮眩冒，用泽泻汤；治呕吐思水，用猪苓散。止用二三味，总不出是方为祖剂云。凡太阳表里未解，头痛发热，口燥咽干，烦渴饮水，或水入即吐，或小便不利者，宜服之。

（清·吴仪洛《伤寒分经·诸方全篇·太阳上篇论列方》）

气喘抬肩宜汗表，肺主气，肺气逆而上行，冲冲而气急，喝喝而息数，张口抬肩，摇身滚肚，是为喘也。有表证者，宜汗，然心腹必濡软。或饮停胸用五苓。此病人剧饮水，致停饮心下，结满而喘者。叶天士云：五苓散去肉桂加桂枝，自开太阳之腑，亦仲景和表里之法。

（清·毛世洪《医学三信编·感证类要·感证传变病似相同治法有别》）

足太阴寒湿，腹胀，小便不利，大便溏而不爽，若欲滞下者，四苓散加厚朴秦皮汤主之，五苓散亦主之。

经谓太阴所至，发为膜胀，又谓厥阴气至为膜胀，盖木克土也。太阴之气不运，以致膀胱之气不化，故小便不利。四苓辛淡渗湿，使膀胱开而出邪，以厚朴泻胀，以秦皮洗肝也。其或肝气不热，则不用秦皮，仍用五苓中之桂枝以和肝，通利三焦而行太阳之阳气，故五苓散亦主之。

若热欲饮水之证，饮不解渴，而吐泄不止，则主以五苓。

邪热须从小便去，膀胱为小肠之下游，小肠，火腑也，五苓通前阴，所以守后阴也。太阳不开，则阳明不阖，开太阳正所以守阳明也。此二汤皆有一举两得之妙。

　　腹满者，加厚朴、广皮各一两。渴甚面赤，脉大紧而急，扇扇不知凉，饮冰不知冷，腹痛甚，时时躁烦者，格阳也，加干姜一两五钱。

（清·吴瑭《温病条辨·中焦篇·寒湿》）

　　自利不爽，欲作滞下，腹中拘急，小便短者，四苓合芩芍汤主之。

　　既自利矣，理当快利，而又不爽者何？盖湿中藏热，气为湿热郁伤，而不得畅遂其本性，故滞。脏腑之中，全赖此一气之转输，气既滞矣，焉有不欲作滞下之理乎！曰欲作，作而未遂也；拘急，不爽之象，积滞之情状也；小便短者，湿注大肠，阑门小肠之末，大肠之始不分水，膀胱不渗湿也。故以四苓散分阑门，通膀胱，开支河，使邪不直注大肠；合芩芍法宣气分，清积滞，预夺其滞下之路也。此乃初起之方，久痢阴伤，不可分利，故方后云：久利不在用之。

（清·吴瑭《温病条辨·中焦篇·湿温》）

　　仲景五苓散为内烦外热病，行水中寓小汗之法。方中桂之色赤入丙，四苓色白归辛，丙辛合为水运，用之为散，服后多服暖水，使水精四布，上滋心肺，外达皮毛，溱溱汗出，表里之烦热两除矣。

（清·陈修园《景岳新方砭·散阵》）

　　湿为地之气，其中人也缓，其入人也深，其为病也不可以疾而已。坐卧卑湿，汗渍雨淋，此湿之自外来者也。多食厚腻，过嗜茶酒，此湿之自内生者也。治湿必先理脾，脾土健运，始能渗湿，此定法也。又须分利，使浊阴从下而出，亦定法也。五苓散，仲景本为脉浮、小便不利、微热、消渴、表里有病者而设。方中宜用桂枝，不可用肉桂。后人遂通治诸湿、腹满、水饮、水肿、呕逆、泄泻、水寒射肺或喘或咳、中暑烦渴、身热头痛、膀胱热、便秘而渴、霍乱吐泻、痰饮湿疟、身痛身重等症。总之治寒湿则宜用肉桂，不宜用桂枝。若重阴生阳，积湿化热，便当加清利之药，并桂枝亦不可用矣。至加减之附方，各有宜称，亦当细细参之。

（清·费伯雄《医方论·利湿之剂》）

五苓散一方，乃化气行水之方也。因寒伤太阳之腑，气化不宣，水道不利而生邪热，热伤津液，不能上升，故渴；气化不行，尿欲出而不即出，故痛。今得二苓、术、泽，专行其水以培中；最妙在桂枝一味，化膀胱气机，气机化行，自然郁热解而寒邪亦解。此方重在化气，不重在去热一面，可知气化行即是去热也，世多不识。

（清·郑钦安《医理真传·阴虚症门问答》）

仲景治伤寒蓄水，用五苓散，多饮暖水者，岂所蓄之水不足利耶？盖此证虽云蓄水，亦兼蓄热，水与热各搏于一偏，泽、茯、暖水并进使两邪一齐并去，不致水去热起。且其时表邪未净，方中桂枝既宣膀胱气化，亦以清理表邪也。邪水不能作汗，必借暖水之精以蒸动作汗也，手法之密何如耶？以一方一法，而两解里邪，一解表邪，手法之迅何如耶？

（清·周学海《读医随笔·证治类·利小便》）

治伤寒太阳证，表不解，邪入于腑，热结膀胱，小便不利，以及诸湿肿满，盛于下焦，或趋于下，则为泄泻，或逆于上，则为呕、咳等证。然太阳有经有腑，经者，即为表证，可汗之而愈；若传入于腑，腑者，膀胱也，膀胱为水腑，热则水结不行，少腹满，小便不利，由是内外之湿悉皆趋附，下行极而上者有之，故用二苓、泽泻直入膀胱，泻其热结之水邪。表既未除，故用桂枝以解不尽之表。湿盛则土衰，故用白术崇土以胜其湿，使脾土有健运之功，表里两解，正气不伤耳。如湿邪在里，外无表证者，则用肉桂，假其大辛大热以入下焦，化其阴湿，开之导之，随苓、泽渗利，自无留滞也。

五皮饮，治水病肿满，上气喘急，或腰以下肿。此亦肺之治节不行以致水溢皮肤而为以上诸证。故以桑皮之泻肺降气，肺气清肃，则水自下趋，而以茯苓之从上导下，大腹之宣胸行水，姜皮辛凉解散，陈皮理气行痰。皆用皮者，因病在皮，以皮行皮之意。然肺脾为子母之脏，子病未有不累及其母也，故肿满一证，脾实相关。否则脾有健运之能，土旺则自可制水，虽肺之治节不行，决无肿满之患。是以陈皮、茯苓两味本为脾药，其功用皆能行中带补，匡正除邪，一举而两治之，则上下之邪悉皆涣散耳。

茵陈五苓散，治湿郁于里，不得宣化，发为黄瘅者。茵陈，草类，性味苦寒，能内镯水湿，助苓、泽以分消，外达皮肤，协桂枝而解表，故为治黄瘅病之方法耳。

（清·张秉成《成方便读·利湿之剂》）

五苓散治汗出而渴，不渴则主以茯苓甘草汤；栝楼瞿麦汤治渴，有茯苓不能无栝楼；小柴胡汤渴加人参，小青龙汤渴加栝楼，皆独不加茯苓，此可征茯苓之非渴药。能起阴以止渴者，莫如葛根、栝楼，以葛根、栝楼起阴而不利小便也。起阴而兼利小便，则止渴之力必减，故猪苓、泽泻次之，茯苓又次之。然五苓散、猪苓汤偏以之治渴，更非葛根、栝楼所能代者，何哉？盖其渴非他，脉浮发热饮水而小便不利耳。不去其病，起阴奚济？茯苓与猪苓、泽泻泄水，则小便利。茯苓、猪苓与桂枝、滑石达表，则表邪解。去其蔽阴灼阴而阴自升，阴自升者渴亦止，此茯苓之于渴，所以得厕名其间也。

　　虽然，其中又甚有故不得不辨者焉。二苓、泽泻之治渴，是治饮水而小便不利之渴。以其水为渟潴之水，不受胃变则呕，格其肾阴则渴，故得以泄水利小便而愈。若是痰饮，胃亦赖之以养；其浓厚者，且无走小便之理。将毋水能致渴，饮不能致渴耶!？而仲圣谓：呕家本渴反不渴者，心下有支饮。又谓：胸中有留饮，其人短气而渴。二说相反，曷故？夫饮而曰支，谓其如支流不正出也。不正出则肾阴犹得以上潮，故不渴。留饮是正留于胸中，气焉得不短而渴焉得不作？是则痰与饮宜分者也。水与饮有分、有不分者也，以渴、不渴定茯苓与猪、泽之去取可矣。

　　抑又思之，仲圣用此三物之证，多渴与呕兼，岂非治渴而亦治呕？不知呕吐之专药为半夏、生姜，犹葛根、栝楼为消渴之专药。仲圣之以茯甘五味姜辛汤治咳满也，曰：呕者复内半夏。既有茯苓又内半夏，以茯苓不治呕也，不内猪、泽不治呕也。乃《呕吐篇》之猪苓散，明明治呕吐思水。茯苓泽泻汤，明明治胃反，吐而渴欲饮水。今必曰不治呕，其谁信之？然必曰治呕与小半夏汤等，此何以多思水饮水之证，独是泄水以止渴者，其义易晓。泄水以止呕，则呕已自去其水，何待药为？是则仲圣之言为甚可味也。猪苓散思水者三字，是对上后思水而言。此思水为先思水，先思水而后呕吐，所谓先渴却呕者为水停心下也。水停心下者，愈渴亦愈饮，呕不能有裨。故其用二苓也，所以泄水。用白术也，所以生津。茯苓泽泻汤特提胃反吐三字，胃反者，胃虚且寒，不至有渴。今渴欲饮水，是阴中有阳之证。故于吐下加一而字以折醒之。与他胃反不同，与他呕吐亦不同。姜、桂、甘、术，所以温胃而止吐；茯苓、泽泻，所以泄水而止渴。证既兼见，药亦分理。有生姜无半夏者，渴忌半夏也。无猪苓者，无表证者也。泄水而兼能止渴者，以泽泻为优，故入泽泻。至茯苓协泽泻泄水，协生姜平逆，协桂枝化气，协甘草、白术补中，为益良多，故以标方名冠首。以茯苓与猪、泽较，虽同不治呕，而以茯苓为犹有参赞之功。何则？甘先入脾，淡主养胃，茯苓甘淡，非猪、泽可比，是其于呕也，不用剿而用抚者也。

抑其治饮治水，能使上中下统泄之于小便者有故。茯苓甘淡，为胃之正药。色白而纯，则兼入肺。肺主皮毛而太阳为之应，故又入太阳。淡渗则又从皮毛而入太阳之腑，肺胃职司下降，膀胱气化则出，其利小便，盖有高屋建瓴之势焉。仲圣于小便不利而必曰加茯苓者，职是故也。

（清·周岩《本草思辨录·茯苓》）

猪 苓 汤

【原文】

猪苓　茯苓　阿胶　泽泻　滑石碎，各一两

上五味，以水四升，先煮四味，取二升，去滓，内阿胶消尽，温服七合，日三服。

（汉·张仲景《金匮玉函经·卷八方药炮制》）

【方论】

惟用茯苓、猪苓、泽泻，渗泄其过饮所停之水；滑石利窍，阿胶者，成注谓其功同滑石。不思此证既不可发汗，下之又耗其气血，必用参、芪手太阴、足少阴药，补其不足，助其气化而出小便也，须参之。

（元·赵以德《金匮方论衍义·消渴小便不利淋病脉证并治第十三》）

议曰：猪苓汤与五苓散二方，大同而异者也。但五苓散中有桂、术，兼治于表也；猪苓汤中有滑石，兼治于内也。今此脉浮发热，本为表；又渴欲饮水、小便不利，乃下焦热也。少阴下利不渴者为寒，今此下利渴，又咳而呕，心烦不得眠，知非虚寒，乃实热也。故用猪苓为君，茯苓为臣，轻淡之味而理虚烦、行水道；泽泻为佐，而泄伏火；阿胶、滑石为使，镇下而利水道者也。

（明·许宏《金镜内台方议》）

伤寒少阴下利而主此方者，分其小便而下利自止也。伤寒渴欲饮水，小便不利，而主此方者，导其阳邪由溺而泄，则津液运化而渴自愈也。又曰：猪苓质枯，轻清之象也，能渗上焦之湿；茯苓味甘，中宫之性也，能渗中焦之湿；泽泻味咸，润下之性也，能渗下焦之湿；滑石性寒，清肃之令也，能渗湿中之热；四物皆渗利，则又有下多亡阴之惧，故用阿胶佐之，以存津液于决渎尔。

（明·吴崑《医方考·伤寒门第二》）

猪苓、茯苓，从阳而淡渗，阿胶、滑石，滑泽以滋润，泽泻盐寒，走肾以行水，水行则热泄，滋润则渴除。
（明·方有执《伤寒论条辨·辨阳明病脉证并治第四》）

猪苓汤者，泻利以分清其水谷之二道也。二道清则利无有不止者，利止，则呕渴心烦不待治而自愈矣。
（明·方有执《伤寒论条辨·辨少阴病脉证并治第七》）

茯苓、猪苓之淡用以渗泄，滑石、阿胶之甘用以滑窍，泽泻之咸用以润下。

论曰：渴者，与猪苓汤。又曰：口舌干燥，己椒苈黄丸主之。夫猪苓汤利水道走津液，而反与渴者，是益其疾也？己椒苈黄亦走津液之物也，似法之不协于里而药之睽于病者，何也？殊不知阴阳之道，阳先必阴后，阳上必阴下，此理之必然。而仲景之法，内有饮者外必渴。饮者，水也，所以必用五苓治之者，利其水也。夫水积于下，则火无所归避而炎上，其渴也固宜，水去则火就位，何渴之有也？

（清·程林《金匮要略直解·消渴小便不利淋病脉证并治第十三》）

五苓散，猪苓、茯苓、泽泻加桂与白术。桂、术辛甘为阳主外，太阳药也。猪苓汤加阿胶、滑石。胶、石甘寒为阴主内，则导水滋阴、荡、热利窍之剂而非太阳药矣。

（清·史以甲《伤寒正宗·阳明经邪入阳明未离太阳证》）

五者皆利水药，标其性之最利者名之，故曰猪苓汤，与五苓之用，其义天渊。五苓散治太阳，入本利水监以实脾守阳，是通而固者也。猪苓汤治阳明、少阴热结，利水复以滑窍育阴，是通而利者也。盖热邪壅闭劫阴，取滑石滑利三焦，泄热救阴。淡渗之剂，唯恐重亡其阴，取阿胶即从利水中育阴，是滋养无形以行有阴也，故仲景云：汗多胃燥，虽渴而里无热者，不可与也。

（清·王子接《绛雪园古方选注·伤寒科·下剂》）

赵羽皇曰：仲景制猪苓一汤，以行阳明、少阴二经水热。然其旨全在益阴，不专利水。盖伤寒表虚最忌亡阳，而里热又患亡阴。亡阴者，亡肾中之阴与胃家之津液也。故阴虚之人，不但大便不可轻动，即小水亦忌下通。盖阴虚过于渗利，则津液反致耗竭。方中阿胶质膏养阴而滋燥，滑石性滑去热而利水，佐以二苓之渗泻，既疏浊热而不留其瘀壅，亦润真阴而不苦其枯燥，是利水而不伤阴之善剂也。故太阳利水用五苓者，以太阳职司寒水，故加桂以温之，是暖肾以行水也。阳明、少阴之用猪苓，以二经两关津液，特用阿胶、滑石以润之，是滋养无形以行有形也。利水虽同，寒温迥别，惟明者知之。

（清·吴谦等《医宗金鉴·删补名医方论》）

少阴下利，为阴寒甚而水无制矣。然里寒者不渴，今渴者，必阳邪入里，故心烦不眠。咳而呕者，必热邪凝结水饮，渴与利，必小便不利，热邪入膀胱也。摘五苓之三，以消热利水。又以阿胶易白术者，取其甘平润泽，疗烦渴不眠。盖泻少阴之腑以安少阴之经，非正治少阴药也。

（清·邵成平《伤寒正医录·少阴上篇》）

此阳明之渴，故与五苓相近，而独去桂枝，恐助阳也。论中又云：阳明汗多而渴，不可与猪苓汤，以胃中燥不可更利其小便也。

此亦热邪传少阴之证。盖少阴口燥、口干，有大承气急下之法。今只呕渴，则热邪尚轻，故用此方，使热邪从小便出，其路尤近也。

（清·徐大椿《伤寒论类方·五苓散类九》）

发热渴饮，小便不利，是湿热内淫，阴津亏少，不能上奉以退蒸也。猪苓、茯苓渗湿化气，理水之源；泽泻、滑石渗湿利水，清水之用；阿胶乃血气之属，是精不足者补之以味。以此滋阴利水，则水升火降，而小便无不利，渴热无不除矣。

（清·徐大椿《伤寒约编·猪苓汤证》）

湿热伤阴，水体失职，不能上敷下达，故咳呕下利、烦渴不得眠也。猪苓佐阿胶，理少阴之体；滑石佐茯苓，清少阴之源；泽泻佐阿胶，培少阴之本。阿胶本气血之属，合二苓、泽、石，淡渗膀胱，利少阴之用。重用阿胶，是精不足者补之以味也。以此滋阴利水，使湿热降、肾水升，则咳呕下利自除，烦渴不得眠无不并宁矣。

（清·徐大椿《伤寒约编·猪苓汤证》）

五苓，太阳药也，故用桂枝与术。猪苓汤易以阿胶、滑石，则为导水滋阴、荡热利窍之剂，而非太阳药矣。故少阴病下利六七日，咳而呕渴，心烦不得眠者用之。谓下利六七日，本热去寒起之时，尚兼咳渴不眠等证，是热邪搏结水饮，以故羁留不去，故用以利水润燥。若证见发热、渴欲饮水、小便不利，安知非太阳膀胱瘀热而亦用猪苓汤？以其从阳明来，即不得复责太阳而用五苓也。唯义取滋阴导水，故阳明病汗多而渴者，猪苓汤即在所禁。若五苓，则一见阳明有汗证便禁用，不必汗多而渴矣。以邪不在太阳，而用半表，即是诛伐。无过导热止渴，单清其里而已。

（清·吴仪洛《伤寒分经·诸方全篇·阳明上篇论列方》）

五苓散治湿浊不化，故用术、桂，以通阳而化浊；猪苓汤治阳邪入里，故用滑石、阿胶，以降热而存津。至于统治少阴下利六七日，咳而呕渴，心烦不得眠，乃借泻膀胱以清肾脏，是活用之法，而非正治也。

（清·费伯雄《医方论·利湿之剂》）

故以二苓、泽泻分消膀胱之水，使热势下趋。滑石甘寒，内清六腑之热，外彻肌表之邪，通行上下表里之湿。恐单治其湿，以致阴愈耗而热愈炽，故加阿胶养阴息风，以存津液，又为治阴虚湿热之一法也

（清·张秉成《成方便读·利湿之剂》）

三　石　汤

【原文】

飞滑石三钱　生石膏五钱　寒水石三钱　杏仁三钱　竹茹炒，二钱　银花三钱，花露更妙　金汁一酒杯，冲　白通草二钱

水五杯，煮成二杯，分二次温服。

（清·吴瑭《温病条辨·中焦篇·暑温、伏暑》）

【方论】

暑温蔓延三焦，舌滑微黄，邪在气分者，三石汤主之。

蔓延三焦，则邪不在一经一脏矣，故以急清三焦为主。然虽云三焦，以手太阴一经为要领。盖肺主一身之气，气化则暑湿俱化，且肺脏受生于阳明，肺之脏象属金色白，阳明之气运亦属金、色白，故肺经之药多兼走阳明，阳明之药多兼走肺也。再肺经通调水道，下达膀胱，肺痹开则膀胱亦开，是虽以肺为要领，而胃与膀胱皆在治中，则三焦俱备矣，是邪在气分而主以三石汤之奥也。

此微苦辛寒兼芳香法也。盖肺病治法，微苦则降，过苦反过病所，辛凉所以清热，芳香所以败毒而化浊也。按三石，紫雪丹中之君药，取其得庚金之气，清热退暑利窍，兼走肺胃者也；杏仁、通草为宣气分之用，且通草直达膀胱，杏仁直达大肠；竹茹以竹之脉络，而通人之脉络；金汁、银花，败暑中之热毒。

（清·吴瑭《温病条辨·中焦篇·暑温、伏暑》）

中满分消丸

【原文】

白术　人参　炙甘草　猪苓去黑皮　姜黄已上各一钱　白茯苓去皮　干生姜　砂仁已上各二钱　泽泻　橘皮已上各三钱　知母炒，四钱　黄芩去腐，炒，夏用一两二钱　黄连净，炒　半夏汤洗七次　枳实炒，已上各五钱　厚朴姜制，一两

上除茯苓、泽泻、生姜各另为末外，共为极细末，入上三味和匀，汤浸证饼为丸，如梧桐子大，每服一百丸，焙热，白汤下，食远服。量病人大小加减。

（金·李东垣《兰室秘藏·中满腹胀门》）

【方论】

中满治法，当开鬼门、洁净府。开鬼门者，发汗也；洁净府者，利小便也。中满者，泻之于内，谓脾胃有病，令上下分消其湿，下焦如渎，气血自然分化。如或大实大满、大小便不利者，从权以寒热药下之。

（金·李东垣《兰室秘藏·中满腹胀门》）

此足太阴、阳明药也。厚朴、枳实行气而散满，黄连、黄芩泻热而消痞，姜黄、砂仁暖胃而快脾，干姜益阳而燥湿，陈皮理气而和中，半夏行水而消痰，知母治阳明独胜之火、润肾滋阴，苓、泻泻脾肾妄行之水、升清降浊，少加参、术、苓、草以补脾胃，使气运则胀消也。按此方乃合六君、四苓、泻心、二陈、平胃而为一方者，但分两有多寡则，所治有主客之异矣。

（清·汪昂《医方集解·利湿之剂第十二》）

脾胃气滞，食积胀满，加陈皮、砂仁各五钱。经脉湿滞，腹皮腿臂痛不可拊者，加片子黄一钱。肺热气化不行，溺秘喘渴者，加知母三钱。东垣分消丸，一主温中散滞，一主清热利水，原其立方之旨，总不出《内经》平治权衡、去菀陈莝、开鬼门、洁净府等法。其方下所指寒胀，乃下焦阴气逆满，郁遏中焦阳气，有似乎阴之象，故药中虽用乌头之辛热，宣布五阳，为辟除阴邪之向导，即用连、柏之苦寒以降泄之。苟非风水肤胀脉浮，证起于表者，孰敢轻用开鬼门之法以鼓动其阴霾四塞乎？

（清·张璐《张氏医通·专方·腹满门》）

中满分消丸，解者谓治热胀，此不过脾胃失职，积湿所化之热耳，并非实火也。若有实火，则水气安得横行，浊阴岂得复盛乎！惟其寓补脾胃之法于分消解散之中，不伤元气，极为正法。

（清·费伯雄《医方论·利湿之剂》）

治中满鼓胀、气胀、水胀，皆属于热者。夫诸胀固受邪不同，治法亦异，然大势不越脾胃为病，以肿属无形，胀为有形，有形者必归于胃。胃者，五脏六腑之海，万物所归，若脾旺有运化之能，决不致滞而为胀；若脾土一虚，则积而成病矣。但土衰则湿盛，湿从土化，寒热不同。如此方之治脾虚湿热，为胀为满，则用六君之补脾，以芩、连之清热，枳、朴之辛苦以行其气，猪、泽之淡渗以利其湿。然湿热既结，即清之、行之、利之，尚不足以解其黏腻之气，故用干姜之辛热，燥以散之，姜黄、砂仁之香烈，热以动之，而后湿热之邪从兹解化。用知母者，因病起于胃，不特清阳明独胜之热，且恐燥药过多，假此以护胃家之津液也，丸以蒸饼者，助土以使其化耳。

（清·张秉成《成方便读·利湿之剂》）

防己黄芪汤

【原文】

防己一两　甘草半两，炒　白术七钱半　黄芪一两一分，去芦

上锉麻豆大，每抄五钱匕，生姜四片，大枣一枚，水盏半，煎八分，去滓，温服，良久再服。喘者，加麻黄半两；胃中不和者，加芍药三分；气上冲者，加桂枝三分；下有陈寒者，加细辛三分。服后当如虫行皮中，从腰下如冰，后坐被上，又以一被绕腰以下，温令微汗，瘥。

（汉·张仲景《金匮要略·痉湿暍病脉证治第二》）

【方论】

此证风湿皆从表受之，其病在外，故脉浮、汗出。凡身重，有肌肉痿而重者，有骨痿而重者。此之身重，乃风湿在表，故不作疼，虚其卫气而湿着为身重。由是，以黄芪实卫，甘草佐之；防己去湿，白术佐之。然则风湿二邪，独无散风之

药何耶？盖汗多，知其风已不留。以表虚而风出入乎其间，因之恶风尔。惟实其卫，正气壮则风自退，此不治而治者也。若其有喘者，湿中兼寒也，则加麻黄以散之；若风内应肝木，伤其胃，中不和者，则加芍药以泻之，芍药味酸，能自土中泻木；若气上冲者，则加桂枝以散其逆；若下有陈寒者，谓下焦肝肾之分，则加细辛以温之，细辛散里之表药也。服后云云者，方中另作一段，然考之当在下有陈寒加细辛之后，连为一段，何则？细辛佐防己去寒湿，黄芪实表，表尚全实，则湿不退，所以皮中如虫行；表实未全，则阳气未周，于是从腰以下其陈寒者，犹得如冰。必以被令温，助接其阳，使之微汗。

（元·赵以德《金匮方论衍义·痉湿暍病脉证治第二》）

防己疗风肿水肿，故以为君；白术治皮间风水结肿，故以为臣；生姜主逐风湿，故以为佐，三味去风行湿药也。风湿去则荣卫虚，黄芪、大枣、甘草为使，用以养正除邪，调和荣卫，为治风湿之缓剂。风湿胜于上则喘，加麻黄以定喘。风湿胜于中则胃不和，加芍药以缓中。风湿胜于下则气上冲，加桂枝以伐肾邪。下有陈寒，留而不散，再加细辛以温中利水。如虫行皮中者，风湿行也。腰以下如冰，指下有陈寒而言，故令重被围绕于腰间，覆令微汗出也。

（清·程林《金匮要略直解·痉湿暍病脉证第二》）

喘加麻黄，胃气不和加芍药，气上冲加桂枝，下有陈寒加细辛。

此治卫中之阳太虚，而在里之真阳无患者，附子既不可用，但用芪、术甘温从阳以缓图之。盖自汗而腰以下属阴之分无汗，服此虽动其湿，而卫中之阳尚不足以胜之，故皮中如虫行，所以用暖被围腰下，接令微汗，以渐取瘥，亦从下受者从下出之之法。

（清·张璐《伤寒绪论·杂方》）

此足太阳、太阴药也。防己大辛苦寒，通行十二经，开窍泻湿，为治风肿水肿之主药；黄芪生用达表，治风注肤痛，温分肉，实腠理；白术健脾燥湿，与黄芪并能止汗为臣；防己性险而捷，故用甘草甘平以缓之，又能补土制水为佐；姜、枣辛甘发散，调和荣卫为使也。

（清·汪昂《医方集解·利湿之剂第十二》）

治风湿脉浮身重，汗出恶风者。此治卫阳不足，风湿乘虚客于表也。风湿在表，本当以风药胜之，从汗出而愈，此为表虚有汗，即有风去湿不去之意，故不可更用麻黄、桂枝等药再发其汗，使表益虚。防风、防己二物，皆走表行散之药，但一主风而一主湿，用各不同，方中不用防风之散风，而以防己之行湿。然病因表虚而来，若不振其卫阳，则虽用防己，亦不能使邪径去而病愈，故用黄芪助卫气于外，白术、甘草补土德于中。佐以姜、枣，通行营卫，使防己大彰厥效。服后如虫行皮中，上部之湿欲解也。或腰以下如冰，用被绕之，令微汗出，瘥，下部之湿仍从下解，虽下部而邪仍在表，仍当以汗而解耳。

（清·张秉成《成方便读·利湿之剂》）

胃弱既宜慎矣，乃防己黄芪汤下云胃中不和者，加芍药三分，则何以解之？夫芍药者，能敛外散之气以返于里者也。风湿脉浮，身重，汗出恶风，气之外散为何如？故其证有兼喘者，有兼气上冲者。和胃非他，敛胃气使下降耳，岂芍药而有和胃之专长？又肺与肠胃皆一气直下，芍药能敛气入里，即能下归肠胃，故芍药为脾药，而兼为肺药、为胃药也。

（清·周岩《本草思辨录·芍药》）

苓桂术甘汤

【原文】

茯苓四两　桂枝　白术各三两　甘草二两

上四味，以水六升，煮取三升，分温三服，小便则利。

（汉·张仲景《金匮要略·痰饮咳嗽病脉证并治第十二》）

【方论】

心包络脉循胁出胸下，《灵枢》曰：胞络，是动则胸胁支满。此痰饮积其处而为病也。目者，心之使。心有痰水，精不上注于目，故眩。本草茯苓能治痰水，伐肾邪。痰，水类也，治水必自小便出之。然其水淡渗，手太阴引入膀胱，故用为君；桂枝乃手少阴经药，能调阳气，开经络，况痰水得温则行，用之为臣；白术除风眩，燥痰水，除胀满，以佐茯苓；然中满勿食甘，用甘草何也？盖桂枝之辛，得甘则佐其发散，和其热而使不僭也；复益土以制水，甘草有茯苓则不支满而反渗泄。本草曰：甘草能下气，除烦满也。

（元·赵以德《金匮方论衍义·痰饮咳嗽病脉证并治第十二》）

议曰：大吐则伤阳，大下则伤阴。今此吐下后，阴阳之气内虚，则虚气上逆，心下逆满，气上冲胸，起则头眩，若脉浮紧者，可发汗。今此脉沉紧者，不可发汗，发汗则动经，身为振摇者，此阳气外内皆虚也。故用茯苓为君，白术为臣，以益其不足之阳。经曰阳不足者，补之以甘是也。以桂枝为佐，以散里之逆气；以甘草为使，而行阳气，且缓中也。

（明·许宏《金镜内台方议》）

若痰饮乃有形之饮，因循不已，湿结为痰，本以寒湿为主病。假使中气健运，则不能容之矣。故曰当以温药和之，取其温中健脾、化气行痰也。若心下有痰饮，心下非即胃也，乃胃之上、心之下，上焦所属，惟其气受寒湿，阴邪冲胸及胁而为支满。支者，占定不去如痞状也。阴邪抑遏上升之阳，而目见玄色，故眩。苓桂术甘汤正所谓温药也。桂、甘之温化气，术之温健脾，苓之平而走下，以消饮气，茯苓独多，任以为君也。

（清·徐彬注《四库全书·金匮要略论注·卷十二痰饮咳嗽》）

脾胃虚，则土不能制水，水妄行肌表，故身重浮肿。用白术、甘草、生姜、大枣，以实脾胃之虚也。脾胃寒，则中寒不能化水，水停肠胃，故懒食不渴、二便不实。用姜、附、草果，以温脾胃之寒。更佐大腹、茯苓、厚朴、木香、木瓜者，以导水利气。盖气者水之母也，土者水之防也，气行则水行，土实则水治，故名曰实脾也。然此方导水利气之力有余，阴水寒胜而气不虚者，固所宜也，若气少声微，则必以理中汤加附子，数倍茯苓以君之，温补元气以行水，为万当也。

苓桂术甘汤、实脾饮、肾气丸，皆治阳虚水气之证。苓桂术甘汤，治上焦阳虚不能输布，水留于上，心下逆满，气上冲胸，故用苓、桂、术、甘之品扶阳通气输水道也。实脾饮，治中焦阳虚不能蒸化，水渍于中，外泛作肿，二便通利，故用姜、附、苓、术之剂培土温中脏寒湿也。肾气丸，治下焦阳虚，不能行水，小便不利，肢体浮肿，喘急腹胀，故用桂、附、地、苓之辈温而补之，以行水也。

（清·吴谦等《医宗金鉴·删补名医方论》）

苓桂术甘汤一方，乃化气利水之方也。夫桂枝辛温，能化膀胱之气；茯苓、白术，健脾除湿。化者从皮肤而运行于外，除者从内行以消灭于中。甘草补土，又能制水。此病既水汜于上，虽肾气之发腾，亦由太阳之气化不宣，中土之湿气亦盛。

今培其土，土旺自能制水；又化其气，气行又分其水，水分而势孤，便为土所制矣。余故列于此症内。但此方不惟治此症，于一切脾虚水肿与痰饮咳嗽，更为妥切。

（清·郑钦安《医理真传·阳虚症门问答》）

治肢体浮肿，色悴声短，口中不渴，二便通利，此为阴水。夫水有阴阳，治宜各别。阳水者，其人素禀阳盛，或酒饮蓄聚，或湿热蕴留，久则脾胃日虚，不能运化，或发于内，或溢于外，为肿为胀，所由来也。阴水者，纯是阳虚土败，土不制水而然。经云：湿胜则地泥。故脾旺则运化行而清浊分。其清者，为气为血、为津为液；浊者，则为汗为溺而分消矣。则知治水当以实脾为首务也。白术、甘草，补脾之正药，然非姜、附之大辛大热助火生土，何以建其温补健运之功？而后腹皮、茯苓之行水，厚朴、木香之快气，各奏厥功。草豆蔻芳香而燥，治太阴独胜之寒；宣木瓜酸涩而温，疏脾土不平之木，祛邪匡正，标本得宜耳。

（清·张秉成《成方便读·利湿之剂》）

宣清导浊汤

【原文】

猪苓五钱　茯苓六钱　寒水石六钱　晚蚕砂四钱　皂荚子去皮，三钱

水五杯，煮成两杯，分二次服，以大便通快为度。

（清·吴瑭《温病条辨·下焦篇·湿温》）

【方论】

此湿久郁结于下焦气分，闭塞不通之象，故用能升、能降、苦泄滞、淡渗湿之猪苓，合甘少淡多之茯苓，以渗湿利气；寒水石色白性寒，由肺直达肛门，宣湿清热，盖膀胱主气

化，肺开气化之源，肺藏魄，肛门曰魄门，肺与大肠相表里之义也；晚蚕砂化浊中清气，大凡肉体未有死而不腐者，蚕则僵而不腐，得清气之纯粹者也，故其粪不臭不变色，得蚕之纯清，虽走浊道而清气独全，既能下走少腹之浊部，又能化浊湿而使之归清，以己之正，正人之不正也，用晚者，本年再生之蚕，取其生化最速也；皂荚辛咸性燥，入肺与大肠，金能退暑，燥能除湿，辛能通上下关窍，子更直达下焦，通大便之虚闭，合之前药，俾郁结之湿邪由大便而一齐解散矣。二苓、寒石，化无形之气；蚕砂、皂子，逐有形之湿也。

（清·吴瑭《温病条辨·下焦篇·湿温》）

宣　痹　汤

【原文】

防己五钱　杏仁五钱　滑石五钱　连翘三钱　山栀三钱　薏苡五钱　半夏醋炒，三钱　晚蚕砂三钱　赤小豆皮三钱。赤小豆乃五谷中之赤小豆，味酸肉赤，凉水浸取皮用，非药肆中之赤豆。药肆中之赤豆乃广中野豆，赤皮蒂黑肉黄，不入药者也

水八杯，煮取三杯，分温三服。痛甚加片子姜黄二钱，海桐皮三钱。

（清·吴瑭《温病条辨·中焦篇·湿温》）

【方论】

故以防己急走经络之湿，杏仁开肺气之先，连翘清气分之湿热，赤豆清血分之湿热，滑石利窍而清热中之湿，山栀肃肺而泻湿中之热，薏苡淡渗而主挛痹，半夏辛平而主寒热，蚕砂化浊道中清气，痛甚加片子姜黄、海桐皮者，所以宣络而止痛也。

（清·吴瑭《温病条辨·中焦篇·湿温》）

卷十三 治燥剂

杏 苏 散

【原文】

苏叶 半夏 茯苓 前胡 苦桔梗 枳壳 甘草 生姜 大枣去核 橘皮 杏仁

无汗，脉弦甚或紧，加羌活，微透汗。汗后，咳不止，去苏叶、羌活，加苏梗。兼泄泻腹满者，加苍术、厚朴。头痛兼眉棱骨痛者，加白芷。热甚加黄芩，泄泻、腹满者不用。

（清·吴瑭《温病条辨·上焦篇·补秋燥胜气论》）

【方论】

本脏者，肺胃也。经有"嗌塞而咳"之明文，故上焦之病自此始。燥伤皮毛，故头微痛、恶寒也。微痛者，不似伤寒之痛甚也。阳明之脉，上行头角，故头亦痛也。咳嗽稀痰者，肺恶寒，古人谓燥小寒也。肺为燥气所搏，不能通调水道，故寒饮停而咳也。鼻塞者，鼻为肺窍。嗌塞者，嗌为肺系也。脉弦者，寒兼饮也。无汗者，凉搏皮毛也。按杏苏散，减小青龙一等……再杏苏散乃时人统治四时伤风咳嗽通用之方……若伤燥凉之咳，治之苦温，佐以甘辛，正为合拍；若受重寒夹饮之咳，则有青龙；若伤春风，与燥已化火无痰之证，则仍从桑菊饮、桑杏汤例。

此苦温甘辛法也。外感燥凉，故以苏叶、前胡辛温之轻者达表；无汗脉紧，故加羌活辛温之重者，微发其汗。甘、桔从上开，枳、杏、前、苓从下降，则嗌塞、鼻塞宣通而咳可止。

橘、半、茯苓，逐饮而补肺胃之阳。以白芷易原方之白术者，白术，中焦脾药也，白芷，肺胃本经之药也，且能温肌肉而达皮毛。姜、枣为调和营卫之用。若表凉退而里邪未除，咳不止者，去走表之苏叶，加降里之苏梗。泄泻腹满，金气太实之里证也，故去黄芩之苦寒，加术、朴之苦辛温也。

（清·吴瑭《温病条辨·上焦篇·补秋燥胜气论》）

治秋分以后、小雪以前，秋燥寒微之气外束皮毛，肺金受病，头微痛，恶寒，咳嗽稀痰，鼻塞嗌塞，脉象微弦等证。夫燥淫所胜，平以苦温，即可见金燥之治法。经又云：阳明之胜，清发于中，大凉肃杀，华英改容。当此之时，人身为骤凉所束，肺气不舒，则周身气机为之不利，故见以上等证。方中用杏仁、前胡苦以入肺，外则达皮毛而解散，内可降金令以下行。苏叶辛苦芳香，内能快膈，外可疏肌。凡邪束于表，肺气不降，则内之津液蕴聚为痰，故以二陈化之。枳、桔升降上下之气；姜、枣协和营卫，生津液，达腠理，且寓攘外安内之功，为治金燥微邪之一则耳。

（清·张秉成《成方便读·润燥之剂》）

按：燥气既属次寒，治法与寒邪无异。观《条辨》所列数方，燥伤于表，不脱柴、桂、苏叶等；燥伤于里，不脱椒、萸、硫、桂等，与治寒邪有何分别？故本论将其应用之方，载入寒湿门，而独存此论者，不过使学者知燥气之属凉而已。或曰：《条辨》谓轻则为燥，重则为寒，燥之与寒，自有分别，何可混乎？曰：此《条辨》名似分而实则同也。其意以为小青龙汤，治表伤寒湿之重剂，故载入寒门；杏苏散，治表伤寒湿之轻剂，故载入秋燥门。而不知寒邪固有重轻，所以有伤寒、冒寒之名，其为寒气一也，无必以重为寒、轻为燥乎？盖燥字从火，以燥为热燥之燥，则其言顺，以燥为寒燥之燥，则其言不顺，不若寒字、冷字、凉字之醒豁也。故本论只言属热之燥，不言属寒之燥。观此论者，但当识其义理，毋为所拘可耳。

（清·徐鹤《伤暑论·寒湿篇·秋燥胜气论》）

桑 杏 汤

【原文】

桑叶一钱　杏仁一钱五分　沙参二钱　象贝一钱　香豉一钱栀皮一钱　梨皮一钱

水二杯，煮取一杯，顿服之，重者再作服。轻药不得重用，重用必过病所。再一次煮成三杯，其二、三次之气味必变，药之气味俱轻故也。

（清·吴瑭《温病条辨·上焦篇·秋燥》）

【方论】

前人有云：六气之中，惟燥不为病，似不尽然。盖以《内经》少秋感于燥一条，故有此议耳。如阳明司天之年，岂无燥金之病乎？大抵春秋二令，气候较夏冬之偏寒偏热为平和，其由于冬夏之伏气为病者多，其由于本气自病者少，其由于伏气而病者重，本气自病者轻耳。其由于本气自病之燥证，初起必在肺卫，故以桑杏汤清气分之燥也。

（清·吴瑭《温病条辨·上焦篇·秋燥》）

治秋感燥气，右脉数大，伤手太阴气分者。夫秋燥微寒之气，感而为病者，前于杏苏散中已论之矣。此因燥邪伤上，肺之津液素亏，故见右脉数大之象。而辛苦温散之法，似又不可用矣。只宜轻扬解外、凉润清金耳。桑乃箕星之精，箕好风，故善搜风；其叶轻扬，其纹象络，其味辛苦而平，故能轻解上焦脉络之邪。杏仁苦辛温润，外解风寒，内降肺气。但微寒骤束，胸中必为不舒，或痰或滞，壅于上焦，久而化热，故以香豉散肌表之客邪、宣胸中之陈腐，象贝化痰，栀皮清热，沙参、梨皮养阴降火，两者兼之，使邪去而津液不伤，乃为合法耳。

（清·张秉成《成方便读·润燥之剂》）

润　肠　丸

【原文】

麻仁　桃仁去皮尖　羌活　当归　大黄各半两

上除麻仁、桃仁别研如泥，余药细研，炼蜜丸梧子大，每服五十丸至百丸，空心白汤下。如血涩而大便燥者，加桃仁酒洗大黄。如大便不通而涩，滋其荣甚者，急加酒洗大黄；如风结燥，大便不行，加麻仁、大黄；如风湿大便不行者，加皂角仁、大黄、秦艽以利之；如脉涩，觉身有气涩而大便不通者，加郁李仁、大黄以除气涩。

（金·张元素《医学启源·六气方治》）

【方论】

治肠胃有伏火，或风血相搏，结于肠中，大便闭涩，不思纳谷等证。夫胃与大肠皆属阳明，阳明主津液，肠胃既有伏火，则津液耗亡，其无形之火即挟肠胃中之渣滓并素有之留血，结而为燥。然火疾则风生，更不待外风之至也。但既结为燥实，即为有形留着于内，又非仅用润药可能荡涤，故方中虽用麻仁润燥通肠，不足以下其坚凝之质，必藉大黄之推陈致新，乃能有效。归尾、桃仁破其血，羌活宣其风，风散瘀行，闭自通而津液自复矣。其加艽、防、皂子者，亦由风胜而用之耳。

（清·张秉成《成方便读·润燥之剂》）

清燥救肺汤

【原文】

桑叶经霜者，得金气而柔润不凋，取之为君，去枝梗，三钱　石膏煅，禀清肃之气，极清肺热，二钱五分　甘草和胃生金，一钱　人参生胃之津，养肺之气，七分　胡麻仁炒，研，一钱　真阿胶八分　麦门冬去心，一钱二分　杏仁炮，去皮尖，炒黄，七分　枇杷叶一片，刷毛，蜜涂炙熟

水一碗，煎六分，频频二三次滚热服。痰多加贝母、瓜蒌，血枯加生地黄，热甚加犀角、羚羊角，或加牛黄。

诸气膹郁之属于肺者，属于肺之燥也。而古今治气郁之方，用辛香行气，绝无一方治肺之燥者。诸痿、喘、呕之属于上者，亦属于肺之燥也。而古今治法，以痿、呕属阳明，以喘属肺，是则呕与痿属之中下，而惟喘属之上矣。所以千百方中，亦无一方及于肺之燥也。即喘之属于肺者，非表即下，非行气即泻气，间有一二用润剂者，又不得其肯綮。总之《内经》六气，脱误秋伤于燥一气。指长夏之湿，为秋之燥。后人不敢更端其说，置此一气于不理。即或明知理燥，而用药夹杂，或弋获飞虫，茫无定法示人也。今拟此方，命名清燥救肺汤，大约以胃气为主，胃主为肺金之母也。其天门冬虽能保肺，然味苦而气滞，恐反伤胃阻痰，故不用也。其知母能滋肾水清肺金，亦以苦而不用。至如苦寒降火正治之药，尤在所忌。盖肺金自至于燥，所存阴气不过一线耳，倘更以苦寒下其气、伤其胃，其人尚有生理乎？诚仿此增损以救肺燥变生诸证，如沃焦救焚，不厌其频，庶克有济耳！

（清·喻嘉言《医门法律·伤燥门·燥门诸方》）

【方论】

虽以东垣之大贤，其治燥诸方，但养荣血及补肝肾亏损，二便闭结而已。初不论及于肺也，是非谓中下二焦有燥病，而

上焦独无也。不过阙经旨伤湿之疑，遂因仍不察耳。

更考东垣治肺消方中引用白豆蔻、荜澄茄，及治诸气方中杂用辛香行气之药，觉于伤燥一途，有未悉耳。

又如丹溪折衷杂证，为后代所宗，亦无一方一论及于肺燥，但于热郁汤下云有阴虚而得之者，有胃虚食冷物，抑遏阳气于脾土中而得之者，其治法皆见发热条中。此治非阴虚非阳陷，亦不发热，而常自蒸蒸不解者。夫蒸蒸不解，非肺气为热所内蒸，而不能外达耶？

昌谓不然，世之患燥病者多，仲醇喜用润剂，于治燥似乎独开门户，然亦聪明偶含，未有发明。可以治内伤之燥，不可以治疗外感之燥，何况风寒暑湿哉？节取其长可矣。

（清·喻嘉言《医门法律·伤燥门·秋燥论》）

燥曰清者，伤于天之燥气，当清以化之，非比内伤血燥宜于润也。肺曰救者，燥从金化，最易自戕肺气，经言秋伤于燥，上逆而咳，发为痿厥。肺为娇脏，不容缓图，故曰救。石膏之辛、麦门之甘、杏仁之苦，肃清肺经之气。人参、甘草生津补土，培肺之母气。桑叶入肺走肾，枇杷叶入肝走肺，清西方之燥，泻东方之实。阿胶、胡麻色黑入肾，壮生水之源，虽亢火害金，水得承而制之，则肺之清气肃而治节行，尚何有喘、呕、痿、厥之患哉？若夫经言燥病治以苦温，佐以酸辛者，此言初伤于燥，肺金之下未有火气乘胜者也。嘉言喻子论燥极而立斯方，可谓补轩岐之不及。

（清·王子接《绛雪园古方选注·内科》）

清燥汤亦治长夏湿热蒸人，气体困倦，腰足痿软之症，故比清暑益气多黄连、茯苓、猪苓、柴胡，无泽泻、葛根、青皮，则清利之力差多，疏滞之力差少。是名清燥，清以降逆，燥以胜湿也。

（清·尤怡《医学读书记·清暑益气汤、清燥汤合论》）

经曰：损其肺者益其气。肺主诸气故也。然火与元气不两立，故用人参、甘草甘温而补气，气壮火自消，是用少火生气之法也。若夫火燥膹郁于肺，非佐甘寒多液之品不足以滋肺燥，而肺气反为壮火所食，益助其燥矣。故佐以石膏、麦冬、桑叶、阿胶、胡麻仁辈，使清肃令行，而壮火亦从气化也。经曰：肺苦气上逆，急食苦以降之。故又佐以杏仁、枇杷叶之苦以降气。气降火亦降，而制节有权；气行则不郁，诸痿、喘、呕自除矣。要知诸膹郁，则肺气必大虚，若泥于肺热伤肺之说而不用人参，郁必不开而火愈炽，皮聚毛落，喘咳不休而死矣。此名之救肺，凉而能补之谓也。若谓实火可泻而久服芩、连，苦从火化，亡可立待耳。

（清·吴谦等《医宗金鉴·删补名医方论》）

明喻嘉言谓秋伤于燥，冬生咳嗽，议论发前人之未发，而清燥救肺一方，创自己意，可为治燥之灵丹。至于结胸便秘，世俗多以伤寒混治，不知燥则生火，津液耗而肠胃干，大小陷胸之法利于体实而不利于体虚者，可不慎欤！

（清·汪文绮《杂症会心录·燥症》）

此方自制，大约以胃气为主，胃土为肺金之母也。其天门冬虽能保肺，然味苦而气滞，恐反伤胃阻痰，故不用也。其知母能滋肾水、清肺金，亦以苦而不用。至如苦寒降火正治之药，尤在所忌。盖肺金自至于燥所存阴气不过一线耳，倘更以苦寒下其气伤其胃，其人尚有生理乎？

（清·张望《古今医诗·论清燥救肺汤》）

陈修园曰：喻嘉言制此方，自注云：诸气膹郁之属于肺者，属于肺之燥也；诸痿喘呕之属于上者，亦属于肺之燥也。古人以辛香之品解郁，固非燥症所宜；即用芩、连泻火之品，而苦先入心，反从火化，又非所宜也。喻氏宗缪仲醇甘凉滋润之法制出此方，名曰清燥，实以滋水，即《易》所谓润万物者，莫润乎水是也；名曰救肺，实以补胃，以胃土为肺金之母也。最妙是人参一味，仲景于咳嗽症去之者，以其不宜于风寒水饮之咳嗽也。昔医不读《本草经》，疑仲景之法而试用之，用之增剧，遂有肺热还伤肺之说，以人参为肺热之禁药。不知人参为肺寒之禁药，为肺热、肺燥之良药也。扁鹊云：损其肺者益其气。舍人参之甘寒，何以泻壮火而益元气哉！

（清·陈修园《时方歌括·湿可润燥》）

时值深秋燥气外逼，略受风寒，卫气一闭，即有战栗之形，外闭者内必郁，郁则火不下降，刑及肺金，则目赤鼻红矣。燥邪外侵，肺气上逆，喉间自觉不利，口不渴者，究系秋病，外燥者内亦有湿，非若春温之木火内动也。清燥救肺汤最为合拍，但必细审加减之法。火甚用石膏，火不甚去之。咳呛有痰加杏仁，去麦冬，或麦冬、半夏并用，阿胶易川贝。若畏寒而有外感，易象贝。痰多则苏叶、杏仁必不可少，阿胶、麦冬断不可用矣。

（清·吴达《医学求是·医案·椿记栈赵客秋燥证》）

喻氏治诸气膹郁、诸痿喘呕之属于肺燥者。夫燥之一证，有金燥，有火燥，前已论之详矣。此方为喻氏独创，另具卓识，发为议论，后人亦无从置辨。虽其主治固无金燥、火燥之分，而细阅其方，仍从火燥一端起见。此必六淫火邪外伤于肺，而肺之津液素亏，为火刑逼，是以见诸气膹郁、诸痿喘呕之象。然外来之火，非徒用清降可愈，经有火郁发之之说，故以桑叶之轻宣肌表者以解外来之邪，且此物得金气而柔润不凋，取之为君；石膏甘寒色白，直清肺部之火，禀西方清肃之气，以治其主病；肺与大肠为表里，火逼津枯肺燥，则大肠亦燥，故以杏仁、麻仁降肺而润肠，阿胶、麦冬以保肺之津液，人参、甘草以补肺之母气；枇杷叶苦平，降气除热消痰，使金令得以下行，则膹郁、喘呕之证，皆可愈矣。

（清·张秉成《成方便读·润燥之剂》）

琼 玉 膏

【原文】

人参二十四两　茯苓四十九两。二味研末　生地黄十六斤捣汁
白蜜十斤

（南宋·洪遵《洪氏集验方》）

【方论】

琼玉膏中生地黄，参苓白蜜炼膏尝，肺枯干咳虚劳症，金
水相滋效倍彰。鲜生地四斤，取汁一斤，同白蜜二斤熬沸，用绢滤
过；将茯苓十二两、人参六两各研末，入前汁和匀，以瓷瓶用纸十数层
加箬叶封瓶口，入砂锅内，以长流水淹瓶颈，桑柴火煮三昼夜，取出，
换纸扎口，以蜡封固。悬井中一日，取起仍煮半日，汤调服。

人参甘寒柔润，补助肺气。然肺本恶寒，凡咳嗽多属形寒
饮冷，得寒润滋补之药，必增其咳。昔医误认为温补之性，故
有肺热还伤肺之说。不知肺合皮毛，凡咳嗽从风寒外伤而起，
宜用干姜、五味、细辛之类加减，忌用人参之寒。然肺为脏腑
之华盖，脏腑之火不得水制，上刑肺金，致肺燥干咳，有声无
痰，与寒饮作嗽者不同，正宜用人参之润以滋燥，人参之寒以
制热，琼玉膏所以神妙无比也。昔医凡清燥之方必用人参，可
知其长于养津液也。

（清·陈修园《时方歌括·湿可润燥》）

增 液 汤

【原文】

元参一两　麦冬连心，八钱　细生地八钱

水八杯，煮取三杯，口干则与饮，令尽，不便，再作服。

（清·吴瑭《温病条辨·中焦篇·风温、温热、瘟疫、温毒、冬温》）

【方论】

此方所以代吴又可承气养荣汤法也。妙在寓泻于补，以补药之体，作泻药之用，既可攻实，又可防虚。余治体虚之温病与前医误伤津液、不大便、半虚半实之证，专以此法救之，无不应手而效。

温病之不大便，不出热结、液干二者之外。其偏于阳邪炽甚，热结之实证，则从承气法矣；其偏于阴亏液涸之半虚半实证，则不可混施承气，故以此法代之。独取元参为君者，元参味苦咸微寒，壮水制火，通二便，启肾水上潮于天，其能治液干，固不待言，本经称其主治腹中寒热积聚，其并能解热结可知。麦冬主治心腹结气，伤中伤饱，胃络脉绝，赢瘦短气，亦系能补、能润、能通之品，故以为之佐。生地亦主寒热积聚，逐血痹，用细者，取其补而不腻，兼能走络也。三者合用，作增水行舟之计，故汤名增液，但非重用不为功。

本论于阳明下证，峙立三法：热结液干之大实证，则用大承气；偏于热结而液不干者，旁流是也，则用调胃承气；偏于液干多而热结少者，则用增液，所以回护其虚，务存津液之心法也。

按吴又可纯恃承气以为攻病之具，用之得当则效，用之不当，其弊有三：一则邪在心包、阳明两处，不先开心包，徒攻阳明，下后仍然昏惑谵语，亦将如之何哉？吾知其必不救矣。二则体亏液涸之人，下后作战汗，或随战汗而脱，或不蒸汗徒战而脱。三者下后虽能战汗，以阴气大伤，转成上嗽下泄、夜热早凉之怯证，补阳不可，救阴不可，有延至数月而死，有延至岁余而死者，其死均也。在又可当日，瘟疫盛行之际，非寻常温病可比，又可创温病治法，自有矫枉过正、不暇详审之处，断不可概施于今日也。本论分别可与不可与、可补不可补之处，以俟明眼裁定，而又为此按语于后，奉商天下之欲救是证者。至若张氏、喻氏，有以甘温辛热立法者，湿温有可用之处，然须兼以苦泄淡渗，盖治外邪，宜通不宜守也，若风温、温热、温疫、温毒，断不可从。

温病燥热，欲解燥者，先滋其干，不可纯用苦寒也，服之反燥甚。

（清·吴瑭《温病条辨·中焦篇·风温、温热、瘟疫、温毒、冬温》）

治阳明温病，无上焦证，数日不大便，当下之，若其人阴液素虚，不可行承气者，此方主之。夫大便闭结一证，有虚有实。其实者，或热积于中，或寒结于内，而寒下、温下之法，固当详察。至其虚者，或因气馁，或因津枯。气馁者，宜用辛温补运，以助其传送；其津枯者，非甘寒养阴、增水行舟之法，何以使肠中坚结之浊顺流而下？此方妙在寓泻于补，以补药之体作泻药之用，既可攻实，又可防虚。元参味苦咸微寒，壮水制火通二便，启肾水上潮于天，其能治液涸固不待言。本经称其主治腹中寒热积聚，又能解热结可知。麦冬、生地补肺阴，壮肾水，使金水相生，津自充而肠自润，热邪自解，闭结自通矣。

（清·张秉成《成方便读·润燥之剂》）

五 汁 饮

【原文】

梨汁　荸荠汁　鲜苇根汁　麦冬汁　藕汁或用蔗浆

临时斟酌多少，和匀凉服，不甚喜凉者，重汤炖温服。

（清·吴瑭《温病条辨·上焦篇·风温、温热、瘟疫、温毒、冬温》）

此甘寒救胃阴之方也。欲清表热，则加竹叶、连翘；欲泻阳明独胜之热，而保肺之化源，则加知母；欲救阴血，则加生地、元参；欲宣肺气，则加杏仁；欲行三焦开邪出路，则加滑石。

（清·吴瑭《温病条辨·上焦篇·温疟》）

【方论】

仲景于瘅疟条下，谓以饮食消息之，并未出方，调如是重病而不用药，特出饮食二字，重胃气可知。阳明于藏象为阳土，于气运为燥金，病系阴伤阳独，法当救阴何疑？重胃气，法当救胃阴何疑？制阳土燥金之偏胜，配孤阳之独亢，非甘寒柔润而何！此喻氏甘寒之论，其超卓无比伦也。叶氏宗之，后世学者，咸当宗之矣。

（清·吴瑭《温病条辨·上焦篇·温疟》）

治手太阴温病口渴甚者，此汤主之。夫温病之来，皆从口鼻而入，无不先伤肺胃。倘肺胃之阴素伤，则津枯液涸之象早见，一般急以甘寒之属滋液救焚，其无形之邪不清自解。故方中五物，皆用鲜汁，取其甘凉退热，而其力较干者煎汤为尤甚。且五物之中，虽皆属甘寒，而各自为用。如梨之清肺，芦之清胃，二味皆能流利大肠。温邪虽属无形，恐内有痰滞，荸荠可以消导之。热伤阴血，则血热相瘀，藕汁可以行散之。甘蔗甘平，和中养胃，一如方中用甘草之意，此亦善于立方者耳。

（清·张秉成《成方便读·润燥之剂》）

卷十四 祛痰剂

二 陈 汤

【原文】

半夏汤洗七次　橘红各五两　白茯苓三两　甘草炙,一两半

上为㕮咀。每服四钱,用水一盏,生姜七片,乌梅一个,同煎六分,去滓,热服,不拘时候。

（宋·太平惠民和剂局《太平惠民和剂局方·治痰饮》）

【方论】

风干于脾则痰壅,然痰之生,本于湿,半夏所以燥湿也,茯苓所以渗湿也,湿去则痰无由以生;痰之为患,本于脾虚气滞,甘草所以补脾也,陈皮所以利气也,补脾利气,则土又足以制湿,而痰且无壅滞矣。此二陈汤之旨也。名曰二陈,以橘、半二物贵乎陈久耳。

（明·吴崑《医方考·中风门第一》）

水谷入胃,无非湿也。脾土旺,则能运化水谷,上归于肺,下达膀胱,无湿气可留也。惟夫脾弱不能制湿,则积而为痰饮。半夏之辛能燥湿,茯苓之淡能渗湿,甘草之甘能健脾,陈皮之辛能利气。脾健则足以制湿,气利则积饮能行。东南之人多有湿饮之疾,故丹溪恒主之。其曰加升提之剂者,亦清气升而浊气自降之谓。

（明·吴崑《医方考·湿门第五》）

　　湿痰者，痰之原生于湿也。水饮入胃，无非湿化，脾弱不能克制，停于膈间，中下二焦之气熏蒸稠黏，稀曰饮，稠则曰痰，痰生于湿，故曰湿痰也。是方也，半夏辛热能燥湿，茯苓甘淡能渗湿，湿去则痰无由以生，所谓治病必求其本也；陈皮辛温能利气，甘草甘平能益脾，益脾则土足以制湿，利气则痰无能留滞，益脾治其本，利气治其标也。又曰：有痰而渴，半夏非宜，宜去半夏之燥，而易贝母、栝楼之润。余曰：尤有诀焉，渴而喜饮水者，宜易之；渴而不能饮水者，虽渴犹宜半夏也。此湿为本，热为标，故见口渴，所谓湿极而兼胜己之化，实非真象也，惟明者知之。气弱加人参、白术，名六君子汤。

　　　　　　　　　　　　　　（明·吴崑《医方考·痰门第十五》）

　　治痰者，要当察其所来之源，世俗例以二陈统治诸痰，不分寒热。因于湿者，固亦宜矣。盖必须燥脾湿，陈皮利肺气，茯苓入手太阴利水下行，甘草调和诸性，入脾为使。三味皆燥湿刚悍之剂，使水行气下，湿去土燥，痰斯殄矣，脾斯健矣。使脾无寒湿，则何以当之？由是知二陈之治痰者，非治痰也，是治痰之因于湿也。

　　　　　　　　　　（明·孙一奎《医旨绪余·论痰为津液脾湿所生》）

　　本方去陈皮、甘草、乌梅，名小半夏茯苓汤。

　　本方去茯苓、甘草、乌梅，名橘皮半夏汤。

　　或问二陈汤为治痰首剂，惟吐血、消渴、妊娠禁用，然不可一律论也。如血色正赤凝结，为阴气受伤，故禁辛燥，设瘀晦淡薄如水者，为阳不统而阴不守，安得不用姜、半、术、附辈以温之乎？如消渴阴火烁津，故禁燥热，设肥人湿热内壅，津液固结而渴，安得不用星、半、姜、连辈以燥之乎？如妊娠津液衰少，不能养胎而病，故禁辛散，设恶阻呕逆亦谓半夏伤胎而禁之乎？大抵瘦人多火多燥，咸禁一切辛热耗阴燥剂；肥人多湿多痰，咸禁一切滋阴腻膈润剂，各随所禀为权衡耳。

（清·张璐《伤寒绪论·杂方》）

二陈汤，古之祖方也。汪切庵谓其专走脾胃二经，豁痰去湿。余细绎之，其功在利三焦之窍，通经隧之壅而痰饮自化，非劫痰也。观《内经》有饮字而无痰字，两汉以前谓之淡饮，至仲景始分痰饮，义可知矣。因其通利无形之气，古人警戒，橘皮、半夏必以陈者为良，恐燥散之性能伤正气耳，故汤即以二陈名。若云劫痰，正当以大辛大散开辟浊阴，何反惧其太过耶？再使以甘草缓而行之，益见其不欲伤气之意。

（清·王子接《绛雪园古方选注·内科·内科汤剂》）

饮食过多脾不运，喘塞痰壅郁火甚，莫作胃寒热药投，二陈茯苓、陈皮、甘草、半夏，即《局方》二陈汤芩连楂朴稳。此因饮食过多、脾胃不能运化，致生气急而喘塞也。戴氏曰：凡喘有声便是痰，痰壅气盛便是喘。大抵喘之为病，胃中有郁火，膈上有稠痰。刘河间曰：得食坠下稠痰，而喘稍止，稍久，食以入胃反助其火，痰又升上，喘反大发，俗不知此，而反以胃虚治之。有用燥热之药，是则以火济火，大不然也。不若用二陈汤加芩、连、山楂、厚朴等剂，先运其痰，次降其火，兼理脾气，则喘必定。《医林绳墨》云：此证名为食喘，前贤详悉已明。凡诊视之际，须认明的确，慎勿妄投药饵，以戕人命。

（清·毛世洪《医学三信编·感证类要·感证传变病似相同治法有别》）

二陈汤用夏和陈，益以茯苓甘草臣，半夏二钱，陈皮一钱，茯苓三钱，炙甘草八分，加姜煎。利气调中兼去湿，诸凡痰饮此为珍。

此方为痰饮之通剂也。痰之本，水也，茯苓制水，以治其本；痰之动，湿也，茯苓渗湿，以镇其动。方中只此一味是治痰正药，其余半夏降逆，陈皮顺气，甘草调中，皆取之以为茯苓之佐使耳。故仲景书凡痰多者俱加茯苓，呕者俱加半夏，古圣不易之法也。今人不穷古训，以半夏为祛痰之专品，仿稀涎散之法制以明矾，致降逆之品反为涌吐，堪发一叹！以此方为三阳解表之剂，服之留邪生热，至死不悟。余于《真方》桂枝汤下已详言之。兹不复赘。

（清·陈修园《时方歌括·燥可去湿》）

　　痰之为病最烈，痰之为病亦最多。积湿与郁火二者为生痰之大源。其余或因风，或因寒，或因气，或因食，变怪百出，随感而生，难可枚举。治痰大法，湿则宜燥，火则宜清，风则宜散，寒则宜温，气则宜顺，食则宜消。二陈汤为治痰之主药，以其有化痰理气、运脾和胃之功也。学人随症加减，因病而施，则用之不穷矣。

（清·费伯雄《医方论·除痰之剂》）

　　治一切痰饮为患，咳嗽胀满，呕吐恶心，头眩心悸等证。夫痰之为病，先当辨其燥湿两途。燥痰者，由于火灼肺金，津液被灼为痰，其咳则痰少而难出，治之宜用润降清金。湿痰者，由于湿困脾阳，水饮积而成痰，其嗽则痰多而易出，治之又当燥湿崇土，如此方是也。半夏辛温，体滑性燥，行水利痰，为治湿痰之本药，故以为君。痰因气滞，故以陈皮理气而行滞；痰因湿生，用茯苓渗湿而导下，二物为臣。湿痰之生，由于脾不和，故以甘草和中补土为佐也。

（清·张秉成《成方便读·除痰之剂》）

温 胆 汤

【原文】

半夏汤洗七次　竹茹　枳实麸炒，去瓤，各二两　陈皮三两甘草一两，炙　茯苓一两半

　　上为锉散。每服四大钱，水一盏半，姜五片，枣一枚，煎

七分，去滓，食前服。

（南宋·陈言《三因极一病证方论·虚烦证治》）

【方论】

胆，甲木也，为阳中之少阳，其性以温为常候，故曰温胆。竹茹之清，所以去热；半夏之辛，所以散逆；枳实所以破实，陈皮所以消滞，生姜所以平呕，甘草所以缓逆。伤寒后多有此证，是方恒用之。

（明·吴崑《医方考·火门第八》）

温胆汤，膈腑求治之方也。热入足少阳之本，胆气横逆，移于胃而为呕，苦不眠，乃治手少阳三焦，欲其旁通胆气，退热为温，而成不寒不燥之体，非以胆寒而温之也。用二陈专和中焦胃气，复以竹茹清上焦之热，枳实泄下焦之热，治三焦而不及于胆者，以胆为生气所从出，不得以苦寒直伤之也。命之曰温，无过泄之戒辞。

（清·王子接《绛雪园古方选注·内科·内科汤剂》）

温胆汤方本二陈，竹茹枳实合和匀，二陈加竹茹、枳实。不眠惊悸虚烦呕，日暖风和木气伸。

二陈汤为安胃祛痰之剂，加竹茹以清膈上之虚热。枳实以除三焦之痰壅。热除痰清而胆自宁和，和即温也。温之者，实凉之也。若胆家真寒而怯，宜用龙牡桂枝汤加附子之类。

（清·陈修园《时方歌括·寒能胜热》）

胆为清净之腑，又气血皆少之经。痰火内扰，则胆热而诸病丛生矣。温胆者，非因胆寒而与为温之也，正欲其温而不热，守其清净之故常。方中用二陈、竹茹即是此意。

（清·费伯雄《医方论·和解之剂》）

治胆虚痰扰，惊悸不眠等证。夫人之六腑，皆泻而不藏，惟胆为清净之腑，无出无入，寄附于肝，又与肝相为表里，肝藏魂，夜卧则魂归于肝，胆有邪，岂有不波及于肝哉！且胆为甲木，其象应春，今胆虚即不能遂其生长发陈之令，于是土得木而达者，因木郁而不达矣。土不达，则痰涎易生。痰为百病之母，所虚之处，即受邪之处，故有惊悸之状。此方纯以二陈、竹茹、枳实、生姜和胃豁痰、破气开郁之品，内中并无温胆之药而以温胆名方者，亦以胆为甲木，常欲其得春气温和之意耳。

十味温胆汤，本方加人参、远志、枣仁、熟地。治前证因虚而得，以致梦遗、悸惕。虚多邪少之象，恐一于除痰，则虚者益虚，其病益甚，故以人参、熟地之大补气血，协同枣仁以入于肝胆之地。用远志者，取其辛散宣泄之品，一则可行补药之滞，一则可交通心肾，心肾交则魂亦可赖以安耳。

（清·张秉成《成方便读·除痰之剂》）

射干麻黄汤

【原文】

射干十三枚，一法三两　麻黄四两　生姜四两　细辛　紫菀款冬花各三两　五味子半升　大枣七枚　半夏大者，洗，八枚，一法半升

上九味，以水一斗二升，先煮麻黄两沸，去上沫，内诸药，煮取三升，分温三服。

（（汉·张仲景《金匮要略·肺痿肺痈咳嗽上气病脉证治第七》）

【方论】

咳而上气，如水鸡声，连连不绝者，是汤主之。《内经》曰：肺若气上逆，急食苦以泄之。射干、紫菀之苦，所以泄逆

气也。以辛泻之，麻黄、生姜、细辛、半夏、款冬之辛，所以泻风邪也。以酸收之、以酸补之，五味之酸以补不足。虚则补其母，大枣之甘所以补母。

（清·程林《金匮要略直解·肺痿肺痈咳嗽上气病脉证治第七》）

射干汤以苦辛温入肺者，为复方。喉中水鸡声者，痰气出入而喂咯也。由肺中冷，阳气不能宣其液，郁于肺而生声。其治不可同于肺冷而吐涎者，乃复用本经主治咳逆上气之品，大泄阴液，宣通肺气。射干、紫菀以苦泄之也，麻黄、细辛、款冬、半夏、生姜以温泻之也，五味子酸以收其正气，大枣甘以缓其下行，则射干、细辛、五味之性从麻黄外达肺经，内通肺脏，泄肺之所苦，遂肺之所欲，补肺之正，温肺之阳，俾气道平而肺得阳和之致，自无喂咯之声矣。

（清·王子接《绛雪园古方选注·内科·内科汤剂》）

凡咳之上气者，皆有邪也。其喉中水鸡声，乃痰为火所吸，不能下。然火乃风所生，水从风战而作声耳。故以麻黄、细辛驱其外邪为主；以射干开结热气，行水湿毒，尤善清肺气者为臣；而余皆降逆消痰宣散药，唯五味一品，以收其既耗之气，令正气自敛，邪气自去，恐肺气久虚不堪劫散也。

（清·徐彬注《四库全书·金匮要略论注·卷七肺痿肺痈咳嗽上气》）

礞石滚痰汤

【原文】

青礞石一两　沉香五钱　大黄酒制　黄芩各八两

将礞石打碎，用硝石一两，同入瓦罐，盐泥固济，晒干，火煅，石色如金为度，研末，和诸药，水丸。量人虚实服之，姜汤送下。服后仰卧，令药在胸膈之间，除逐上焦痰滞，不宜饮水、行动。

（宋·王怀隐等《太平圣惠方》）

【方论】

痰因火炽气滞而作。王隐君制方以黄芩、大黄为君以降火，礞石以下痰，沉香快气，通撤上下，是制方之妙，蠲痰之圣药也。大都不宜多用，察其人之虚实而与之可乎。

（明·徐春甫《医学指南捷径六书·评秘济世三十六方》）

脾为生痰之源，肺为贮痰之器，此无稽之误也。夫脾为胃行其津液而灌四旁，而水精又上疏于肺，焉得凝结而为痰？惟肾为胃关，关门不利，则水泛而为痰也，则当曰肾为生痰之源。经曰：受谷者浊，受气者清。清阳走五脏，浊阴归六腑。肺为手太阴，独受诸气之清而不受有形之浊，则何可贮痰？盖胃为水谷之海，万物所归，稍失转化之职，则湿热凝结为痰，依附胃中而不降，则当曰胃为贮痰之器。斯意也，惟王公知之，故立礞石滚痰丸之方，不涉脾肺，而责之胃肾焉。予意滚痰丸虽然治痰要药，当分虚实寒热而施治，方能取效。隐君王公之方，利在实热。假若虚寒，又当别治。如脾虚不能运化水谷而生痰者，当助脾胃，宜六君子汤建中燥湿，是治痰之本也。如肾虚关门不利，水泛为痰，当益肾气，宜《金匮》肾气丸温肾利水，是化痰之根本是也。

夫滚痰者，盖二黄、礞石禀中央之黄色，入通中宫者也。黄芩能清理胃中无形之气，大黄能涤荡胃中有形之质。然痰之为质，虽滑而黏，能栖泊于肠胃曲折之处而为巢穴，故称老痰。用二黄，以滋润之品只能直行而泄，欲使委曲而导之，非其所长也，故选金石以佐之。礞石之燥，可以除其湿之本，而其性之悍，可以迅扫其曲折伏依之处，使秽浊不得腻滞而少留，此滚痰之所由名也。又虑夫关门不开，仍得为老痰之巢穴，故用沉香，禀北方之色，能纳气归肾，又能疏通肠胃之滞气，肾气流通，则水始不留，而痰不再作耳，使礞石不黏着于肠，二黄不伤及于胃，一举而三善备，所以功效若神也。

（清·贾邦秀《思济堂方书·痰证》）

礞石性寒下降，阴也；焰硝性热上升，阳也。用以同煅，不特取焰硝有化石之能，并与礞石有阴阳相济之妙。是方也，治痰之功在于礞石，然独能攻肝经风热老痰，与他脏之痰不相及也。王隐君云：其痰似墨，有如桃胶、破絮、蚬肉之状，咯之不出，咽之不下，形坚性重，入水必沉，服之其痰下滚，从大便而出。复以黄芩肃肺经清化之源，大黄泻脾经酿痰之热，沉香利肾经生痰之本。三焦清利，痰自不生，是礞石治其本，三者穷其原尔。

（清·王子接《绛雪园古方选注·内科·内科丸方》）

经曰：饮入于胃，游溢精气，上输于脾。游者，运行也；溢者，渗溢也；输者，输布也；精气者，水化之精气也。言入于胃运行水化之精气，渗溢于肠胃之外，而上输布于脾也。又曰：脾气散精，上归于肺。言水之精者上升，犹天之雨露也。又曰：通调水道，下输膀胱。言水之浊者下降，犹地之江河也。此皆言水自浊化清，由腑输脏；自清分浊，由脏输腑，水之运行循环也。又曰：水精四布，五经并行。言水发源于脾，周布四脏，并行五经也。此皆言水内养脏腑，外滋百骸，水之变化精微也。如是者，何痰之有乎？若饮食失度不和于中，水精不渗溢于外，直下走大、小肠而为泄泻矣。若三焦失运，气不蒸化，水之清者不升，水之浊者不降，精化为水，则内停作胀，外泛作肿，上攻喘呼，下蓄淋闷矣。若上焦气不清肃，不能输布，留于胸中，水之精者悉变为浊，阳盛煎灼成痰，阴盛凝蓄为饮也。故治痰者，以清火为主，实者利之，虚者化之；治饮者，以燥湿为主，实者逐之，虚者温之。所以古人治饮有温补之法，而治痰则无之也。王隐君制礞石滚痰丸治老痰一方，用黄芩清胸中无形诸热，大黄泻肠胃有质实火，此治痰必须清火也。以礞石之燥悍，此治痰必须除湿也；以沉香之速降，此治痰必须利气也。二黄得礞石、沉香，则能迅扫直攻老痰巢穴，浊腻之垢而不少留，滚痰之所由名也。若阳气不盛，痰饮兼作，又非此方所宜，当以指迷茯苓丸合而治之，用半夏燥湿，茯苓渗湿，风消软坚，枳壳利气。别于二陈之甘缓，远于大黄、礞石之峻悍，殆攻中之平剂欤！

（清·吴谦等《医宗金鉴·删补名医方论》）

通治实热老痰，怪证百病。夫痰之清者为饮，饮之浊者为痰。故痰者皆因火灼而成，而老痰一证，其为火之尤盛者也，变幻诸病多端，难以枚举。然治病者必求其本，芟草者必除其根。故方中以黄芩之苦寒，以清上焦之火；大黄之苦寒，以开下行之路，故二味分两为独多。但既成之痰，亦不能随火俱去，特以礞石禀剽悍之性而能攻陈积之痰者，以硝石同煅，使其自上焦行散而下。然一身之主宰者，惟气而已，倘或因痰因火，病则气不能调，故以沉香升降诸气，上至天而下至泉，以导诸药，为之使耳。

（清·张秉成《成方便读·除痰之剂》）

控 涎 丹

【原文】

甘遂去心　紫大戟去皮　白芥子真者，各等分

上为末。煮糊圆如梧子大，晒干，食后临卧，淡姜汤或熟水送服。

（南宋·陈言《三因极一病证方论·痰饮治法》）

【方论】

按伏暑、湿温，积留支饮，悬于胁下，而成胁痛之证甚多，即《金匮》水在肝而用十枣之证。彼因里水久积，非峻败不可；此因时令之邪，与里水新搏，其根不固，不必用十枣之太峻。只以香附、旋覆善通肝络而遂胁下之饮，苏子、杏仁降肺气而化饮，所谓建金以平木；广皮、半夏消痰饮之正，茯苓、薏苡开太阳而阖阳明，所谓治水者必实土，中流涨者开支河之法也。用之得当，不过三五日自愈。其或前医不识病因，不合治法，致使水无出路，久居胁下，恐成悬饮内痛之证，为患非轻，虽不必用十枣之峻，然不能出其范围，故改用陈无择之控涎丹，缓攻其饮。

痰饮，阴病也。以苦寒治阴病，所谓求其属以衰之是也。按肾经以脏而言，属水，其味咸，其气寒；以经而言，属少阴，主火，其味苦，其气化燥热。肾主水，故苦寒为水之属，不独咸寒为水之属地，盖真阳藏之于肾，故肾与心并称少阴，而并主火也，知此理则知用苦寒咸寒之法也。泻火之有余用苦寒，寒能胜火，苦从火化，正治之中，亦有从治；泻水之太过，亦用苦寒，寒从水气，苦从火味，从治之中，亦有正治，所谓水火各造其偏之极，皆相似也。苦咸寒治火之有余、水之不足为正治，亦有治水之有余、火之不足者，如介属、芒硝并能行水，水行则火复，乃从治也。

（清·吴瑭《温病条辨·下焦篇·暑温、伏暑》）

治人忽患胸背、手足、腰项筋骨牵引钓痛，走易不定，或手足冷痹，气脉不通，此乃痰涎在胸膜上下，不可误认瘫痪，宜此方主之。李时珍曰：痰涎为物，随气升降，无处不到。入心则迷成癫痫，入肺则塞窍喘咳、背冷，入肝则膈痛、干呕、寒热往来，入经络则麻痹、疼痛，入筋骨则牵引钓痛，入皮肉则瘰疬、痈肿，皆可以此方服之，殊有奇效。此乃治痰之本。痰之本，水也，湿也。得气与火，则结而为痰。大戟能泄脏腑水湿，甘遂能行经隧水湿，二味皆能直达水气所结之处，以攻决为用。白芥子能散皮里膜外之痰，惟在善用者能收奇功耳。

（清·张秉成《成方便读·除痰之剂》）

竹沥达痰丸

【原文】

姜半夏去白　陈皮　白术微炒　大黄酒浸，蒸，晒干　茯苓酒黄芩各二两　炙甘草　人参各两半　青礞石一两，同焰硝一两，火煅金色　沉香五钱

以竹沥一大碗半，姜汁三匙，拌匀晒干，如此五六度，因以竹沥、姜汁和丸小豆大，每百丸，临卧米饮下。一名竹沥运痰丸。

此方能运痰从大便出，不损元气。丹溪曰：痰在四肢非竹沥不开，此药是也。

（清·沈金鳌《杂病源流犀烛·积聚癥瘕痃癖痞源流》）

【方论】

治顽痰胶痼经络，不得解化，正气又虚，不能胜滚痰丸之峻剂者。夫痰者，皆津液所化，而胶痼之痰又为火灼所致，故治痰者，必先降火，而降火者，又必先理气。方中黄芩清上，大黄导下，沉香升降诸气，而后礞石得成其消痰散结之功。半夏、陈皮以匡礞石之不逮，人参、甘草以助正气之运行。竹沥行经入络，用其以化皮里膜外之痰；姜汁豁痰和胃，又解竹沥之寒，互相为用耳。

（清·张秉成《成方便读·除痰之剂》）

金水六君煎

【原文】

当归二钱　熟地三、五钱　陈皮一钱半　半夏二钱　茯苓二钱　炙甘草一钱

水二钟，生姜三、五、七片，煎七八分，食远温服。

（明·张介宾《景岳全书·新方八阵·和阵》）

【方论】

二陈汤为驱痰之通剂。盖以痰之本，水也，茯苓利水以治其本；痰之动，湿也，茯苓渗湿以制其动。方中只此一味是治痰正药，其余半夏降逆，陈皮顺气，甘草调中，皆取之以为茯苓之佐使耳。故仲景方，痰多者俱加茯苓，呕者俱加半夏，古圣不易之法也。景岳取熟地寒润、当归辛润，加此二味，自注为肺肾虚寒、水泛为痰之剂，不知肺寒非干姜、细辛、五味子合用不可，肾寒非干姜、附子重用不可。若用当归、熟地之寒湿助其水饮，则阴霾四布，水势上凌，而气逆咳嗽之病日甚矣。燥湿二气，若冰炭之反。景岳以骑墙之见，杂凑成方，方下张大其说以欺人。庸医喜得骗人糊口之具，其如草菅人命何？

（清·陈修园《景岳新方砭·和阵》）

原方治肺肾虚寒，水泛为痰，或年迈阴虚，气血不足，外受风寒，咳嗽呕恶，多痰喘急等证。夫肺肾虚寒，水泛为痰之证，似宜温养摄纳之药为妥，非泛泛二陈、归、地可以治之。或老年脾肾两虚，阴血不足，而湿痰内盛，咳嗽不已者，乃可用之。凡年高之人，血脉枯涩，经络隧道多不流利，若有湿邪内盛，肺失治节之令则咳嗽连声，断续不已，甚则周身经络掣痛，或闪气心痛。斯时也，不得不以二陈之属化其痰。然恐血枯之人，不足以当其燥，故特加归、地以濡其血而泽其枯，方

为不偏不倚，两得其宜，全在学者酌宜用之耳。

（清·张秉成《成方便读·除痰之剂》）

止　嗽　散

【原文】

桔梗炒　荆芥　紫菀蒸　百部蒸　白前蒸，各二斤　甘草炒，十二两　陈皮水洗，去白，一斤

共为末。每服三钱，开水调下，食后临卧服。初感风寒，生姜汤调下。

（清·程国彭《医学心悟·咳嗽》）

【方论】

予制此药普送，只前七味，服者多效。或问：药极轻微，而取效甚广，何也？予曰：药不贵险峻，惟期中病而已，此方系予苦心揣摩而得也。盖肺体属金，畏火者也，过热则咳；金性刚燥，恶冷者也，过寒亦咳。且肺为娇脏，攻击之剂既不任受，而外主皮毛，最易受邪，不行表散则邪气留连而不解。经曰：微寒微咳。寒之感也，若小寇然，启门逐之即去矣。医者不审，妄用清凉酸涩之剂未免闭门留寇，寇欲出而无门，必至穿逾而走，则咳而见红。肺有二窍，一在鼻，一在喉。鼻窍贵开而不闭，喉窍宜闭而不开。今鼻窍不通，则喉窍将启，能无虑乎？本方温润和平，不寒不热，既无攻击过当之虞，大有启门驱贼之势。是以客邪易散，肺气安宁，宜其投之有效欤？

（清·程国彭《医学心悟·咳嗽》）

卷十五 消导化积剂

枳实消痞丸

【原文】

枳实 黄连各五钱 干生姜一钱 半夏曲三钱 厚朴炙,四钱 人参三钱 炙甘草二钱 白术二钱 白茯苓二钱 麦蘗面二钱

上件为细末,汤浸蒸饼为丸,如桐子大,每服三十丸,温水送下,不拘时候,量虚实加减。

（金·李东垣《东垣试效方·心下痞门》）

【方论】

此足太阴、阳明药也。枳实苦酸,行气破血;黄连苦寒,泻热开郁,并消痞之君药;厚朴苦降,散湿满而化食厚肠;麦芽咸温,助胃气而软坚破结;半夏燥痰湿而和胃,干姜去恶血而通关,皆所以散而泻之也。参、术、苓、草,甘温补脾,使气足脾运而痞自化,既以助散泻之力,又以固本使不伤真气也。

（清·汪昂《医方集解·消导之剂第十六》）

治心下虚痞,懒倦恶食,右关脉弦。夫满而不痛者,为痞。痞属无形之邪,自外而入,客于胸胃之间,未经有形之痰血饮食互结,仅与正气搏聚一处为患,故以黄连、干姜并用,一辛一苦,一散一降,则无论寒热之邪皆可开泄,二味实为治痞之主药。然痞结于中,则气壅湿聚,必渐至痰食交阻,故以

枳实破气，厚朴散湿，麦芽化食，半夏行痰，自无胶固难愈之势。但邪之所凑，其气必虚，故必以四君子坐镇中州，祛邪扶正，并驾齐驱。故此方无论虚实之痞，皆可治之。用蒸饼糊丸者，以谷气助脾胃之蒸化耳。

（清·张秉成《成方便读·消导之剂》）

葛花解酲汤

【原文】

莲花青皮去穰，三分　木香五分　橘皮去白　人参去芦　猪苓去黑皮　白茯苓以上各一钱五分　神曲炒黄色　泽泻　干生姜　白术以上各二钱　白豆蔻仁　葛花砂仁以上各五钱

上为极细末，秤，和匀，每服三钱匕，白汤调下。但得微汗，酒病去矣。此盖不得已而用之，岂可恃赖日日饮酒，此方气味辛辣，偶因酒病服之，则不损元气，何者？敌酒病也。

（金·李东垣《脾胃论·论饮酒过伤》）

【方论】

酒为水谷精液所化，体湿性热，少饮则能调和气血，流畅阴阳，内助中气，捍御外邪。若过饮无度，轻则伤人脾胃，重则损人神气。所以酒困之人，昏晕烦乱，干呕恶心，饮食即吐，百体酸软，身热头疼，嘈杂吐酸，胸膈痞塞，口燥舌干，手足颤摇，心神恍惚，不思饮食，小便浑浊，大便溏泻，此皆湿热伤形与气也。

李杲曰：酒病者，往往以大热大寒下之者，是无形元气受病，反下有形阴血，乖误甚矣。大热则伤阴，大寒则伤胃，元气消亡，七神无依，折人寿命，不然则虚损之病成矣。故制此方，君葛花，佐以辛香之品；用神曲，佐以快气之品；用苓、泽，佐以甘温之品。服后取汗，是谓外解肌肉，内清阳明，令上下、内外，分消其患，使胃中秽为芳变，浊为清化，泰然和

矣。

（清·吴谦等《医宗金鉴·删补名医方论》）

治酒积，或呕吐，或泄泻，痞满头痛，小便不利等证。夫酒之为物，其质虽阴，其性则阳，故多饮则身热面赤，久则性去而质留。质者，水也，阴也，但随人之脏气而为病。若阳盛者，多化湿热；阴盛者，多化湿寒。然脾胃正气不虚，则随饮随化，亦无以上诸证。治之者，先宜以参、术补脾之正气，复以干姜温脾中之阳而助其健运。湿性黏腻，故以豆蔻、砂仁、木香、青皮、陈皮一派辛香燥烈之品以佐之。酒乃谷所酿成，故以神曲消之。论治酒之法，解表、利小便，亦为两大法门，故以葛花入阳明，以解在表之酒湿；苓、泻达小肠，以渗在里之酒湿耳。

（清·张秉成《成方便读·消导之剂》）

卷十六　驱虫剂

乌 梅 丸

【原文】

乌梅三百个　细辛六两　干姜十两　黄连一斤　当归四两
附子六两，炮　蜀椒四两，去子　桂枝六两　人参六两　黄柏六两

上十味，共捣筛，合治之，以苦酒渍乌梅一宿，去核，蒸
之五升米下，饭熟取捣成泥，和药令相得，内臼中，与蜜杵二
千圆，如梧桐子大，先食饮服十圆，日三服，稍加至二十圆。
禁生冷、滑物、食臭等。

（汉·张仲景《金匮玉函经·方药炮制》）

【方论】

乌梅味酸入肝，梅得先春之气，主助生阳而杀阴类；细辛
发少阳之初阳，以助厥阴之化；当归启少阴之血液，以资肝脏
所藏之荣；黄连配蜀椒，助心火以杀蛔，益子气也；附子配黄
柏，资肾气以回厥，助母气也；干姜佐人参，补中焦而止呕；
桂枝制风木，疏肝郁，阴阳和而厥逆回，风邪散而气血足，治
蛔厥之法备已。蛔之化生，有若蜒蚰，生长极速。

（元·赵以德《金匮方论衍义·跌蹶手指臂肿转筋阴狐疝
蛔虫病脉证治第十九》）

故用乌梅为君，其味酸能胜蛔；以川椒、细辛为臣，辛以
杀虫；以干姜、桂枝、附子为佐，以胜寒气，而温其中；以黄
连、黄柏之苦以安蛔，以人参、当归之甘而补缓其中，各为

使。以其蛔虫为患，为难比寸白虫等剧用下杀之剂，故用胜制之方也。

（明·许宏《金镜内台方议》）

乌梅味酸，蛔得之而软；连、柏味苦，蛔得之而伏；椒、细味辛，蛔得之而死；干姜、附、桂，温脏寒也；人参、当归，补胃虚也。

（明·吴崑《医方考·伤寒门第二》）

桂枝、姜、附、细辛、蜀椒，胜寒而退阴也；人参固气，当归和血，除烦而止呕也；乌梅之酸、连柏之苦，安蛔使之静也。盖蛔之为物，类有情识，闻酸则伏，得苦则安，利本湿热，所以滞下，得苦则泄，惟酸能收。故虽曰治蛔，而下利脓血，可通主也。

（明·方有执《伤寒论条辨·辨厥阴病脉证并治第八》）

乌梅渍醋，益其酸，急泻厥阴，不欲其缓也。桂、椒、辛、附、姜，重用辛热，升达诸阳，以辛胜酸，又不欲其收敛阴邪也。桂枝、蜀椒通上焦君火之阳，细辛、附子启下焦肾中生阳，人参、干姜、当归温中焦脾胃之阳，则连、柏泻心滋肾，更无亡阳之患，而得厥阴之治法矣。合为丸服者，又欲其药性逗留胃中，以治蛔厥，俾酸以缩蛔，辛以伏蛔，苦以安蛔也。至于脏厥，亦由中土不得阳和之气，一任厥阴肆逆也。以酸泻肝，以辛散肝，以人参补土缓肝，以连、柏监制五者之辛热，过于中焦而后分行于足三阴。脏厥虽危，或得温之散之、补之泻之，使之阴阳和平，焉有厥不止耶？

（清·王子接《绛雪园古方选注·伤寒科·和剂》）

蛔得酸则伏，故以乌梅伏之；得苦则安，故以连、柏安之；因寒而动，故以桂、附、姜、椒温其中脏；而以细辛、当归润其肾肝；人参所以助脾益元也。

（清·邵成平《伤寒正医录·厥阴中篇》）

厥阴伤寒，相火内郁，寒热相搏于中，故吐蛔。盖蛔生于湿，得风木之化。乌梅之酸，专入厥阴，善收逆气；黄连之苦，泻心除烦，兼以安蛔；黄柏之寒，滋肾止渴，更能燥湿；附子以益火归原也；干姜、蜀椒，温中逐湿；细辛、桂枝，散表祛寒；人参、当归，以调气血。此治蛔之剂，即厥阴治厥之主方。

（清·徐大椿《伤寒约编·乌梅丸证》）

蛔厥比脏厥虽为易治，然脏厥由无阳，蛔厥亦因脏寒，不能自安，而上入其膈。特邪有浅深，一则须臾得止，一则无暂安时，故须以吐蛔，辨肾邪之微甚，而类聚辛热以温之，监以黄柏、乌梅、黄连以安其蛔，人参、当归以补其虚也。然此方寒热兼施，气血并补，故便脓之久痢，以阴阳错杂，亦能主之。况乌梅、黄连正为滞下之主药也。仲景每以生附配干姜，此独用熟附，彼兼解散，此专治寒耳。乌梅丸，主胃气虚而寒热错杂之邪积于胸中，所以蛔不安而时时上攻，故仍用寒热错杂之味治之。方中乌梅之酸以安胃，蜀椒之辛以泄滞，连、柏之苦以降气，盖蛔闻酸则定，见辛则伏，遇苦则下也。其他参、归以补气血之虚寒，姜、附以温胸中之寒饮。若无饮，则不呕逆，蛔亦不上矣。辛、桂以祛陷内之寒邪，若无寒邪，虽有寒饮，亦不致呕逆。若不呕逆，则胃气纵虚，亦不致蛔厥矣。

（清·吴仪洛《伤寒分经·诸方全篇·厥阴全篇论列方》）

乌梅丸主长沙秘，乌梅、黄连、干姜、桂枝、细辛、附子、人参、黄柏、蜀椒、当归，以饭加蜜捣丸，此即仲景乌梅丸。热少厥多终属凶，仲景以为，病进终难治也。沈尧封云：此正邪分争，一大往来寒热病也。厥深热亦深，厥微热亦微，犹言寒重则发热亦重，寒轻则发热亦轻，论其常理也。其有不然者，可以决病之进退矣。故下文即论厥少热多，厥多热少。不知注《伤寒》者，皆以热字作伏热解，遂令厥阴病有热无寒矣。不思乌梅丸是厥阴主方，如果有热无寒，何以方中任用姜、附、桂、辛、椒大辛热耶？盖厥阴为三阴之尽，病及此者必阴阳错杂，况厥阴肝木，于卦为震，一阳居二阴之下，是其本象。病则阳泛于上，阴伏于下，而下寒上热之证作矣。其病脏寒，蛔上入膈，是下寒之证据也。消渴，疼热撞心，是上热之证据也。况厥者，逆也，下气逆上，即是孤阳上泛，其病多升少降。凡吐蛔气上撞心，皆是过升之病，治宜下降其逆上之阳，取《内经》高者抑之之义。其下之法，非必硝、黄攻克实热，方为下剂。即乌梅丸一方下法已具，方中无论黄连、乌梅、黄柏，苦、酸、盐，纯阴为下降，即附子直达命门，亦莫非下降药也。下之而阳伏于下，则阴阳之气顺而厥可愈矣。倘误认厥为外寒所束而反发其汗，则心中疼热之阳尽升于上，而口伤烂赤矣。以表药多升，而厥阴之脉环唇内也。

（清·毛世洪《医学三信编·感证类要·伤寒六经正治法》）

肝为刚脏，内寄相火，非纯刚所能折；阳明腑，非刚药不复其体。仲景厥阴篇中列乌梅丸治木犯阳明之吐蛔，自注曰：又主久痢方。然久痢之症不一，亦非可一概用之者也。叶氏于木犯阳明之疟痢，必用其法而化裁之，大抵柔则加白芍、木瓜之类，刚则加吴萸、香附之类，多不用桂枝、细辛、黄柏；其与久痢纯然厥阴见证，而无犯阳明之呕而不食撞心者，则又纯乎用柔，是治厥阴久痢之又一法也。按泻心寒热并用，而乌梅丸则又寒热刚柔并用矣。盖泻心治胸膈间病，犹非纯在厥阴也，不过肝脉络胸耳。若乌梅丸则治厥阴，防少阳，护阳明之全剂。

（清·吴瑭《温病条辨·下焦篇·湿温》）

乌梅丸一方，乃寒热互用、补肝燥湿杀虫之方也。夫手厥阴居上主心包，足厥阴居下主肝木，其为病消渴，气上冲心，心中疼热，饥而不欲食，食则吐蛔，下之利不止，此本经手足全体为病提纲。至于虫症，论其一端也。推其生虫之源，由于风木所化。仲景立乌梅丸一方，并非专为虫设，凡属厥阴之为病，皆可服也。然虫多因内有湿热，挟肝木之气而化生。木曰曲直，曲直作酸，酸乃木之味，木性喜酸，木为至阴之脏，一阳在下，其卦象为☷。木气不舒，一阳之气上浮，而与湿热混合，上撞则心疼，侮土则不食、吐蛔尚轻，下利为重。仲景着重乌梅，取大酸之气以顺木之性；佐以桂、附、辛、姜、川椒一派辛热之品，导一阳之气下降，又能温中杀虫；复得连、柏泻心包无形之热，更兼燥湿，苦寒药品惟此二味能清能燥；继以参、归滋养脾阴，庶几虫去而中土立复，厥阴之气畅达而无滞机矣。

（清·郑钦安《医理真传·杂问》）

方中用姜、附、辛、椒大辛大热之物，温其寒而安其体；黄连、黄柏大苦大寒之品，折其火而制其用。乌梅、苦酒之酸敛，以顺其性；参、归之大补气血，以固其正。用桂枝者，以肝为藏血之地，从血分领邪出外耳。至于虫得酸则静、得辛则伏、得苦则安之义，固理之所当然，但乌梅丸之功用，未免小窥矣。

（清·张秉成《成方便读·杀虫之剂》）

卷十七　固涩剂

桃花粥

【原文】

人参三钱　炙甘草三钱　赤石脂六钱，细末　白粳米二合

水十杯，先煮参、草得六杯，去渣，再入粳米煮得三杯，纳石脂末三钱，顿服之。利不止，再服第二杯，如上法；利止停后服。或先因过用寒凉，脉不数，身不热者，加干姜三钱。

邪热不杀谷，亦有完谷一证，不可不慎，当于脉之虚实并兼现之证辨之。

（清·吴瑭《温病条辨·下焦篇·风温、温热、温疫、温毒、冬温》）

【方论】

温病七八日以后，脉虚数，舌绛苔少，下利日数十行，完谷不化，身虽热者，桃花粥主之。

上条以脉不数而濡小，下利稀水，定其为虚寒而用温涩。此条脉虽数而日下数十行，至于完谷不化，其里邪已为泄泻下行殆尽。完谷不化，脾阳下陷，火灭之象；脉虽数而虚，苔化而少，身虽余热未退，亦虚热也。纯系关闸不藏见证，补之稍缓则脱，故改桃花汤为粥，取其逗留中焦之意。此条认定完谷不化四字要紧。

（清·吴瑭《温病条辨·下焦篇·风温、温热、温疫、温毒、冬温》）

桃 花 汤

【原文】

赤石脂一斤，一半全用，一半筛末　干姜一两　粳米一升

上三味，以水七升煮，米令熟，去滓，温服七合，内赤石脂末方寸匕，日三服。若一服愈，余勿服。

（汉·张仲景《金匮玉函经·方药炮制》）

【方论】

此证自三阳传来者，纯是热证。成无己因其下利而曰协热，因其用干姜而曰里寒。昆谓不然。盖少阴肾水也，主禁固二便，肾水为火所灼，不能济火，火热克伐大肠金，故下利且便脓血。此方用赤石脂，以其性寒而涩，寒可以济热，涩可以固脱；用干姜者，假其热以从治，犹之白通汤加人尿、猪胆，干姜黄连黄芩人参汤用芩、连，彼假其寒，此假其热，均之假以从治尔。《内经》曰：寒者热之，热者寒之，微者逆之，甚者从之；逆者正治，从者反治，从少从多，观其事也。正此之谓。用粳米者，恐石脂性寒损胃，故用粳米以和之。向使少阴有寒，则干姜一两之寡岂足以温？而石脂一斤之多，适足以济寒而杀人矣！岂仲景之方乎？

（明·吴崑《医方考·伤寒门第二》）

桃花汤，非名其色也，肾脏阳虚用之，一若寒谷有阳和之致，故名。石脂入手阳明经，干姜、粳米入足阳明经，不及于少阴者，少阴下利便血，是感君火热化太过，闭藏失职，关闸尽撤，缓则亡阴矣。故取石脂一半，同干姜、粳米留恋中宫，截住阳明经气不使其陷下，再纳石脂末方寸匕，留药以沾大肠，截其道路，庶几利血无源而自止，其肾脏亦安矣。

（清·王子接《绛雪园古方选注·伤寒科·温剂》）

寒热不调，则大肠为腐，故成脓血，与下利清谷绝不同，桃花汤主之。本草赤石脂疗下利赤白。

（清·徐大椿《伤寒论类方·杂法方类十二》）

水火不归，土金失职，故腹痛、小便不利、下利不止而便脓血也。干姜同石脂，温中而止痛止利；干姜同粳米，崇土以利水清脓也。

少阴伤寒，火土不振，而邪陷不解，故小便不利、腹痛、便脓血也。干姜炮黑，温中而止痛止血；石脂醋煅，涩肠而止利清脓；佐以粳米培土利水，水利土强，则下利自止、脓血自清也。

（清·徐大椿《伤寒约编·桃花汤证》）

此以石脂固脱，粳米调中，而以干姜为散本寒、劫标热之总司，始无贻患。否则以寒药治热，热未去而寒复伤，如之何？故只自利、便脓血而无腹痛、小便不利证，亦主之。谓下泄必由中虚。是方顾本虑标，温中以固泄，当下之寒热，总不深较耳。石脂之涩，以固下焦滑脱，必稍加粳米、干姜以理中气之虚。虚能受热，故虽热邪下利，不妨仍用干姜之辛，以佐石脂之涩。汤中用石脂半斤，不为少矣，服时又必加末方寸匕，取留滓以沾肠胃也。盖少阴主禁固二便，肾水为火所灼，不能济火，火克大肠金，故下利便脓血。所以用干姜从治之法，犹白通汤之用人尿、猪胆，彼假其寒，此假其热耳。

（清·吴仪洛《伤寒分经·诸方全篇·少阴后篇论列方》）

三五日后腹遂痛，便溏不止小便艰，若带脓血桃花主，恐阳明有开无合，阴气下泄，故主此方固阴气。赤石干姜粳米全。此三味，即仲景桃花汤。仲景云：少阴病，二三日至四五日，腹痛小便不利，下利不止，便脓血者，桃花汤主之。喻嘉言云：腹痛小便不利，少阴热邪也。而下利不止便脓血，则下焦滑脱矣。滑脱即不可用寒药，故取干姜、石脂之辛涩，以散邪固脱。而加粳米之甘，以益中虚。盖治下必先补中，中气不下坠，则滑脱无源而自止也。注家见用干姜，谓是寒邪伤胃，欠清。盖热邪挟少阴之气填塞胃中，故用干姜之辛以散之。若混指热邪为寒邪，宁不贻误后人耶。

（清·毛世洪《医学三信编·感证类要·感证传变病似相同治法有别》）

赤石脂禹余粮丸

【原文】

赤石脂一斤，碎　　禹余粮一斤，碎

上二味，以水六升煮二升，去滓，分温三服。

（汉·张仲景《金匮玉函经·方药炮制》）

【方论】

议曰：理中汤乃治中焦之泄也，今此下利，由气下而中虚，下焦滑也，故用之不应。必与赤石脂之涩为君，以固其滑，涩可去脱也；以禹余粮之重镇，固下焦，为臣佐使，重可去怯也。以此二味配合为方者，乃取其固涩以治滑泄也。凡下利以固涩之不止，乃下焦清浊之气不分，固当利小便以分其气也。

（明·许宏《金镜内台方议》）

下之利不止者，下之虚其里，邪热乘其虚，故利；虚而不能禁固，故不止；更无中焦之证，故曰病在下焦。涩可以固脱，故用赤石脂；重可以镇固，故用禹余粮。然惟病在下焦者可以用之。若病在中焦而误与焉，虚者则二物之寒益坏中气；实者固而涩之，则邪无自而泄，必增腹胀且痛矣。慎之！

（明·吴崑《医方考·伤寒门第二》）

再按：《难经》曰：中焦者，在胃中脘，主腐熟水谷；下焦者，当膀胱上口，主分别清浊，主出而不内，以传道也。《灵枢》曰：水谷者，常居于胃中，成糟粕而俱下于小肠而成下焦，渗而俱下，济泌别汁，循下焦而渗入膀胱焉。然则利在下焦者，膀胱不渗，而大肠滑脱也。禹余粮甘平，消痞硬，而镇定其脏腑；赤石脂甘温，固肠虚而收其滑脱也。膀胱不渗，水谷不分，更当导利小便，令分清之，使府司各行其事，始无余治而愈也。

（清·喻嘉言《尚论后篇·太阳经寒伤营方》）

此手阳明药也。涩可去脱，重可达下，石脂、余粮之涩以止脱，重以固下，甘以益气。

（清·汪昂《医方集解·收涩之剂第十七》）

仲景治下焦利，重用固涩者，是殆以阳明不阖，太阴独开，下焦关闸尽撤耳。若以理中与之，从甲己化土，复用开法，非理也。当用石脂酸温敛气，余粮固涩胜湿，取其性皆重坠，直走下焦，从戊己化土阖法治之。故开太阳以利小便，亦非治法。惟从手阳明拦截谷道，修其关闸，斯为直捷痛快之治。

（清·王子接《绛雪园古方选注·伤寒科·和剂》）

论中有：汗家重发汗，必恍惚心乱，小便已阴疼，与禹余粮丸。疑即此为丸也。

二石同煎，方中绝少。伤寒服汤药，下利不止，心下痞硬，服泻心汤已，复以他药下之，利不止，一误再误。医以理中与之，利益甚。理中者，理中焦也，此利在下焦，下药太过，则大肠受伤，赤石脂禹余粮汤主之，以涩治脱。复利不止，当利其小便，分其清浊，则便自坚。

（清·徐大椿《伤寒论类方·杂法方类十二》）

服汤利不止，是药伤胃气。心下痞硬，服泻心汤不解，则
痞为虚痞、硬为虚硬明矣。下以他药，则胃气更伤，利仍不
止。理中不能收摄，需赤石脂、禹余粮，体重性涩。而利复不
止，当利小便，以分消之。盖小便利则大便实也。此太阴伤
寒，脾虚湿盛，肠胃滑脱，故仲景设法以御其变耳。

胃虚肠滑，下利不禁，故需此涩脱固下之剂以挽其下趋之
势。石脂色赤入丙，助命火以生土；余粮色黄入戊，实胃土而
涩肠。用以治下焦之标，实以培中宫之本也。

（清·徐大椿《伤寒约编·赤石脂禹余粮汤证》）

人之腹中，各有疆守，管领如县郡，约束如关津。胸乳以
上，太阳之分也，阳邪能据之，而病不及下，阳不能使阴病
也，故阳邪结胸，拒痛而止硬连心下。心下胃上，阳分之阴
也，阴邪恒据之，而势与下通，故阴邪成痞，则搏饮心下，而
腹每雷鸣或下利，故能使下利者，心下居其一；胃为水谷之
海，强则能食、便坚，弱则中失健运，水谷不化，阴邪下流为
泄，故能使下利者，胃又居其一；大肠为传化之官，得小肠而
泌水膀胱，清浊以分，糟粕之不至淖泽而下泄，赖大肠之屈曲
关锁也，大肠或为风寒湿热所侵，于是清浊不分，而水谷并出
大便，甚则谓之开肠，故能使下利者，大肠又居其一；肾为胃
关，主二便，强则彼此气行，使无妄出，衰则寒滑不禁，或湿
热郁利，故能使下利不止者，肾又居其一。若此之下利不止，
心下痞硬，明系心下水饮下注，用泻心治痞法，以清致泻之
源，不为误也。他药下之，胃以无辜受伤，故利不止，责在中
焦，而改用理中，亦非误也。然利不止，岂非下焦受寒、肾不
主事乎？故以赤石脂之甘酸大温、禹余粮之甘寒而涩，性俱镇
重者以固其下，亦非误也。然利又不止，必下利时湿热混杂，
清浊之分失其职矣，故又曰当利小便，以辅前方而成完守之功
也。

（清·吴仪洛《伤寒分经·诸方全篇·太阳中篇论列方》）

金锁固精丸

【原文】

沙苑蒺藜炒　芡实蒸　莲须二两　龙骨酥炙　牡蛎盐水煮一日一夜，煅粉，一两

莲子粉糊为丸，盐汤下。

（清·汪昂《医方集解·收涩之剂第十七》）

【方论】

此足少阴药也。蒺藜补肾益精，莲子交通心肾，牡蛎清热补水，芡实固肾补脾，合之莲须、龙骨，皆涩精秘气之品，以止滑脱也。治遗精大法有五：心神浮越者，辰砂、磁石、龙骨之类镇之；痰饮迷心者，猪苓丸之类导之；思想伤阴者，洁古珍珠粉丸，黄柏、蛤粉等分，滋阴降火；思想伤阳者，谦甫鹿茸、苁蓉、菟丝等补阳；阴阳俱虚者，丹溪作心虚治，用珍珠粉丸、定志丸补之。附：《本事》猪苓丸：猪苓末二两，先将一半炒半夏，令黄，取半夏为末，糊丸；更用猪苓末一半同炒，微裂，砂瓶养之，申未间空心酒盐汤任下。释曰：半夏有利性，猪苓导水，盖肾闭导气使通之意也。

（清·汪昂《医方集解·收涩之剂第十七》）

固精丸，治无梦之滑精。夫房劳过度，则精竭阳虚，阳虚则无气以制其精，故寐则阳陷而精道不禁，随触随泄，不必梦而遗也，与走阳不甚相远。治之必须提阳固气，乃克有济，独用补涩无益也。鹿茸通督脉之气舍，鹿角霜通督脉之精室；阳起石提陷下之真阳，韭菜子去淫欲之邪火；肉苁蓉暖肾中真阳，五味子摄肾中真阴；巴戟入阴，附子走阳，引领真阳运行阳道，不使虚火陷入于阴；白茯苓淡渗经气，使诸药归就肾经；用石脂、龙骨拦截精窍之气，而成封固之功。

（清·王子接《绛雪园古方选注·内科·内科丸方》）

金锁固精芡实研，莲须龙牡蒺藜连，又将莲粉为糊合，梦泄

多遗久服蠲。芡实（蒸）、连蕊须、沙苑蒺藜（炒）各二两，龙骨（酥炙）、牡蛎（盐水煮一日夜，煅粉）各三两，莲子粉为糊丸，盐汤或酒下。

　　此方汇集药品，毫无意义。即市中摇铃辈、店上卖药辈亦能制造。张景岳《新方》亦多类此，若辈喜为平稳而说之，修园不阿好也。

（清·陈修园《时方歌括·涩可固脱》）

　　治精滑不禁。夫遗精一证，不过分其有火无火、虚实两端而已。其有梦者，责相火之强，当清心肝之火，病自可已。无梦者，全属肾虚不固，又当专用补涩，以固其脱。既属虚滑之证，则无火可清，无瘀可导，故以潼沙苑补摄肾精，益其不足。牡蛎固下潜阳，龙骨安魂平木，二味皆有涩可固脱之能。芡实益脾而止浊，莲肉入肾以交心。复用其须者，专赖其止涩之功，而为治虚滑遗精者设也。

（清·张秉成《成方便读·收涩之剂》）

桑螵蛸散

【原文】

　　桑螵蛸，自采者真，市中所售者，恐不得尽皆桑中者。《蜀本·图经》浸泡之法，不若略蒸过为佳。邻家有一男子，小便日数十次，如稠米泔，色亦白，心神恍惚，瘦瘁，食减，以女劳得之。令服此桑螵蛸散，未终一剂而愈。安神魂，定心志，治健忘、小便数，补心气。桑螵蛸、远志、菖蒲、龙骨、人参、茯神、当归、龟甲醋炙，以上各一两，为末，夜卧，人参汤调下二钱。如无桑上者，即用余者，仍须以炙桑白皮佐之，量多少可也。盖桑白皮行水，意以接桑螵蛸就肾经。用桑螵蛸之意如此，然治男女虚损，益精，阴痿，梦失精，遗溺，疝瘕，小便白浊，肾衰，不可阙也。

（宋·寇宗奭《本草衍义·桑螵蛸》）

【方论】

治小便数而欠数，便频也；欠，便短也。溺虽出于膀胱，然泌别者小肠也，小肠虚则便数，小肠热则便短，能安神魂，补心气，疗健忘。

人参、茯苓一用茯神、远志、石菖蒲盐炒、桑螵蛸盐水炒、龙骨煅、龟板酥炙，一方用鳖甲醋炙、当归，等分为末，临卧服二钱，人参汤下。

此足少阴、手足太阴药也。虚则便数，故以螵蛸、龙骨固之螵蛸补肾，龙骨涩精；热则便欠，故以当归、龟板滋之；人参补心气，菖蒲开心窍，茯苓能通心气于肾，远志能通肾气于心，并能清心解热。心者，小肠之合也，心补则小肠不虚，心清则小肠不热矣。

（清·汪昂《医方集解·收涩之剂第十七》）

交通心肾，去虚热而固精，此方最佳。

（清·费伯雄《医方论·收涩之剂》）

治小便频数，并能安神魂，补心气，疗健忘。夫便数一证，有属火盛于下者，有属下虚不固者。但有火者，其便必短而赤，或涩而痛，自有脉证可据。其不固者，或水火不交，或脾肾气弱，时欲便而不能禁止，老人、小儿多有之。凡小儿睡中遗溺，亦属肾虚而致。桑螵蛸补肾固精，同远志入肾，能通肾气上达于心；菖蒲开心窍，使君主得受参、归之补；而用茯苓之下行者，降心气下交于肾，如是则心肾自交。龙与龟皆灵物，一则入肝而安其魂，一则入肾而宁其志，以肝司疏泄，肾主封藏，两脏各守其职，宜乎前证皆瘳也。

（清·张秉成《成方便读·收涩之剂》）

卷十八　安神剂

妙香散

【原文】

麝香别研，一钱　木香煨，二两半　山药姜汁炙　茯神去皮、木　茯苓去皮，不焙　黄芪　远志去心，炒，各一两　人参　桔梗　甘草炙，各半两　辰砂别研，三钱

上为细末。每服二钱，温酒调服，不拘时候。

（宋·太平惠民和剂局《太平惠民和剂局方·治诸虚》）

【方论】

此手足少阴药也。心，君火也，君火一动，相火随之，相火寄于肝胆，肾之阴虚则精不藏，肝之阳强则气不固。山药益阴清热，兼能涩精，故以为君；人参、黄芪所以固其气，远志、二茯所以宁其神，神宁气固，则精自守其位矣；且二茯下行利水，又以泄肾中之邪火也；桔梗清肺散滞，木香疏肝和脾；丹砂镇心安神，麝香通窍解郁，二药又能辟秽，亦所以治其邪感也；加甘草者，用以交和乎中，犹黄婆之媒婴姹也。是方不用固涩之剂，但安神正气，使精与神气相依而自固矣。以其安神利气，故亦治惊悸郁结。

（清·汪昂《医方集解·补养之剂第一》）

朱震亨云：主秘藏者肾也，司疏泄者肝也。二脏有相火，而其系上属于心，心，君火也，为物所感则易于动，心动则相火翕然随之，虽不交会，精亦暗流而渗漏矣。所以圣人只是教

人收心养性，其旨深矣。震亨此论至当。其平生精力在补阴以制相火，深得《内经》天以阳生阴长、地以阳杀阴藏之旨。近世医惟知阳生，不知阴亦能生；惟知阴杀，不知阳亦能杀。经虽每每指出阳脱、阴脱、阳绝、阴绝皆令人死，奈志迷偏见者不回也。即此一证，老年之人心有所动，而相火衰不能翕然随之，虽有所梦而无所遗，由此可知震亨用黄柏一味，少佐冰片，名清心丸，独泻相火，而治中年相火盛，梦遗心悸者，屡用屡效也。

（清·吴谦等《医宗金鉴·删补名医方论》）

朱砂安神丸

【原文】

朱砂五钱，另研水飞为衣　甘草五钱五分　黄连去须净，酒洗，六钱　当归去芦，二钱五分　生地黄一钱五分

上件除朱砂外，四味共为细末，汤浸蒸饼为丸，如黍米大，以朱砂为衣。每服十五丸或二十丸，津唾咽下，食后，或温水、凉水少许送下亦得。此近而奇偶，制之缓也。

（金·李杲《内外伤辨·饮食劳倦论》）

【方论】

《内经》曰：热淫所胜，治以甘寒，以苦泻之。以黄连之苦寒去心烦、除湿热为君，以甘草、生地黄之甘寒泻火补气、滋生阴血为臣，以当归补其血不足，朱砂纳浮溜之火而安神明也。

（金·李杲《内外伤辨·饮食劳倦论》）

凡言心经药，都属心包，惟朱砂外禀离明，内含真汞，故能交合水火，直入心脏，但其性徐缓，无迅扫阳陷之速效，是以更需黄连之苦寒以直折其势，甘草之甘缓以款启其微，俾膈

上之实火虚火悉从小肠而降泄之，允为劳心伤神、动作伤气、扰乱虚阳之的方，岂特治热伤心包而已哉？然其奥又在当归之辛温走血，地黄之濡润滋阴，以杜火气复炽之路，其动静之机、多寡之制，各有至理，良工调剂之苦心，其可忽诸？

（清·张璐《张氏医通·专方·劳倦门》）

东垣之方，多乱杂无纪。唯此方用朱砂之重以镇怯，黄连之苦以清热，当归之辛以嘘血。更取甘草之甘以制黄连之太过，地黄之润以助当归所不及，方意颇纯，亦堪节取。

（清·陈修园《时方歌括·重可镇怯》）

酸枣仁汤

【原文】

酸枣仁二升　甘草一两　知母二两　茯苓二两　芎䓖二两

《深师》有生姜二两

上五味，以水八升，煮酸枣仁，得六升，内诸药，煮取三升，分温三服。

（汉·张仲景《金匮要略·血痹虚劳病脉证并治第六》）

【方论】

枣仁引卫以入营，芎䓖引血以归肝，荣卫和偕，则得眠也，胃中有热则烦，烦则胃不和而卧亦不安。知母之苦以泄之，茯苓之淡以渗之，甘草之甘以和之，则上证可愈。

（清·程林《金匮要略直解·血痹虚劳病脉证并治第六》）

虚烦、胃不和、胆液不足，三者之不寐，是皆虚阳溷扰中宫，心火炎而神不定也，故用补母泻子之法以调平之。川芎补胆之用，甘草缓胆之体，补心之母气也；知母清胃热，茯苓泄胃阳，泻心之子气也。独用枣仁至二升者，取酸以入心，大遂其欲而收其缓，则神自凝而寐矣。

（清·王子接《绛雪园古方选注·内科·内科汤剂》）

虚劳，虚矣，兼烦是夹火，不得眠是因火而气亦不顺也。其过当责心，然心之火盛，实由肝气郁而魂不安，则未能生火，故以酸枣仁之入肝安神最多为君；川芎以通肝气之郁为臣；知母凉肺胃之气，甘草泻心气之实，茯苓导气归下焦为佐。虽治虚烦，实未尝补心也。

（清·徐彬注《四库全书·金匮要略论注·卷六血痹虚劳》）

治虚劳虚烦不得眠，此汤主之。夫肝藏魂，有相火内寄，烦自心生，心火动则相火随之，于是内火扰乱，则魂无所归。故凡有夜卧魂梦不安之证，无不皆以治肝为主。欲藏其魂，则必先去其邪。方中以知母之清相火，茯苓之渗湿邪，川芎独入肝家，行气走血，流而不滞，带引知、茯搜剔而无余。然后枣仁可敛其耗散之魂，甘草以缓其急悍之性也。虽曰虚劳，观其治法，较之一于呆补者不同也。

（清·张秉成《成方便读·和解之剂》）

酸枣肝药，仁不能大戾乎枣，亦必入肝。皮赤则入心，内黄则入脾。酸枣仁自当为心、肝、脾三经之药。心得之则神安，肝得之则魂藏，脾得之则思靖，其治不得眠，尚有何疑？独是酸枣仁汤治虚劳虚烦不得眠，则更有进焉。按栀子豉汤证，亦为虚烦不得眠，而彼为有伤寒余邪，此由于虚劳，故加虚劳字以别之。劳之为病，其脉浮大，手足烦，阴寒精自出，酸削不能行。此云虚烦不得眠，脉必浮而微数。盖阳上淫而不下则烦，阴下亏而不上则不得眠，其责在肾。非酸枣仁收摄浮阳，不能使心、肝、脾咸循其职，故推酸枣仁为君，而臣以知母滋肾之液，茯苓泄肾之邪，扰心之烦可不作矣。而心肾不交，犹未足以成寐。后世医者，必将以远志配枣仁，为一降一升之法。不知远志乃阴中升阳之药，此非阳不升而实阴不升，既以枣仁摄之，知母滋之，茯苓泄之，阴中之阴，自有能升之理。特三物皆下行，而肾阴向上之机不能无滞，故又加芎劳通阴阳以利之，甘草居中宫以和之，标之曰酸枣仁汤者，以酸枣仁为首功也。

（清·周岩《本草思辨录·酸枣仁》）

卷十九 开窍剂

安宫牛黄丸

【原文】

牛黄一两　郁金一两　犀角一两　黄连一两　朱砂一两　梅片二钱五分　麝香二钱五分　珍珠五钱　山栀一两　雄黄一两　金箔衣　黄芩一两

上为极细末，炼老蜜为丸，每丸一钱，金箔为衣，蜡护。脉虚者人参汤下，脉实者银花、薄荷汤下，每服一丸。兼治飞尸卒厥，五痫中恶，大人、小儿痉厥之因于热者。大人病重体实者，日再服，甚至日三服；小儿服半丸，不知再服半丸。

（清·吴瑭《温病条辨·上焦篇》）

【方论】

此芳香化秽浊而利诸窍，咸寒保肾水而安心体，苦寒通火腑而泻心用之方也。牛黄得日月之精，通心主之神。犀角主治百毒，邪鬼瘴气。珍珠得太阴之精而通神明，合犀角补水救火。郁金，草之香，梅片，木之香，雄黄，石之香，麝香乃精血之香，合四香以为用，使闭固之邪热温毒深在厥阴之分者，一齐从内透出，而邪秽自消，神明可复也。黄连泻心火，栀子泻心与三焦之火，黄芩泻胆肺之火，使邪火随诸香一齐俱散也。朱砂补心体，泻心用，合金箔坠痰而镇固，再合珍珠、犀角为督战之主帅也。

（清·吴瑭《温病条辨·上焦篇》）

紫　雪

【原文】

石膏　黄金一百两　寒水石　磁石　滑石

已上四味各三斤，捣碎，水一斛，煮至四斗，去滓入下项：

犀角屑　羚羊角屑　青木香捣碎　沉香捣碎，各五两　玄参洗，焙，捣碎　升麻各一斤　甘草锉，炒，八两　丁香一两，捣碎

已上八味入前药汁中再煮，取一斗五升，去滓，入下项：

朴硝精者，十斤　硝石四升，如缺，芒硝亦得，每升重七两七钱半

已上二味入前药汁中，微火上煎，柳木篦搅不住手，候有七升，投在木盆中，半日欲凝，入下项：

麝香当门子一两二钱半，研　朱砂飞研，三两

已上二味入前药中，搅调令匀，寒之二日。

上件药成霜雪紫色。每服一钱或二钱，用冷水调下，大人、小儿临时以意加减，食后服。

（宋·太平惠民和剂局《太平惠民和剂局方·治积热》）

【方论】

诸石利水火而通下窍。磁石、元参补肝肾之阴，而上济君火。犀角、羚羊角泻心、胆之火。甘草和诸药而败毒，且缓肝急。诸药皆降，独用一味升麻，盖欲降先升也。诸香化秽浊，或开上窍，或开下窍，使神明不致坐困于浊邪而终不克复其明也。丹砂色赤，补心而通心火，内含汞而补心体，为坐镇之用。诸药用气，硝独用质者，以其水卤结成，性峻而易消，泻火而散结也。

（清·吴瑭《温病条辨·上焦篇》）

治内外皆热，狂叫奔走，发斑发黄，口疮脚气，一切蛊

毒、药毒等证。方中独以砂、麝、二硝四味用其质，以之为君。朴硝下导，硝石上散，二物皆水卤结成，性峻而易消，为破滞散邪之专药。辰砂辟邪安神，麝香通关达窍，为之臣。其余诸药，皆取其气，不用其质。如黄金之镇邪，犀角、羚羊角清之于上，寒、滑、石、磁清之于下，升麻之上升，沉、玄之下降，甘草夺中而解毒，丁、木散气而疏邪，用为佐使，在用者之得心应手耳。

（清·张秉成《成方便读·清火之剂》）

至 宝 丹

【原文】

生乌犀屑研　朱砂研飞　雄黄研飞　生玳瑁屑研　琥珀研，各一两　麝香研　龙脑研，各一分　金箔半入药，半为衣　银箔研，各五十片　牛黄研，半两　安息香一两半，为末，以无灰酒搅澄飞过，滤去沙土，约得净数一两，慢火熬成膏

上将生犀、玳瑁为细末，入余药研匀，将安息香膏重汤煮凝成后，入诸药中和搜成剂，盛不津器中，并旋圆如桐子大，用人参汤化下三圆至五圆。又疗小儿诸痫急惊辛热，卒中客忤，不得眠睡，烦躁风涎搐搦。每二岁儿服二圆，人参汤化下。

（宋·太平惠民和剂局《太平惠民和剂局方·治诸风》）

【方论】

至宝丹治心脏神昏，从表透里之方也。犀角、牛黄、玳瑁、琥珀以有灵之品内通心窍；朱砂、雄黄、金银箔，以重坠之药安镇心神；佐以龙脑、麝香、安息香，搜剔幽隐诸窍。李杲曰：牛、雄、脑、麝入骨髓，透肌肤。《抱朴子》言：金箔、雄黄合饵为地仙，若与丹砂同用为圣金，饵之可以飞升。故热入心包络，舌绛神昏者，以此丹入寒凉汤药中用之，能祛

阴起阳，立展神明，有非他药之可及。若病起头痛，而后神昏不语，此肝虚魂升于顶，当用牡蛎救逆以降之，又非至宝丹所能苏也。

（清·王子接《绛雪园古方选注·内科·内科丸方》）

此方会萃各种灵异，皆能补心体，通心用，除邪秽，解热结，共成拨乱反正之功。大抵安宫牛黄丸最凉，紫雪次之，至宝又次之，主治略同，而各有所长，临用对证斟酌可也。

（清·吴瑭《温病条辨·上焦篇》）

治一切卒中，痧氛瘴气，或痰热内闭，或蛊毒水毒，以及小儿痫痉等症，牙关紧急，先须用此开关，然后可以进药者。夫内闭一证，却亦有风、痰、寒、热之不同，如苏合丸之偏温，玉枢丹之偏于泻，牛黄、紫雪之偏于凉，虽各有不同，其大要皆不外乎芳香开气、解毒除邪之意，用者均可随证投之。此方似亦略偏于凉，但不似牛黄、紫雪之过于寒，故治痧氛瘴气、蛊毒水毒。观其用药，亦似乎解毒之功长于开窍，与玉枢丹有两相上下之势。玉枢丹之攻毒，以刚猛之品；至宝丹之解毒，用镇化之功。一则猛而一则宽，亦在医者之善用耳。方中犀角、牛黄皆秉清灵之气，有凉解之功；玳瑁、金箔之出于水，朱砂、雄黄之产于山，皆得宝气而可以解毒镇邪；冰、麝、安息芳香开窍，辟鬼通神，领诸药以成其功。拯逆济危，故得谓之至宝也。

（清·张秉成《成方便读·理气之剂》）

苏合香丸

【原文】

白术　青木香　乌犀屑　香附子炒，去毛　朱砂研，水飞诃黎勒煨，去皮　白檀香　安息香别为末，用无灰酒一升熬膏　沉

香　麝香研　丁香　荜茇各二两　龙脑研　苏合香油入安息香膏内，各一两　熏陆香别研，一两

上为细末，入研药匀，用安息香膏并炼白蜜和剂，每服旋圆如梧桐子大。

（宋·太平惠民和剂局《太平惠民和剂局方·治一切气》）

【方论】

苏合香圆取诸香以开寒闭，仅用犀角为寒因寒用之向导，与至宝丹中龙脑、桂心无异。李士材曰：牛黄圆、苏合香圆，皆中风门中夺门之将，而功用迥异。热阻关窍，用牛黄圆开之；寒阻关窍，用苏合香圆开之；若夫口开手撒、眼合声鼾、自汗遗尿等虚脱证，急用参、附峻补，庶或可救，若用牛黄、苏合之药，入口即毙也。

（清·张璐《张氏医通·专方·中风门》）

苏合香能通十二经络、三百六十五窍，故君之以名其方。与安息香相须，能内通脏腑。龙脑辛散轻浮，走窜经络，与麝香相须，能内入骨髓。犀角入心，沉香入肾，木香入脾，香附入肝，熏陆香入肺。复以丁香入胃者，以胃亦为一脏也。用白术健脾者，欲令诸香留顿于脾，使脾转输于各脏也。诸脏皆用辛香阳药以通之，独心经用朱砂寒以通之者，以心为火脏，不受辛热散气之品，当反佐之，以治其寒阻关窍，乃寒因寒用也。

（清·王子接《绛雪园古方选注·内科·内科丸方》）

中风仆倒语难言，口噤牙关紧闭间，皂角明矾吹取嚏，姜汤苏合一丸研。

按：苏合香丸，乃斩关夺命之将，为中风闭证而设。若或施之非风类中之脱证，如人已入井而反下之石，鲜有不随药而毙者也。用者审之。

（清·毛世洪《医学三信编·中厥条辨·辨中风形证歌》）

　　治诸中卒暴昏迷，痰壅气闭，不省人事，以及鬼魅恶气，时行瘴疠等症。夫中之为病，有中风、中寒、中暑、中湿、中痰、中气、中食、中恶种种不同，其病状大都相似，其治法且无论其何邪所中，务须先辨其闭、脱两途。其闭者，虽亦见肢厥脉伏，而其两手必握固，二便必闭塞，口噤不开，两目直视。此为邪气骤加，正气被遏，不得不用芳香开窍之品以治其标，或苏合、牛黄、至宝、紫雪之类，审其寒热，别其邪正，而择用之，庶几经队通而正气复，然后再治其治病之由、所因之病。若脱证则纯属乎虚，虽病状亦与诸中相似，但手撒、口开、眼合、汗出如珠、小便不禁，全见五绝之候。此为本实先拨，故景岳有非风之名。若一辨其脱证，无论其为有邪无邪，急以人参、桂、附之品回阳固本治之尚且不暇，何可再以开泄之药耗散真气乎？须待其根本渐固，正气渐回，然后再察其六淫七情，或内或外，而缓调之，则庶乎可也。此方汇集诸香以开其闭，而以犀角解其毒，白术、白蜜匡其正，朱砂辟其邪。性偏于香，似乎治邪中气闭者为宜耳。

　　　　　　　　　　（清·张秉成《成方便读·理气之剂》）

卷二十　治疡剂

真人活命饮

【原文】

金银花三钱　陈皮去白　当归酒洗，钱半　防风七分　白芷　甘草节　贝母　天花粉　乳香一钱　没药二味另研，候药熟下　皂角刺五分　穿山甲三大片，锉，蛤粉炒，去粉用

用好酒煎。毒在上饱服、在下饥服，善饮者多饮酒以行药势，忌酸物、铁器。

（清·汪昂《医方集解·痈疡之剂第二十》）

【方论】

此足阳明、厥阴药也。金银花散热解毒，痈疽圣药，故以为君；花粉清痰降火，白芷除湿祛风，并能排脓消肿，当归和阴而活血，陈皮燥湿而行气，防风泻肺疏肝，贝母利痰散结，甘草化毒和中，故以为臣；乳香调气，托里护心能使毒气外出，不致内攻，没药散瘀消肿定痛，故以为佐；穿山甲善走能散，皂角刺辛散剽锐，皆厥阴阳明正药，能贯穿经络，直达病所，而溃壅破坚，故以为使。加酒者，欲其通行周身，使无邪不散也此药当服于未溃之先，未成者散，已成者溃，若已溃后不可服。

（清·汪昂《医方集解·痈疡之剂第二十》）

疡科之方最繁，初无深义，难以类选，兹取其通用者绎之。如活命饮，行卫消肿，和营止痛，是其纲领也。经言：卫气不从，逆于肉理，乃生痈肿，故用白芷入阳明，通肌肉之闭

以透表。陈皮芳香，利脾胃之气以疏经中之滞；防风卑贱性柔，随所引而入，以泄营中之壅遏。角刺性锐，能达毒处；山甲性坚，善走攻坚。花粉、土贝消肿，归尾、赤芍活络，乳香、没药护心昏神，使人不知痛，甘草、银花解热散毒。治肿毒之法毕备矣，故疡科推为首方。

（清·王子接《绛雪园古方选注·外科》）

治一切肿毒，初起未消，偏于清浅阳分者。夫肿毒之初起也，皆由营血阻滞，郁而为热，营卫之气，失其常度。病既形之于外，必有表证外见。当此之时，急须精锐直前之品，捣其巢穴，使阻者行，滞者通，再助之以各药，自然解散。

（清·张秉成《成方便读·外科之剂》）

护 心 散

【原文】

绿豆粉一两　乳香净末，三钱　朱砂一钱　甘草一钱

上四味研细末，每服二钱，白滚汤调服，早晚二次。

（清·吴谦等《医宗金鉴·外科心法要诀·肿疡主治类方》）

【方论】

治疮毒内攻、口干烦躁、恶心呕吐等证，服此护心解毒。此治外证之火毒炽盛者也，其燎原之势，岌岌可危，不特津液日被煎熬，且有犯及心君之虑。当此之时，若以苦寒之法用之，又恐苦燥恶劣之性有伤正气，且虑愈耗其阴，经所谓炎上作苦，古人有久服黄连反能助火之说，故以绿豆甘寒清热解毒，无苦寒燥劣之性，无耗阴伤正之虞，以之为君，而再以甘草佐之，其功愈大，其效愈彰。然营血之既结为肿者，又非绿豆、甘草可以解散，故以乳香之芳香和营理气、通彻表里之药

以解散之。朱砂镇心安神，特所以护君主耳。

（清·张秉成《成方便读·外科之剂》）

透 脓 散

【原文】

黄芪四钱　皂刺　白芷　川芎　牛蒡子　穿山甲炒研,各一钱　金银花　当归各五分

酒水各半,煎服。

（清·程国彭《医学心悟·附录·外科证治方药》）

【方论】

治痈毒内已成脓,不穿破者,服此即溃。夫痈毒之成脓也,必由正气充旺,方得变化而成。倘或气血衰弱,即不能郁蒸为热,而脓之成也无期。即既成脓矣,亦须赖正气以托之,方能速溃,否则有脓而不能即溃。即用刀针决之,溃后脓亦清稀,流而不畅,仍须补托之剂,方得脓稠出畅。方中黄芪大补元气,芎、归润养阴血,而以白芷、牛蒡宣之于皮毛肌肉之间,使之补而不滞。甲片、角针为精锐之品,能直达病所,以成速溃之功。金银花以化其余毒,酒则行其药势耳。

（清·张秉成《成方便读·外科之剂》）

大黄牡丹汤

【原文】

大黄四两　牡丹一两　桃仁五十个　瓜子半升　芒硝三合

上五味,以水六升,煮取一升,去滓,内芒硝,再煎沸,顿服之,有脓当下,如无脓,当下血。

（汉·张仲景《金匮要略·疮痈肠痈浸淫病脉证并治第十八》）

【方论】

《金匮》上章用附子，后人硬派小肠痈是寒结，此汤用大黄、芒硝，又妄派大肠痈是热结，斯诚未足议也。然以医司生命，又不得不重言以明之。夫肺与大肠为表里，大肠痈者，肺气下结于大肠之头，其道远于上，其位近于下，治在下者，因而夺之也，故重用大黄、芒硝开大肠之结，桃仁、丹皮下将败之血。至于清肺润肠，不过瓜子一味而已。服之当下血，下未化脓之血也。若脓已成，形肉已坏，又当先用排脓散及汤，故原文云：脓已成，不可下也。

（清·王子接《绛雪园古方选注·外科》）

治肠痈，无论已成未成，但觉少腹肿痞，按之即痛如淋，小便自调，时时发热，自汗出，复恶寒，其脉或迟紧，或洪数，足屈不伸者，此汤皆可主之。夫肠痈之病，皆由湿热瘀聚郁结而成。病既在内，与外痈之治又自不同。然肠中既结聚不散，为肿为毒，非用下法不能解散，故以大黄之苦寒行血，芒硝之咸寒软坚，荡涤一切湿热瘀结之毒，推之而下。桃仁入肝破血，瓜子润肺行痰，丹皮清散血分之郁热，以除不尽之余氛耳。

（清·张秉成《成方便读·外科之剂》）

苇 茎 汤

【原文】

苇茎切，二升，以水二斗，煮取五升，去滓　薏苡仁半升　瓜瓣半升　桃仁三十枚

上四味，㕮咀，纳苇汁中，煮取二升，服一升，当有所见吐脓血。

（唐·孙思邈《备急千金要方·肺脏·肺痈第七》）

【方论】

苇，芦之大者。茎，干也。是方也，推作者之意，病在膈上，越之使吐也。盖肺痈由于气血混一，营卫不分，以二味凉其气，二味行其血，分清营卫之气，因势涌越，诚为先着。其瓜瓣当用丝瓜者良。时珍曰：丝瓜经络贯串，房隔联属，能通人脉络脏腑，消肿化痰，治诸血病，与桃仁有相须之理。薏仁下气，苇茎上升，一升一降，激而行其气血，则肉之未败者不致成脓，痈之已溃者能令吐出矣。今时用嫩苇根，性寒涤热，冬瓜瓣性急趋下，合之二仁，变成润下之方，借以治肺痹，其义颇善。

（清·王子接《绛雪园古方选注·内科·内科汤剂》）

治咳吐臭痰脓血，胸中隐隐作痛，烦满甲错，此汤主之。夫肺痈、肺痿二证，《金匮》论之甚详，大抵肺痈属实，肺痿属虚。故痿者，萎也，犹草木之萎而不振也；痈者，壅也，犹土地之壅而不通也。是以肺痈之证，皆由痰血火邪互结肺中，久而成脓所致。桃仁、甜瓜子皆润降之品，一则行其瘀，一则化其浊。苇茎退热而清上，苡仁除湿而下行。方虽平淡，其散结通瘀、化痰除热之力实无所遗。以病在上焦，不欲以重浊之药重伤其下也。

（清·张秉成《成方便读·外科之剂》）

方剂名称拼音索引

方剂名称笔画索引